普通高等教育"十一五"国家级规划教材

北京大学医学教材

临床牙周病学

Clinical Periodontology

主　　编：曹采方

副 主 编：孟焕新

编写人员：曹采方（北京大学口腔医学院）

孟焕新（北京大学口腔医学院）

沙月琴（北京大学口腔医学院）

欧阳翔英（北京大学口腔医学院）

李德懿（上海交通大学口腔医学院）

金力坚（香港大学牙医学院）

谢　昊（武汉大学口腔医学院）

北京大学医学出版社

LINCHUANG YAZHOUBINGXUE

图书在版编目（CIP）数据

临床牙周病学/曹采方主编. —北京：北京大学医学出版社，2006

ISBN 978-7-81071-636-9

Ⅰ. 临… Ⅱ. 曹… Ⅲ. 牙周病－诊疗 Ⅳ. R781.4

中国版本图书馆 CIP 数据核字 (2006) 第 001381 号

临床牙周病学

主　　编：曹采方

出版发行：北京大学医学出版社（电话：010-82802230）

地　　址：(100191) 北京市海淀区学院路 38 号　北京大学医学部院内

网　　址：http://www.pumpress.com.cn

E-mail：booksale@bjmu.edu.cn

印　　刷：北京圣彩虹制版印刷技术有限公司

经　　销：新华书店

责任编辑：靳新强　　**责任校对**：刘　芸　　**责任印制**：张京生

开　　本：787mm × 1092mm　1/16　**印张**：25.75　**插页**：10　**字数**：688千字

版　　次：2006 年 3 月第 1 版　2008 年 1 月修订　2012 年 8 月第 5 次印刷

书　　号：ISBN　978-7-81071-636-9

定　　价：45.80元

北京大学医学教材口腔医学系列

教材编审委员会

序

长学制口腔医学专业双语教材编辑委员会邀请我为16本8年制口腔医学专业的教材写一个总序。我想所以邀请我写总序，也许在参加这16本教材的百余名教师中我是年长者，也许在半个世纪口腔医学教学改革和教材建设中，我是身临其境的参与者和实践者。

1952年我作为学生进入北京大学医学院口腔医学系医预班，1953年更名为北京医学院口腔医学系，1985年更名为北京医科大学口腔医学院，2000年更名为北京大学口腔医学院。历史的轮回律使我已是老教授又回到北京大学，这是高等学府名称的变更。新中国成立后年制改动得频繁，1949年牙医学系为6年，1950年毕业生为5年半，1951年毕业生为5年并招收三年制，1952年改为4年制，1954年入学的为4年制，毕业时延长一年实为5年制。1955年又重新定为5年制，1962年变为6年制，1974年恢复招生又决定3年制，1977年再次改为5年制，1980年又再次定为6年制，1988年首次定为7年制，2001年首次招收8年制口腔医学生，以上是年制的变更。

20世纪50年代初期，没有全国统一的教科书，都是用的自编教材。到50年代末全国有三本统一的教科书，即口腔内科学、口腔颌面外科学和口腔矫形学；到70年代除了上述三本教科书外增设了口腔基础医学的两本全国统一教材，即口腔组织病理学和口腔解剖生理学；80年代除了上述五本教科书外又增加口腔正畸学（口腔矫形学更名为口腔修复学）、口腔材料学、口腔颌面X线诊断学和口腔预防·儿童牙医学。那时口腔医学专业已有全国统一的九本教材；90年代把口腔内科学教材分为牙体牙髓病学、牙周病学、口腔黏膜病学三本，把口腔预防·儿童牙医学分为口腔预防学和儿童口腔病学，口腔颌面X线诊断学更名为口腔颌面医学影像诊断学，同期还增设有口腔临床药物学、口腔生物学和口腔医学实验教程。至此，全国已有15本统一编写的教材；到21世纪又加了一本殆学，共16本教材。从以上学院名称的变更、年制的变换以及教材的改动，说明新中国成立后口腔医学教育在探索中前进，在曲折中前进，在改革中前进，在前进中不断完善。而这次为8年制编写16本教材是半个世纪口腔医学教育改革中付出巨大辛劳后的丰硕收获。我相信，也许是在希望中相信我们的年制和课程不再有变动，而应该在教学质量上不断下功夫，应该在教材的质量上不断再提高。

书是知识的载体。口腔医学教材是口腔医学专业知识的载体。一套口腔医学专业的教材应该系统地、完整地包含口腔医学基本知识的总量，应该紧密对准培养目标所需要的知识框架和内涵去取舍和筛选，以严谨的词汇去阐述基本知识、基本概念、基本理论和基本规律。大学教材总是表达成熟的观点，多数学派和学者中公认的观点和主流派观点。也正因为是大学教材，适当反映有争议的观点，非主流派观点，让大学生去思辨应该是有益的。口腔医学发展日新月异，知识的半衰期越来越短，教材在反映那些无可再更改的基本知识的同时，概括性介绍口腔医学的最新研究成果，也是必不可少的，使我们的大学生能够触摸到口腔医学科学前沿跳动的脉搏。虽然创造性不可能教出来，但是把教材中深邃的理论表达得深入浅出，引人入胜，激发兴趣，给予思考的空间，尽管写起来很难，但这是可能的，这无疑有益于培养大学生的创造性思维能力。

本套教材共有16本，是供8年制口腔医学专业的大学生用的。这16本教材为：口腔医学导论、口腔组织学与病理学、口腔颌面部解剖学、牙体解剖与口腔生理学、口腔生物学、口腔材料学、口腔临床药物学、口腔颌面医学影像诊断学、牙体牙髓病学、临床牙周病学、儿童口腔病学、口腔黏膜病学、口腔颌面外科学、口腔修复学、口腔正畸学、口腔预防医学。可以看出这16本教材既有口腔基础医学类的，也有临床口腔医学类的，还有介于两者的桥梁类性质的科目。这是一套完整的、系统的口腔医学专业知识体系。这不仅仅是新中国成立后我院第一套系统教材，也是1943年成立北大牙医学系以来的首次，还是实行8年制口腔医学年制的首部。为了把这套教材写好，编辑委员会遴选了各学科资深的教授作为主编和副主编，百余名有丰富的教学经验并正在教学第一线工作的教授和副教授参加了编写工作。他们是尝试着按照上述的要求编写的，但是首次难免存在不足之处，好在道路已经通畅，目标已经明确，只要我们不断修订和完善，这套教材一定能成为北京大学口腔医学院的传世之作！

张震康

2004年5月

前　言

2001年经国家教育部批准，北京大学在国内首次试点招收口腔医学专业八年制学生，这是我国口腔医学教育事业与国际接轨的重要一步。除了加强基础科学、人文学科等基础性课程外，八年制学生在专业方面也应该具有更为扎实、广泛的知识，从而在未来成为具有系统的理论基础、规范的临床诊治技能以及一定的科研潜质的高素质口腔医师。本教材就是在此指导思想下着手编撰的。

牙周疾病在我国是高发疾病，虽然它是一组可预防、可治疗的疾病，然而由于我国口腔医师的匮乏，以及对牙周病的诊治和预防意识不够，致使公众不能得到应有的牙周保健。要解决此问题，应从源头做起，即在口腔医学教育过程中和毕业后继续教育中加强牙周病学的分量，使每位执业的口腔医师，无论他（她）是口腔通科医师（general practitioner）或是专科医师（specialist），都应该能做到诊断牙周病并告知患者、给予恰当的治疗或转诊给牙周专科医师，这是每位口腔医师的责任，这一点已经写入我国卫生部组织编写的“口腔疾病诊断指南”和“临床技术操作规范”中。另外，在很多日常的口腔治疗过程中（如牙体和牙列修复、正畸、种植、美容等）都会涉及保护牙周健康和针对牙周状况来设计治疗方案的问题。因而，牙周病学决不限于牙周专科医师的知识范畴，它应该是每位口腔专业学生和口腔通科医师的必备知识。牙周病学是口腔医学专业课程中极为重要的、基础性的课程。

自20世纪70年代以来，牙周病学发展甚为迅猛，通过广泛深入的基础和临床研究，很多基本概念已经和正在得到更新。对牙周病的病因机制研究已从组织病理学手段进展到细胞学和分子生物学水平；治疗目标已从恢复牙周健康和功能发展到牙周组织再生、美容以及缺失牙的种植体修复等；学者们甚至已认识到牙周健康对保护全身健康也具有重要的意义。“牙周医学（periodontal medicine）”这一新名词的提出，充分体现并正推动着人们在了解自己身体方面的研究。本教材力求系统、全面地介绍牙周病学的最新观点和内容，同时又对本学科有一个历史和发展的认识。

本书在编写方面还增添了一些特色，如每章前根据教学大纲提出应知应会的内容，章末附有思考题和参考文献，书末编有索引，图表采用双色印刷等。这些都有利于学生掌握重点，启发他们自学的兴趣。本教材尽量做到适应21世纪牙周病学发展的形势，其内容应适合未来将成为口腔通科医师的长学制口腔医学生，希望它对研究生和专门从事牙周病诊治的临床医师也有所裨益。真诚希望读者不断提出宝贵意见，使本书不断改进和提高。

本书尽量采用来自编者单位的临床和研究图片，在此对于热心提供宝贵资料的同道们、和璐副教授、赵立侠主管护师的协助以及林冠华主管技师的精心绘图表示衷心的感谢。

曹采方

2005年12月

目录

1 绪 论 Introduction

1-1 **古代文明对牙周病的认识** Ancient Concepts of Periodontal Diseases

1-2 **现代牙周病学的发展** Development of Modern Periodontology

1-3 **牙周病学在口腔医学中的位置** The Importance of Periodontics in Stomatology

应知应会的内容：

1. 牙周病学的发展简史
2. 我国牙周病学的发展历史和现状
3. 牙周病学在口腔医学中的位置

牙周组织作为口腔的一部分，可以发生各种疾病，如急性和慢性非特殊感染性炎症、某些特殊感染(如梅毒、结核、艾滋病等)、创伤、畸形、肿瘤，还有不少全身性疾病和发生在口腔粘膜的疾病也可发生在牙龈上。然而牙周病学 (periodontology) 作为一门独立的专门学科(specialty)，主要是研究牙周组织的结构、生理和病理变化；它的另一个名称 periodontics 则是指研究牙周病的诊断、治疗和预防的临床学科，也同样译作牙周病学。这两个名词所针对的牙周病 (periodontal diseases) 特指只发生在牙周支持组织 (牙龈、牙周膜、牙槽骨和牙骨质) 的各种疾病。这些疾病包括两大类，即牙龈病 (gingival diseases) 和牙周炎 (periodontitis)。牙龈病是指只发生在牙龈组织的疾病，而牙周炎则是累及四种牙周支持组织的炎症性、破坏性疾病(destructive periodontal diseases)。本书介绍的内容，包含了多种牙龈病和牙周炎，可以将它们广义地统称为牙周病 (periodontal diseases) 或牙周疾病。读者应将此名词与牙周炎 (periodontitis) 严加区别。

1-1 古代文明对牙周病的认识 Ancient Concepts of Periodontal Diseases

人类在古代文明时期即已存在牙周疾病。从我国陕西宝鸡发掘的新石器时代人类的遗骨(距今 5000 ~ 6000 年) 已可看到有不同程度的牙槽骨破坏，占出土颅骨的 42.3% (人)，占牙数的 11.4%。古埃及 4000 ~ 5000 年前的木乃伊中，牙周病为最常见的疾病之一。古印度最早的

《妙闻集》(600 BC)、古希腊Hippocrates (460 BC) 和我国战国时代的《黄帝内经·素问篇》中均有关于牙周病的描述，如牙龈红、流血、“肉不着骨”、牙伸长等，并记有治疗方法。

关于病因的记述大都提到口腔不洁、牙面堆积物是牙周病的原因。见诸文字的确切描述如王焘 (752 AD) 在《外台秘要》中对龈上牙石和龈下菌斑及其治疗有生动、准确的描述：“附齿有黄色物，如烂骨状，名为食床。凡疗齿者，看有此物，先以钳刀略去之，然后依方用药。其齿龈内附齿根者，形如鸡子膜，有如蝉翼缠着齿者，亦须细看之，不尔，其齿龈永不附着齿根也。”文中“附齿有黄色物如烂骨状”当是指龈上牙石，要用器械去除之 (洁治和刮治术)；“齿龈内附齿根者，形如鸡子膜或蝉翼”，很像龈下菌斑；更有意义的是，书中指出龈下菌斑也要除去，否则不能形成新附着。这段叙述反映了唐代的医者对牙周炎的治疗已有较深刻的认识和正确的方法。中世纪时阿拉伯医书也曾详细叙述牙石的危害及除去的方法。荷兰的Leeuwenhoek (1683) 用自制的简陋显微镜观察到并绘制了牙垢中的微生物，如螺旋体、梭形菌、杆菌等 (图 1-1)，他并且指出牙垢的堆积导致牙龈流血。在 16 世纪时已有医书笼统地提出牙龈病的全身因素如营养不良、坏血病等。宋代医书则注重整体地看待牙周疾病，如“肾衰则齿豁”的记述，东汉时 (公元 150 ~ 219 年) 张景岳即明确地提出牙周病分为肾虚和胃热两类。

关于牙周病的预防，中外古代医书均强调晨起及饭后漱口，唐代盛行以盐水漱口或揩齿、按摩、叩齿等护齿方法。嚼柳枝的一端使呈刷状，用以清洁牙齿或蘸药揩齿，是从印度传至我国的。从三国时代 (232 — 238 AD) 古墓中出土精致的金制牙签距今已有 1750 余年。从辽代墓葬中 (959 AD) 发现有二排八孔的植毛牙刷骨柄 (图 1-2)。宋代医书中还有关于用马尾制成的牙刷易损伤牙龈的记述，而在欧洲，Fauchard 在 1722 年才谈到马尾牙刷的危害。据考证，元代时马可波罗 (1254 — 1324 年) 将中国的植毛牙刷带回意大利，继而传播到欧洲各国。

关于治疗，《黄帝内经》有用针刺治牙疾的记载，唐代和中世纪的阿拉伯医书中有用器械刮除牙石的描述，其他如药物、手术等方法。但直到18世纪，被誉为牙科之父的法国牙医Pierre Fauchard出版了“外科牙医学 (The Surgeon Dentist)” (1728) 才奠定了牙科作为一门临床学科的基础。该书有专门章节描述用各种器械刮除牙石的步骤，以及保护牙齿和牙龈的方法等，包括洁治术、牙龈切除术、牙周敷料及预防方法等。

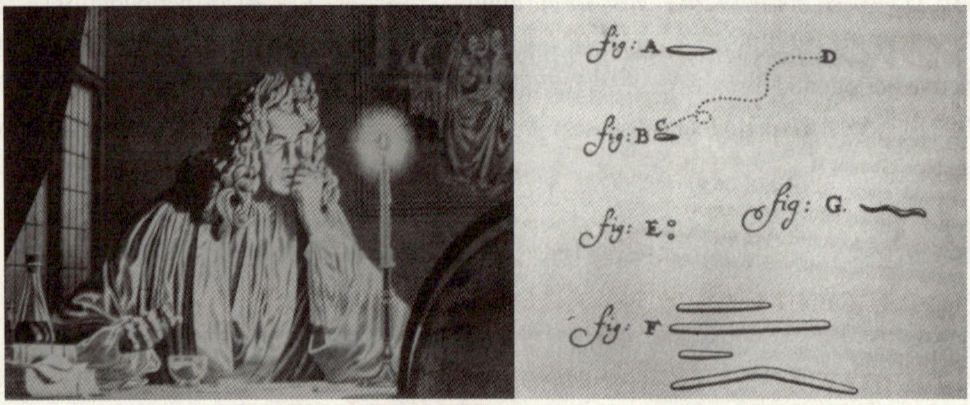

图 1-1　左：Leeuwenhoek 在 1683 年用自制的简陋显微镜观察牙垢中的微生物
右：他绘制的微生物形态，与近代暗视野显微镜下所见者相似

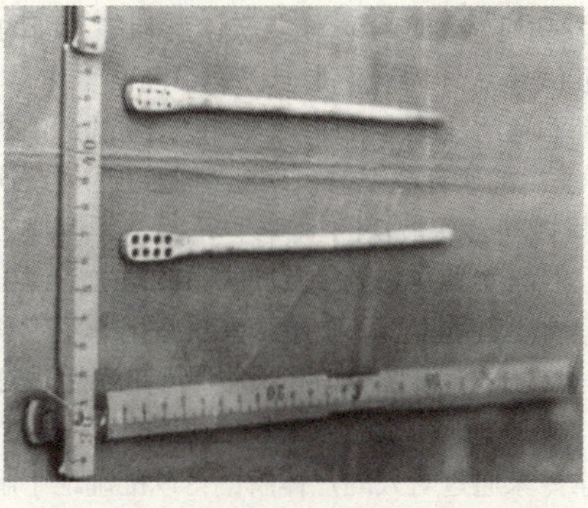

图 1-2 辽代墓葬中出土的植毛牙刷骨柄

(周大成教授惠赠)

1-2 现代牙周病学的发展 Development of Modern Periodontology

自 Fauchard 出版《外科牙医学》以后，一些临床医生相继著书发表了对牙周病的认识和治疗手段，由刮除牙石发展到药物治疗、手术治疗、牙周固定等。现代牙周病学的建立始于19世纪末、20 世纪初。Riggs (1810 — 1885) 被认为是第一位牙周专科医师 (牙槽脓漏一度曾被称为 Riggs 病)。当时多数人主张牙周病为全身因素所致，而 Riggs 则坚称是局部原因，认为有牙石堆积的牙齿是一种异物，被机体所“排斥”，拔牙后，牙龈及骨迅速愈合，主张彻底的刮治。有的医生在可卡因局麻下仔细刮治牙面。20世纪20年代开始了牙周手术，并不断改进。Hirschfeld 在 1930 年代开设了“牙槽脓漏门诊”(当时称牙周炎为牙槽脓漏)。

19 世纪，由于显微镜的问世、一般医学及病理学等的发展，对牙周病的组织病理学有了准确的了解。1902年俄国的 Znamensky 发表了“牙槽脓漏——病理解剖及其根治”一文，描述发炎的牙龈中细胞浸润达到深部，破骨细胞引起的陷窝性骨吸收等，治疗为去除牙石和袋壁刮治。W.D.Miller (1890) 在《人类口腔中的微生物》一书中提出口腔中固有的各种细菌共同引起牙周病，此种被后世称为非特异性菌斑学说的观点一直盛行了70 年。

20 世纪上半叶，在欧洲形成了两个牙周病学的发展中心——维也纳和柏林。维也纳学派的代表为Gottlieb (1885—1950)。他在对尸体研究的基础上建立了基本的组织病理学观点，包括牙龈上皮与牙面的附着、炎症和退行性变、牙骨质的生物学、牙的主动萌出和被动萌出、咬合创伤等，还开展了动物实验。其他还有 Orban、Kronfeld 等在 20 ~ 40 年代丰富的著作成为后来临床治疗发展的基础。柏林学派的贡献主要在临床治疗，他们发展和改进了牙周手术方法。Weski 将牙周组织归纳为牙骨质、牙龈、牙周膜和牙槽骨，并称之为 parodontium (即periodontium)。Neumann (1923) 详细描述了翻瓣术和骨成形术。同期，瑞典的Widman和匈牙利的 Cieszynski 也发表了类似的文章，后来引发了首创权之争。

第二次世界大战后的50年代，主要的研究集中在实验病理、微生物学和免疫学、局部和全身病因学的研究兴起。Glickman (1914 — 1972) 和 Waerhaug (1907 — 1980) 等为代表人物。

他们关于牙周袋的病理、发病机制、咬合创伤、实验病理等方面的贡献至今仍有意义并被引用。1947年美国牙医学会正式承认牙周病学是牙医学中的一个专科(specialty)，西方国家大都建立牙周病学会，学术活动非常活跃。在牙医学院开设独立的牙周病学课程，并有专科医师培训制度(相当于国内本科毕业后的研究生培养)，进一步推动了牙周病学的发展。关于牙周病的科学研究也是牙医学领域里蓬勃发展最快的学科之一。

20世纪70年代以后，牙周病学的发展又上了一个新台阶。由于厌氧微生物学、分子免疫学、分子生物学、电镜等研究手段的发展，使牙周病的病因学、发病机制、病程进展、治疗原则及方法、促进组织再生、诊断及预防等全方位地发生观念性的改变。回顾口腔医学和牙周病学的发展，可以看出它们与临床医学、基础医学乃至生命科学及自然科学的发展是密不可分的。例如文艺复兴时期医学专家通过对人的尸体解剖得以准确地了解牙齿及周围组织的解剖及功能；Miller对口腔细菌的研究得益于他在Koch的实验室的工作；厌氧微生物学大大改变了人们对牙菌斑的认识；利用电镜观察到了结合上皮的结构及其与牙面的附着关系，了解到菌斑的结构；1905年普鲁卡因的发明推动了牙科手术的开展；X线的发现很快应用于牙科诊断等等，不胜枚举。维也纳学派和柏林学派的代表人物多为医学家和外科医生，他们的医学基础有利于对牙周病学的推动；当今的牙周病学发展也有赖于与临床医学和基础医学的紧密结合，如牙周组织的超微结构和生化组成、微生物与宿主反应在牙周病发生中的相互关系、牙周炎与全身疾病的双向关系、牙周炎的基因背景等方面的研究，都离不开与临床医学和基础医学的合作。

我国在1949年以前只有4所牙医教育机构，北京大学于1942年成立牙医学系(Faculty of Dentistry)。1950年，时任北京大学牙医学系系主任的毛燮均教授在国内首先提出：口腔是人体重要器官之一，与全身的医学有着密切的联系，不仅仅是关于牙齿的学科，因此牙医学系应改称口腔医学系(Faculty of Dental Medicine)，并得到北京大学和卫生部领导的批准。此后口腔医学教育不断发展，然而牙周病学在教学中始终处于相对薄弱的地位。在全盘学习前苏联的体系中，牙周病学只是口腔内科学属下的五个分支学科之一。20世纪十年动乱中，教育的停滞进一步拉大了我国牙周病学与国际水平的距离。直到1980年代中、后期，牙周病学在我国才逐渐恢复元气，成立了全国的牙周病学组，每三年举办学术会议。1999年正式成立了中华口腔医学会下属的二级学会——牙周病学专业委员会(Chinese Society of Periodontology，CSP)，每年开展学术活动。不少院校开设了培养牙周病专业研究生的项目，推动了人才队伍和科学研究的发展。这一时期是我国牙周病学发展最快的时期。

从牙周病学的发展历史可以看到知识和观点的不断修正和更新。任何学科的发展都是去伪存真、去粗取精的过程，都应按循证医学(evidence- based medicine)的原则，以扎实、科学的研究结果为基础，通过临床实践来检验，并及时总结经验，以此来不断提高临床的诊断及防治水平。

1-3 牙周病学在口腔医学中的位置 The Importance of Periodontics in Stomatology

牙周病是口腔两大类主要疾病之一，在世界范围内均有较高的患病率，在我国，牙周病的患病率更居于龋病之上(表1-1)。随着我国进入老龄化社会，牙周病，尤其是牙周炎更将成为突出的保健问题。世界卫生组织 (1984) 提出健康人的十项标准中，第8条为“牙齿清洁，无龋洞，无疼痛，牙龈颜色正常，不流血”。要达到此标准，我国还有很大的差距。所幸，现有的知识表明牙周病是可以通过有效地控制菌斑而预防的，早期治疗的效果也是较好的。这主要靠口腔医务工作者加强健康教育和重视早诊断、早治疗。

表 1-1 各年龄组未治疗的龋齿和牙周病患病率 (%)

	12 岁	15 岁	18 岁	35 ~ 44 岁	65 ~ 74 岁
龋病 (D)	42.6	42.9-51.7	48.2	47.7	59.1
牙周病 (至少一个区段)	69.0	78.4	85.2	97.2	99.4
需洁治者	52.0	67.9	78.6	93.0	77.0

(1995 年全国流行病学调查资料)

口腔医学中很多的疾病和治疗工作与牙周组织有密切关系，牙体和牙列的修复工作、正畸治疗、牙颌手术等均应该在牙周组织健康的基础上进行，其设计和操作更应该注意保护牙周组织，决不可伤害之，因此每位口腔医师都应该有牢固的牙周病学知识。

20世纪末，越来越多的临床和研究资料表明，牙周病与全身健康和疾病有着双向的密切关联，学者们提出了牙周医学 (periodontal medicine) 的概念，把对牙周病的研究和治疗推进了一大步。例如近年有学者提出将牙周炎列为糖尿病的第六并发症；牙周组织的炎症尤其是牙周炎还可能成为某些全身疾病的危险因素等，这些将成为 21 世纪研究的重点之一。口腔科医师应将目光扩展，把口腔和牙周组织视为人体的一个重要部分，在临床工作中兼顾局部和全身、兼顾牙周疾病和口腔的其他疾病，努力使自己成为一名具有全面知识的合格的口腔科医师。

思考题

1. 请列举 5 个例子，说明牙周病学 / 口腔医学的进步与自然科学、生命科学、生物医学、或临床医学的发展有密切关系 (除本章所举例子以外)。

2. 牙周病学的内容与口腔医学中哪些课程有联系?

3. 记住几个重要的年份：北京大学口腔医学院前身的建立、中华口腔医学会牙周病学专业委员会成立、牙周病学在国际上正式成为独立的专科。

参考文献

1. 周大成. 中国口腔医学史考. 北京: 人民卫生出版社, 1991
2. 程之范. 中外医学史. 北京: 北京医科大学、中国协和医科大学联合出版社, 1997
3. Gold SI. Periodontics. The past. Part (I) Early sources. J Clin Periodontol, 1985, 12 : 79
4. Gold SI. Periodontics. The past. Part (II) The development of modern periodontics. J Clin Periodontol, 1985, 12 : 171

5. Gold SI. Periodontics. The past. Part (III) Microbiology. J Clin Periodontol, 1985, 12∶25
6. Ring ME. Dentistry: An illustrated history. New York: HN Abrams Inc, 1993
7. Carranza Jr FA, Newman MG. Glickman's Clinical Periodontology, 8th ed. Philadelphia: WB Saunders Co, 1996
8. Carranza FA. History of Periodontology. Canada: Quintessence Publishing Co, 2003

（曹采方）

2 正常的牙周组织
The Normal Periodontium

应知应会的内容：

1. 正常牙龈的临床特征和组织学结构
2. 结合上皮的位置和生物学宽度
3. 龈牙结合部的组织学特征和临床意义
4. 牙周膜的结构和功能

牙周组织 (periodontal tissues，periodontium) 由牙龈、牙周膜、牙槽骨和牙骨质组成。牙骨质虽然属于牙体组织，但它和牙周膜、牙槽骨一样，都是由牙发育期牙囊中分化的细胞生成，且它与牙龈、牙周膜和牙槽骨共同构成了一个功能系统。该系统将牙牢固地附着于牙槽骨，承受咬合力，同时使口腔粘膜与牙体硬组织间呈一良好的封闭状态。故习惯上将上述四种组织合称为牙周支持组织 (periodontal supportive tissues) 或牙附着装置 (attachment apparatus of the tooth)。

2-1 牙龈 Gingiva

牙龈的组织学
Microscopic Features of Gingiva

牙龈上皮

按照形态和功能划分，牙龈上皮分为三个区：口腔龈上皮、沟内上皮和结合上皮 (图 2-1)。

口腔龈上皮 口腔龈上皮 (oral epithelium) 也称牙龈表面上皮，覆盖于游离龈的顶端到外表面，以及附着龈的表面，为角化或不全角化的复层鳞状上皮，其中以不全角化上皮多见。牙龈角化程度随年龄的增长和妇女绝经而减低，但与月经周期无明显的相关。细胞内的糖原未被降解时，可以在细胞内富集。细胞内糖原的浓度与上皮的角化程度和炎症程度负相关。

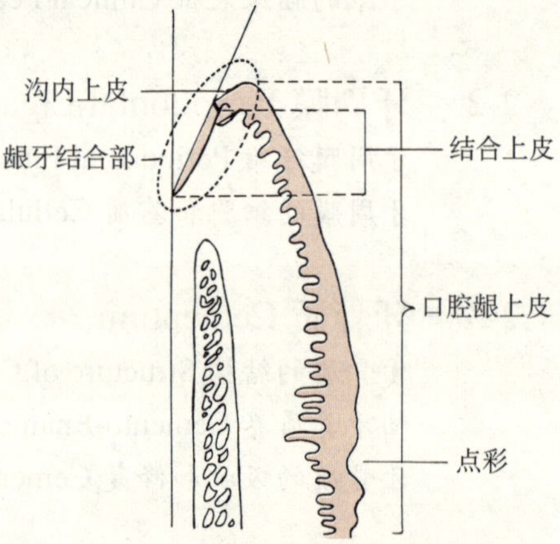

图 2-1 牙龈的解剖学标志

沟内上皮 沟内上皮 (sulcular epithelium) 亦称龈沟上皮，为牙龈沟的衬里上皮。沟内上皮从结合上皮的冠方伸延到游离龈的顶部，为薄的非角化复层鳞状上皮；沟内上皮有上皮钉突，但缺乏颗粒层和角化层，且常有许多细胞呈水样变性。

实验资料显示当沟内上皮暴露于口腔，或者龈沟内的菌丛被完全清除时，该上皮仍然具有角化的潜能。同样，当口腔龈上皮与牙发生接触时，也会丧失其角化能力。这些现象说明龈沟内的局部条件妨碍了沟内上皮的角化。由于沟内上皮具有半透膜的作用，因此，有害的细菌产物可通过沟内上皮进入牙龈。同样，牙龈结缔组织中的组织液及防御细胞也可通过沟内上皮进入龈沟。

结合上皮 呈领圈状附着于牙冠或牙根的上皮为结合上皮 (junctional epithelium)。当牙完全萌出后，结合上皮应附着于釉牙骨质界处，它的冠端构成龈沟底。结合上皮是靠基底板和半桥粒与牙釉质相附着 (图 2-2)。这种有机的附着结构亦称为上皮性附着 (epithelial attachment)。结合上皮是人体唯一附着于无血管、无淋巴、表面不脱落的硬组织上的上皮组织。

从组织发生学上，当牙釉质发育完成后，其表面覆盖着缩余釉上皮。当牙萌出而暴露于口腔时，缩余釉上皮与口腔龈上皮互相融合，其内层的细胞逐渐变为鳞状上皮细胞 (结合上皮)，细胞之间通过桥粒、紧密连接和缝隙连接的方式相互连接。如果没有外界因素干扰上皮附着于牙面，1 ~ 2 年内，缩余釉上皮沿着根尖方向转化为结合上皮 (图 2-2) ； 其附着于牙面的位置逐渐由牙冠部移向牙颈部。结合上皮与牙面的附着也是通过基底板和半桥粒实现 (图 2-2)。

光镜下，结合上皮由非角化复层鳞状上皮构成；无角化层，也无上皮钉突。儿童时期其厚

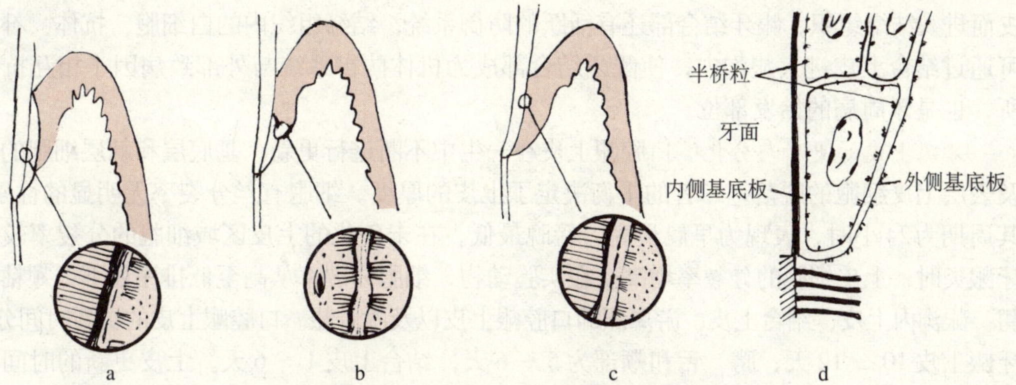

图 2-2 结合上皮的形成及其与牙面的附着

a. 牙初萌时，釉质表面的缩余釉上皮以基板和半桥粒与牙釉质表面相附着。
b. 牙釉质表面的缩余釉上皮逐渐由结合上皮替代，缩余釉上皮与龈组织间以桥粒连接。
c. 缩余釉上皮完全被结合上皮替代，结合上皮与牙面靠基板和半桥粒连接。
d. 电镜下，结合上皮通过内侧基底板和外侧基底板分别与牙面和牙龈的结缔组织附着。

度仅 3 ~ 4 层细胞。随着年龄的增长，细胞层数增加至 10 ~ 15 层。这些细胞可分为基底层和基底上层。其厚度向根方逐渐变薄。结合上皮的冠根方向长度约 0.25 ~ 1.35 mm。即便在临床表现健康的牙龈结合上皮中，也可见少量中性粒细胞，这是机体对于龈沟附近微生物的防御反应。电镜下，结合上皮的细胞间隙较大，桥粒数目较少，细胞之间的联系较松弛。结合上皮通过内侧基底板和外侧基底板分别与牙面和牙龈的结缔组织附着。外侧基底板与牙龈结缔组织的附着与身体其他部位的上皮与结缔组织附着结构一样。内侧基底板由毗连牙釉质的致密板 (lamina dense) 和有半桥粒附着的透明板 (lamina lucida) 组成。该处的内侧基底板形态与外侧基底板相似，但化学成分与结构不同。有机质呈带状从牙面伸入致密板。结合上皮也以同样的方式附着于根面牙骨质 (图 2-2-d)。

组织化学显示，结合上皮基底板的层粘连蛋白 (laminin) 是一种大分子糖蛋白，具有与多种分子结合的部位。它可促进上皮细胞的附着和增殖。结合上皮内侧基底板中的层粘连蛋白仅与结合上皮细胞相邻，这种结构特征提示结合上皮细胞与层粘连蛋白的产生有关，因此该细胞在上皮附着机制中具有关键性的作用。

龈牙结合部 口腔粘膜上皮的连续性是防止异物、细菌及其他抗原物质侵袭机体的重要屏障之一。当牙萌出时，口腔粘膜上皮被突破而失去连续性。龈牙结合部 (dento-gingival junction) 是指牙龈组织藉结合上皮与牙面连接，良好地封闭了软硬组织交界处 (图2-1)；结合上皮对牙的附着，因牙龈纤维而得到进一步加强。牙龈纤维使游离龈更紧密地贴附于牙面。鉴于此点，将结合上皮和牙龈纤维视为一个功能单位，称之为龈牙单位 (dentogingival unit)。结合上皮既无角化层，也无上皮钉突。与口腔龈上皮相比，结合上皮的细胞间隙较大，桥粒数目较少，细胞之间的联系较松弛，上皮的通透性较高，因此它较易被机械力所穿透或撕裂。在用牙周探针探测健康的龈沟时，探针常会穿透到结合上皮内，而不是将结合上皮从牙面剥离，致使临床探诊深度大于组织学的龈沟深度。在进行洁治术和刮治术时，刮治器也很容易穿透或撕裂结合上皮。结合上皮的连接还可被白细胞或酶等细菌代谢产物所削弱，使外来刺激物更易通过结合上皮而进入结缔组织。龈牙结合部还有活跃的防御系统，结缔组织内的白细胞、抗体、补体等也可通过结合上皮进入龈沟内，使龈牙结合部成为机体防御系统与外部致病因子相互抗争的场所，也是牙周病的始发部位。

牙龈上皮的更新与分化　口腔龈上皮在一生中不断进行更新。基底层和棘层细胞的增殖以及表层上皮细胞的脱落，二者的平衡决定了上皮的厚度。细胞有丝分裂率无明显的性别差异，其周期为24小时，表现为早晨最高，傍晚最低。在未角化的上皮区域细胞的分裂率较高。患牙龈炎时，上皮细胞的分裂率增高。在实验动物，细胞分裂率从高至低排序如下：颊粘膜、硬腭、龈沟内上皮、结合上皮、游离龈的口腔龈上皮以及附着龈。口腔龈上皮的更新时间分别为：牙龈上皮 10 ~ 12天，腭、舌和颊部为5 ~ 6天，结合上皮1 ~ 6天。上皮更新的时间与其厚度有关。

结合上皮通过基底层细胞的有丝分裂，不断地自我更新。增殖的上皮细胞移向牙面，并沿着牙冠方向移到龈沟中脱落(图 2-2-a，b，c)。同时使附着于或侵入结合上皮的细菌也随之脱落。迁移的子代细胞始终与牙面保持附着关系。当结合上皮被人为地剥离后，可在一周左右重新附着。若将牙龈连同结合上皮一同切除，则口腔表面上皮可向牙面爬行生长，重新分化出结合上皮，并分泌基底膜物质，重新形成上皮附着，其结构与原始结构一样。这种上皮再附着(epithelial re-attachment) 可出现于牙釉质、牙骨质或牙本质的表面。

从细胞组成而言，牙龈上皮与身体其它部位的复层鳞状上皮一样，主要的细胞是角质形成细胞。此外还有下列几种非角质形成细胞，如黑色素细胞，呈树枝状，位于牙龈的基底层和棘层。朗格汉斯细胞 (Langerhans cell)，也呈树突状，主要存在于正常牙龈的口腔龈上皮基底细胞上层的角质细胞之间，沟内上皮较少，结合上皮则缺乏该细胞。它属于单核吞噬细胞系统，来源于骨髓的单核细胞。Langerhans细胞作为淋巴细胞的抗原呈递细胞，当抗原穿越上皮过程中，它会与抗原发生早期免疫反应，以阻止其进入上皮，从而在免疫反应中具有重要的作用。默克尔细胞 (Merkel cell) 散在分布于牙龈上皮钉突的基底细胞层，包含神经末梢。它们与邻近的细胞通过桥粒相连。现已证实Merkel细胞为触觉感受器。通常沟内上皮中无Merkel细胞。

牙龈结缔组织

牙龈组织是由上皮和结缔组织构成，没有粘膜下层。其结缔组织称为固有层，可分为乳头层和网状层。乳头层邻接上皮，是位于上皮钉突之间的乳头突起；网状层与牙槽骨骨膜相邻。

胶原约占牙龈结缔组织中蛋白质总量的60%。I型胶原构成了固有层的大部分，约占91%，II 型胶原占 8%，V 型胶原约 1%。胶原纤维使牙龈组织具有一定强度的张力。IV 型胶原束在I型胶原之间分布，并与基底膜和血管壁的IV型胶原相连续。弹性纤维系统由耐酸水解性纤维(oxytalan)、elaunin 纤维和弹力蛋白 (elastin) 纤维组成。牙龈中的弹性纤维少，仅分布于胶原纤维之间或与血管相伴。

牙龈的胶原纤维　由I型胶原组成的牙龈纤维有三个作用：①束紧游离龈，使其与牙面紧贴；②保持牙龈必要的硬度，使其承受咀嚼的压力；③使游离龈与牙骨质及相邻的附着龈相连。按牙龈纤维排列方向分为四个组 (图 2-3)：

龈牙纤维 (dentogingival fibers，DGF)，起自结合上皮根方的牙骨质，向游离龈的颊、舌和邻面方向呈扇形散开，终止于游离龈和附着龈的固有层。

牙骨膜纤维 (dentoperiosteal fibers，DPF)，起自牙颈部的牙骨质，在颊舌面，向根方走行，连接并融入牙槽骨骨膜的外侧，或终止于附着龈。在游离龈和附着龈交界处，上皮下方常缺乏固位的胶原纤维束支持，因而形成了游离龈沟 (free gingival groove，GG)。

环行纤维 (circular fibers，CF)，位于游离龈和牙龈乳头的结缔组织中，呈环状围绕牙颈部。

越隔纤维 (transseptal fibers，TF)，此组纤维仅见于牙邻面，起于龈牙纤维的根方牙骨质，呈水平方向越过牙槽间隔，止于邻牙相对应的部位。

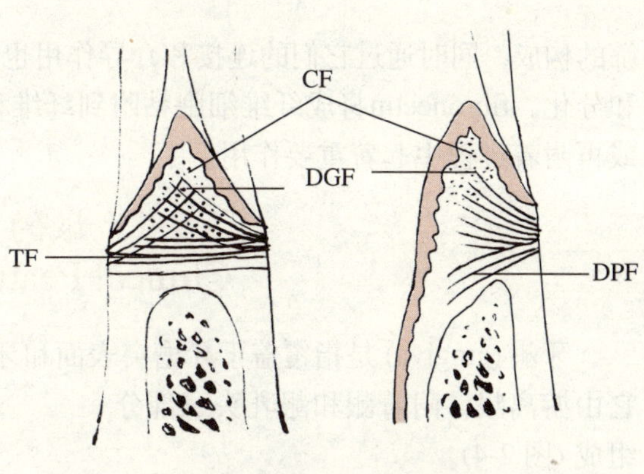

图 2-3 牙龈纤维示意图

DGF 龈牙纤维 DPF 牙骨膜纤维
CF 环行纤维 TF 越隔纤维

牙龈结缔组织的细胞成分 正常牙龈结缔组织中，细胞成分约占细胞总体积的8%，而成纤维细胞约占细胞总体积的65%。该细胞合成胶原纤维、弹性纤维以及无定形的细胞基质，如糖蛋白和糖胺多糖。成纤维细胞也参与调节胶原纤维的降解。牙龈结缔组织中的其他细胞有肥大细胞、单核吞噬细胞以及淋巴细胞和白细胞。

在临床上表现为健康的牙龈，其纤维结缔组织内，也可见少量的炎症细胞，其中中性粒白细胞数量相对较多，近龈沟底部还可见少量的浆细胞和淋巴细胞。按严格的临床标准去判定一个健康牙龈，则这些炎性细胞不应存在。然而，龈牙结合部存在菌斑等刺激物，其中的抗原性物质通过龈沟内上皮和结合上皮渗入牙龈，引发低度亚临床炎症反应。因而这些炎性细胞成分不应视为牙龈组织中的正常细胞成分。

牙龈结缔组织的基质 结缔组织的基质主要由成纤维细胞产生。肥大细胞也产生一些基质。而有些基质成分直接来源于血液。结缔组织的正常功能须藉基质而得以完成。如，细胞之间水、电解质、营养成分及代谢成分的传送均发生于基质之中。结缔组织基质的主要成分是一种生物大分子构成的胶状物质。构成基质的大分子物质包括蛋白多糖 (proteoglycans) 和糖蛋白 (glycoproteins)。蛋白多糖是由蛋白质与大量多糖结合而成的大分子复合物，是基质的主要成分。其中多糖主要是透明质酸，其次是硫酸软骨素。硫酸软骨素为一组多糖分子，它们都是以含有氨基己糖的双糖为基本单位聚合成的长链化合物，总称为糖胺多糖 (glycosaminoglycan)。由于糖胺多糖分子存在大量阴离子，故能结合大量水。透明质酸是一种曲折盘绕的长链大分子，由它构成蛋白多糖复合物的主干，其他糖胺多糖则以蛋白质为核心构成蛋白多糖亚单位，后者再通过连接蛋白结合在透明质酸长链分子上。蛋白多糖复合物的立体构型形成有许多微孔隙的分子筛，小于孔隙的水和溶于水的营养物、代谢产物、激素、气体分子等均可以通过；大于孔隙的大分子物质则不能通过。因此蛋白多糖调节基质中分子的扩散和液体的流动，并是维持组织中液体成分和维持组织渗透压的重要决定因素。由于蛋白多糖的结构和其亲水性，大分子物质起着抵抗组织变形的作用。一旦牙龈受压，基质中大分子发生变形；当压力消除后，这些大分子又恢复原状。故大分子物质对维持牙龈的弹性具有重要作用。

糖蛋白是基质内另一类重要的生物大分子，与蛋白多糖相反，其主要成分是蛋白质；主要有纤维粘连蛋白 (fibronectin) 和骨粘连蛋白 (osteonectin)。这些基质大分子不仅参与基质分子筛的构成，同时通过它们的连接和介导作用也影响细胞的附着和移动以及参与调节细胞的生长和分化。fibronectin将成纤维细胞粘附到纤维和细胞基质中的其他成分上，在牙周组织的附着或再附着过程中起着重要作用。

牙龈的临床表征 Clinical Features of Gingiva

牙龈 (gingiva) 是指覆盖于牙槽突表面和牙颈部周围的口腔粘膜上皮及其下方的结缔组织。它由游离龈、附着龈和龈乳头三部分组成 (图 2-4)。

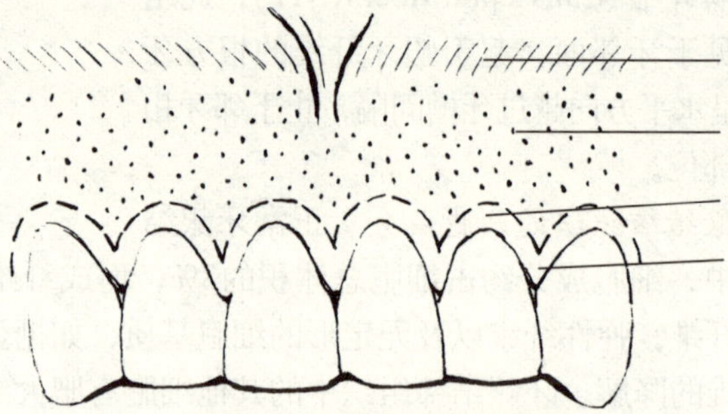

图 2-4 牙龈的表面解剖

游离龈 游离龈 (free gingiva) 又称边缘龈 (marginal gingiva)，呈领圈状包绕牙颈部，宽约1 mm。正常呈粉红色，菲薄而紧贴牙面。游离龈与牙面之间形成的间隙，称龈沟 (gingival sulcus，或gingival crevice)。牙面构成龈沟的一壁，游离龈构成龈沟的另一壁，用探针可将游离龈从牙面上分开。牙完全萌出后，龈沟的底部位于釉牙骨质界。龈沟的深度是一个重要的临床指标。在无菌动物或长期严格的菌斑控制情况下，龈沟的深度几乎为零。对于一个临床健康的牙龈，龈沟的组织学深度平均为1.8 mm。临床上常用一个带有刻度的牙周探针来探查龈沟的深度，称为牙周探诊深度。正常探诊深度不超过 3 mm。

附着龈 附着龈 (attached gingiva) 与游离龈相连续，均为角化上皮，有时将附着龈与游离龈合称角化龈 (keratinized gingiva)。在牙龈表面二者以一条微向牙面凹陷的小沟 (游离龈沟，free gingival groove) 为分界线。附着龈自游离龈沟向根方直至与牙槽粘膜 (alveolar mucosa) 相接 (图2-4)。由于附着龈缺乏粘膜下层，而由富含胶原纤维的固有层直接紧附于牙槽骨表面的骨膜上，血管较少，因此，附着龈呈粉红色、坚韧、不能移动。少数正常人的附着龈有色素，肤色黝黑者及黑种人多见。附着龈与骨面附着牢固，表面角化程度高，对局部刺激有较强的抵抗力。

附着龈的表面有橘皮样的点状凹陷，称为点彩 (stippling) (图 2-4)，在牙龈表面干燥时较明显易见。显微镜下，可见结缔组织乳头突向表面上皮，结缔组织乳突之间为上皮钉突，数个上皮钉突融合并在牙龈表面形成浅凹，使牙龈表面呈隆起和凹陷，于是形成了点彩。牙龈上皮角化的程度越高，点彩越明显。点彩的多少因人、因部位而异，唇颊面多于舌面。点彩还因年龄而变化，婴儿时期缺乏，5岁左右开始在部分儿童中出现，至成人最多，但到了老年，点彩逐渐消失。点彩是功能强化或功能适应性改变的表现，它是健康牙龈的特征。牙龈有炎症时点彩减少或消失，当牙龈恢复健康时，点彩又重新出现。部分牙龈健康的人可以没有点彩。

附着龈的根方为牙槽粘膜，二者之间有明显的界限，称膜龈联合 (mucogingival junction)。膜龈联合的位置在人的一生中基本是恒定的。牙槽粘膜的上皮无角化，上皮薄，无钉突，其下方的结缔组织较为疏松，且血管丰富，因而牙槽粘膜颜色深红，移动度大。牵动唇、颊，同时观察粘膜的移动度，即可确定膜龈联合的位置，从而测量附着龈的宽度。

附着龈的宽度是另一个重要的临床指标，是指从膜龈联合至正常龈沟底的距离。正常附着龈的宽度因人、因牙位而异，范围为 1 ~ 9mm。上颌前牙唇侧最宽 (3.5 ~ 4.5mm)，后牙区较窄。由于颊系带的附着多位于第一前磨牙区，故该区的附着龈最窄 (1.8 ~ 1.9mm)，有人报告最小的正常值为1mm。在下颌牙的舌侧，附着龈终止于与舌侧的牙槽粘膜交界处。在上颌牙的腭侧，附着龈与腭部的角化粘膜相连，无明确界限。由于上颌牙槽骨较下颌牙槽骨高，故上颌牙的附着龈较下颌同名牙的附着龈宽。40 ~ 50 岁成人的附着龈宽度大于 20 ~ 30 岁者，有人推测附着龈的宽度随年龄的增长而增宽，可能是由于殆面磨耗后，牙继续缓慢萌出的结果。

龈乳头　龈乳头 (gingival papilla)，亦称牙间乳头 (interdental papilla)，呈锥形充满于相邻两牙接触区根方的楔状隙 (embrasure) 中。龈乳头的侧缘和顶缘由相邻牙的游离龈延续而成，中央部分由附着龈构成 (图 2-4)。每个牙的颊、舌侧龈乳头在邻面的接触区下方汇合，该处略凹下，称为龈谷 (gingival col)。龈谷的上皮无角化、无钉突，对局部刺激物的抵抗力较低，牙周病易始发于此 (图 2-5)。

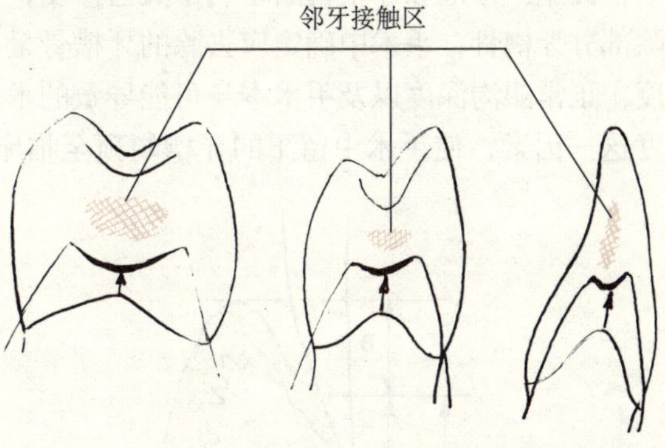

图 2-5　龈谷与牙形态的关系

↑ 为龈谷

龈乳头的形态取决于邻牙表面的外形以及牙龈楔状隙的位置和外形。相邻牙冠的颊舌径越小，根间距越近，则牙槽间隔近远中的宽度越小，牙龈乳头就越窄。若相邻牙的邻面较突，接触区根方的楔状隙较大，牙槽间隔的近远中向变宽，牙龈乳头的近远中向也随之变宽，龈乳头的高度则根据邻牙接触区的位置而定。

牙的继续萌出　人的一生中，牙不断地有主动和被动萌出，结合上皮的位置可以位于牙冠、釉牙骨质界或牙根上。这取决于患者的年龄、牙萌出的阶段和牙周组织的健康状况。当牙初萌时，结合上皮附着于牙冠；牙完全萌出后，结合上皮的位置应为釉牙骨质界处。当牙龈发生退缩使牙根暴露或有牙周附着丧失时，结合上皮则位于牙根。

人类的牙在建立咬合关系后的一生中仍在不断萌出。这种萌出包括主动萌出 (active eruption) 和被动萌出 (passive eruption)。主动萌出是指牙向殆面方向运动，而被动萌出则是指由于牙龈缘的根向移位，使临床牙冠延长。牙在行使功能过程中，殆面会逐渐磨损，使上下颌间的垂直距离缩小。作为代偿，根尖部和根分叉部会有牙骨质不断形成，使牙根加长，牙继续萌出以补偿殆面的磨损。同时牙槽窝底部和牙槽嵴顶也有新骨形成，以支持牙根。这种主动萌出保持了咬合功能和牙列的垂直距离。主动萌出并不引起龈牙结合向根方移位，结合上皮仍位于牙颈部，保持与牙槽骨的正常关系。

牙被动萌出时，结合上皮向牙骨质表面增殖，龈缘退向根方，龈沟底位于牙骨质，部分牙骨质外露，使临床牙冠延长。此时，在牙龈边缘退缩和结合上皮根方增殖的同时，也发生牙槽骨的丧失。过去认为一些伴随年龄增长而出现的牙龈退缩是正常现象，并称之为生理性退缩。但现在发现有一些高龄者并不发生牙龈退缩，说明它不完全是因增龄引起。近年来认为大多数病例牙根暴露是由于牙周组织长期受到各种损伤、刺激的作用累积而造成的，还有更多的病例是由于牙周炎所造成的组织破坏，当治疗后或口腔卫生状况改善后，牙周袋壁软组织退缩，使牙根暴露。过多的牙根暴露被称之为病理性退缩。

如上所述，牙槽骨的沉积与牙的主动萌出相伴随。当牙主动萌出或用人工牵引使牙继续萌出时，牙槽嵴顶随之增高；当将牙压入牙槽窝时，牙槽嵴亦随之发生吸收；在此两种情况下，结合上皮附着的位置与牙槽嵴顶之间的关系不变。结合上皮的根方和牙槽嵴顶之间为纤维结缔组织，其宽度约为 1.07mm 左右。通常将龈沟底与牙槽嵴顶之间的恒定距离称为生物学宽度 (biological width，BW)。它包括结合上皮 (约0.97mm) 和牙槽嵴顶以上的牙龈结缔组织，共约 2mm，如图2-6所示。即使随着年龄的增大或在病变情况下，上皮附着向根方迁移，牙槽嵴顶亦随之降低，但沟 (袋) 底与嵴顶间的生物学宽度仍保持不变，如图 2-7 所示。临床上，因龈下根面龋、牙冠和牙根折断不利于义齿修复，而需延长临床牙冠长度时，可以用牙冠延长术去除部分牙槽骨；手术中确定应去除的牙槽骨量，不仅应该考虑术后义齿修复所需的临床牙冠长度、正常龈沟深度以及手术本身可能导致的术后牙槽骨轻度吸收等因素，还应该考虑生物学宽度这一因素，使手术中留下的牙槽嵴顶至临床牙冠边缘的距离足够。

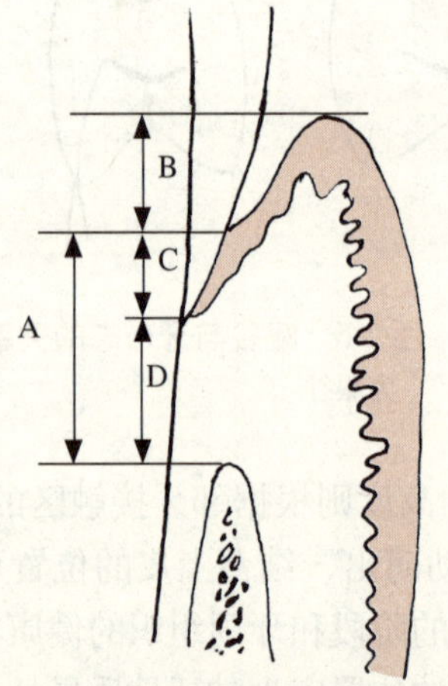

图 2-6 生物学宽度

A. 从龈沟底到牙槽嵴顶，为生物学宽度 B. 龈沟深度约为 1～2mm C. 结合上皮宽度约 0.97mm D. 牙槽嵴上方的结缔组织，约 1.07mm 生物学宽度 A=C+D，约为 2mm

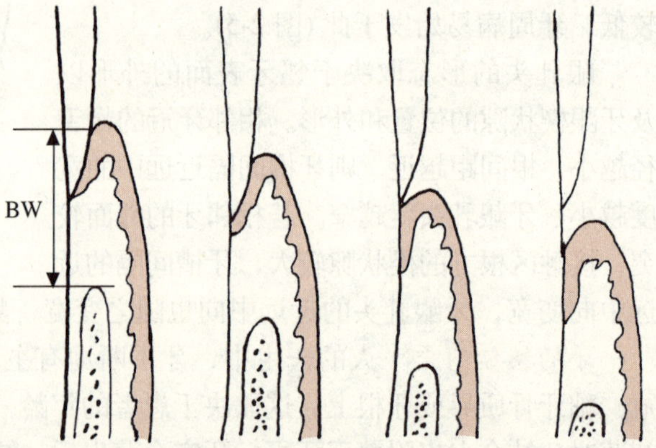

图 2-7 上皮附着向根方迁移，牙槽嵴顶亦随之下降，龈沟 (袋) 底与嵴顶间的生物学宽度 (BW) 保持不变

2-2 牙周膜 Periodontal Ligament

牙周膜，又称牙周韧带 (periodontal ligament)，是围绕牙根并连结牙根和牙槽骨的致密结缔组织。它与牙龈的结缔组织相连续。牙槽动脉的分支经牙槽骨而进入牙周膜。

牙周膜纤维
Periodontal Fibers

牙周膜最重要的成分是胶原构成的主纤维 (principal fibers)。主纤维呈束状排列，一端埋入牙骨质内，另一端埋入牙槽骨，从而将牙悬吊固定在牙槽窝内。主纤维的末端埋入牙骨质和牙槽骨的部分称为Sharpey纤维。

主纤维主要由I型胶原纤维和耐酸水解性纤维(oxytalan)组成。胶原纤维使组织具有韧性和强度。Oxytalan纤维分布于胶原纤维之间。该纤维在邻近牙骨质处数量多，并与牙体长轴平行排列，有的一端埋入牙骨质和牙槽骨中，另一端在血管壁上，围绕血管形成网状。具有调节血液流量的作用。推测该纤维在咀嚼压力下能保持血液的通畅。

根据牙周膜主纤维束的位置和排列方向分为以下五组(图2-8)：

牙槽嵴纤维(alveolar crest fibers) 起自结合上皮根方的牙骨质，斜行进入牙槽嵴，其功能是将牙向牙槽窝内牵引，并对抗侧方殆力。该组纤维切断后不会明显增加牙的动度。

横纤维(horizontal fibers) 该组纤维在牙槽嵴纤维的根方，呈水平方向走行，一端埋入牙骨质，另一端埋入牙槽骨中。

斜纤维(oblique fibers) 斜纤维是牙周膜中数量最多、力量最强的一组纤维；起于牙骨质，斜行向冠方进入牙槽嵴。它们可承受咀嚼压力，并将该力转变为牵引力均匀传递到牙槽骨上。

根尖纤维(apical fibers) 位于根尖区，从牙骨质呈放射状进入牙槽窝底部的骨内。该组纤维具有固定根尖，保护进出根尖孔的血管和神经的作用。在根未完全形成的牙，无此纤维。

根间纤维(interradicular fibers) 此纤维只存在于多根牙各根之间，有防止多根牙向冠方移动的作用。

牙周膜的纤维在静止状态下略呈波纹状，使牙有微小的生理性动度。如上所述，主纤维在不同的位置上，其排列方向和功能虽不相同，但又是互相协调，共同支持和稳固牙，以完成咀嚼功能。当牙承受垂直压力时，除根尖纤维外，几乎全部纤维呈紧张状态，并将此力传递至牙槽骨，可担负较大殆力。此时根尖区的牙周膜具有缓冲压力的作用，避免牙槽骨受到过大的冲击力，对根尖孔处及牙周膜内的血管和神经也可起保护作用。当单根牙在受到侧向压力时，以位于牙根的中1/3与根尖1/3交界处的转动中心为支点，发生倾斜，仅使部分纤维呈紧张状态，这时容易造成牙周膜纤维和牙槽嵴的损伤(图2-9)。磨牙的转动中心位于诸牙根之间的空间。

牙周膜的宽度(厚度)随年龄及功能状态而异，一般为0.15 ~ 0.38 mm，以牙根中部支点

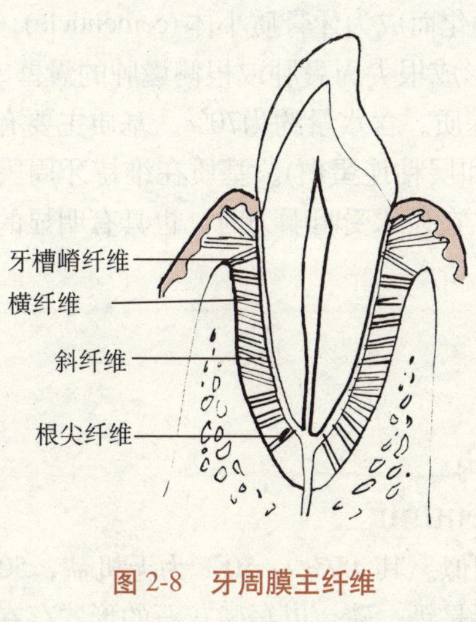

图2-8 牙周膜主纤维

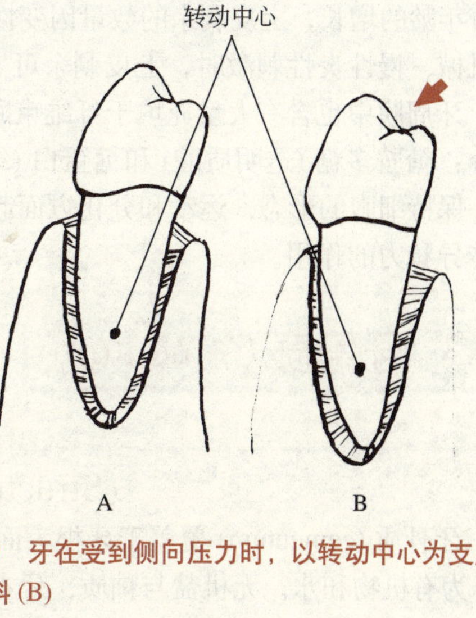

图2-9 牙在受到侧向压力时，以转动中心为支点发生倾斜(B)

附近最窄，牙槽嵴顶及根尖孔附近较宽。这种微小的差异在X线片上不能显示，整个牙周膜呈现围绕牙根的窄黑线。但需要提及的是，健康牙的牙槽嵴顶处约有5.5%的牙周膜间隙呈楔形增宽，主要分布在尖牙和第一、二磨牙区。这可能是由于正常牙可承受范围内的过大殆力所致，是生理适应过程，而非病损。

牙周膜的细胞和基质
Cellular Elements and Ground Substance

牙周膜中有四种类型的细胞：结缔组织细胞、Malassez上皮剩余细胞、防御细胞 (巨噬细胞、肥大细胞和嗜酸性粒细胞) 以及与神经、血管相关的细胞。结缔组织细胞包括成纤维细胞、成骨细胞、破骨细胞以及未分化间充质细胞。成纤维细胞 (又称为牙周膜细胞，periodontal ligament cell，PDLC) 是牙周膜中最常见的细胞，呈卵圆形或细长形，排列方向与主纤维平行，并伸有伪足。该细胞的主要功能是合成胶原，同时具有吞噬并经酶的水解而降解陈旧胶原纤维的能力。故此，胶原纤维受成纤维细胞的调节。大量实验结果显示，成人牙周膜中的成纤维细胞是一群异质性的细胞，存在表型独特、功能各异的成纤维细胞亚群。这些亚群细胞在光镜和电镜水平看起来完全一样，但不同的亚群可能分泌不同型的胶原或产生胶原酶。体外培养的牙周膜成纤维细胞至少存在二种表型：成纤维细胞表型和成骨细胞表型。成纤维细胞表型细胞具有较强的合成胶原的能力，成骨细胞表型能发育为成骨细胞或成牙骨质细胞。在一生中，成纤维细胞不断形成新的主纤维、牙骨质，并改建牙槽骨。这种功能对牙周组织的修复十分重要，是牙周炎治疗后形成牙龈与牙根面之间新附着的主要细胞来源。近年来，针对牙周膜细胞的生物学特性和多向分化的潜能，以及它们在牙周组织再生中的作用和机制等，有很多新的研究，它也是牙周再生组织工程学 (tissue engineering) 研究中重要的一个方面。

具有多向分化潜能的干细胞 (stem cell) 或间充质细胞在牙周膜中也可分化为成骨细胞、成牙骨质细胞以及破骨细胞和破牙骨质细胞。这些细胞均可在牙周膜的牙骨质和牙槽骨表面出现。Malassez 上皮在牙周膜中为小的上皮条索或团块。一般认为，上皮剩余是 Hertwig 根鞘的残余。在大多数牙的牙周膜中，上皮剩余沿靠近牙骨质的表面排列，且在根尖区和牙颈部较多。随着年龄的增长，上皮剩余的数量因变性而减少，或钙化而成为牙骨质小体 (cementicle)。在受到机械、慢性炎性刺激时，上皮剩余可发生增殖，而形成根尖周囊肿或根侧囊肿的囊壁上皮。

牙周膜中也含有大量充填于纤维束间和细胞间的基质。含水量约为70%。基质主要有二种成分：糖胺多糖 (透明质酸) 和糖蛋白 (纤维粘连蛋白和层粘连蛋白)。基质在维持牙周膜的代谢、保持细胞的形态、运动和分化方面起重要的作用；在牙承受咀嚼力时，也具有明显的支持和传导殆力的作用。

2-3 牙骨质 Cementum

牙骨质的结构
Structure of Cementum

牙骨质 (cementum) 覆盖于牙根表面，硬度与骨相似。其 45% ~ 50% 为无机盐，50% ~ 55%为有机物和水。无机盐与釉质、牙本质一样，主要是钙、磷，以羟磷灰石的形式存在。有机物主要为胶原和蛋白多糖。虽然牙骨质是牙体组织的一部分，但它参与了使牙稳固于牙槽窝内、承受和传递𬌗力的生理功能，还参与牙周病变的发生和修复，它的新生也来源于牙周膜细胞，故也可将其视为牙周组织的一种组成部分。

牙骨质中有两种来源的胶原纤维。一种为外源性的Sharpey纤维，纤维方向与牙根表面垂直并埋入其中；另一种为内源性纤维，是成牙骨质细胞自身产生的胶原纤维，纤维方向与牙根表面平行。成牙骨质细胞还产生一些非胶原的基质成分，如蛋白多糖、糖蛋白、磷酸蛋白和牙骨质附着蛋白 (cementum atttach protein，CAP) 等。

牙骨质有两种结构形式，即无细胞牙骨质和有细胞牙骨质。无细胞牙骨质形成于建𬌗之前的牙根发育过程中，紧贴于牙本质表面，自牙颈部到近根尖1/3处分布。其中不含牙骨质细胞，Sharpey纤维构成其大部分结构，对牙起主要的支持作用。有细胞牙骨质形成于牙萌出并建𬌗之后，位于无细胞牙骨质的表面，但在根尖部可以全部为有细胞牙骨质，而牙颈部则常常全部为无细胞牙骨质。在有细胞牙骨质形成过程中，部分造牙骨质细胞被包埋于基质内，形成牙骨质细胞陷窝。陷窝间通过吻合的小管相互交通。无细胞牙骨质和有细胞牙骨质均具有一定的通透性，后者某些区域的小管与牙本质小管相邻近。随着年龄的增长，牙骨质的通透性下降。

釉牙骨质界
Cemento-Enamel Junction

牙骨质在近牙颈部最薄，仅 16 ~ 50μm，向根尖方向逐渐增厚，在根尖1/3和根分叉区可厚达150 ~ 200μm。在牙颈部的牙骨质与牙釉质交界处即釉牙骨质界 (cemento-enamel junction，CEJ) 有三种形式 (图 2-10)：约 60% ~ 65% 的牙为牙骨质覆盖釉质，约30%为二者端端相接，另5%~10%为二者不相连接，其间牙本质暴露。后一种情况，当发生牙龈退缩而牙颈部暴露后易发生牙本质敏感。而且在牙周治疗时，牙颈部菲薄的牙骨质也容易被刮去而暴露牙本质。

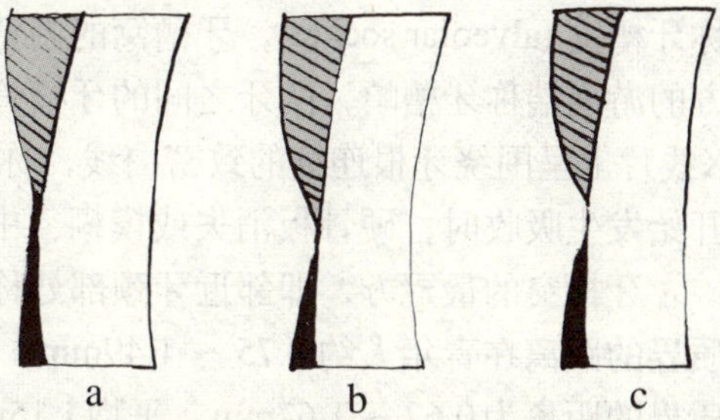

图 2-10　釉牙骨质界的三种形式

a. 牙骨质覆盖牙釉质　b. 牙骨质与釉质端端相接　c. 牙骨质与釉质不相接

牙骨质的吸收和修复
Cementum Resorption and Repair

牙骨质在一生中不断形成、增厚，从10岁至70岁约增厚3倍，主要在根尖区和根分叉区，以代偿牙的𬌗面磨耗和继续萌出。牙骨质的明显增厚称为牙骨质增生。它可发生于一个牙或整个牙列，其原因各异，且未完全明了。牙骨质也经常发生轻微的吸收，在已萌出或未萌出的牙均可发生，但只有达到严重程度时才能在X线片上显现。牙骨质吸收的部位，76.8%位于根尖1/3 区，19.2% 位于根中 1/3 区，4% 位于颈部 1/3。牙骨质吸收的深度，70% 仅局限于牙骨质而不累及牙本质。牙骨质发生吸收可能由于局部或系统的原因，或者无明显的病因 (如特发性牙骨质吸收)。在局部因素中，牙骨质吸收主要发生于𬌗创伤、正畸治疗、再植牙、移植牙以及牙周炎或其他根尖周病变。

牙骨质内只有少量牙骨质细胞，这些细胞不具备增殖和形成新牙骨质的功能，也无血管、神经和淋巴，代谢很低，没有生理性的改建。它的新生有赖于牙周膜中的细胞分化出成牙骨质细胞，在原有的牙根表面成层地沉积新的牙骨质，同时新形成的牙周膜纤维也埋入新牙骨质中(Sharpey纤维)，重新在新形成的牙骨质中建立功能性关系。牙骨质新生在活髓牙和死髓牙上均可发生。在牙周炎病变的愈合过程中，这种生理功能是形成牙周新附着所必需的。但牙骨质新生需要有活力的结缔组织存在，若上皮增殖先附着于暴露的牙骨质区域，则该区不会发生牙骨质的新生。

若牙骨质和牙槽骨融合在一起，其间的牙周膜消失，则称为牙固连 (ankylosis)。牙固连可伴发于牙骨质的吸收过程中。这提示牙固连是一种异常的牙骨质修复形式。牙固连也可发生于慢性牙周炎症、牙再植、正畸治疗和殆创伤之后，以及埋伏牙周围。牙固连时，邻近牙骨质的牙槽骨表面排列的破骨细胞导致根的吸收，并使牙根逐渐被骨组织取代。故此，再植的牙发生牙固连，将在4～5年内失去其牙根而脱落。但钛种植体植入颌骨时，骨直接与种植体发生愈合，其间无任何介入性结缔组织。

2-4 牙槽骨 Alveolar Bone

牙槽骨亦称牙槽突 (alveolar process)，是上下颌骨包围和支持牙根的部分。容纳牙根的窝称牙槽窝 (alveolar socket)，牙槽窝的内壁称为固有牙槽骨 (alveolar bone proper)，牙槽窝在冠方的游离端称牙槽嵴，两牙之间的牙槽骨部分称牙槽间隔 (interdental septum)。固有牙槽骨在X线片上呈围绕牙根连续的致密白线，称为硬骨板 (lamina dura)。当牙槽骨因炎症或殆创伤等开始发生吸收时，硬骨板消失或模糊、中断。

牙槽突的最冠方，即邻近牙颈部处称为牙槽嵴顶 (alveolar bone crest)。牙槽嵴顶和釉牙骨质界的距离在青年人约0.75 ~ 1.49mm，平均 1.08mm。在X线殆翼片上，牙槽嵴顶到釉牙骨质界的距离为0.62 ~1.67mm，平均1.15mm。一般认为此距离＜2mm均为正常。正常牙槽嵴顶处可呈不同的形态。该处70%存在硬骨板，边缘整齐或不齐；26.9%的嵴顶区，硬骨板不明显，但嵴顶外形边缘仍整齐；仅极少部分的嵴顶区 (0.6%)，其硬骨板消失且边缘不整和/或有小坑状缺损。很多因素可造成牙槽嵴顶硬骨板消失或不清晰。这些征象的单独出现并无病理意义。约有2.9%的嵴顶区出现硬骨板加厚，主要分布在上下颌第一、二磨牙区，为牙弓内殆力负担较大的部位，可能是由于正常牙较大殆力所致，是生理适应过程，而非病损。

牙槽骨是牙周组织中、也是全身骨骼系统中代谢和改建最活跃的部分。牙槽骨的改建受局部和全身因素的影响。局部因素如牙功能的需要和改变以及炎症，全身因素可能是性激素、甲状旁腺素、骨钙素等。牙槽骨的改建影响着牙槽骨的高度、外形和密度。主要表现在三个区域：与牙周膜邻接区，颊舌侧骨板的相应骨膜区以及骨髓腔的骨内膜表面。当牙萌出时牙槽骨开始形成、增高，并提供形成中的牙周膜一个骨性附着面。牙槽骨在牙失去后逐渐吸收、消失。如果牙位置特别偏向颊侧或舌侧，则该侧的牙槽骨很薄，甚至缺如，致使牙根面的一部分直接与骨膜和牙龈结缔组织相连，称为“骨开窗” (fenestration)；如果呈 V 形缺口直达牙槽嵴顶，则为“骨开裂” (dehiscence) (图 2-11)。此两种情况较多见于前牙的唇侧和上颌磨牙的颊侧。发生率约为 20%。“骨开窗”和“骨开裂”也可并发于牙周手术之后和正畸过程中。

牙和牙槽骨经常承受殆力。从牙周膜传导至牙槽骨内侧壁的殆力，由松质骨承接，继而转移到唇、舌侧的密质骨板，由其支撑。在受到侧方压力时，受压侧牙槽骨发生吸收，受牵引侧有骨新生。生理范围内的殆力使吸收和新生保持平衡，牙槽骨的形态和高度保持相对稳定。例如，当牙主动萌出完成，处于功能性殆时，牙的邻面接触区可因长期的磨耗而变扁平，牙的前后径变窄，牙在殆力作用下趋向于近中移动，这种情况称之为牙的生理性近中移动。40 岁时，牙弓的长度从中线至第三磨牙可缩短0.5cm。牙生理性近中移动伴随着牙槽骨的重建，牙的近中受压区牙槽骨吸收增加，远中面张力区形成新的束状骨层。

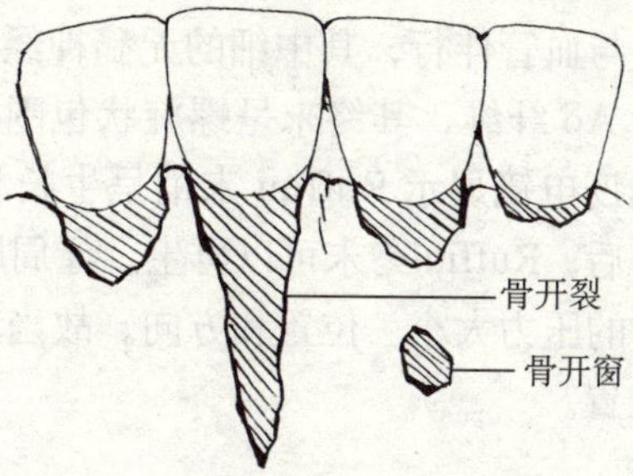

图 2-11　骨开裂和骨开窗

在成人，颌骨的骨髓通常为黄骨髓。然而，灶性的红骨髓偶尔可见于颌骨，并常伴有骨小梁的吸收。红骨髓通常位于上颌骨结节以及上下颌骨的磨牙和前磨牙区域。X线片上呈一透射区。

2-5　牙周组织的血液供应及神经支配
Blood Supply and Innervation of the Periodontium

牙周组织的血液供应非常丰富，如图 2-12 所示。

牙龈有双重血供，分别来源于牙槽骨间隔的血管、牙槽骨骨膜表面的血管以及牙周膜的血管。这些血管分出很多细支进入牙龈结缔组织。在牙龈表面上皮的固有层乳突中，毛细血管形成发卡状的血管袢，与牙龈表面垂直；在沟内上皮和结合上皮的下方，毛细血管袢与牙面平行走向，形成密集的血管丛；在龈谷区则为相互吻合的毛细血管襻。

牙周膜内的血管来源有三：①牙槽动脉进入根尖孔之前的分支，通过牙周膜 (纵行牙周动脉) 抵龈组织；②上、下牙槽动脉的分支进入牙槽骨，再通过 Volkmann 管及筛状板孔进入牙周膜；③来自牙龈的血管，在牙颈区牙周膜血管分支与临近的牙龈血管分支吻合成网，最后汇入相应静脉。在主纤维束之间可见动静脉吻合。多方面来源的血管在牙周膜中互相吻合成丛。因此在牙龈手术时不会影响牙周膜的血液供应。

牙龈的神经主要来自三叉神经感觉支，如上、下颌神经的上、下牙槽支。丰富的神经终末分布于上皮内及其附近结缔组织内。游离神经末梢多见于上皮内，上皮基底部有Merkel细胞，乳头内可见触觉小体，固有层深部有环层小体。

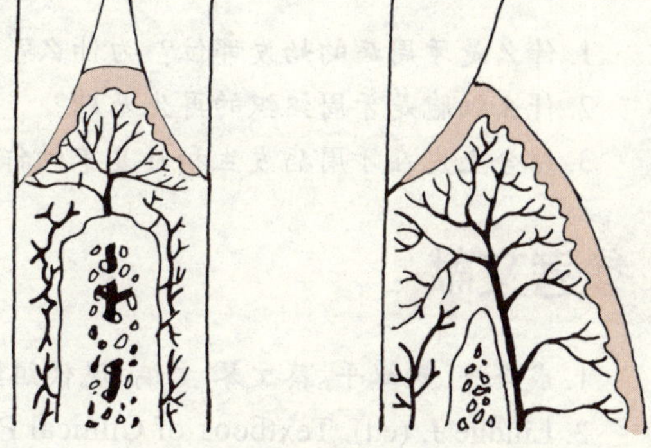
图 2-12　牙周组织的血液供应

牙周膜内丰富的神经纤维来自三叉神

经，多与血管伴行，其中细的无髓神经纤维为C纤维，其游离末梢与痛觉有关；粗的有髓神经纤维为 Aδ 纤维，其终末呈螺旋状包围牙周膜纤维或呈有被囊的小结状终末，类似 Ruffini 终末，免疫电镜显示 Ruffini 末梢呈生长相关蛋白 (GAP-43) 阳性。它是慢适应机械感受器，牙周损伤后，Ruffini终末可以再生。牙周膜通过三叉神经传递触、压和痛、温觉，感受和判断加于牙体的压力大小、位置和方向。故当牙周膜发生急性炎症或临床叩诊检查时，患者能指明患牙的位置。

2-6 牙周组织的增龄性改变 Aging of the Periodontium

增龄是一个形态学和生理学上缓慢、自然的衰变过程。许多组织变化随着年龄的增长而发生，其中部分可以对牙周病产生影响。

随着年龄的增长，牙龈上皮角化程度降低，钉突减少或无改变。牙龈上皮细胞的分裂指数增加或无变化。牙龈结缔组织中的细胞数量减少，细胞间质增加，耗氧量下降。一生中膜龈联合线位置较为恒定。

在牙周膜，增龄使弹性纤维增多，血管数量、细胞有丝分裂活性以及胶原纤维量和粘多糖减少。牙周膜宽度的增龄性改变尚有不同的报道。牙周膜宽度减少可能为咀嚼肌的强度下降，导致相应的牙周功能降低所致；也可能是由于牙骨质和牙槽骨不断沉积而侵占了牙周膜间隙。牙周膜宽度增加则可能是由于失牙而使剩余牙的功能性负荷加大所致。

牙槽骨的增龄性改变与机体其他部位骨骼系统的增龄性改变相似，包括骨质疏松、血管减少、代谢率及修复功能下降。牙骨质及牙槽骨的牙周膜侧更加不规则，牙骨质的量随年龄的增长而不断增加。

为明确生理性增龄改变和疾病的累积作用，以及生理性增龄改变在牙周疾病的发生、发展过程中起多大的作用，一项对牙周破坏呈高、低不同敏感性的青年人和老年人实验性龈炎的研究中发现，在对疾病易感性相同的人群中，老年人比年轻人的炎症发展快、病损愈合得慢；但当对疾病易感的年轻人与对疾病不易感的老年人比较时，炎症在易感的年轻人中发展得更快、更强，完全遮盖了年龄的作用。因而对疾病的敏感性远比增龄的影响更重要。

思考题

1. 什么是牙周病的始发部位？为什么？
2. 什么细胞是牙周组织的再生基础？
3. 结合上皮在牙周病发生和修复中的作用。

参考文献

1. 成令忠，钟翠平，蔡文琴 主编. 现代组织学. 上海：上海科学技术文献出版社，2003：777
2. Lindhe J. (ed). Textbook of Clinical Periodontology. 2nd ed, Copenhagen, Munksgaard 5th printing, 1995:19

3. Newman MG, Takei HH, Carranza FA, (ed). Carranza's Clinical Periodontology. 9th ed, Philadelphia: WB Saunders, 2002:16
4. 曹采方, 孟焕新. 中国牙周病学研究的现状. 中华口腔医学杂志, 1997, 32 (5): 259
5. 解建秀, 曹采方, 邹兆菊, 等. 正常牙周组织 X 线表现的初步研究. 中华口腔医学杂志, 1991, 26 (6): 339
6. 王正坤, 杨若愚, 何平, 等. 356名健康青年人附着龈宽度的测量. 中华口腔医学杂志, 1990, 25 (2): 111

(谢 昊)

3 牙周病的分类
Classification of Periodontal Diseases

3-1 **几种主要分类法的简介** Classifications in the Past

3-2 **1999年的新分类法** 1999 Classification of Periodontal Diseases and Conditions

应知应会的内容：

1. 1989 年国际分类法和 1993 年欧洲分类法的基本概念
2. 1999 年新分类法的优缺点

疾病的分类是建立在人类对该病的认识的基础上的，它又转而指导临床的诊断、治疗和预后判断，准确而统一的分类法，还有助于对该病的病因、发病机制等进行深入的研究。自 19 世纪以来，牙周病的名称纷杂，分类混乱而多变，这种情况正反映了人们对牙周病的认识还很不统一，也影响了人们对不同资料和研究结果的比较和分析。随着对牙周病本质认识的深化，分类法也在不断地发展和变化。

综观历来的牙周病分类方法，不外乎有以下几个原则：

1. 按病理学分类，如炎症、退行性变、萎缩、创伤、增生等。
2. 按病因分类，如感染性、局部性、全身性、创伤性、药物性、特发性等。
3. 按临床表现分类，如急性、慢性、快速进展性；单纯性、复合性 (compound)、复杂性 (complex)；局限型、广泛型 (过去称弥漫型) 等。

也有些学者将病因与临床表现结合，或将病因与病理结合等。近年来，学者们一致认为各类牙周病均是牙菌斑引起的感染性疾病，或是在感染和炎症的基础上，牙周组织受某些全身疾病或状况 (conditions) (如内分泌、药物、精神因素等) 的影响，而改变了炎症的特征和病程的进展。而牙周炎则是一组临床表现相似，但致病微生物和机体反应性不同、病程进展不同、对治疗反应也不尽相同的多因素疾病。20世纪70年代以来，着重对破坏性牙周病 (destructive periodontal disease)，即牙周炎 (periodontitis) 的分类进行了较大的改革。本章重点介绍 1999 年由美国牙周病学会组织召开的“牙周病分类法国际研讨会”上，各国专家根据最新资料和概念修订并提出的新分类法，同时也简要介绍几种在历史上曾起过较重要作用的分类法，以帮助读者了解过去，理解目前，展望未来。

3-1 几种主要分类法的简介 Classifications in the Past

Gottlieb (1928)

炎症性 不洁性脓漏 (schmutz pyorrhea)，或称牙槽脓漏 (pyorrhea alveolaris)，由口腔卫生不良所致。

变性或萎缩 弥漫性牙槽萎缩 (diffuse alveolar atrophy)，由全身或代谢性原因所致。(注：为青少年牙周炎最早的名称)

牙周脓漏 (paradental pyorrhea)

Orban (1949)

炎症状态 (inflammatory conditions)

牙龈炎：急性或慢性；溃疡性或化脓性；局部 (extrinsic) 原因或全身 (intrinsic) 原因等。

牙周炎：单纯性 (由牙龈炎发展而来)

复杂性 (由牙周变性而来)

变性状态 (degenerative conditions)

牙龈变性 (gingivosis) ： 全身原因

牙周变性 (periodontosis) ： 主要为全身原因

萎缩状态 (atrophic conditions)

牙周萎缩 (periodontal atrophy)

牙周创伤 (periodontal traumatism)

原发性 (primary)

继发性 (secondary)

牙龈增生 (gingival hyperplasia)

感染；内分泌失调；药物性；特发性 (idiopathic)

本分类法被沿用很久，影响较大，长期以来国内外教科书均按炎症、变性、殆创伤和萎缩来分类。但 20 世纪 60 年代以后，发生了几个方面的重要转变。1966 年的国际会议上，专家们认为缺乏科学证据表明牙周炎由退行性变所致，故决定取消牙周变性一词，后来逐渐改称青少年牙周炎。牙龈变性这一名词也不再应用。牙周萎缩则改为牙龈退缩 (gingival recession)。牙周创伤是指牙周组织对过大的咬合力的反应，不是独立的疾病，因而也不再作为一个病名。80 年代后，对牙周病的分类有了新的观点。

Page 和 Schroeder (1982)

青春前期牙周炎 (prepubertal periodontitis，PPP) 局限型；广泛型

青少年牙周炎 (juvenile periodontitis，JP) 局限型；广泛型

快速进展性牙周炎 (rapidly progressive periodontitis，RPP)

成人牙周炎 (adult periodontitis，AP)

虽然早在 20 世纪 60 至 70 年代就有学者报道过发生于儿童的牙周炎，但主流的观点是牙周炎不发生于健康的儿童，若发生，则是全身其他疾病在牙周组织的表征。但是也确有报告全

身健康的儿童患有严重的牙周炎。Page 和 Schroeder 在 1982 年正式提出青春前期牙周炎和快速进展性牙周炎的分类名称，并于1983年发表文章提出这是两个独立类型的牙周炎，并列出它们的诊断特征。

世界临床牙周病学讨论会 (AAP World Workshop in Clinical Periodontics) (1989)

Ⅰ. 成人牙周炎 (adult periodontitis，AP)

Ⅱ. 早发性牙周炎 (early-onset periodontitis，EOP)

青春前期牙周炎 (prepubertal periodontitis，PPP) 广泛型或局限型

青少年牙周炎 (juvenile periodontitis，JP) 广泛型或局限型

快速进展性牙周炎 (rapidly progressive periodontitis，RPP)

Ⅲ. 伴有全身疾病的牙周炎 (periodontitis associated with systemic diseases)

如 Down 综合征，Papillon-Lefèvre 综合征，1 型糖尿病，艾滋病等

Ⅳ. 坏死性溃疡性牙周炎 (necrotizing ulcerative periodontitis)

Ⅴ. 顽固性 (或难治性) 牙周炎 (refractory periodontitis)

欧洲牙周病学研讨会 (European Workshop on Periodontology) (1993)

成人牙周炎 (adult periodontitis)

早发性牙周炎 (early-onset periodontitis)

坏死性牙周炎 (necrotizing periodontitis)

本分类法中的早发性牙周炎包括青春前期牙周炎、青少年牙周炎和快速进展性牙周炎。与会者认为这些类型的临床表现多样化，对治疗的反应不一，各自的病因也不甚明确，故主张将它们统称为早发性牙周炎，尚有待进一步通过临床、微生物学和免疫学的研究来进一步定义，临床上对每一例早发性牙周炎应进行个别的、全面的病因分析和制订治疗计划。

在 20 世纪末的 10 年中，大量的临床观察和基础研究都是以上述两种分类法为诊断依据的。然而它们也有其不足之处，主要是：

1) 没有包括对牙龈病的分类；

2) 过分强调了疾病的始发年龄及进展速度，而这二者在临床上是较难确定的；

3) 有些类型的标准和定义不够明确，如快速进展性牙周炎、顽固性牙周炎等；

4) 在疾病范畴上有某些重复等。因此，美国牙周病学会 (American Academy of Periodontology，AAP) 于 1999 年组织召开了牙周病分类的国际研讨会，根据当时的最新科学资料及概念达成共识，提出新的分类法和对某些疾病 / 状况 (conditions) 的定义及说明。

3-2 1999 年的新分类法 1999 Classification of Periodontal Diseases and Conditions

1999年召开的牙周病分类国际研讨会 (International Workshop for Classification of Periodontal Diseases) 上，专家们提出了新分类法，主要针对 1989 年的分类法作出下列变动：

1) 增加了牙龈病的分类。分为菌斑性牙龈病和非菌斑性牙龈病两大类；

2) 用“慢性牙周炎 (chronic periodontitis，CP) ”取代“成人牙周炎 (AP) ”。主要理由是该型牙周炎虽常见于成人，但也可发生于青少年或任何年龄；

3) 用“侵袭性牙周炎 (aggressive periodontitis，AgP)”取代“早发性牙周炎 (EOP)”和“快速进展性牙周炎 (RPP)”。后两个名词是根据发病年龄和病情进展速度来命名的。实际在临床上很难准确知道发病时间和进展速度，故不应以年龄和疾病发展速度作为分类的依据。建议将那些具有高度破坏方式的牙周炎统称为“侵袭性牙周炎”。按旧分类法符合局限型 (或广泛型) 青少年牙周炎诊断标准的患者，现在可相应地诊断为局限型 (或广泛型) 侵袭性牙周炎，但也有一些患者可能被另行诊断为慢性牙周炎。侵袭性牙周炎和慢性牙周炎均可表现出阶段性的快速破坏方式，因此建议取消快速进展性牙周炎的命名。大多数广泛型青春前期牙周炎实际上都患有某种全身疾病，应归类为“反映全身疾病的牙周炎”，而对全身健康的牙周炎患儿，则分别诊断为慢性或侵袭性牙周炎；

4) 顽固性牙周炎缺乏明确的定义，它难以与因治疗不彻底因而未能控制病情者，或治疗成功后又复发 (recurrent) 的病例区分，故不能算独立疾病；

5) 将坏死性溃疡性牙龈炎 (necrotizing ulcerative gingivitis，NUG) 与坏死性溃疡性牙周炎 (necrotizing ulcerative periodontitis，NUP) 合并称为坏死性牙周病 (necrotizing periodontal diseases)，因为目前的科学资料尚不能确定两者为同一疾病的不同阶段，抑或是两种独立的疾病；

6) 将牙周脓肿、牙周 - 牙髓联合病变、软硬组织的先天或后天形态异常等单独列出。*(本作者注：实际上牙周脓肿和牙周-牙髓联合病变是重度牙周炎的伴发病损，可发生于任何类型的牙周炎；而很多软硬组织的异常和咬合创伤等一般作为易感因素可能诱发或加重牙周病，故不宜与牙周炎并列。)*

任何一种分类法都不是完美无缺点的，1999 年的新分类法也不例外。它试图纠正某些缺陷，但还不够完善；它涵盖了较全面的内容，却显得庞杂、繁琐。然而它可以使临床医生的诊断更加细化，同时也有助于医疗市场中医生与第三方 (如保险业) 的沟通。

1999 年新分类法的大纲

Ⅰ. 牙龈疾病 (gingival diseases)（详见附表 1)
- A. 菌斑性牙龈病 (dental plaque - induced gingival diseases)
- B. 非菌斑性牙龈病 (non - plaque - induced gingival diseases)

Ⅱ. 慢性牙周炎 (chronic periodontitis)
- A. 局限型 (localized)
- B. 广泛型 (generalized)

Ⅲ. 侵袭性牙周炎 (aggressive periodontitis)
- A. 局限型 (localized)
- B. 广泛型 (generalized)

Ⅳ. 反映全身疾病的牙周炎 (periodontitis as a manifestation of systemic diseases)
- A. 血液疾病 (后天性白细胞缺乏、白血病、其他)
- B. 遗传性疾病[家族性和周期性白细胞缺乏、Down 综合征、白细胞粘附不良综合征、掌跖角化 - 牙周破坏综合征、Chediak - Higashi 综合征、糖原储蓄病、婴幼儿遗传性粒细胞性白细胞缺乏病、Cohen 综合征、Ehlers - Danlos 综合征 (Ⅳ型和Ⅷ型)、低磷酸酶血症、其他]

Ⅴ. 坏死性牙周病 (necrotizing periodontal diseases)

A. 坏死性溃疡性牙龈炎 (necrotizing ulcerative gingivitis)

B. 坏死性溃疡性牙周炎 (necrotizing ulcerative periodontitis)

Ⅵ. 牙周组织脓肿 (abscesses of the periodontium)

A. 牙龈脓肿 (gingival abscess)

B. 牙周脓肿 (periodontal abscess)

C. 冠周脓肿 (pericoronal abscess)

Ⅶ. 伴牙髓病变的牙周炎 (periodontitis associated with endodontic lesions)

A. 牙周 - 牙髓联合病损

Ⅷ. 发育性或后天性 (获得性) 异常 (developmental or acquired deformities and conditions) (详见附表 2)

A. 促进菌斑性牙龈病或牙周炎的局部牙齿因素

B. 牙齿周围的膜龈异常

C. 无牙区的膜龈异常

D. 咬合创伤

附表 1 牙龈病

一、菌斑性牙龈病*

* 此类疾病主要发生在没有附着丧失的牙周组织，也可发生于虽已有附着丧失，但附着水平稳定且不进展的牙周组织。

1. 仅与牙菌斑有关的牙龈炎
   A. 不伴其它局部促进因素
   B. 伴有局部促进因素
2. 受全身因素影响的牙龈病
   A. 与内分泌系统有关
      1) 青春期龈炎
      2) 月经周期性龈炎
      3) 与妊娠期有关
         a. 牙龈炎
         b. 化脓性肉芽肿
      4) 伴糖尿病的龈炎
   B. 与血液病有关
      1) 伴白血病的龈炎
      2) 其他
3. 受药物影响的牙龈病
   A. 药物性牙龈病
      1) 药物性牙龈肥大
      2) 药物性牙龈炎
         a.口服避孕药
         b.其他
4. 受营养不良影响的牙龈病
   A. 维生素 C 缺乏性龈炎
   B. 其他

二、非菌斑性牙龈病变

1. 特殊细菌引起的牙龈病
   A. 淋病奈瑟菌
   B. 苍白密螺旋体
   C. 链球菌
   D. 其他
2. 病毒性牙龈病
   A. 疱疹病毒感染
      1) 原发性疱疹性龈口炎
      2) 复发性口腔疱疹
      3) 水痘 - 带状疱疹病毒感染

B. 其他

3. 真菌性牙龈病

A. 念珠菌感染：广泛性牙龈念珠菌病

B. 线形牙龈红斑 (linear gingival erythema)

C. 组织胞浆菌病

4. 遗传性牙龈病损

A. 遗传性牙龈纤维瘤病

B. 其他

5. 全身病的牙龈表现

A. 皮肤粘膜病损

1) 扁平苔藓

2) 类天疱疮

3) 寻常性天疱疮

4) 多形性红斑

5) 红斑狼疮

6) 药物性

7) 其他

B. 变态反应

1) 牙科修复材料

a. 汞

b. 镍

c. 丙烯酸树脂

d. 其他

2) 对下列物质的反应

a. 牙膏

b. 漱口水

c. 口香糖添加剂

d. 食品及添加剂

3) 其他

6. 创伤性病损（人为的、医源性、意外）

A.化学性损伤

B. 物理性损伤

C. 温度性损伤

7. 异物反应

8. 未明确者

附表 2　发育性或获得性异常和状况

1. 影响或促进菌斑性龈病 / 牙周炎的牙齿局部因素

A. 牙解剖因素

B. 牙修复体或矫治器

C. 牙根折裂

D. 牙颈部吸收和牙骨质撕脱

(原注：以上情况可能需手术等复杂治疗，单列出有利于保险支付及进一步研究)

2. 牙齿附近的膜龈异常和状况

A. 牙龈或软组织退缩

a. 唇面或舌面

b. 邻面 (乳头)

B. 角化龈不足

C. 前庭沟浅

D. 系带或肌肉位置异常

E. 牙龈过多

a. 假牙周袋

b. 龈缘高度不一致

c. 牙龈暴露过多

d. 牙龈肥大 (见牙龈病)

e. 颜色异常

3. 无牙区的膜龈异常

A. 牙槽嵴垂直和 (或) 水平向的不足

B. 牙龈或角化组织不足

C. 牙龈或软组织肥大

D. 系带或肌肉位置异常

E. 前庭沟浅

F. 颜色异常

4. 咬合创伤

A. 原发性咬合创伤

B. 继发性咬合创伤

综合比较1999年与1989年对牙周炎的分类法，各诊断名词之间有一定的对应关系，但又不可直接“对号入座”(附表3)。

附表3 1989年和1999年牙周炎分类的变迁

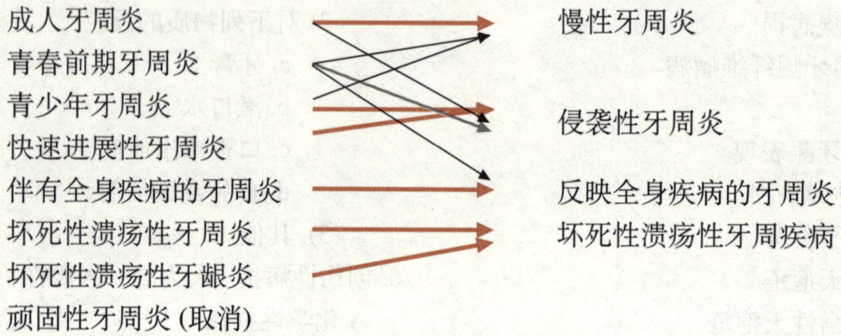

注：红箭头表示多数病例可直接对应，黑箭头表示少部分病例可能另有归类

思考题

1. 1999年分类法与1989年分类法的主要差别。
2. 1999年分类法的优缺点。

参考文献

1. American Academy of Periodontology 1999 International Workshop for a Classification of Periodontal Diseases and Conditions. Annals of Periodontology, 1999, 4:1
2. 曹采方，孟焕新，阎福华等. 牙周疾病新分类法简介(1999年国际研讨会)中华口腔医学杂志, 2001, 36:391
3. 曹采方，孟焕新，阎福华等.对牙周病新分类系统的说明. 中华口腔医学杂志, 2001, 36:479
4. Carranza Jr FA. Glickman's Clinical Periodontology. 6th ed. Philadelphia: WB Saunders Co, 1984

(曹采方)

4 牙周病的流行病学
Epidemiology of Periodontal Diseases

应知应会的内容：

1. 牙周病的流行情况和基本规律
2. 危险因素的定义及相关名词
3. 牙周病流行病学研究的特点

牙周病的流行病学 (epidemiology) 研究主要有三个目的：其一，主要采用描述性流行病学 (descriptive epidemiology) 方法，了解牙周病在不同人群中的患病情况 (prevalence)、分布特点及疾病的严重程度；也可对同一人群在不同时间点监测牙周病的流行趋势；其二，通过上述调查结果分析出可能的危险因素，形成危险因子假说；然后通过分析性流行病学 (analytic epidemiology) 研究方法对该危险因子进行验证，为预防和控制疾病提供假设；其三，用实验性流行病学 (experimental epidemiology) 的方法对预防和控制牙周病的措施进行检验和评估。

4-1 牙周病的流行情况 Prevalence of Periodontal Diseases

牙周病是人类最古老、最普遍的疾病之一。在世界各地的原始人颅骨上均可见到牙槽骨吸收以及牙缺失。我国发现的新石器时代 (距今 8000 ~ 9000 年前) 的人颅骨上，就曾看到严重的牙槽骨破坏，其发生率为 42.3%。现在一般认为牙周炎约占拔牙原因的 30% ~ 44%。有关牙周病流行情况调查的资料甚多，然而20世纪70年代以前，由于对牙周疾病的命名和分类比较混乱，加之缺乏统一的指标和调查方法，使其结果出入较大，缺乏可比性。

1982 ~ 1984 年我国卫生部组织了全国性的龋病、牙周病流行病学调查，对我国29个省、直辖市、自治区的 7、9、12、15、17 五个年龄组的 131 340 名中小学生进行了抽样调查。资料表明，该五个年龄组中小学生牙龈炎的患病率为66.80%，其中15岁年龄组为80.46%；牙周炎的患病率为0.87%。1995 ~ 1997 年，第二次全国口腔健康流行病学调查仍使用社区牙周指数 (community periodontal index，CPI)，抽样检查了 11 个省市 12、15、18、35 ~ 44、65 ~ 74 岁五个年龄组共计 117 260 人的牙周状况。结果表明全国 6 个区段 (sextant) 均健康的人数很少，且随年龄的增加逐渐减少 (表4-1)。牙石的检出率较高且随年龄的增加而呈逐渐升高的趋势 (表4-2)。牙龈探诊出血阳性率随年龄增长而减少。牙周炎的患病率随年龄的增加而逐渐升高，牙周袋的检出率与年龄的关系如图 4-1 所示。

表 4-1　全国 12 ~ 74 岁者 6 个区段均健康的人数和百分数 (1995)

年龄	受检人数	健康人数	百分数 (%)
12	23452	7272	31.01
15	23452	5062	21.58
18	23452	3475	14.82
35 ~ 44	23452	668	2.85
65 ~ 74	23452	132	0.56

表 4-2　全国 12 ~ 74 岁年龄组牙石和探诊出血检出率 (%) (1995)

年龄	受检人数	牙石检出率	探诊出血阳性率
12	23452	52.03	38.04
15	23452	67.91	34.93
18	23452	78.59	30.97
35 ~ 44	23452	94.15	23.29
65 ~ 74	23452	77.46	13.92

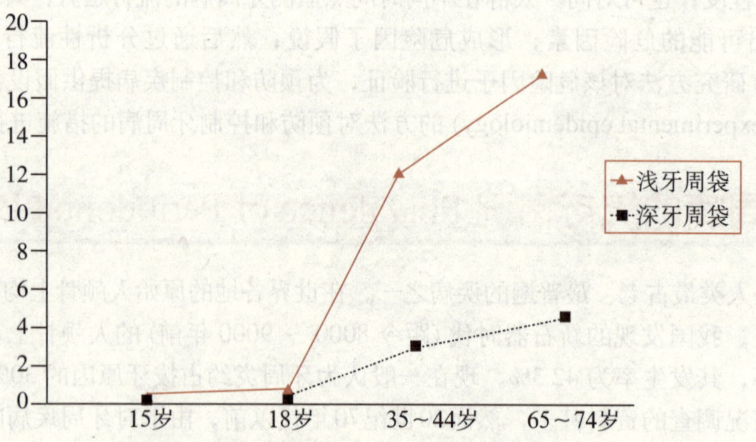

图 4-1　牙周袋检出率与年龄的关系 (1995)

牙龈炎 国内外调查显示总的规律是牙龈炎 (gingivitis) 在儿童和青少年中较普遍，患病率 (prevalence rate) 在 70% ～ 90% 左右。牙龈炎最早可见于 3 ～ 5 岁的儿童，随着年龄的增长其患病率和严重性也逐渐增加，到青春期达到高峰，几乎所有的儿童都有或轻或重的牙龈炎。青春期后，牙龈炎的患病率随年龄的增长而缓慢下降。在发达国家，随着口腔卫生保健措施的实施和口腔卫生习惯的改善，牙龈炎的患病率正逐年缓慢下降。1991 年美国公共卫生部 (U.S. Public Health Service) 资料显示发达国家的中小学生中，牙龈炎的患病率约为 40% ～ 60%；1985～1986年的成人资料显示，47%的男性和39%的女性口腔中至少有一个牙位点探诊时出血。1988 ～ 1994 年，美国第三次健康和营养状况调查 (the Third National Health and Nutrition Examination Survey，NHANES) 资料显示，13 岁以上年龄组，54% 的受检者至少有一个牙位点探诊时出血；21%的受检者至少有一个牙位点探诊深度超过4mm；38.1%的受检者至少有一个牙位点附着丧失超过 3mm。坏死性龈炎自第二次世界大战之后患病率逐渐下降，近20年来，在发达国家，其患病率在0.001%～0.03%之间；但在部分发展中国家，儿童中的患病率仍较高。

牙周炎 多数成人罹患的牙周炎 (periodontitis) 为轻至中度。重症牙周炎仅累及少数人群，重症者可能只占人群的 5% ～ 20%。Baelum 等也曾报告，尽管受检者有大量菌斑、牙石，但牙周袋深度大于 3mm、附着丧失大于 6mm 的牙面不足整个受检牙面的 10%，而 75% 的附着丧失≥7mm的牙位发生在31%的受检者。提示牙周炎不是均匀地分布在人群中。1992～1996年，中日合作对无牙科保健的农村人口 576 人进行了长达 5 年的牙周病自然进程 (natural history of periodontal diseases) 调查。其中2年纵向调查的结果也表明，牙周活动性破坏阶段性地发生于少数人的少数牙位，极少数部位发生快速进展。

牙周炎的患病率和严重性随年龄增高而增加，35 岁以后患病率明显增高，50 ～ 60 岁时达高峰，此后患病率有所下降，这可能是一部分牙周破坏严重的牙已被拔除的缘故。失牙是未经治疗的牙周炎的最终结局，1995年全国流调资料表明，35～44岁人群中，无牙颌者占0.11%，人均失牙 0.88 个；而 65 ～ 74 岁的人群中无牙颌占 10.5%，人均失牙剧增为 9.86 个。现在一般认为牙周炎约占拔牙原因的 30% ～ 40%。北京大学口腔医学院的学者们在 1953 年和 1986 年分别在同一个口腔外科门诊各对一万余颗牙齿的拔牙原因进行分析：1953 年因牙周病拔除的牙占31%，而1986年时牙周病已占拔牙总数的44%。随着我国人均寿命的延长，以及龋病的治疗成功，保存了更多的自然牙，可以预见，牙周炎的患病率及治疗需求将继续增加。

牙周病损具有部位特异性 同一患者的口腔内，各个牙的患病率是不一样的；同一个牙的各个牙面罹患率也不一致。牙石的分布也有其牙位特异性并与牙槽骨吸收的严重性分布一致，下前牙以及上颌第一磨牙牙石最多。牙周炎时牙槽骨吸收程度，一般而言，以邻间区重于颊侧和舌侧，上颌较下颌为重，但前牙区的牙槽骨破坏则是下前牙重于上前牙。

根据菌斑、牙石量、炎症程度以及牙槽骨吸收程度等综合分析的结果表明，各个牙罹病的几率、次序如下：最易受累的为下颌切牙和上颌磨牙；其次是下颌磨牙、尖牙和上颌切牙，前磨牙；最少受累的为上颌尖牙和下颌前磨牙。

牙周病和龋病的关系 临床上常发现有些患牙周炎的人，少有龋齿，甚或不发生龋，关于牙周病和龋病发生之间的关系尚无定论。龋病和牙周病虽然都以牙菌斑为共同病因，但其菌斑中细菌的组成不同，发病机制和临床表现也迥异，为各自独立的疾病。

4-2 牙周病的危险因素评估
Risk Assessment of Periodontal Diseases

菌斑微生物在牙周病的发病过程中是必需的因素，但其单独存在并不意味着牙周病必然发生，在一些引起牙周病的危险因素共同作用下最终导致牙周病的发生。当前的研究更注重于发现和验证牙周病的危险因素。

危险因素 (risk factor) 是经纵向流行病学研究证实了的一些与疾病发生有关的因素，如，个人行为或生活方式、遗传特征或某些环境条件等。有时用决定因素 (determinant) 来特指危险因素中那些不能改变的背景因素，如年龄、性别、遗传基因等。另一些危险因素则是可因干预而改变，从而降低该疾病发生的可能性，如吸烟、口腔卫生等。危险因素是疾病原因链的一部分，它们的存在与某一疾病发生的可能性增加有关，但不一定是必然发病，除去危险因素后，疾病也不一定能痊愈。

某种危险因素引起某一疾病的危险性大小常用绝对危险度 (absolute risk)、相对危险度 (relative risk，RR)、归因危险度 (attributable risk，AR) 或比值比 (odds ratio，OR) 来表示。绝对危险度是指个体经过一定的时期发生某疾病的可能性。相对危险度是比较两人群的健康程度。这是一种常用的前瞻性和辅助性研究的度量值，用于评估某一疾病在人群中的发病率。在研究中，RR 值越高，则表示引起疾病的致病证据越充分。需说明的是 RR 值仅当出现引起某疾病的病因有两个时使用。归因危险度，也是用于比较两组人群的健康状态。然而，与RR相反，AR用于评估暴露与非暴露于某因素的两组人群或个体，发生某疾病的发病率差异。比值比是常用的一种相对危险度估计。绝对危险度、相对危险度、归因危险度及比值比的计算如表 4-3 所示。

表 4-3　发生疾病的危险评估参数

	患某病人数	未患某病的人数	小计
暴露于某因素的人数	*a*	*b*	*a*+*b*
未暴露于某因素的人数	*c*	*d*	*c*+*d*
合计	*a*+*c*	*b*+*d*	

暴露于某因素而发生某疾病的绝对危险度＝ $a/(a+b)$

未暴露于某因素而发生某疾病的绝对危险度＝ $c/(c+d)$

相对危险度 RR ＝ $a(c+d)/(ac+bc)$

归因危险度 AR ＝ $a/(a+b)-c/(c+d)$

比值比 OR ＝ $ad/(bc)$

OR的计算举例见表4-4，300 名受检者中，有180名患有牙周炎，其中有155例有危险因素 (例如吸烟) ；120例健康者中有40例吸烟。该危险因素与牙周炎的关系即可用OR值表示。OR 值＝$(a/b):(c/d)$＝ $ab/(bc)$＝ 155 × 80 ÷ (40 × 25)＝ 12.4。意即吸烟使患牙周炎的可能性提高了 12.4 倍。

表4-4 比值比的计算方法，OR= *ad*/ (*bc*)

	患病人数	健康人数	合计
吸烟者	155 (*a*)	25 (*b*)	180
非吸烟者	40 (*c*)	80 (*d*)	120
	195	105	300

目前，牙周病学研究的共同特点是在寻找危险因素与牙周病的患病率和严重程度之间的相关性时，运用多变量分析方法。比较明确的危险因素有：①口腔卫生情况：牙菌斑、牙石量与牙周病有极明显的正相关；②性别：一般男性重于女性；③年龄：老年人的牙周附着丧失重于年轻人，单纯的牙龈炎多见于年轻人和儿童；④种族：牙周病虽然为全球性的疾病，但其中青少年牙周炎有较明显的种族倾向，黑种人患病率较高；⑤社会经济状况：高收入和受教育程度高者，患病率较低，在我国由于健康教育不普及，此因素不明显；⑥吸烟者的病情重；⑦某些全身疾病如糖尿病；⑧某些微生物如牙龈卟啉单胞菌 (Porphyromonas gingivalis，Pg)、伴放线放线杆菌 (Actinobacillus actinomycetemcomitans，Aa)、福赛拟杆菌 (Bacteroides forsythus，Bf；现改名为 Tannerella forsythia，Tf)、中间普氏菌 (Prevotella intermedia，Pi) 的感染等；⑨过去有牙周炎历史，且不能定期接受治疗者；⑩某些基因背景，如白细胞介素-1 (interleukin-1，IL-1) 基因多态性 (gene polymorphism) 等。另一个观察结果是不同的危险因素在不同人群中的重要性可能不同。同一危险因素并不一定在每一次研究中均得到证实，它受受检人群的环境、地理、种族等条件的影响。

近年来的研究还表明，宿主的易感性 (susceptibility) 在疾病的发生和进展中起重要作用。Löe 等对从来不刷牙且无牙科医疗条件的斯里兰卡茶场工人纵向观察了15年，其中81%的人牙周病情缓慢加重，成为轻、中度牙周炎，11%的人病情稳定不加重，仅有8%的人牙周病情迅速加重，在40岁时已缺失多个牙。这种差别可能部分地受基因控制，目前从分子水平上揭示牙周炎的易感基因已成为研究的热点。

4-3 牙周流行病学指数的发展及其评价 Periodontal Indices for Epidemiological Surveys

1925年，Ainsworth和Young在英国最早进行牙周病的描述性流行病学调查，但该调查没有使用客观的检查标准和指数 (index)，因而其获得的资料可靠性和可比性均差。1947年Schour和 Massler 设计了乳头、龈缘、附着龈指数 (papillary-marginal-attached gingival index，PMA)，他们认为病变先从牙龈乳头开始，逐渐扩展至龈缘，最后达附着龈，通过目测牙龈病变波及的牙数和方式来反映病变的程度。后来的PMA指数又加以改进，以牙龈的色、形、质的变化分级记录。20 世纪 50 年代，学者们主张用平均数说明牙龈的健康状况和牙周组织的破坏程度，即一个人的牙周组织健康状况是以各受检牙的记分之和的平均值来表示，又以每个人记分之和的平均值来表示该人群的牙周健康状况，此时期的代表指数为Russell (1956年) 提出的牙周指数 (periodontal index，PI) 和 Ramfjord (1959 年) 提出的牙周病指数 (periodontal disease index，PDI)。PI 和 PDI 包含了牙龈炎和牙周炎两个部分，PDI 并首次对菌斑和牙石提出了数字记分

法 (numerical score)。Ramfjord提出的牙周病指数中强调了探查附着水平，龈沟底的定位与釉牙骨质界这一固定点的关系是此指数非常重要的特点，这对牙周炎的判定具有重要意义。以后的学者在此基础上提出，在两次检查结果之间，显示出釉牙骨质界至龈沟底的距离增加了，则是疾病处于活动期或曾有过活动期的指标。此后，陆续出现了对牙龈的健康状况以及口腔卫生及菌斑、牙石等的定量标准。代表性的指数有Greene和Vermillion (1960年) 提出的口腔卫生指数和简化口腔卫生指数 (simplified oral hygiene index，OHI-S)，Löe和Silness于1963年和1964年先后提出的牙龈指数 (gingival index，GI) 和菌斑指数 (plaque index，PlI)。Mü hleman和Son (1971年) 提出了龈沟出血指数 (sulcus bleeding index，SBI)，然而他们认为龈沟出血早于牙龈红肿等表征的出现，与Löe等的GI持相反的观点。

Ainamo等 (1982年) 提出社区牙周指数 (community periodontal index of treatment needs，CPITN或CPI)，世界卫生组织 (WHO) 使用该指数建立了各国牙周病流行情况的数据库。CPI的设计者认为，牙周组织由健康转变为疾病状态是连续的过程，即从牙龈炎症 (出血)、发展为牙石沉积、浅牙周袋和深牙周袋。因此有牙石的牙面也被认定为探诊出血阳性，有中或深牙周袋者也被记为有牙龈探诊出血和牙石。但研究结果显示，有牙石的牙中，实际上有18%并无牙龈探诊出血；有牙周袋处，有54%未探到牙石，13%无探诊出血。CPI只适用于大样本人群的粗筛，根据患病的区段数和病情，决定该人群对牙周治疗的需要和牙科医疗人力的规划等，而对于牙周病的程度、有关危险因素等则不能提供足够的信息量。为了描述口腔中牙周炎病变的范围和程度，1986年Carlos等又提出了范围和严重度指数 (extent and severity index，ESI)。如今学者们仍在探索既能说明牙龈健康状况，又能反映牙周组织的破坏程度，且易于掌握的指数。

某些流行病学指数也可应用于临床工作，探诊出血和探诊深度的变化，特别是附着水平，这些指标在评价患者牙周健康状况的现状及动态变化是十分重要的。现在的许多研究倾向于同时测量附着丧失和牙周探诊深度或牙槽骨丧失的程度以显示疾病的现状。

当前的各种牙周指数尚不能检查牙周病的活动性 (periodontal disease activity)。计算机辅助的X线减影技术，以及龈沟液或唾液成分的分析技术，可能有希望成为将来快速、准确诊断牙周炎活动性的方法。

4-4 影响牙周病流行病学研究的因素 Problems in Periodontal Epidemiological Study

流行病学研究的特点是用群体观点研究人类的疾病和健康问题，其基本前提是明确所研究疾病的准确定义。然而，由于牙周病本身的特殊性，如疾病的多类型、缺乏特有的指标等，使得在以往许多的牙周病流行病学调查中，对本病的定义、分类、调查标准及统计分析单位等未能采取统一的方法，因而影响了各调查资料间的比较和分析，如表4-5所示。这些在定义上和方法上的不一致，以及调查对象的年龄分段不一致等等，不可避免地造成牙周病患病率的调查结果有很大出入，对不同资料也难以进行直接比较。此外，同一口腔内的不同牙和不同牙位 (site)，其疾病进展不均衡，病变程度各异，菌斑微生物的构成也不完全相同，也就是说牙周病具有个体特异性和牙位特异性 (site-specific)，在流行病学调查中，不仅应报告患病者在群体中的比例，还应分析和报告患病部位的分布频率以及病情程度等资料。这些问题在近期的文献中已经强调要加以克服，努力统一疾病的诊断标准和研究方法。

表 4-5 影响牙周病流行病学研究的因素

影响因素	结 果
疾病分类的改变	新、旧分类中，疾病名称不能完全对应
某些类型牙周炎的诊断缺乏金标准	对疾病诊断的可靠性受到质疑(如侵袭性牙周炎)
采用的诊断指标不一致(如牙周袋深度、附着丧失、X 线显示有牙槽骨吸收等)	对疾病的分类诊断结果可能出现差异
对疾病的诊断阈值不一致	调查结果出现差异。例如，在 55 ~ 64 岁年龄组，若以附着丧失≥ 2mm 为阈值，则 90% 为牙周炎患者；若以附着丧失≥ 4mm 为阈值，则 64% 为牙周炎患者
调查对象的年龄分段不一致	调查资料间难以进行比较
调查牙位和牙数不统一(检查全口、半口、代表牙或代表区段)	各方法之间本身存在误差。如只检查代表牙，则≥ 6mm 牙周袋的患者遗漏率达到 23% ~ 55%
口腔内有多个牙，每个牙有多个位点	统计单位不同(人、牙、位点)

每个受检者的口腔中并非每个牙和每个牙的每个位点均罹患牙周病。因而，理想的牙周流行病学调查应对每位受检者口中每个牙的每个位点均检查，且均拍X线片。但这样做在大规模流行病学调查中是不可能的。出于实际的条件限制，多数流行病学研究只对部分有代表性的牙进行检查和记录。曾有文献报告有些受检的代表牙可以反映整个牙列的牙周状况，如Ramfjord提出的六个代表牙即属于此。这可能是：由于同一个体其左右两侧的牙周状况有明显的对称性，故全口牙与半口牙的附着丧失记分在成年人中有较高的相关性。然而，只检查部分牙，其结果的可靠性取决于受检人群中牙周疾病的实际流行情况及受检者的年龄。在患病率低、患病牙位较少的人群中，不宜采用只检查部分牙的方法，因易遗漏患牙，从而低估病情。如，仅检查代表牙，则大于或等于6mm 牙周袋的患者比例在 25 ~ 29 岁、40 ~ 44 岁、50 ~ 54 岁年龄各组，其被遗漏的百分数分别为 55%、39% 和 23%。全口检查仍是准确评估人群中牙周疾病流行和严重性的最理想的方法。

思考题

1. 据调查，我国人口中的刷牙普及率达到 71.5%，但为什么牙石的检出率仍高达 52% ~ 94%?

2. 国外某项大样本的牙周病流行病学调查，其设计为：对每位受检者任选2个象限(右上、左下或左上、右下)，其中每个牙查近中颊和颊面中央 2 个位点，检查项目包括牙龈出血、探诊深度和附着水平。请对此设计评价其优缺点。

3. OR 值的含义。

参考文献

1. Lindhe J et al. Textbook of Clinical Periodontology. 2nd ed, Copenhagen: Munksgaard, 1995: 19
2. Newman MG, Takei HH, Carranza FA, et al. Carranza's Clinical Periodontology. 9th ed, Philadelphia: WB Saunders, 2002: 74
3. 曹采方, 孟焕新. 中国牙周病学研究的现状. 中华口腔医学杂志, 1997, 32 (5): 259
4. 第二次全国口腔健康流行病学调查技术指导小组. 第二次全国口腔健康流行病学调查报告. 1998. 3
5. Position Paper: Epidemiology of periodontal diseases. J Periodontol, 1996, 67 (9): 935
6. Corbet EF, Zee KY Lo EC, Periodontal diseases in Asia and Oceania. Periodontology 2000, 2002, 29: 122
7. Albandar JM, Tinoco EM. Global epidemiology of periodontal diseases in children and young persons. Periodontology 2000, 2002, 29: 153
8. Albandar JM. Global risk factors and risk indicators for periodontal disease. Periodontology 2000, 2002, 29: 177

（谢　昊）

5 牙周微生物学
Microbiology of Periodontal Diseases

5-5 **牙周微生物的毒力因子** Virulent Factors of Periodontal Pathogens

内毒素 Endotoxin

牙龈素 Gingipains

白细胞毒素 Leukotoxin

牙周细菌的特异核酸检测 Identifying Specific Nucleic Acid of Periodontal Bacteria

应知应会的内容：

1. 划分牙周生态区的意义
2. 牙菌斑生物膜的概念、形成、分类和结构
3. 从微生物－宿主相互作用简述牙周微生物的发病机制
4. 几种重要牙周致病菌的生物学特性和致病性
5. 分子牙周微生物学的研究进展

5-1 牙周生态系 Periodontal Ecosystem

牙周组织包括牙龈、牙周膜、牙槽骨和牙骨质，这些解剖关系复杂、组织结构和理化性质不同的软、硬组织，形成从有氧到无氧各种氧张力的特殊微环境，加之口腔有合适的温度(35 ~ 37℃)、湿度和营养，给许多微生物的定居、生长和繁殖提供了适宜的环境和条件，因此牙周生态关系很复杂。从牙周袋分离出的微生物种类多达400种以上，有需氧菌、兼性厌氧菌和专性厌氧菌，还有真菌、酵母菌、支原体、原虫和病毒等。口腔细菌密度高、数量大，唾液中的细菌超过 10^8 个 / 毫升，牙菌斑中细菌则更多，超过 10^{11} 个 / 克湿重。细菌寄生期长，从出生后3 ~ 4小时开始，一直寄生至宿主死亡，其中大多数为口腔正常菌群，也有一些仅在某些情况下短暂发现的过路菌。

口腔正常菌群及牙周生态系
Oral Normal Flora and Periodontal Ecosystem

寄居在口腔表面或牙周等特殊部位的各种微生物，具有三种主要的相互关系：一是呈现相互有利的共生 (symbiosis)，如提供营养物质或能量来源；二是表现为负性关系的竞争 (competition)，如竞争营养物质和空间位置；另一种是某种微生物抑制或杀死另一种微生物，即拮抗 (antagonism) 作用。在正常情况下，口腔菌群以许多错综复杂的共栖 (commensalism) 方式，保持着菌群之间的相对平衡，且保持着菌群与宿主之间的动态平衡，称之为口腔正常菌群 (oral normal flora)，或称为固有菌群 (indigenous flora)。 这种平衡对于保持口腔健康很重要，一般对宿主无害，甚至有益，如①作为生物屏障，抑制外源性微生物；②维持口腔或全身 (如消化道) 微生物的生态平衡；③刺激宿主免疫系统；④营养功能，如有些细菌会产生维生素 K。

牙周正常菌群之间以及它们与宿主牙周组织之间的相互作用称为牙周生态系 (periodontal ecosystem)。 牙周菌群不是稳定不变的，各种微生物群体的优势在消长和波动，它们的种类和

数量取决于物理、化学和生物因子的影响，可随卫生习惯、饮食、年龄、口腔局部或全身情况等变动，因此，所谓正常菌群是相对的、动态的、可变的和有条件的。当正常菌群失去相互制约，或微生物和宿主失去平衡时便变得有害，如①导致内源性感染；②为外源性感染提供条件；③致敏宿主等，造成牙周组织破坏。患牙周炎时由于细菌及其产物的作用，牙龈与牙体硬组织的附着关系被破坏，正常龈沟病理性加深变成牙周袋，牙骨质可暴露在龈沟液和唾液之中，此时的生态环境和菌群组成较牙周健康时更为复杂。此外，宿主在牙周病发病中的作用也不容忽视，牙周微生物的复杂性决定了宿主免疫反应的复杂性，不同个体对各种微生物的易感性和抵抗力均不相同。如此复杂的牙周生态系决定了牙周病的病因远较龋病复杂。

牙周生态系的划分
The Division of Periodontal Ecosystem

正常情况下，牙龈紧密地包绕牙齿硬组织，形成人体内特殊的软硬组织结合关系，除牙龈外，牙周膜、牙槽骨与牙骨质之间以组织液相通，不与唾液、龈沟液、细菌等直接接触。牙周病时由于牙周袋形成或牙龈退缩，牙龈包绕牙齿硬组织的附着关系破坏，根面暴露，牙骨质及牙槽骨暴露在龈沟液和唾液中，微生物及其产物导致组织炎症破坏和附着丧失，牙周的正常龈沟转变成牙周袋。Ratcliff根据临床和组织学特点，将牙周袋病损分成牙侧和牙周侧，牙侧又分成釉质区、暴露的病变牙骨质区、上皮附着区和结缔组织区，牙周侧再分为牙龈上皮区，牙龈结缔组织区和骨缺损区（见图 5-1），这些生活小区或微环境 (ecological niche) 可用于分析牙周袋的生态系。牙周生态系复杂，各区的解剖位置、组织结构都不同，决定了它们的菌群组成和修复潜能均不同，因此在研究牙周菌群时必须考虑在什么层次上进行研究，同一层次上的研究才有意义。

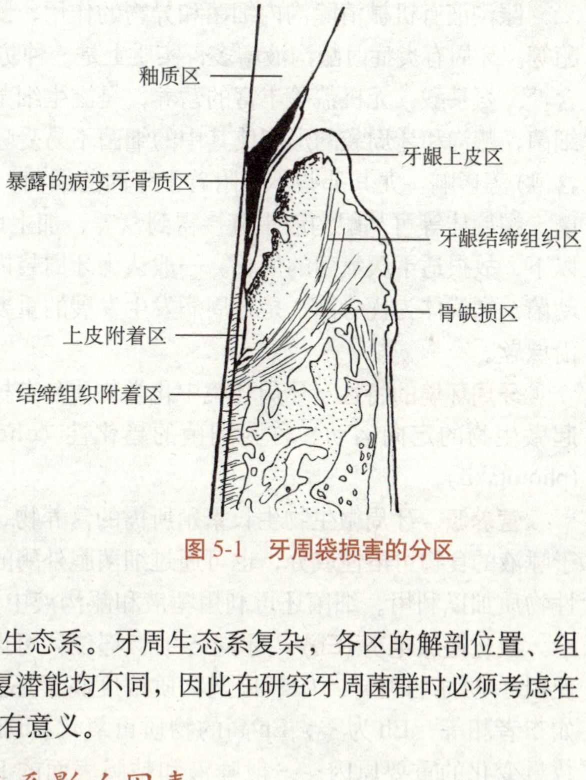

图 5-1 牙周袋损害的分区

牙周生态系影响因素
Influence Factors of Periodontal Ecosystem

口腔微生物以及宿主的体内外复杂因素均可影响牙周生态系，口腔微生物和宿主之间既可维持生态平衡，也可发生生态失调，主要取决于下列因素：

牙周组织的解剖结构及理化特性 口腔微生物在牙周的定居不仅存在着机会，还主要取决于不同牙周组织的解剖结构和表层细胞的特性。菌群在不同体表的亲和力和附着力不同，附着是重要的生态决定因子。患牙周病时，细菌附着在表面不脱落的坚硬牙骨质上，可以长久附着；在牙周袋内可藏匿很多不容易附着于牙面的活动菌，不易受唾液清扫作用的影响。

唾液及龈沟液的作用 唾液的分泌对口腔粘膜等组织有润滑和物理保护作用；唾液有一定的机械清扫作用；对细菌产生的酸、碱有缓冲作用；唾液含很多抗菌因子，如溶菌酶、乳酸过氧化物酶—硫氰酸盐系统和抗体等，可发挥抗感染作用；唾液的无机成分可为牙齿的再矿化提供矿物质。另一方面，唾液中含丰富的营养成分，是细菌的很好培养基，各类细菌均可在其中生长繁殖，唾液对菌斑的形成、代谢以及牙石的形成起重要作用。在实验动物，去除涎腺可显著增高龋齿和牙周病的发病率，延缓牙龈创口的愈合。

成人唾液中可培养菌的总数为 10^8 ～ 10^9 个/毫升。唾液细菌的来源主要是舌背，但它不代表舌背菌群。口腔链球菌是唾液的正常菌群成分，韦荣球菌、奈瑟球菌、乳杆菌、梭杆菌、拟杆菌、酵母菌和原虫都可检出，但数量不高。唾液是牙周组织的大环境，牙周情况的变化可直接影响唾液中的细菌，口腔中的微生物也可由于唾液的流动被运送到牙周各表面定植。

龈沟液有机械清除沟内细菌和异物的作用，龈沟液中含有白细胞和对抗细菌的抗体和溶菌酶等。牙周有炎症时龈沟液增多，实质上是一种防御反应。另方面，龈沟液的成分类似于血清，含糖、氨基酸、无机盐等丰富的营养，是滋生细菌的很好培养基，集中生长着许多不同种类的细菌，龈沟和牙周袋的形态使其中的细菌不易受唾液冲洗、食物摩擦及口腔卫生措施(如刷牙、含漱) 等影响，尤其那些不易附着于牙面的细菌、毒性较强的非附着性菌斑细菌，如大量活动菌、螺旋体等可从龈沟液中直接得到营养，加上此处氧化还原电势低，有时可降至－300毫伏以下，故很适于厌氧菌的生长。一般认为牙周袋内的非附着性龈下菌斑以革兰阴性厌氧菌、活动菌、螺旋体为优势菌，是牙周病发生发展的重要因素，也是牙周病发病机制及防治研究的前沿课题。

牙周环境的特性 牙周环境中化学物质分布梯度、氧浓度梯度及光源方向或强度等影响引起微生物的定向运动，称为细菌的趋化性 (chemotaxis)、趋氧性 (aerotaxis) 和趋光性 (phototaxis)。

营养源 牙周微生物生长繁殖所需的营养物，主要来自宿主摄入的食物，细菌可利用溶解于唾液的食物可溶性成分，也可通过细菌胞外酶的作用，将滞留在口腔的食物碎屑水解成可溶性物质加以利用。细菌还可利用唾液和龈沟液中丰富的营养以及一些细菌的代谢产物。

氧化还原电势 (Eh) 牙周各生态部位，可因氧化型物质和还原型物质的比例不同，而使Eh有明显的差异。如氧化型物质浓度高于还原型物质时，Eh为正值，反之，Eh为负值，如二者相等，Eh 为零，Eh 高的物质可氧化 Eh 低的物质，这是牙周微生物定植种类复杂和数量变化的重要原因。一般唾液和粘膜表面的 Eh 较高，唾液 +240 ～ +350mV，粘膜表面 +60 ～ +120mV，正常龈沟 +75 ～ +100mV，随牙周袋的加深，Eh 逐渐下降，可从 +100mV 降至－300mV。不同细菌对氧的敏感程度不同，需氧菌要在 Eh+300mV 的环境中生长，厌氧菌需在 +100 ～ -200mV 环境中生长，而兼性菌在 Eh 高于 +100mV 环境中有氧呼吸，在低于 +100mV 时无氧酵解。

pH 口腔通过唾液和龈沟液等缓冲作用，可提供相对恒定的pH，范围为5.0～8.0，但在口腔某个微环境中可出现pH较大幅度的改变，影响微生物种类和数量。如在牙周炎时龈沟液的 pH 常升高，当菌斑中产酸菌占优势时，pH 可降低。一般 pH 下降 1，Eh 上升 60mv。

温度 病原菌的生长适宜温度基本上与人类体温相近 (37℃左右)，一般认为口腔温度变化对口腔微生物生长变化的意义不大。但应明确各种细菌的最适生长温度不完全相同，人和动物体温存在着周期性变化，口腔不同部位的温度也不一致，在第一磨牙龈沟的温度和切牙釉质表面的温度存在差异。Fedi (1992) 用温差电偶测到袋内平均温度无论牙周病变或健康均低于舌下温度，后牙的袋内温度较前牙高。牙周袋内温度可升高，与舌下温度相差不大，健康部位龈沟内温度较低，与舌下温度相差较大，牙周健康与病变部位温度有显著差异 ($P<0.05$)，温差电偶可能成为诊断牙周病变的有效工具，温差对牙周微生物生态系的影响尚未做深入研究。

其他 气体 (氧气、二氧化碳)、湿度、渗透压等都可起作用。

微生物的相互作用 牙周微生物与体内其他微生态系的微生物一样，会发生各种不同的相互关系，相互作用取决于定居的微生物类型，早期定居的微生物能影响该部位以后定居的微生物。相互的作用方式包括共生、竞争和拮抗。在正常生态平衡中，微生物之间互助占主要地位，而拮抗也是影响牙周微生物生态平衡的重要因素。

共生 (symbiosis) 当两种微生物生活在一起，呈现相互有利作用时称为共生。如需氧菌的存在，消耗游离氧，造成厌氧环境，促进厌氧菌生长，而厌氧菌分解复杂物质，供需氧菌的营养需要。

竞争 (competition) 微生物种群内的负性相互关系叫竞争。除微生物间竞争营养物质、氧气和空间位置外，还有细菌毒性代谢产物积聚对细菌生长的影响。

拮抗 (antagonism) 当两种微生物生活在一起，一种微生物抑制或杀死另一种微生物，这种现象称为拮抗。如血液链球菌产生的过氧化氢，具有广泛的抑菌作用。多种口腔细菌如血液链球菌、便链球菌、中间普氏菌、伴放线放线杆菌等均有一些菌株能产生细菌素 (bacteriocin)，它们的抑菌作用有一定特异性，为针对一种或相关菌种的抗菌物质。

牙周生态系中，牙周微生物密度较高，细菌之间关系错综复杂，还有许多共栖方式，如互利共栖 (mutualism)、互养共栖 (syntrophism)、协同共栖 (synergism)、代谢共栖 (metabiosis)、偏利共栖 (commensalisms)、无关共栖 (neutralism) 及偏害共栖 (amensalism) 等在牙周菌群中极为普遍。如口腔拟杆菌、棒状杆菌提供萘醌和琥珀酸，可促进黑色素细菌的生长；韦荣球菌不能代谢糖，可利用变形链球菌等产生的乳酸等有机酸，作为能量来源，这些均是代谢共栖的例子。又如兼性厌氧菌在生长过程中消耗氧，使氧分压下降，为专性厌氧菌生长提供理想的环境，而兼性厌氧菌则不受任何有害影响，即为典型的偏利共栖例子。

宿主的健康状况 包括口腔疾病和治疗、口腔矫治器和义齿、全身性疾病、激素分泌、遗传和种族因素、口腔卫生习惯、吸烟和喝酒等嗜好以及抗生素或其他药物影响的存在，都能影响宿主易感性、牙周环境和牙周细菌生态变化。

5-2 牙周病的始动因子——牙菌斑生物膜 Initial Factor of Periodontal Diseases — Dental Plaque Biofilm

生物膜 (biofilm) 是指适于微生物生存的实体，它广泛存在于自然界，如海洋、湖泊、土壤、船底和沉积物等，也存在于动物和人体的口腔、肠道、膀胱与皮肤等部位，一般在膜表面或界面发生较多。

牙菌斑生物膜的新概念
New Concept of Dental Plaque Biofilm

1898 年 Black 首先把菌斑这一名词引入口腔医学，牙菌斑 (dental plaque) 被描述为胶粘在牙面上的不能被水冲去的细菌斑块。Socransky (2002) 将生物膜定义为包含一种或多种微生物共同体，它们被包裹在自身分泌的多糖基质内，附着于生物或非生物的固体表面。目前牙菌斑生物膜 (dental plaque biofilm) 的新概念认为：牙菌斑生物膜是基质包裹的互相粘附、或粘附于牙面、牙间或修复体表面的软而未矿化的细菌性群体，为不能被水冲去或漱掉的一种细菌性生物膜。这概念强调牙菌斑细菌是以整体生存的微生物生态群体，它不同于悬浮的单个细菌。细菌凭借生物膜这独特结构，粘附在一起生长，相互附着很紧，难以清除；另方面菌斑生物膜的形成是一种适应过程，使细菌能抵抗宿主防御功能、表面活性剂或抗生素等的杀灭作用，能长期生存，并使各种细菌在合适的微环境中发挥不同的致病作用。

牙菌斑生物膜的形成
Formation of Dental Plaque Biofilm

牙菌斑生物膜的形成过程大致可分为三个基本阶段：

获得性薄膜 (acquired pellicle) 形成　最初由唾液蛋白或糖蛋白吸附至牙面，形成一层无结构、无细胞的薄膜。它形成的速度很快，在刚清洁过的牙面上，数分钟内便可形成，1 ~ 2 小时迅速成层增厚，厚度为 1 ~ 20μm，在龈缘区较厚，牙尖区较薄，由蛋白质、碳水化合物和脂肪组成，能为细菌粘附提供特殊受体，具选择性吸附细菌至牙面的作用，可促进早期细菌的粘附定植，还为其它细菌附着提供表面，能决定细菌附着的顺序，又可作为细菌的营养。

细菌粘附 (adhesion) 和共聚 (coaggregation)　获得性薄膜一旦形成，口腔内的细菌便陆续地定植 (colonization) 于薄膜，细菌表面与宿主组织表面间存在着高度选择性，仅少数细菌具有直接粘附于薄膜的能力。最初附着的主要是一些革兰阳性球菌，附着机制十分复杂，有的细菌如某些链球菌、乳杆菌和放线菌等能将食物中的碳水化合物转化成胞外多糖，如葡聚糖、果聚糖和杂多糖，这些长多糖纤维可包在细菌表面，形成粘性的糖液，构成菌斑的基质，将细菌粘合在一起；还有些细菌可通过综合的识别系统，如菌体表面的菌毛、绒毛、缴等附件，含有称为粘附素 (adhesin) 的蛋白样大分子物质，可与获得性膜上相应的受体糖蛋白或糖脂结合，如早期定植菌链球菌、放线菌可与薄膜内含脯氨酸的酸性蛋白质的不同位点 (受体) 结合，而这些早期菌的定植又为后期菌的附着提供表面。不同属 (种) 细菌表面分子间的特异性识别称为共聚，例如由一种细菌的植物凝集素样蛋白与另一种细菌相应的碳水化合物产生特异的蛋白酶性连结。

菌斑成熟　细菌通过粘附和共聚相互连接，定植菌迅速繁殖 (multiplication) 和生长 (growth)，导致菌斑细菌数量和种类增多，形成复杂菌群。假如每 3 小时可繁殖一代的话，一个细菌在 24 小时内便可分裂繁殖为 256 个。在菌斑成熟过程中，细菌定植有一定的顺序，首先吸附到牙面的是革兰阳性球菌，链球菌占优势，然后是丝状菌、放线菌，以后随着菌斑的成熟，细菌种类逐渐增多，菌斑大小和厚度增加，革兰阴性厌氧菌、能动菌和螺旋体如梭杆菌和弯曲菌、密螺旋体等比例上升。早期定植菌间可相互共聚、后期定植菌间也可互相共聚，早期定植菌一般不识别后期定植菌，仅少数细菌例外，如梭杆菌既可识别早期定植菌，又可识别后期定植菌，是早、后期定植菌的粘接桥，在菌斑生物膜形成中起重要作用。一般12小时的菌斑便可被菌斑显示剂着色，早期菌斑增长较快，成熟时则较慢，9天后便形成各种细菌的复杂生态群体，约10～30天的菌斑发展成熟达高峰。

牙菌斑生物膜的结构
Structure of Dental Plaque Biofilm

激光共聚焦显微镜 (confocal laser scanning microscopy，CLSM) 观察牙菌斑生物膜，可见不同生物量的细菌群体被获得性薄膜和胞外基质包裹着，内部为大小不等的水性通道所间隔，通道内有液体流动 (图 5-2)。 测定活菌斑内的氧溶解量，显示细菌群体内部几乎无氧，为厌氧生存，而各层水性通道内则发现有效浓度的溶解氧，邻近水性通道的细菌为需氧生存，这种差异使同一生物膜内的不同细菌能和谐地一起生活。该结构与细菌群体的自身结构相关联，水性通道的功能相似于原始循环系统，可给菌斑生物膜内不同细菌输送营养物质、清除代谢废物，使细菌发挥各自的致病作用，是不同细菌共同获益的途径。这种生物间的生理协作和独特结构，可能与菌斑内细菌快速增殖及其在宿主体内具高度抵抗力密切有关。菌斑生物膜具较强的抵抗力，耐受干燥，高粘度的基质具屏障作用，可抵抗宿主防御成分或药物渗入，使菌斑对抗菌药物的敏感性降低。

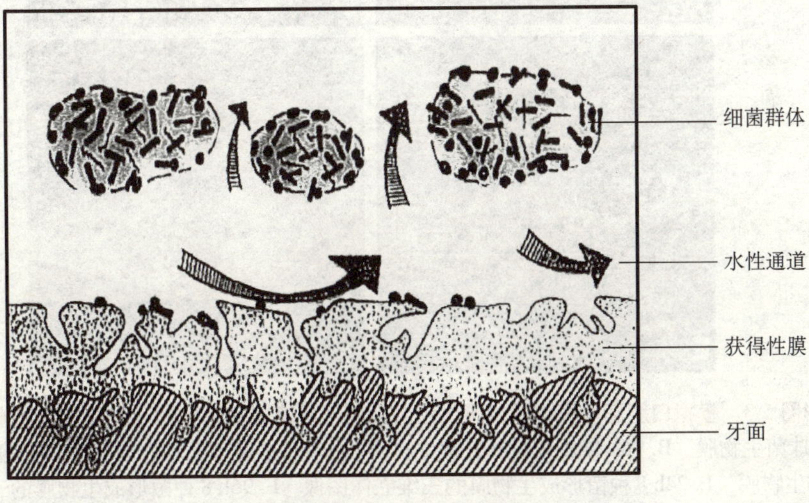

图 5-2 牙菌斑生物膜示意图

在模拟口腔环境的恒化器中，结合激光共聚焦显微镜和活菌革兰荧光染色，观察4种代表性 G^- 牙周致病菌 (牙龈卟啉单胞菌、伴放线放线杆菌、具核梭杆菌、中间普氏菌) 和 4 种 G^+ 致龋菌 (变形链球菌、血链球菌、嗜酸乳杆菌和粘放线菌) 的人工菌斑生物膜，使G^+活菌发红色荧光，G^- 活菌呈绿色荧光，并进行连续断层扫描，重建三维立体结构，证实细菌在羟磷灰石表面的附着生长并非杂乱堆积，而是一个有次序的连续过程，G^+菌较G^- 菌易附着于羟磷灰石，随着时间延长 G^- 菌在生物膜中的比例增加，G^- 菌主要分布于 G^+ 菌团之间或膜表层 (见彩图 5-3 A、B、C、D、E、F)。

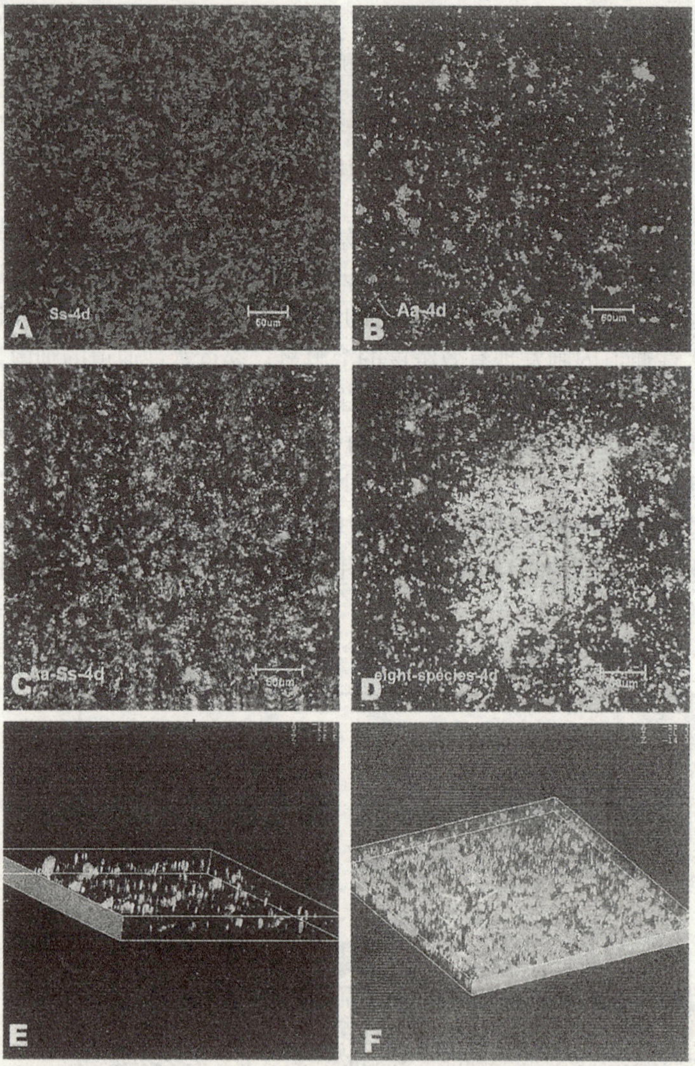

彩图 5-3　模拟口腔环境恒化器中不同组合细菌形成菌斑生物膜的激光共聚焦显微镜观察

A. 96h 血链球菌生物膜　B. 96h 伴放线放线杆菌生物膜　C. 96h 血链球菌和伴放线放线杆菌生物膜　D. 96h 8 种菌形成的生物膜　E. 24h 8 种菌形成生物膜的三维立体图像　F. 96h 8 种菌形成生物膜的三维立体图像，白色箭头所指处为管道结构 (李德懿研究员提供)

菌斑微生物作为牙周病始动因子的证据
Evidence for Dental Microorganism as Initial Factor of Periodontal Diseases

大量的实验研究、流行病学资料和临床观察证明，牙周病是菌斑微生物引起的感染性疾病，菌斑微生物是引发牙周病的始动因子，是造成牙周病破坏的必需因素，证据如下：

实验性龈炎观察　1965 年 Löe 等选择 12 名牙周健康的牙科学生，停止口腔卫生措施，使菌斑在牙面积聚，所有受试者在10～21天内均发生了实验性龈炎，菌斑量增多，牙龈有炎症、出血。菌斑的组成也发生改变，牙周健康时菌斑细菌数量较少，革兰阳性球菌和短杆菌约占85%，龈炎形成过程中细菌数量增加，革兰阴性菌的百分比增加至40% ～ 55%。恢复口腔卫生措施，清除牙面菌斑后，发炎的牙龈在1～8天内全部恢复健康。此试验有力地证明了菌斑的堆积可直接引起牙龈炎症。此后在动物试验中还证实长期的菌斑堆积可导致牙周炎的发生。

流行病学调查　流行病学调查发现牙周病的分布、患病率和严重程度与该人群的口腔卫生情况、菌斑积聚多少呈正相关。口腔卫生差、菌斑积聚多者，牙周病的患病率明显高于口腔卫生好者。局部如无牙菌斑，仅有修复体和其他机械刺激，则很少引起牙龈炎症。

机械清除菌斑或抗菌治疗效果　采用机械清除菌斑的方法，如洁治、刮治、根面平整等，可使袋内的细菌数明显减少，牙龈的炎症和肿胀消退，出血、溢脓停止，对阻止牙周破坏有效，甚至可促进修复。

抗菌药物　对急性坏死性溃疡性龈炎有效，是明确支持细菌病因的直接例子。大量临床观察表明抗菌疗法，如用甲硝唑、替硝唑、阿莫西林、四环素、氯已定、螺旋霉素等，治疗牙龈的炎症和牙周炎有一定疗效，能缓解症状。

动物实验研究　无菌动物实验证明仅有牙石或丝线结扎等异物刺激，如无细菌，不会引起龈炎；而用加有细菌的食物饲养，则可造成实验动物的牙周炎症，并有组织学证据表明细菌积聚与牙周破坏、骨吸收有关。1964年Keyes和Jordon的动物实验证明牙周炎可在仓鼠间传播，结果见表5-1。

表5-1　仓鼠中牙周炎的感染与传播因素

	患自发牙周炎的金黄仓鼠	无牙周炎的白化仓鼠
合笼喂养	有自发的牙周炎	出现牙周炎
接种菌斑		出现牙周炎
抗生素＋接种菌斑		未出现牙周炎
抗生素	牙周炎减轻	无牙周炎
后代（幼仔）	有牙周炎	种菌斑者→牙周炎 未种菌斑者→无病
抗生素喂新生鼠	牙周炎减轻	无病

宿主免疫反应　在牙周病患者的血清或龈沟液内，常可检测到对牙周可疑致病菌的高滴度特异抗体，这种抗体反应在牙周治疗后下降。有的人抗体形成不足，或抗体的亲和性过低，则易发生严重、广泛的牙周炎。

牙菌斑生物膜的分类
Classification of Dental Plaque Biofilm

菌斑在口腔卫生不良时积聚，但菌斑积聚不会无限增加，它受多种因素影响。不同个体之间，即使同一口腔的不同部位之间，菌斑形成的速度和成分差别也很大。牙菌斑处于口腔开放环境中，它受唾液的质和量、牙面光洁度、局部pH、氧和二氧化碳张力、饮食成分、龈牙结合部的免疫反应、细菌之间的依赖协同或竞争拮抗等因素的影响。牙菌斑根据其所在部位，以龈缘为界，分为龈上菌斑和龈下菌斑两种。

龈上菌斑　龈上菌斑（supragingival plaque）为位于龈缘以上的菌斑，主要分布在牙冠的近牙龈1/3处和其它不易清洁的部位，如窝沟、裂隙、邻接面、龋洞表面等，主要为革兰阳性兼性菌组成，与龋病的发生、龈上牙石形成有关，对牙周组织有危害的主要是龈缘附近的龈上菌斑。在近龈缘的成熟龈上菌斑的表面，常见到细菌聚集成“玉米棒”状或“谷穗”状（彩图5-4），其中心为革兰阳性丝状菌，如颊纤毛菌、梭杆菌或放线菌，表面附有许多球菌，如链球菌和韦荣球菌等，这种细菌间有秩序和谐生长的病理意义尚不清楚。

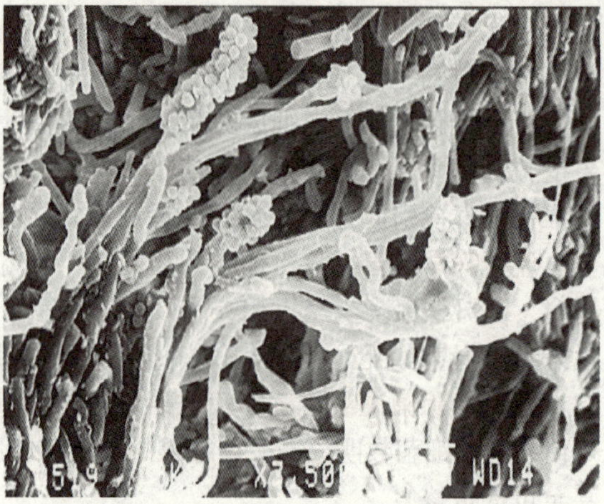

彩图5-4　龈缘处“玉米棒”状或“谷穗”状菌斑（SEM ×7500）

未矿化的牙面沉积物，除上述获得性薄膜和牙菌斑外，还有白垢（materia alba）也称软垢，为疏松地附着在牙面、修复体表面、牙石表面和龈缘处的软而粘的沉积物，通常沉积在牙面的颈1/3区域，或在邻面及错位牙不易清洁的区域，不需涂布显示液，肉眼便直接可见。白垢由活或死的微生物团块、脱落的上皮细胞、白细胞、唾液中的粘液素、涎蛋白、脂类及食物碎屑等混合物不规则堆积而成，其中细菌的量较高，但明显地低于牙菌斑，活的细菌也较少，白垢缺乏菌斑那种规则的内部结构，附着不像菌斑那样紧密，有力地漱口或用水冲洗即能去除。白垢是细菌生长的良好培养基，会导致口腔异味或影响美观。其中细菌能引起牙龈或牙周炎症，一般引起的炎症较轻。在白垢下的牙面常见龋坏和脱矿，实际上是白垢下的菌斑细菌起主要作用。现在对菌斑和白垢不严格区分，因为它们主要的致病成分都是细菌及其产物。

龈下菌斑　龈下菌斑（subgingival plaque）为位于龈缘以下的菌斑，分布在龈沟或牙周袋内，可分为两部分（图5-5）：

附着性龈下菌斑（attached subgingival plaque）　它由龈上菌斑延伸到牙周袋内，附着于牙根面。健康的牙龈因龈沟较浅，龈下菌斑量少，当牙龈有炎症使龈沟加深或形成牙周袋后，龈下菌斑量随之增加。附着性龈下菌斑的结构、成分与龈上菌斑相似，细菌种类增多，主要为革兰阳性球菌及杆菌、丝状菌，还

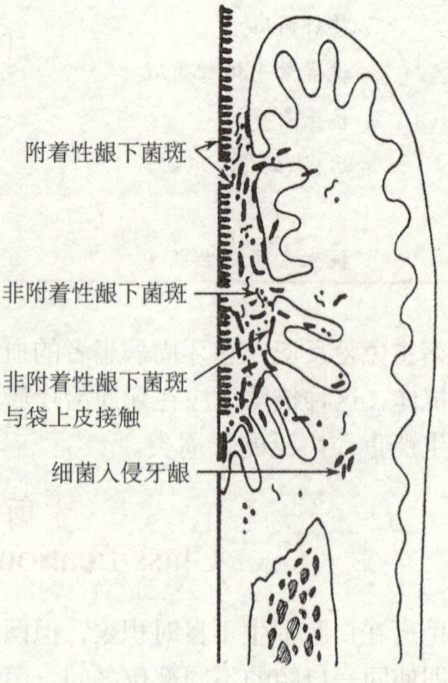

图5-5　龈下菌斑示意图

可见少量革兰阴性短杆菌和螺旋体等，它与龈下牙石的形成、根面龋、根面吸收及牙周炎有关(彩图 5-6-a)。

非附着性龈下菌斑 (unattached subgingival plaque) 它位于附着性龈下菌斑的表面，为结构较松散的菌群，直接与龈沟上皮或袋内上皮接触，主要为革兰阴性厌氧菌，如牙龈卟啉单胞菌，福赛拟杆菌和具核梭杆菌等，还包括许多能动菌和螺旋体，在牙周炎快速进展时，非附着龈下菌斑明显增多，与牙周炎的发生发展关系密切，被认为是牙周炎的“进展前沿”(advancing front)，毒力强，与牙槽骨的快速破坏有关 (彩图 5-6-b)。

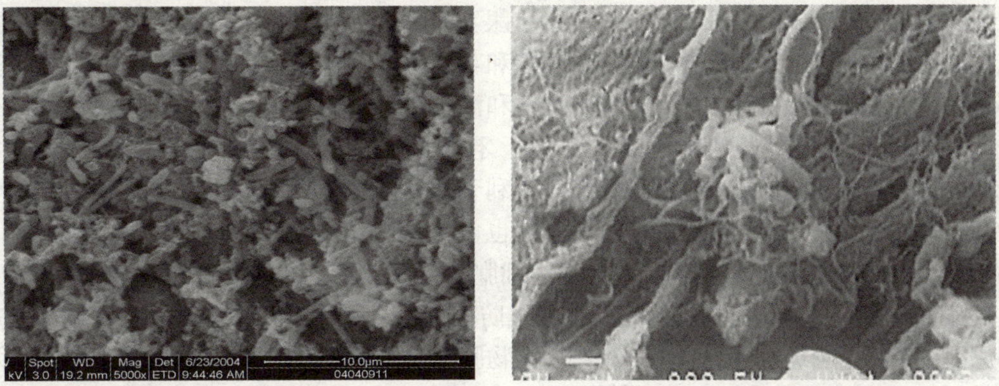

a b

彩图 5-6 龈下菌斑 a.附着性龈下菌斑 (SEM × 5000) b.非附着性龈下菌斑 (SEM × 7000)

Listgarten等 (1978) 提倡用暗视野显微镜或相差显微镜直接涂片检查牙周微生物的螺旋体、活动菌、杆菌、球菌和其他细菌的相对百分比变化来判断牙周疾病的病程，发现牙周健康区和病变区的杆菌和螺旋体数量有显著差异，活动菌特别是螺旋体的比例上升。

各种菌斑的特性比较见表 5-2。

表 5-2 各种菌斑的主要特性

菌斑分类	接触组织	优势菌	致病性
龈上菌斑	釉质或龈缘处	G^+ 需氧菌和兼性菌	龋病、龈炎、龈上牙石
附着性龈下菌斑	暴露在牙周袋内的根面牙骨质	G^+ 兼性菌和厌氧菌	根面龋、根吸收、牙周炎、龈下牙石
非附着性龈下菌斑	龈沟上皮、结合上皮、袋内上皮	G^- 厌氧菌和能动菌	牙周炎、牙槽骨快速破坏

牙菌斑生物膜的生态学
Ecology of Dental Plaque Biofilm

牙菌斑内细菌之间以及与宿主之间的相互作用称牙菌斑生态系。基本的生物膜特征虽然对龈上菌斑和龈下菌斑均适用，但两者因物理位置不同，故又具特殊的决定因素和不同的细菌组成。

龈上菌斑直接暴露于口腔，易受口内食物的机械作用及咀嚼摩擦作用的影响，还易受唾液冲洗和宿主防御成分的影响，如唾液中含SIgA、乳铁质、溶菌酶和过氧化酶等，细菌积聚受限。此外食物的硬度也影响龈上菌斑的形成，软的食物特别是碳水化合物有利于菌斑的堆积。用光镜和电镜观察到早期龈上菌斑从牙面到菌斑外表面为不同形态的细菌呈栅栏状排列。

龈下菌斑藏匿在龈沟或牙周袋内，不易受口内摩擦作用或唾液防御成分的影响，它受解剖空间限制，比较薄，其生长主要受物理空间和宿主先天性防御系统的制约。牙周健康者可供细菌生长的龈下空间有限，在加深的牙周袋中，龈下细菌不断扩展生长空间，而宿主则通过完整的上皮细胞屏障、吞噬细胞等先天性防御功能和获得性免疫成分来限制其扩展。龈下菌斑所处的环境较龈上菌斑具保护性，缺乏唾液的冲洗和清洁作用，不易受唾液防御成分的影响。牙周袋是一个相对停滞的环境，使那些不易粘附于牙面的细菌如能动菌、螺旋体等有可能定居下来。此外，牙周袋内的氧化-还原电势低，有利于厌氧菌的生长。龈沟液虽含细菌生长所需的各种营养物质，有利于牙周致病菌的生长，但也含有效的抗菌成分，与血清成分相似，内含先天性和获得性免疫成分如溶菌酶、多形核白细胞、单核细胞、淋巴细胞、补体、抗体和IL-8等，对龈下细菌的抑制作用均较肯定。而机体防御机制之所以不能限制龈下菌斑形成和扩展，主要原因在于龈下菌斑实际上也是一种细菌生物膜结构。不同细菌间有共聚或粘附倾向，可通过表面分子的相互作用或分泌细胞间粘附基质，以生态群体方式协同地生长繁殖，故能长期生存，难以控制。如牙龈卟啉单胞菌常在有粘放线菌的部位定植，可能与前者产生的牙龈素与粘放线菌之间的共聚反应有关；又如福赛拟杆菌定植部位通常有具核梭杆菌，可能与具核梭杆菌能为福赛拟杆菌提供必需的营养成分有关。细菌团块之间的基质的屏障作用，能阻止白细胞、抗体、补体等防御成分和药物渗入，使细菌免于被杀灭。此外，菌斑中的一些细菌，尤其是革兰阴性菌，如牙龈卟啉单胞菌能不断释放外膜和膜泡，膜泡内含脂多糖、脂质和蛋白质等，“消耗”宿主免疫成分，从而有助于保护菌斑内细菌。

龈下菌斑的常见特点为G^+杆菌和球菌在釉质或根面形成一条紧密的附着带，而在邻近袋内壁上皮则为一条G^-菌和(或)活动菌的带。细菌培养、免疫学或DNA探针等研究证明龈下菌斑样本中某些菌种经常同时存在。1999年Socransky等对51 ± 16岁的185名受试者(牙周炎患者160人，牙周健康者25人)的13261个龈下菌斑样本，采用全基因DNA探针和棋盘式DNA-DNA杂交，判定40种常见龈下细菌的类别和水平，观察到龈下细菌的聚集有一定规律，按它们的聚集特性以及与牙周状况的关系，分为6个主要微生物复合体(microbial complex)，分别以红、橙、黄、绿、紫、蓝表示(见图5-7)。 第一复合体(红)：与牙周炎紧密相关的菌群，包括：福赛拟杆菌(现更名为Tannerella forsythus)，牙龈卟啉单胞菌、齿垢密螺旋体；第二复合体(橙)：与牙周炎紧密相关的核心群，包括：具核梭杆菌的牙周亚种、中间普氏菌、变黑普氏菌和微小消化链球菌等；第三复合体(黄)：由血链球菌、口腔链球菌、轻链球菌、格登链球菌及中间链球菌等组成；第四复合体(绿)：包括：3种二氧化碳噬纤维菌、简明弯曲菌、侵蚀艾肯菌、伴放线放线杆菌血清型a；第五复合体(紫)：由小韦荣球菌和溶齿放线菌构成；第六复合体(蓝)：由放线菌构成。

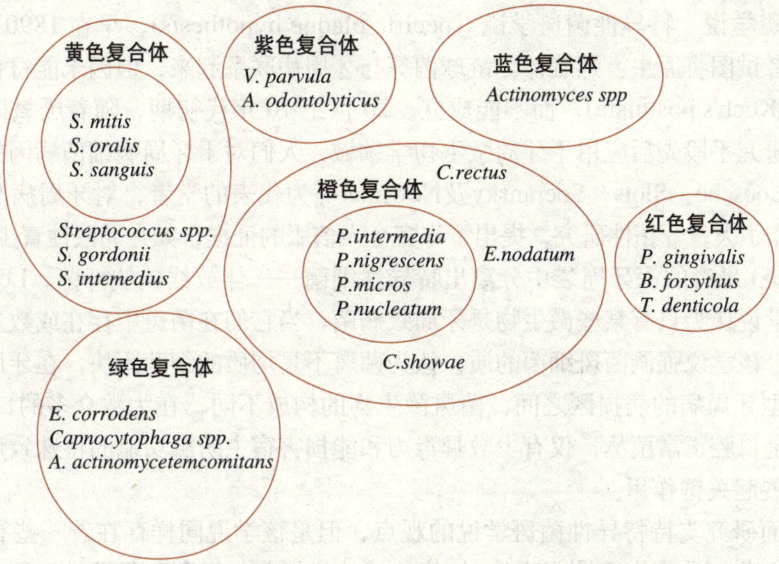

图 5-7 Socransky 等观察到龈下细菌的 6 个主要微生物复合体 (1999)

其中第一复合体与牙周临床参数、特别与牙周袋深度和探诊出血紧密相关，第二复合体与牙周袋深度也相关，红色与橙色复合体之间有密切联系，在牙周病的诊断方面富有意义。改变红色复合体，会影响其它复合体，改变橙色复合体会阻止红色复合体的定植，不同治疗方法影响微生物丛的部位不同。了解龈下菌种之间的关系有助于理解菌斑复合体的生态关系及制定控制菌斑的对策，有助于指导牙周病的诊断与治疗。

非特异性菌斑学说和特异性菌斑学说
Non-specific and specific Plaque Hypothesis

在为数众多的菌斑微生物中，究竟哪一种或哪一群微生物是牙周病的致病菌，迄今仍是一个悬而未决的问题。近100多年来关于牙周病的细菌病因，由于时代背景、研究方法、认识观点不同，形成了对立的两大学派：非特异性菌斑学说和特异性菌斑学说。

非特异性菌斑学说 非特异性菌斑学说 (non-specific plaque hypothesis)，早在 1890 年 Miller就提出牙周病是由非特异性的口腔正常菌群的混合感染所致。20世纪50～60年代普遍认为在牙周健康者与牙周病患者之间、同一个体的不同牙位之间或不同类型牙周病之间，其菌斑组成相似，认为牙周病主要由于细菌数量增多、或微生物毒力增大、或宿主抵抗力降低引起。非特异性菌斑学说强调菌斑细菌的量，认为牙周病的发生发展是菌斑内总体微生物联合效应的结果，即由非特异性的口腔菌群混合感染所致。其主要依据是：将健康者或牙周病患者的牙菌斑悬液接种于动物皮下，均可引起局部脓肿；临床上和流行病学证据表明菌斑牙石多者，牙周病较重；根据此假说，牙周病的治疗有赖于彻底清除菌斑和控制菌斑的堆积。

然而此观点不能解释：为何有些人菌斑、牙石很多，龈炎很严重，年代经久，却不发展成牙周炎。相反有些人仅有少量菌斑，却发生严重的牙周组织破坏；为何有的患者仅某些牙发生牙周破坏，而另一些牙却不受侵犯。

特异性菌斑学说 特异性菌斑学说 (specific plaque hypothesis)，早在 1890 ~ 1930 年曾先后有不少学者试图将原虫、螺旋体、链球菌等与牙周病联系起来，但因未能符合确定病原菌的 Koch 法则 (Koch's postulate)，而不能成立。20 世纪 70 年代初期，随着厌氧微生物培养技术及各种先进研究手段先后应用于牙周微生物学领域，人们对于牙周病细菌病因的认识进入一个新时代。以Loesche、Slots、Socransky及Newman等为代表的学者，对牙周病与某些特殊细菌之间的关系作了大量开拓性研究，提出了许多令人信服的证据，如在局限性青少年牙周炎 (现名侵袭性牙周炎) 患者的深牙周袋中分离出特异性细菌——伴放线放线杆菌。Loesche 于 1976 年正式提出该学说认为只有某些微生物是牙周致病菌，当它们在菌斑中存在或数量达到一定程度时即可致病。该学说强调菌斑细菌的质，认为菌斑不是均质的细菌团块，在牙周健康区与病损区、不同类型牙周病的病损区之间，菌斑微生物的构成不同，在为数众多的口腔微生物中，绝大多数细菌是口腔正常菌丛，仅有少数具毒力和能损害宿主防御功能的特殊致病菌，才对牙周病的发生发展起关键作用。

虽然各方面研究支持特异性菌斑学说的观点，但是该学说同样存在着一些有待研究的问题。除了少数细菌的致病作用较明确外 (如伴放线放线杆菌与局限型侵袭性牙周炎密切相关)，对于很多其它菌来说，究竟何种细菌是何型牙周病的特殊致病菌，迄今仍无定论；临床上似乎还没有仅去除特殊致病菌，保留其他细菌而治愈牙周病的足够证据，某些证明有效抑制致病菌的药物，如四环素、螺旋霉素、甲硝唑等，多属广谱抗菌药；某些“特异的”牙周致病菌在牙周健康的部位也能检出等。从目前的多数研究结果来看，特异性菌斑学说似乎能较圆满地解释侵袭性牙周炎，而对慢性龈炎和慢性牙周炎则尚不能圆满解释。

折中的观点 20 世纪 80 年代，Genco 等学者根据牙周感染的来源和牙周致病菌的概念提出一个折中的观点，认为牙周病是一群由不同病因引起的疾病，某些类型的牙周病是由外源性的特殊致病菌感染所致，而另一些类型可能由内源性的口腔正常菌群比例失调或某些细菌过度增殖而成机会性致病菌所致。1986年Theilade提出看似折中的观点，认为破坏性牙周病 (即牙周炎) 是由口腔中正常菌群在龈下定居，其中某些毒力较大的细菌出现的频率高，所占的比例和绝对数也高，并具有干扰宿主防御系统的能力，因此在发病中起的作用较另一些细菌大，实质上就是菌群失调 (dysbacteriosis) 的观点，也就是说，牙周炎是一种机会性感染 (opportunistic infection)。

从微生态角度来看，口腔是一个复杂完整的生态区，由众多生态系组成，每个生态系的生物都可能与口腔的健康和疾病有关。某些重要的毒性菌株并非单独致病，可与其它菌共同或先后作用，导致疾病发生和加重，典型的例子如局限型侵袭性牙周炎在发病初期以伴放线放线杆菌为主，在深牙周袋形成、生态环境改变后，不利于伴放线放线杆菌的生长，而牙龈卟啉单胞菌或艾肯菌等专性厌氧菌成为优势菌，继续造成组织破坏。任何研究进展、学说创立或学派形成，均与当时的基础知识和科学水平密切有关。牙周病究竟是外源性特异性致病菌所致，还是内源性特异性致病菌所致，迄今尚无定论，牙周病学者已不满足于以简单的病原微生物观点来解释牙周病，转向用微生态规律，以宿主的牙周组织内环境为重心，研究牙周微生物和宿主相互之间的动态关系，以综合、全面和动态的观点来探讨牙周病的病因、发病机制的变化规律，这一领域还有待于做大量研究。

5-3 牙周病的微生物－宿主相互关系
Microbial Interactions with the Host in Periodontal Diseases

绝大部分牙周病为慢性感染性疾病，目前公认牙周病是多因素疾病，菌斑细菌及其产物是引发牙周病的始动因子。口腔中大多数细菌为正常菌群，仅某些致病菌或毒性产物可入侵牙周组织，直接破坏牙周组织，或引发宿主的免疫反应和炎症反应，间接损害牙周组织而致病。一般而言，宿主反应起保护作用，防止牙周的局部感染进展成危害生命的全身感染，然而细菌及其产物激发的免疫反应和炎症反应也会造成宿主牙周组织的破坏。牙周微生物和宿主相互作用，导致牙周局部有害作用与有利作用的不同平衡，决定了不同类型、不同程度和不同转归的牙周疾病。此外，还受外界环境因素，自然环境如地理、水文、气温、湿度；社会环境如生活方式、口腔卫生状况、医疗条件等都可能对牙周健康产生影响 (图 5-8)。

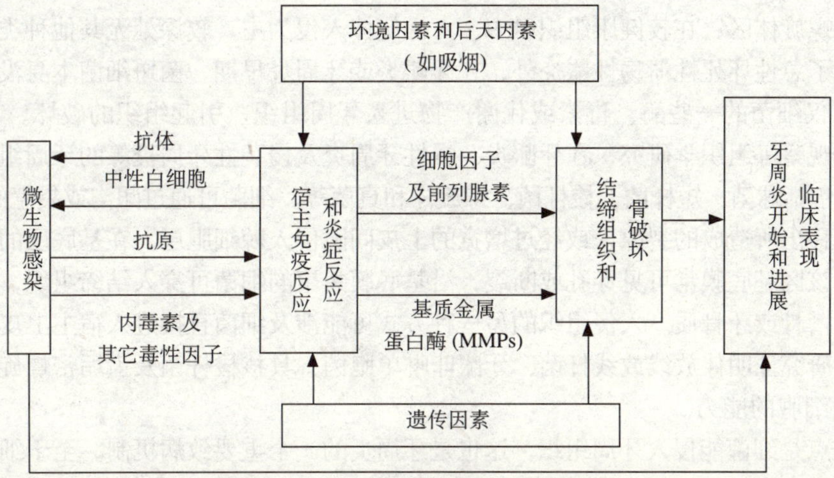

图 5-8 Page & Kornman 提出的牙周炎致病机制 (1997)

下面就从微生物和宿主两方面叙述微生物－宿主相互作用。

牙周微生物在牙周病发病中的作用
Microbiologic Aspects of the Microbial-Host Interaction

与牙周病相关的微生物主要为革兰阴性的兼性厌氧菌和专性厌氧菌，识别牙周致病菌涉及致病菌的毒力分析，微生物引起动物模型疾病的能力及宿主反应等。微生物的直接致病作用主要包括以下几方面：

在牙周定植、存活和繁殖　牙周致病菌要发挥作用，首先必须选择性地粘附 (adhesion)、定植 (colonization) 于适当的宿主部位，如牙齿、牙周组织和已有的菌斑团块，并在营养环境中生长繁殖，才能引起宿主组织破坏。在体内环境中不能生长和分裂的细菌便无毒力，但对大多数细菌而言，唾液、龈沟液和牙周组织含有足够的营养供它们生长，由于牙周各部位的生态环境特性、生化条件各不相同，对各类细菌繁殖的影响也不同，加上各种细菌对组织的选择性也不一样，因此牙周各部位的菌群组成存在着明显差异。早期定植于牙周环境的细菌很可能附着于获得性薄膜或唾液包裹的牙面，如粘放线菌通过表面的菌毛粘附于牙面唾液的富脯蛋白。细菌也可识别已附着于组织的细菌或菌斑团块，间接地附着至组织表面，即通过细菌的共聚(coaggregation)达到，共聚为不同类型细菌表面分子间的特异性识别，如粘放线菌通过表面的菌毛与血链球菌表面的多糖受体特异性相互作用，这种共聚作用对细菌在牙周环境中定植很重要，导致菌斑内细菌数量和种类增加。

入侵宿主组织 细菌附着后，其抗原成分和(或)毒性产物引发白细胞的趋化、吞噬以及炎症过程，造成表面组织的损伤，细菌及其产物通过上皮细胞或细胞间隙入侵(invasion)表层下组织。

早在1965、1967年Listgarten电镜证实坏死性溃疡性龈炎有螺旋体入侵坏死部位深层组织，可分成四个区域：①细菌区：在溃疡病变的表面，含有许多不同细菌和螺旋体；②中性白细胞区：在糜烂损害之下，各种细菌和螺旋体分散于大量炎症细胞之间；③坏死区：主要由破坏的结缔组织、纤维残余、坏死的细胞碎屑和浆细胞等组成，内含大量螺旋体和少量其他细菌如梭杆菌；④螺旋体区：在较健康组织以中、大螺旋体入侵为主，较深处无其他种类细菌。过去一般认为除了急性坏死性溃疡性龈炎外，在牙龈炎或牙周炎早期，菌斑细菌本身没有直接侵入牙周组织，仅细菌的一些酶、毒素或代谢产物进入牙周组织，引起组织的破坏。20世纪80年代根据电镜观察等组织学研究，在牙龈炎、慢性牙周炎及侵袭性牙周炎等的牙周组织中发现入侵的细菌，包括球菌、短杆菌、梭杆菌、螺旋体和真菌等。细菌可通过龈沟或袋壁的溃疡面，或通过白细胞移出所造成的裂隙，或经过增宽的上皮间隙侵入棘细胞层，在基底层的上皮侧常有细菌积聚，该区基底膜常可见穿孔或断裂，沿基底膜集聚的细菌可穿入结缔组织，有的细菌甚至能达到牙槽骨或牙骨质。入侵组织的另一种方式可能涉及细菌直接进入宿主上皮或结缔组织细胞，实验研究证明伴放线放线杆菌、牙龈卟啉单胞菌、具核梭杆菌及齿垢密螺旋体有直接入侵宿主组织细胞的能力。

目前的观点是细菌能侵入牙周组织，这也是牙周炎的一个重要致病机制。至于细菌入侵是否发生在牙周炎早期，可否作为牙周炎晚期的常规特征，细菌入侵对临床表现影响以及临床意义等均不清楚，尚待进一步研究。

逃避宿主防御机能 致病菌的生长和繁殖除了需要有营养的环境以外，它们还必须能逃避(evasion)宿主的防御机能，主要是非特异性免疫机能，特别是吞噬细胞。唾液和龈沟液中含多种杀菌因子，如溶菌酶、过氧化物酶、乳铁蛋白、补体和抗体等，然而口腔中有毒力的细菌对这些杀菌因子有抵抗力，有的细菌具有降解IgA和IgG的蛋白酶，有的细菌还能抑制白细胞的吞噬功能。白细胞对细菌的作用包括趋化(chemotaxis)、粘附(adherence)、吞噬(phagocytosis)及细胞内杀死消化(microbicidal activity)四个阶段，有毒力的细菌可在其中任一阶段抑制吞噬细胞的活性，如释放可杀死吞噬细胞的溶解物质、抑制趋化、抑制粘附、抑制吞噬、抑制溶酶体的杀伤消化，有的细菌甚至能在吞噬细胞内生长。疾病的临床结局取决于细菌的侵袭攻击与宿主的防御修复能力之间的相互作用，结局可以是宿主征服细菌，或者是细菌破坏组织，或者是介乎两者之间的多种多样情况，如牙周炎就有活动期和静止期的交替出现。

损害宿主牙周组织 细菌的抗原成分、各种酶、毒素及许多代谢产物，可直接刺激和破坏牙周组织，或引起牙周组织局部的免疫和炎症反应，造成组织损伤(damage)，归纳起来可分为以下四大类。

菌体表面物质 近年来许多学者关注细菌表面物质的分子结构与其致病性的关系。

内毒素 (endotoxin)：是革兰阴性菌细胞壁外膜中的脂多糖 (lipopolysaccharide，LPS) 成分，为革兰阴性菌独有的一类高度活性的致病物质，可在细菌死亡或菌体崩解时释放出来，也可由活的细菌以胞壁发泡的形式释放，对牙周组织具有很高的毒性和抗原性，被认为是牙周炎症的重要病因之一，在牙周病的发生发展过程中起重要作用。

脂磷壁酸 (lipoteichoic acid，LTA)：为革兰阳性菌的细胞壁、细胞膜和荚膜上一种含磷酸甘油残基的聚合物。其主要结构是由16～40个单体组成的1，3-链聚磷酸甘油骨架。LTA可粘附于羟磷灰石、粘膜、红细胞、淋巴细胞、血小板和心瓣膜等多种表面，与细菌毒力密切相关；组织培养条件下它同内毒素一样具有刺激牙槽骨吸收的作用，它可直接刺激破骨细胞而引起骨吸收，它的骨吸收诱导活性约为内毒素的1/10；LTA有细胞毒作用，可减少鼠成纤维细胞的合成，浓度高时可使细胞死亡；可促使巨噬细胞释放溶酶体酶，体外研究还发现它能促使对鼠牙周组织有破坏作用的酸性磷酸酶、N-乙酰-氨基葡萄糖苷酶、β-半乳糖苷酶的释放。

外膜蛋白 (outer membrane proteins，OMP)：外膜是细菌与外环境之间的一种物理和化学屏障，具有选择性通透、运输、细胞获能、生物合成和分泌外部组分的功能，它是多种蛋白大分子的嵌合体，包括外膜主蛋白和次蛋白，通过强烈的非共价作用，将外膜锚定在其下面的肽聚糖上。OMP结构及其分布复杂，且具菌株特异性，各菌株都有其独特的复杂的生物学特性，如毒力传递等。其活性不受细胞转录酶或转译的控制，而受外环境的影响，在不同的培养条件下，OMP结构可迅速发生改变，以适应环境。OMP结构对细菌在宿主体内的生存能力和毒力变化都有明显影响，因此，进一步阐明细菌OMP的生物学活性和在疾病中的作用具有重要意义。

纤毛蛋白 细菌对牙周组织的粘附是致病的第一步，菌毛或纤毛在粘附过程中起重要作用，许多革兰阴性厌氧菌表面具有由蛋白亚单位组成的菌毛 (pili) 或纤毛 (fimbriae)，如牙龈卟啉单胞菌、产黑色素普氏菌、脆弱拟杆菌及具核梭杆菌等都发现有菌毛及类似物，它们能凝集人或有些动物的红细胞，或选择性地吸附于牙龈上皮细胞。现已明确此粘附过程为一特异性的识别过程，菌毛或纤毛等为特异配体 (ligand)，与宿主细胞膜上的特异受体相互作用，为诱发牙周病的先决条件。

膜泡 (vesicles)：又称细菌胞外膜泡 (extracellular vesicles，ECV)，是由细菌外膜向外膨出呈芽状，并可从细菌外膜游离进入周围微环境的一种泡状膜结构。多种口腔细菌可形成膜泡，如牙龈卟啉单胞菌，伴放线放线杆菌和二氧化碳嗜纤维菌等，它是许多革兰阴性菌的一种适应性或功能性生物学特征，它在形成过程中包容并浓缩了许多细菌固有成分和毒性产物，游离后扩大了细菌毒力作用的范围和强度。膜泡的生物学活性主要包括：①体积小，容易透过上皮屏障；②包含细菌表面相同的主要抗原和功能成分，可与宿主的抗体及免疫细胞反应，“消耗”了一部分防御成分，从而削弱了宿主免疫防御机制对细菌的抑杀作用；③可作为细菌毒性产物如内毒素、白细胞毒素和蛋白分解酶等的载体，导致深部组织的破坏。

细菌酶 牙周细菌产生的酶是造成宿主组织破坏的一类重要分子，主要致病酶如：

胶原酶 (collagenase)：宿主和口腔中许多细菌如牙龈卟啉单胞菌等均可产生胶原酶，宿主来源的胶原酶则由中性粒细胞和单核细胞释放。胶原酶是一种金属蛋白酶，能水解蛋白质，破坏胶原纤维。胶原为牙龈、牙周膜和骨的主要基质成分，牙周组织中有Ⅰ、Ⅲ～Ⅶ6个型别的胶原，其中Ⅰ型胶原数量最多，占牙周膜中胶原含量的80%。患牙周炎时，胶原在形态、数量和型别上均发生明显变化，在早期便有牙龈胶原纤维束的结构变化和纤维变形，这些病理过程均与细菌产生的胶原酶有关，胶原酶可使结缔组织破坏、附着丧失，使骨胶原降解，降解的胶原片段可刺激或吸引破骨细胞，进一步造成牙槽骨吸收。

蛋白酶 (proteinase)：口腔中有些细菌如卟啉单胞菌属、普氏菌属、二氧化碳噬纤维菌属、放线菌属及密螺旋体，可以产生多种蛋白酶、可降解牙周组织细胞的蛋白或多肽，还可供养无蛋白分解能力的其他口腔细菌生长，对牙周组织造成破坏。

神经氨酯酶 (neuraminidase)：即唾液酸苷酶 (sialidase)，由许多口腔链球菌、类白喉杆菌产生。能水解粘多糖，使结缔组织的另一主要成分神经氨酸破坏。同时能使唾液中的唾液酸丧失，造成粘糖蛋白沉淀，促进牙菌斑的形成和成熟。

透明质酸酶 (hyaluronidase)：可由口腔中的γ-溶血性链球菌和葡萄球菌等产生。牙龈上皮细胞和结缔组织细胞间均有透明质酸，该酶可降解龈沟上皮的细胞间质，促进其他细菌或酶进入深层结缔组织，使基质解聚、组织水肿、血管通透性增高，使炎症扩散。牙骨质内透明质酸的分解，能导致上皮细胞与骨质分离，这些作用与细菌及其产物的穿透和炎症迅速扩散有关。

硫酸软骨素酶 (chondrosulfatase)：可由口腔中的类白喉杆菌及齿垢密螺旋体所产生，它能水解牙骨质、骨组织及牙周结缔组织基质中的硫酸软骨素，参与牙周袋形成及牙槽骨吸收等牙周组织的破坏过程。

降解宿主组织的主要细菌酶见表 5-3。

表 5-3 降解牙周组织的重要细菌酶

细菌酶	细菌
胶原酶 (Collagenase)	P.gingivalis
	A.actinomycetemcomitons
胰蛋白酶样酶 (Trypsin-like enzyme)	P.gingivalis
	B.forsythus
	T.denticola
角蛋白酶 (Keratinase)	P.gingivalis
	T.denticola
芳香基硫酸酯酶 (Arylsulfatase)	C.rectus
	P.gingivalis
神经氨酯酶 (Neuraminidase)	P.gingivalis
	B.forsythus
	P.melaninogenica
降解纤维粘连素酶 (Fibronectin-degrading enzyme)	P.gingivalis
	P.intermedia
磷脂酶 A (Phospholipase A)	P.intermedia
	P.melaninogenica
硫酸软骨素酶 (Chondrosulfatase)	T.denticola

牙周细菌产生的酶似乎能降解牙周组织所有的细胞和间质分子，特别是一些能降解胶原、纤维粘连素、免疫球蛋白的蛋白酶和胰蛋白酶样酶，可造成牙周组织破坏和附着丧失，促使细菌入侵组织，还可降解组织细胞的蛋白或多肽，供养无蛋白分解能力的细菌生长。然而在牙周疾病过程中细菌产生这些蛋白酶的确切作用尚未确定，因为牙周环境中存在着宿主来源的类似酶。事实上细菌能产生酶直接破坏组织，另方面能间接导致宿主组织产生基质金属蛋白酶和弹性蛋白酶，进一步造成牙周组织破坏。

毒素

白细胞毒素 (leukotoxin，LTX) 是伴放线放线杆菌产生的外毒素，属膜损伤毒素，具有溶血性。LTX 仅对人的多形核白细胞和单核细胞有毒性，白细胞受 LTX 作用后 1 小时内即可死亡，LTX 具有强烈的抗原性，能刺激宿主产生相应的 IgG 抗体。LTX 可损伤龈沟或牙周袋中多形核白细胞和单核细胞的细胞膜，导致白细胞死亡，释放溶酶体，还可诱导白细胞介素、肿瘤坏死因子和干扰素等细胞因子的产生，进而造成牙周组织破坏。不同菌株的毒素水平可有差异，据此可将其分为高毒株和低毒株。

抗中性白细胞因子 (antineutrophil factor) 能使中性白细胞的形态及其趋化性发生缺陷。它含有两种因子：①白细胞趋化抑制因子 (leukocytic chemotaxis inhibitor)，是二氧化碳噬纤维菌和伴放线放线杆菌产生的一种能抑制人类多形核白细胞趋化功能的物质，能阻碍白细胞向炎症中心部位集中，目前有人提出这种物质是致病微生物的第Ⅳ型毒性因子；②膜动抑制因子 (membrane mobility inhibitor)，最近发现二氧化碳噬纤维菌能产生一种可透析的因子，主要抑制多形核白细胞的运动性，如能抑制白细胞膜包绕吞噬细菌的伪足运动，降低多形核白细胞的吞噬功能。

代谢产物 细菌的一些代谢产物 (metabolic end products)，各种有机酸如丁酸、丙酸、己酸、乳酸和长链脂肪酸，硫化氢、吲哚、氨、毒胺等，可抑制宿主组织细胞生长或改变宿主组织细胞代谢，直接对宿主的上皮细胞和成纤维细胞等有不同程度的毒性，导致牙周组织损伤。

宿主免疫反应在牙周病发病中的作用
Immunologic Aspects of the Microbial Interaction with the Host

随着对牙周病发病机制的深入研究，认识到虽然菌斑微生物及其产物是牙周病的始动因子，但牙周病的许多组织破坏，不是感染微生物直接引起的，而是宿主对感染微生物及其毒性产物的应答间接引起的。因此，有学者提出牙周病是全身免疫反应的局部表现，免疫反应的机制一方面取决于患者的免疫状态 (包括遗传因素)，另方面取决于宿主对细菌及其毒性产物刺激的免疫炎症反应，如白细胞、补体、抗体、细胞因子、前列腺素及金属蛋白酶等，均可导致牙周组织破坏 (详见第六章)。总之，宿主免疫反应的复杂性与牙周微生物的复杂性是一致的，机体的免疫反应在破坏损害局部牙周组织的情况下，阻止微生物入侵或扩散，宿主免疫的保护—破坏机理是牙周病进程的重要环节。

5-4 牙周致病菌与疾病关系 Relation between Periodontal Pathogens and Diseases

牙周致病菌的概念 Concept of Periodontal Pathogens

牙菌斑中绝大多数细菌为口腔正常菌丛，是人类与微生物长期共存进化过程中形成的微生物群，对宿主无不良影响，仅少数细菌 (约 30 种左右) 与牙周病的发生、发展密切相关，在各型牙周病的病损区，常可分离出一种或几种优势菌，它们具有显著的毒力或致病性，能通过多种机制干扰宿主防御能力，具有引发牙周破坏的潜能，称之为牙周致病菌 (periodontal pathogen)。

识别牙周致病菌的标准 Criteria for Identifications of Periodontal Pathogens

从人类口腔内已分离出400～500多种不同微生物，在为数众多的口腔微生物中，哪些是牙周病的致病菌？确定牙周病致病菌的标准是什么？一个多世纪以来，各国学者在锲而不舍地探索。由于菌斑细菌种类繁多，对许多细菌的特征未完全了解，对菌斑生态学的了解十分肤浅，因此至今仍未彻底解决。

确定病原菌一般要符合经典的 Koch 法则 (1884)，其规定为：①在同样的疾病中能发现同一种病原菌；②能从该疾病组织中分离出病原菌并纯培养；③这种纯培养物接种至易感动物能引起相似的疾病；④能从实验动物中重新获得病原菌纯培养。随着科学的进展，发现此法则过于偏重病原菌的致病作用，忽视了机体的防御机能。但该法则在确定某一新病原菌时仍有重要的指导意义，可避免从病灶中分离到某菌就轻易下病原菌的结论。

牙周病与Koch当时研究涉及的炭疽、结核和霍乱等传染病有显著不同，牙周病伴随着一系列更为复杂的因素，因此确定牙周致病菌时，必须加以修正。

Socransky (1979) 对 Koch 法则修改为：①病原菌必须在病损部位增多，在健康部位或其它类型牙周病较少或缺如；②消灭或减少该病原菌后，疾病应中止；③宿主对某特异细菌的细胞免疫或体液免疫增强或减弱，可为该细菌在疾病过程中起特殊作用提供重要线索；④接种该细菌于易感动物或无菌动物的龈沟，会引起类似人牙周炎的病变，如炎症、结缔组织破坏和骨吸收；⑤明确该细菌的致病性和毒性因子，即该菌引发疾病的机制。

Smith (1979) 从另一角度考虑，认为作为牙周病原菌必须满足以下四个基本条件：①能定居于宿主组织；②能利用宿主环境中的营养，存活和繁殖；③能逃避宿主的防卫功能；④具毒力，能进一步损害宿主组织。这些判断病原菌的基本条件，简明扼要，有一定的现实意义。

Socransky (1992) 归纳了牙周病致病菌的条件：①必须是毒性克隆株；②具有引发疾病的染色体遗传因子；③宿主必须对该致病菌易感；④数量超过宿主阈值；⑤寄居于适当部位；⑥其他菌群必须促进或至少不抑制其致病过程；⑦局部环境有助于毒性因子的表达。

上述牙周病致病菌的评判标准，均未根本背离Koch法则，只是在研究牙周微生物的过程中，遇到更为复杂的生态关系时，设想得较为全面的衡量标准。

重要的牙周致病菌
Important Periodontal Pathogens

关于与各型牙周病有关的可疑致病菌的检出情况，各家报道不尽相同，但有些结果较为一致，见表5-4。

表5-4 各型牙周病有关的致病菌

牙周病类型	可疑致病菌种类
慢性龈炎	粘放线菌 Actinomyces viscosus (Av)
	内氏放线菌 Actinomyces naeslundii (An)
	微小消化链球菌 Peptostreptococcus micros
	黄褐二氧化碳噬纤维菌 Capnocytophaga orchracea (Capno. orchracea)
	牙龈二氧化碳噬纤维菌 Capno. gingivalis
妊娠期龈炎	中间普氏菌 Prevotella intermedia (Pi)
急性坏死性溃疡性龈炎	具核梭杆菌 Fusobacterium nucleatum (Fn)
	中间普氏菌 Pi
	奋森密螺旋体 Treponema vincenti (Tv)
	齿垢密螺旋体 Treponema denticola (Td)
慢性牙周炎	牙龈卟啉单胞菌 Porphyromonas gingivalis (Pg)
	中间普氏菌 Pi
	福赛拟杆菌 Bcteroides forsythus (Bf)，现改称福赛坦菌 Tannerella forsythus (Tf)
	直肠弯曲菌 Campylobacter rectus (Cr)
	具核梭杆菌 Fn
局限性侵袭性牙周炎	伴放线放线杆菌 Actinobacillus actinomycetemcomitans (Aa)

1996年召开的世界牙周病研讨会上，专家们一致认为下列11种微生物与牙周病有关(表5-5)。

表5-5 牙周病有关的致病菌

证据充分的致病菌	中等证据的致病菌
伴放线放线杆菌 Actinobacillus actinomycetemcomitans (Aa)	直肠弯曲菌 Campylobacter rectus (Cr)
牙龈卟啉单胞菌 Porphyromonas gingivalis (Pg)	缠结优杆菌 (Eubacterium nodatum)
福赛拟杆菌 Bcteroides forsythus (Bf) (Tf)	具核梭杆菌 Fusobacterium nucleatum (Fn)

（续表）

证据充分的致病菌	中等证据的致病菌
	中间普氏菌 Prevotella intermedia (Pi)/变黑普氏菌 (Prevotella nigrescens, Pn) 微小消化链球菌 (Peptostreptococcus micros) 中间链球菌 (Streptococcus intermedius) 齿垢密螺旋体 Treponema denticola (Td)

几种主要的牙周致病菌的生物学特性、致病性和临床意义如下：

伴放线放线杆菌 (Actinobacillus actinomycetemcomitans，Aa) 为20世纪70年代命名之菌种，因常与放线菌共生而得名。Aa是近年来在牙周炎的细菌病因学研究中，讨论得最多和研究较深入的细菌之一，公认其与牙周炎，特别与侵袭性牙周炎关系密切。

生物学特性：革兰阴性短杆菌，有的略弯曲，无芽孢、无动力，成单、成双或小堆状排列，多次传代后，菌体可较长。为微需氧菌，但在无氧或5%～10%CO_2环境下均可生长，最适生长温度为37℃，在血清琼脂或血琼脂上可形成圆凸、边缘不规则、半透明、湿润、底部有星状或交叉的雪茄烟状的菌落，粘着于琼脂不易剥离。在肉汤培养液中管底生长物呈颗粒状，并牢固地粘附于管壁，多次传代后可呈均匀混浊生长。

致病性和临床意义：根据血清学试验结果不同，Aa可分为a、b、c、d、e 5个血清型(serotype)，国外文献报道b型为侵袭性牙周炎龈下菌斑中最常见的血清型，毒力最强，d型和e型较少见，但在我国人群中分离出的以c型为主，b型较少。

Aa表面有许多细小的突起和无定形结构，还有菌毛等附着器，因此较容易附着、定植在牙周袋内，它还能入侵牙龈组织。有人认为Aa表面有荚膜结构，能抵抗吞噬细胞的吞噬和消化。Aa在生长期间能排出许多膜泡，内含内毒素、白细胞毒素和骨吸收因子等毒性因子。

Aa可产生许多毒性因子，它们的致病作用包括以下3方面：①降低宿主抵抗力：Aa是唯一能分泌白细胞毒素 (leukotoxin，LTX) 的细菌，LTX可损伤牙龈内和外周血中的多形核白细胞和单核细胞的细胞膜，导致白细胞死亡，释放溶酶体，进一步造成牙周组织的破坏。此外Aa还能产生多形核白细胞趋化抑制因子、淋巴细胞抑制因子和杀上皮毒素等，可阻止白细胞向炎症部位集中，降低牙龈局部的防御力；②骨吸收作用：Aa具有内毒素及破骨细胞激活因子等骨吸收因子，可通过膜泡释放到细菌外，造成牙槽骨破坏；③组织破坏作用：Aa的成纤维细胞抑制因子，能抑制牙周组织内成纤维细胞合成胶原；胶原酶能降解牙周组织中的胶原和结缔组织，促使附着丧失，形成牙周袋。

从局限型侵袭性牙周炎的牙周袋中分离出Aa的阳性率高达97%，而同一患者口腔的健康部位、慢性牙周炎患者或健康者则检出率低于20%。经过有效的牙周治疗后，该菌消失或极度减少。近来有人报告Aa可在局限型侵袭性牙周炎和某些类型牙周炎患者的家庭成员中传播。Aa有在龈下附着、定居、生长和繁殖的条件，又有逃避宿主防卫功能以及损伤宿主牙周组织的致病潜力，表明Aa很可能是局限型侵袭性牙周炎的重要病原菌。

牙龈卟啉单胞菌 (Porphyromonas gingivalis，Pg) 又译作牙龈紫卟啉单胞菌，以前为产黑色素拟杆菌群中的一种，称为牙龈拟杆菌 (Bacteroides gingivalis，Bg)，由于其生物、化学特性与拟杆菌的典型菌株——脆弱拟杆菌有明显差异，1988年Shah等将它从拟杆菌中划出而成一新属——卟啉单胞菌属，故Pg和Bg实质上是异名同菌。Pg是牙周病、尤其是慢性牙周炎病变区或活动部位最主要的优势菌，而健康龈沟内很少，Pg的存在与牙周炎治疗后复发或病情继续加重有关。Pg是目前公认的牙周致病菌，牙周微生物领域重点研究的厌氧菌之一，已从微生物学、毒理学、分子免疫学、分子生物学和基因遗传工程等方面进行了深入研究，获得了许多重要结果。

生物学特性：为革兰阴性无芽孢的球杆菌，表面有纤毛，其模式株为ATCC 33277。专性厌氧，最适生长温度为35-37℃，在血平板上可形成特征性的黑色菌落。牙龈卟啉单胞菌不能降解糖作为生命活动所需的能量来源，也不能利用游离氨基酸作为生命合成所需的前体，它能产生许多蛋白水解酶，将蛋白质降解成短肽链，提供碳、氮和能量。当培养基中加入氯化血红素、维生素K和冻溶血时，黑色出现较快，以前错误地认为它能产生黑色素，现在明确此黑色是由Pg吸收血红蛋白和聚集血红素所致。

致病性和临床意义：

附着和凝集的有关因子：细菌附着于宿主组织细胞是致病的先决条件，体外实验发现，牙龈卟啉单胞菌能附着于颊粘膜、牙周袋上皮及菌斑中其他细菌的表面，附着并凝集人或羊红细胞等。Pg的表面结构如疏水性强的周边纤毛、荚膜、外膜、膜泡和一些蛋白酶等与这些功能有关，Pg的一些因子如植物凝聚素 (lectin)、脂多糖 (LPS) 等直接起着粘聚分子的作用。

抵抗宿主先天性免疫系统：Pg能阻断防御反应的关键步骤，如Pg不能直接刺激内皮细胞产生选择素E (E-selectin)，使白细胞不能与内皮细胞贴壁，不能向血管外游走。Pg或它的脂多糖还能抑制单核细胞趋化蛋白-1 (monocyte chemotaxis protein-1，MCP-1)、白介素-8 (IL-8) 和细胞间粘附分子 (intercellular adhesion molecule，ICAM) 等白细胞趋化因子在内皮细胞、牙龈成纤维细胞和牙龈上皮细胞的表达，从而逃避或抑制宿主对细菌的先天性免疫反应，保护其自身和其它菌斑细菌得以定植和生长。Pg还能释放外膜膜泡或脱落胞壁片断，能吸引和结合宿主的先天性免疫成分，有助于保护菌斑内其它细菌、使它们免受攻击；膜泡包容和浓缩了细菌的许多毒性成分，可作为Pg毒性产物的载体；膜泡体积小，可透过上皮屏障，扩大了Pg的毒理作用范围。Pg还能侵入牙龈上皮细胞，隐藏在宿主细胞内，进入逃避宿主先天防御的安全区，提供再次感染的病原菌。宿主缺乏对Pg有效的先天性免疫可能是某些牙周病发展的重要因素。

分泌大量的毒力因子：产生多种胞外蛋白酶 [如牙龈素 (gingipains)、胶原酶、肽酶]，内毒素、酸性和碱性磷酸酶、吲哚、有机酸等代谢产物，均可对牙周组织产生破坏作用，其中牙龈素是目前研究的热点。

福赛拟杆菌 (Bacteroides forsythus，Bf) 最初由Forsyth牙科中心的Tanner等 (1986) 从人口腔中分离而命名的新菌种，最近已从拟杆菌属中划出而独立成一新属，以Forsyth牙科中心的Tannerella教授命名，此菌改名为福赛坦菌 (Tannerella forsythia，Tf)。

生物学特性：革兰阴性梭形拟杆菌，二头尖细，中间膨大，归属于拟杆菌属。模式株为ATCC 43037。专性厌氧、生长缓慢、营养要求很高，最初分离培养时经常像是牙龈卟啉单胞菌或具核梭杆菌喂养的卫星菌群，在培养基中加N-乙酰-胞壁酸或冻溶血，培养7～10天后，才形成直径1～2mm粉红色或黑色的斑点状菌落。该菌在液体培养基中生长较差，仅在补充乙酸钠、硫酸钠、琥珀酸钠和氯化血红素后生长尚好。由于不易培养，故对该菌的研究较少。

致病性和临床意义：常在重度牙周炎的附着丧失处的龈下菌斑中检出，常与牙龈卟啉单胞菌、齿垢密螺旋体或具核梭杆菌同时检出，吸烟者的检出率明显升高。

它能产生大量的毒性产物和酶，如吲哚，α-岩藻糖苷酶、N-乙酰-β葡萄糖苷酶和胰蛋白酶样酶等，导致组织损伤。Loesche检测40多种微生物，其中Pg、Bf、Td能产生胰蛋白酶样酶，能分解人工合成的多苯甲酰-DL-精氨酸-β-萘酰胺(BANA)，因此，可用BANA试验来快速检测Bf、Pg和Td三种细菌。该菌在许多方面尚未做充分研究，但目前已被公认为重要的牙周致病菌之一。

具核梭杆菌(Fusobacterium nucleatum，Fn) 是龈上、龈下菌斑、牙周袋及感染根管等口腔感染部位的优势菌，大部分临床研究表明，Fn检出数量、频率与牙周组织的炎症、破坏程度之间存在着正相关关系。它是口腔坏疽性病变的主要病原菌，如急性坏死性溃疡性龈炎、牙源性颌面部感染等，常在与螺旋体、链球菌或福赛拟杆菌等的混合感染中起协同作用。近年来随着研究的深入，其在牙周炎中的重要性逐渐显露，但还有许多问题如菌体成分、毒力因子和菌群相互作用等尚待进一步阐明。

生物学特性：革兰阴性无芽孢的梭形杆菌，两端尖锐，中间膨大，胞内常有革兰阳性颗粒，模式株为ATCC 25586。专性厌氧，最适生长温度37℃，血平板上形成扁平、边缘不齐、中央凸起的半透明菌落，呈玻璃屑或面包屑状。

致病性和临床意义：Fn拥有几种凝集素，能凝集人及绵羊红细胞，能粘附于上皮细胞和羟磷灰石表面。它既可与早期定植菌如链球菌、放线菌等共聚，又可与晚期定植菌如卟啉单胞菌、放线杆菌、螺旋体等共聚。Fn能作用于甲硝唑，使其产生乙酰胺而失去抗菌作用，使伴随的Pg得到保护而生长，提示Fn在菌斑生物膜形成、细菌定植、混合感染的进展变化中起重要作用，在临床药物治疗中应注意这种抗药作用。

Fn有致病潜力，能产生内毒素，可引起组织的出血性坏死、抑制细胞生长和局部施瓦反应等毒性作用，Fn还可产生蛋白酶、硫酸酯酶以及一些有机酸等，造成牙周组织的破坏。

中间普氏菌(Prevotella intermedia, Pi)**和变黑普氏菌**(P.nigrescens, Pn) 以前也归产黑色素拟杆菌属，由于生物学特性与拟杆菌属细菌有差异，故划归入新的普氏菌属。

生物学性状：革兰阴性杆菌，长短不一。模式株为ATCC 25611。专性厌氧，最适生长温度为35～37℃，在血平板形成圆形、低凸、半透明、表面光滑的溶血菌落，氯化血红素、维生素K能促进其生长，兔血或冻溶血可加快黑色形成。用366mm紫外光照射新鲜的菌落可见砖红色荧光，还可产生β-半乳糖酶。

致病性和临床意义：Pi有许多与Pg类似的毒力因子，如荚膜、纤毛、内毒素，酸性和碱性磷酸酶、胰蛋白酶样酶、IgA 蛋白酶、IgG 蛋白酶及氨等，可造成牙周组织的破坏。

Pi与中度或重度牙龈炎、急性坏死性溃疡性龈炎和慢性牙周炎有关，可从牙周袋、冠周炎、感染根管和头颈部感染部位中检出。有报道特别在妊娠期龈炎，Pi常为主要优势菌，这是由于妊娠期孕激素增多，Pi可利用孕激素来满足它对Vit K的需要，导致Pi明显增加，在分娩后会减少。

1983 年 Johnson 等研究发现 Pi 具有种内异源性，分为基因型Ⅰ型和Ⅱ型。1992 年 Shah 等用多位点酶电泳法和DNA-DNA 同源性比较证实了这种异源性，便将 Pi 基因型Ⅱ型从 Pi 中独立出来成为一新种，命名为变黑普氏菌 (Prevotella nigrescens，Pn)，而 Pi 即为基因型Ⅰ型。由于以往的研究将 Pi 与 Pn 混在一起，加上常规的表型生化方法难以区分 Pi 和 Pn，它们在牙周正常部位、病变部位或活动部位的检出率不一，实验结果常有矛盾之处，因此 Pi、Pn 与牙周病变的关系有待进一步深入研究。

粘放线菌 (Actinomyces viscosus，Av) 口腔中存在着数量很多、种类复杂的放线菌，数量仅次于链球菌，是口腔正常菌群成员，主要定植在牙菌斑、牙石、龈沟、口腔粘膜和唾液等部位。临床和流行病学研究证实病原性放线菌可引起内源性感染，常形成有慢性肉芽肿、化脓、窦道的颈部放线病，在感染根管和根尖肉芽肿也常分离到放线菌。近年来Av与牙周病关系的研究日益增多。

生物学特性：为革兰阳性杆菌，可弯曲，末端膨大，长短不一，排列成X、Y和V形，模式株为 ATCC 15987。兼性厌氧，厌氧培养时加 5%～10%CO_2生长良好，在脑心浸液琼脂上开始为致密菌丝，7 天后为平滑型微菌落，圆凸、灰白色、不透明、有粘性。

致病性和临床意义：在动物实验中，Av可引起仓鼠牙周炎和根面龋，Av是一种产酸菌，可利用葡萄糖、乳糖、麦芽糖和蔗糖，在有氧条件下乙酸产生量最多，在无氧环境下，终产物以乳酸为主，因此在厌氧环境中不能低估Av的致龋能力；实验性龈炎形成过程中，菌斑内Av比例增加，数量明显增多，其数目增多常发生在临床症状出现之前，提示可能在形成龈炎的初期起作用。

目前在放线菌中，唯对 Av 的牙周致病潜力研究较深入。一般认为 Av 直接损伤牙周组织的毒力较弱，它不产生易挥发的含硫化合物，酸性终末产物也不如其他细菌强，仅能产生少数蛋白酶和一些其他水解酶。Av借表面的菌毛及合成的果聚糖、杂多糖，粘附定植于牙面、龈沟或浅牙周袋中。Av 定植后的环境，适合许多有毒力或需复杂营养的革兰阴性厌氧菌生长，如 Av 产生的琥珀酸盐促进 Pg 的生长，进一步造成牙周组织破坏。此外，Av 刺激炎症反应的作用较强，能引起宿主对Av抗原的过敏反应，间接影响牙周健康，其机制可归纳为：①合成中性白细胞趋化物；②使白细胞和巨噬细胞释放水解酶；③影响成纤维细胞功能；④刺激淋巴细胞有丝分裂；⑤抗原刺激宿主过敏反应；⑥刺激破骨细胞，造成骨吸收。

目前，它在龈炎和牙周炎中的真正病因学作用，尚待深入研究。

齿垢密螺旋体 (Treponema denticola，Td) 和奋森密螺旋体 (T. vincentii，Tv) 密螺旋体常为人、动物体内共生或寄生的厌氧性螺旋体，形态上有时不呈螺旋状，而呈扁平波浪形，具复杂的抗原结构，能自主运动，多呈旋转运动。

口腔螺旋体是口腔常居菌丛之一，很少出现于萌牙前的婴儿或无牙颌的成人，50%的学龄儿童及青年存在口腔螺旋体，年龄较大者几乎 100% 存在螺旋体。主要存在于菌斑的外表面，与龈沟和袋上皮接触，可入侵牙周组织，在一定条件下具有致病性。

生物学特性：Td为细长螺旋形细胞，末端尖削和稍弯，两根轴丝插入细胞的两端，几乎见不到从细胞末端伸出的轴丝，以颠簸的迅速移动方式运动，幼龄细胞沿它们的轴迅速旋转。Tv为螺旋形细胞，末端逐渐变尖，表面有浅而不规则的螺旋，可见到从细胞末端伸出的轴丝，以迅速颠簸摆动的方式活跃地运动。它们在厌氧条件下，在蛋白胨酵母提取物血清培养基中生长良好，生长需要动物血清或腹水液，最适生长温度37℃，pH7.0。

致病性和临床意义：正常位于牙和牙龈交界处，在牙周袋内氧张力低的部位定居，通过酸性粘多糖粘附于牙周上皮组织，产生一系列毒性物质，其致病机制尚无定论，可能有以下几方面因素：

机械性穿入：扫描电镜观察发现在冠周炎、急性坏死性溃疡性龈炎及慢性牙周炎的牙龈组织中，螺旋体可以侵入上皮细胞间隙和结缔组织中，侵入到坏死病损前沿的健康组织，提示这种机械性侵入能力可能在致病作用中起先导作用。此外，一些无活动能力的细菌可附着于螺旋体或随螺旋体的滑行运动带入组织，为其他细菌的继发感染开辟道路。

致病性酶和侵袭性酶：研究证实Td能产生胰酶样蛋白酶、肽酶、磷酸氢酶，透明质酸酶、酸性磷酸酶和硫酸软骨素酶，这些酶能扩散入组织，水解组织成分，产生破坏作用。螺旋体是否依赖这些酶入侵组织尚待证实。

抑制成纤维细胞：Hansruedi (1984) 发现Td的可溶性超声波提取物可以抑制人和鼠的成纤维细胞增殖。成纤维细胞发育障碍，可导致胶原成分减少，影响牙周组织附着。

抑制免疫作用：密螺旋体的外鞘具有抗多形核白细胞吞噬的作用，还可抑制外周淋巴细胞反应。

螺旋体细胞壁具有内毒素样物质，可发挥多种生物活性。此外，还可产生大量硫化氢和氨，破坏上皮细胞的完整性。

研究表明单纯接种螺旋体于实验动物，致病力弱，如将螺旋体与梭杆菌、卟啉单胞菌或厌氧球菌等混合接种，则可发挥协同致病作用，产生明显的炎症反应，说明口腔螺旋体在混合感染中起十分重要的作用。现已证实口腔螺旋体和其他厌氧菌混合感染可引起多种口腔炎症性疾病，如急性坏死性溃疡性龈炎、冠周炎、干槽症等均与螺旋体密切有关。目前螺旋体在牙周病中的致病作用还有争论，健康龈沟中口腔螺旋体占正常菌丛的比例低于2%，而在慢性牙周炎、广泛型侵袭性牙周炎的牙周袋中，螺旋体的比例明显升高，可高达35%～55%。但螺旋体究竟是致病因子，还是由于局部环境改变后，有利于螺旋体定居繁殖，尚未最终定论，有必要深入研究探讨。但不管螺旋体是因还是果，它的存在可作为观察牙周炎严重程度或监测治疗效果的一项指标。

5-5 牙周微生物的毒力因子 Virulent Factors of Periodontal Pathogens

当前分子生物学技术应用于牙周感染，研究牙周微生物的生物大分子 (蛋白和核酸) 的结构，在牙周细菌分类、分型或快速检测、评估牙周致病菌毒力因子、追踪病原体传播途径和发现病原体变异等方面有许多进展。这些具有前瞻性、交叉性的新兴研究，能将微观的牙周致病菌的基因特征与宏观的牙周病发生发展规律联系起来，阐明牙周病的发病机制和流行病规律，极大地推动了牙周病学的进一步发展。

细菌引起疾病的物质基础，细菌毒力因子的有无及大小，均由细菌的蛋白质和核酸 (DNA, RNA) 决定，由细菌的染色体或质粒 DNA 等遗传物质决定，下面介绍几种目前研究较热门的微生物毒力因子 (microbial virulence factors)。

内毒素
Endotoxin

革兰阴性菌和革兰阳性菌的胞壁特性明显不同，革兰阳性菌的胞壁往往为一层膜状结构，主要成分为粘肽，细胞膜不明显。而革兰阴性菌的细胞壁较复杂，一般可见相应的2～4个致密度及中间透明区结构，在粘肽层外有3种多聚物 (外膜、脂蛋白与内毒素)，这些结构与革兰阴性菌的致病性有关，也与对某些抗生素、化学试剂有较大抗力有关 (见结构模式图 5-9)。

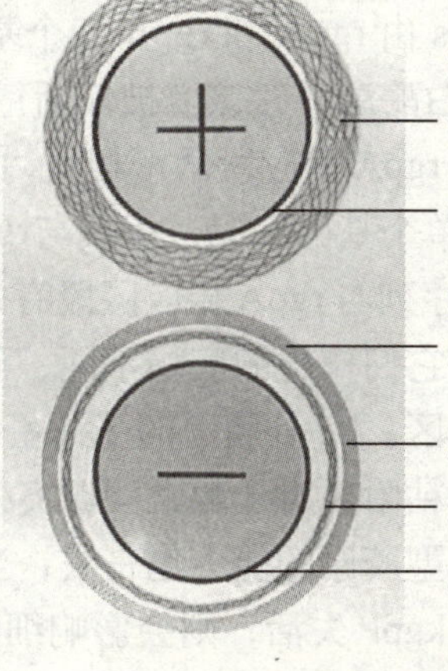

图 5-9　细菌细胞壁和细胞膜结构模式图

许多研究表明革兰阴性菌细胞壁外膜中的内毒素 (endotoxin)，即为脂多糖 (lipopolysaccharide，LPS) 成分，为革兰阴性菌独有的一类高度活性的致病物质，它可在细菌死亡或菌体崩解时释放，也可由活细菌以胞壁发泡的形式释放。内毒素是磷脂—多糖—蛋白质的大分子复合物，由类脂 A (lipid A)、核心寡聚糖 (core oligosaccharide) 及 O- 特异性多糖链 (O-specific chain) 组成。内毒素的毒性主要来自类脂 A，不同种属的细菌具有结构基本一致较恒定的类脂 A 骨架，为内毒素的活性部位，可以介导几乎所有的内毒素活性。

内毒素相当稳定，耐热，60℃能耐受数小时。内毒素在结构和功能上具有 3 个“两性” (amphoteric) 特征：①属于两性分子—亲水性和疏水性；②携带两极电荷—正电荷和负电荷；③发挥两相作用—有益作用和毒害作用。

许多研究证明细菌内毒素存在于牙菌斑、牙石、唾液、龈沟液、炎症的牙龈组织及病变牙骨质中，研究表明龈沟液中内毒素的量与牙周临床炎症程度、组织学炎症程度显著相关；^{3}H标记的内毒素能通过健康、完整的龈沟上皮，穿过基底膜，进入结缔组织；体外试验表明内毒素对牙龈成纤维细胞具有细胞毒作用，并可抑制其对根面的趋动附着，内毒素还能导致和促进骨吸收，提高其他骨吸收因子如前列腺素E_2、甲状旁腺激素等的作用。此外，磷脂—多糖—内毒素大分子复合物是一种特殊的抗原物质，经常与牙周组织接触，可引起牙周局部组织的免疫反应或变态反应，如激活单核细胞，产生细胞因子，或激活补体，诱生和释放介质，如过敏毒素、前列腺素 E_2、IL-1、肿瘤坏死因子等，造成牙周组织的破坏。

目前正在研究宿主细胞识别不同脂多糖的分子机制，CD_{14} 是机体先天免疫系统的关键成分，是宿主细胞的一种结构识别受体，能区分同类与异己，并激活适度的免疫反应。脂多糖结合蛋白 (LPS binding protein，LBP) 为分子量 60kD 的血浆蛋白，能与 LPS 的类脂 A 区域结合成复合物，再与 CD14 结合，宿主可根据不同的脂多糖结构识别不同菌斑细菌。

牙龈素
Gingipains

牙龈素，最初称为胰酶样蛋白酶 (trypsin-like protease，TLP)，又称卟啉素 (porphypains)，1990 年 Shah 等证实其为半胱氨酸蛋白酶，是存在于 Pg 的外膜、膜泡或胞外的一组蛋白酶，与粘附有关的蛋白区域或功能区有多样性。包括精氨酸-牙龈素 (Arginine-gingipains, Rgps) 和赖氨酸-牙龈素 (Lysine-gingipain, Kgp)。 Rgps 能特异性切断蛋白质中与精氨酸残基结合的肽段，分子研究发现 Rgps 由 rgpA 和 rgpB 二个基因编码。RgpA 基因的 DNA 序列分析显示由氨基端的前肽区 (当蛋白酶激活时该区被切断)、蛋白酶区及羟基端的粘附区组成；rgpB 基因的前肽区、蛋白酶区与 rgpA 相应段紧密相关，但无粘附区。Kgp 能特异性切断与赖氨酸残基结合的肽段，它由kgp单个基因编码，组成与rgpA相似，也包括前肽区、蛋白酶区和粘附区。kgp 蛋白酶区的氨基酸序列与 rgpA 相应区段有 22% 相同，主要接触反应区也相同，仅由于非相关区阻力的差异造成它们作用的底物不同。研究还发现rgpA的粘附区、kgpP的部分伸长序列与红细胞凝集素粘附区、Pg 外膜上的受体蛋白紧密相关，提示粘附区介导了蛋白酶粘附复合体与结缔组织分子的粘附。对牙龈素同源突变株的研究发现，当rgpA基因失活，细菌粘附能力部分丧失，降解 I 型胶原的能力也丧失；当rgpA和rgpB均突变，抑制中性粒细胞的功能丧失，细菌菌毛缺失；kgpP 失活，则会影响细菌利用血红蛋白及储存亚铁血红素的能力，使 Pg 菌落无法变黑；当 rgpA、rgpB 和 kgp 基因均失活时，Pg 胞外的蛋白水解活性完全丧失。

牙龈素具有多方面功能：①破坏宿主组织的重要毒力因子，它能降解非常广泛的蛋白质或多肽底物，降解 I 、II 型胶原，破坏牙周组织细胞，还能促进缓激肽释放，提高血管通透性，增加龈沟液量，造成炎症区渗出增加，组织水肿；②帮助细菌生长，牙龈素能将组织的蛋白质降解为短肽链，扩大细菌营养摄取范围，为细菌生长和毒力发挥提供养分；③有助于Pg在牙周组织的粘附定植，牙龈素对纤维蛋白的强亲和力；④干扰宿主免疫反应，影响中性粒细胞功能，降解宿主细胞的 LPS 受体 CD_{14}，抑制宿主细胞对细菌的识别反应，还有降解细胞因子如 IL-Iβ、IL-6、IL-8 及 TNF 等的作用。

白细胞毒素
Leukotoxin

伴放线放线杆菌 (Actinobacillus actinomycetemcomitans，Aa) 产生的白细胞毒素 (leukotoxin，LTX) 是一种对高温和蛋白酶敏感的蛋白质，分子量为 1.15×10^5，其 C 末端为一系列富糖基的重复序列，参与阳离子结合，研究证实高浓度的LTX 可在短时间内杀死人的多形核白细胞，单核细胞和淋巴细胞。LTX是一种孔形成毒素，可使靶细胞膜形成微孔，导致水进入胞内，使细胞溶解死亡，而在低浓度条件下可导致细胞按顺序进行性死亡，即细胞凋亡。

Aa 产生的 LTX 由多基因操纵子编码，包括 1txC、1txA、1txB 和 1txD 基因，这些基因均与LTX的功能有关。其中1txA编码LTX结构，产生无活性的“前毒素”状态，1txC具有激活“前毒素”的功能。多年来人们一直认为LTX存在于Aa菌体之中，最近研究表明某些Aa在早期生长阶段，便可分泌大量的LTX到胞外，1txB和1txD基因则参与细菌分泌LTX的过程。

某些Aa菌株具有高毒力，能够产生高水平的LTX，而另些菌株则毒力弱，仅产生低水平的LTX。在对Aa菌株产生LTX研究中发现白细胞毒素启动基因区的DNA序列有变异，该区域由特异的DNA片段组成，为DNA聚合酶提供一个识别和结合位点，而DNA聚合酶负责DNA合成，不同启动基因的转录水平不同，导致mRNA水平差异及产生的蛋白质差异。

基因表达的调控是以mRNA为基础的，称为转录控制，对1txC基因的DNA序列研究表明高毒力株存在着DNA序列530碱基对缺失，对mRNA分析表明高毒力株存在着发挥作用的P1和P2两个启动基因，产生的mRNA、白细胞毒素量和毒性相当大，与环境中氧浓度无关。而极低毒力菌株仅有一个P3启动基因，负责最初的转录，P3启动基因存在于高毒力株缺失的530碱基对区域，P3启动基因受细菌生长期间氧水平的调控，在厌氧环境下mRNA增多，白细胞毒素表达增加，细菌毒性可增加3～4倍。DNA序列中有无530碱基对缺失为区分高、低毒力株提供标志，该标志可通过PCR技术容易检测。

LTX被认为是Aa的一个最重要的决定因子，它使Aa对抗宿主的防御机能。高毒力株能迅速引起中性粒细胞变性，然后溶解中性粒细胞，而低毒株不引起中性粒细胞溶解，而是细菌被吞噬。

牙周细菌的特异核酸检测
Identifying Specific Nucleic Acid of Periodontal Bacteria

牙周生态环境复杂，事实上约有400～500种微生物定居于此，菌斑细菌由许多复杂的细菌复合物组成，据估计约50%的龈下菌斑微生物用常规培养技术不能检出，加上牙周细菌大多数为厌氧菌，培养条件要求高，费时耗力，鉴定繁杂，阳性率低，因此常规方法不能鉴定大量牙周样本的细菌。随着分子生物学技术的进展，细菌分类鉴定已从表型特性深化为基因特征，从形态、生化提高到基因、分子水平，敏感的特异核酸检测牙周细菌应运而生，给牙周病的病因研究和临床检测带来很大便利。

核酸杂交检测牙周细菌 (Indentifying Periodontal Bacteria Using Nucleic Acid Hybridization)

所有生物体都以DNA形式通过4种碱基，鸟嘌呤G、腺嘌呤A、胞嘌嘧啶C和胸腺嘧啶T的顺序来贮存遗传信息，同种生物含相同的DNA序列，生物种差别越大，DNA碱基顺序差别越大。2条严格配对(G-C，A-T)互补链绕成双螺旋结构，使DNA具有遗传信息贮存库功能，具恒定性和专一性。DNA上相邻3个核苷酸编排1个密码子，决定1个特定氨基酸，DNA核苷酸顺序决定蛋白质的氨基酸顺序，决定细胞结构和功能。不同来源的DNA分子如能杂交形成杂种分子，其亲缘关系较为密切，反之，其亲缘关系则比较疏远。因此核酸杂交可用来检测待定有机体之间是否存在亲缘关系。

核酸探针(probe)为能与特定核酸序列发生特异性互补的已知核酸片段，用于检测待测样品中是否存在与探针相同或相近的DNA序列。牙周病相关菌的核酸探针是牙周病相关细菌染色体DNA上有种属特异性的一小段DNA(或RNA)分子的碱基序列，为放射性同位素(如^{32}P、^{35}S、^{3}H)标记或使用某些半抗原(如生物素、地高辛、荧光素)的单股核苷酸，能以互补方式与相应DNA结合。用已知细菌的DNA探针去探测未知细菌的DNA，若能杂交形成DNA双链，则该菌为与探针相同的菌。

探针必须具备与属内菌株都能杂交的敏感性以及不与其他属菌株杂交的特异性，因此确认探针前需经过广泛的验证，也可从基因库中查找。下面介绍几种探针类型。

全基因探针：属内代表菌株分离DNA并进行标记，制备简便、特异性较差、有时可与相近属菌种发生杂交。

克隆DNA片段探针：分随意探针和特定探针两类：①随意探针，用限制性内切酶酶切代表菌DNA，随意克隆一些片段，找到仅能与本属内菌株杂交的DNA片段，特异性高，但需要大量试验方能验证其特异性；②特定探针，克隆属内代表菌株特异性蛋白或毒力因子的基因，从该基因中取一段作为探针，检验致病菌具独特作用，但需对其特异性和敏感性验证，如Pg的纤毛素基因 (fim A)、胶原酶基因 (prtc) 和 Aa 的白细胞毒素基因 (1ktA) 等序列已克隆和测知。

寡核苷酸探针：根据致病菌某些毒力因子基因的DNA序列可以人工合成其中一段DNA作为探针。一般为20～30碱基对，去鉴定细菌种属时，常根据该属代表菌16 SrRNA序列合成一段寡核苷酸为探针，也需广泛验证后方可使用。

目前寡核苷酸的化学合成可由高度自动化的仪器完成，合成小段单链DNA方法日臻完善，因此核酸杂交技术得到发展。

核酸杂交检测牙周细菌的优点有：①灵敏度高，特异性强，提高检测质量；②不依赖培养，可直接从标本检测；③可鉴别营养要求复杂、生长缓慢、特别是目前不能体外培养的细菌；④能克服表型变异影响；⑤能鉴定菌种，亚种及毒种；⑥可检测细菌对抗生素的耐药现象。缺点为：①需要一定技术，条件和设备；②大部分探针需进口，花费较大。该方法可用于：①牙周细菌分类、分型和快速检测；②评估细菌毒力因子作用；③检测细菌基因异常及异常表达；④临床检测、解释病因和流行规律。

聚合酶链反应检测牙周细菌 (Identifying Periodontal Bacteria Using Polymerase Chain Reaction)

聚合酶链反应 (Polymerase Chain reaction，PCR) 是通过酶促反应在体外扩增特异DNA片段的一种技术方法，即利用DNA聚合酶，依赖单链DNA为模板，以寡核苷酸为引物 (primer)，沿模板以5′向3′方向延伸引物的过程。RCR技术可使靶DNA序列扩增$2\times10^5\sim2\times10^6$倍，具有快速、简便、灵敏、省时和对样品纯度要求不高等优点，近年来已在各个领域被广泛应用。

PCR扩增包括三个步骤：①变性 (denaturation)：加热使靶DNA双链的氢键断裂而解离成两条单链，一般为94℃，20～30秒；②退火 (annealing)：温度骤降，引物根据碱基互补原理与模板形成杂交链，一般为55～60℃，30秒；③延伸 (extension)：在DNA聚合酶催化下，引物沿着靶DNA3′末端向5′末端延伸 (由于DNA两条互补链极性相反，因此引物DNA链5′向3′方向延伸)，一般为72℃，合成1kB需1分钟。进行上述三步1个循环后，DNA片段数就增加1倍。以后一个个循环进行下去，DNA分子数就呈指数增长，即为2^n (n为循环次数)，实验证明经20～30个循环，既能保证DNA扩增的特异性，又能保证DNA扩增的产量。

PCR技术用于检测牙周微生物有很大的应用潜力，特别是为不易培养的微生物及带有已知毒力因子的菌株提供快速、敏感而特异的鉴定方法，其途经主要有两条：①合成能表达某种微生物特异性引物，对待测样本进行PCR反应，检查产物中是否有特定片段，从而判断有无微生物感染；②制备牙周微生物核酸特异的DNA探针，与PCR扩增的待检样本进行杂交或DNA指纹检测，可直接用于菌斑、龈沟液、唾液或牙周组织样本微生物的微量DNA检测，减少体外培养步骤，克服传统方法的不足。

PCR方法用于检测微生物应注意的最大问题是连续性污染问题，只要反应体系中有极微量待测DNA序列的污染都可产生假阳性结果，故PCR实验室必须制定严格的工作程序防止污染，设立阴性对照。此外还应注意有无假阳性反应，因为PCR扩增DNA的效能受很多因素影响，其中包括反应体系中游离镁离子浓度、引物浓度、dNTP (底物) 浓度，样本中可能存在的抑制性物质等都能影响和抑制DNA多聚酶活性。为防止假阴性反应，应精心去除可能抑制PCR反应的因素。

思考题

1. 龈上菌斑和龈下菌斑生态系有何不同？
2. 菌斑细菌是牙周病发病始动因子的证据有哪些？
3. 牙周细菌的毒力因子主要包括哪些方面？
4. 牙龈卟啉单胞菌的致病基础是什么？
5. 伴放线放线杆菌的致病基础是什么？
6. 牙龈素的功能有哪些？
7. 简述白细胞毒素基因的分子特征及白细胞毒素产生变异的分子基础。
8. 简述核酸杂交和聚合酶链反应检测牙周细菌的原理和优点。

参考文献

1. 张举之. 口腔内科学. 第3版, 北京: 人民卫生出版社, 1995
2. 李德懿著. 牙周病微生物学. 天津: 天津科技翻译出版公司, 1994
3. 王珉峰, 李德懿, 李宗林. 改良恒化器中牙周致病菌和致龋菌的激光共聚焦显微镜动态观察. 中华口腔医学杂志, 2004, 39:142
4. Newman MG, Takei HH, Carranza FA. Carranza's Clinical Periodontology. 9th ed, Chapler Browse, 2002
5. Marsh P, Martin MV. Oral Microbiology, 4th ed. Oxford, Auckland, Boston, Johanneshurg, Melbounre, New Delhi, 1998
6. Genco RJ, Mergenhagen SE. Host-parasite Interactions in Periodontal Diseases. Washington DC: American Society for Microbiology, 1982
7. Shah HN, Mayrand D, Genco RJ. Biology of the Species Parphyromonas Gingivalis. CRC Press, Bota, Raton, Ann Arbor, London, Tokyo, 1993

8. Armitage DC. Development of a classification system for periodontal diseases and conditions. Ann Periodontol, 1999, 4∶1
9. Socransky SS, Haffajee AD, Cugini MA, et al. Microbial complexes in subgingival plaque. J Clin Periodontol, 1998, 25∶134
10. Darveau RP, Tanner A, Page RC. The microbial challenge in periodontitis. Periodontology, 2000, 1997, 14∶12

(李德懿)

6 牙周病的免疫炎症反应
Immunoinflammatory Responses in Periodontal Diseases

应知应会的内容：

1. 牙周组织防御体系的构成
2. 宿主与微生物在牙周病的发生与发展中的相互作用
3. 龈沟液与牙周炎症的关系

6-1 宿主的免疫炎症反应 Host Immunoinflammatory Responses in Periodontal Diseases

牙龈炎和牙周炎都是慢性感染性疾病，微生物与宿主的相互作用决定了疾病的过程和进展。微生物可通过自身代谢产物引起组织破坏，直接发挥致病作用，或通过刺激和改变宿主反应间接起致病作用。如今，随着对牙周病发病机制的进一步了解，已清楚地认识到牙周病的大多数组织损害是由于宿主对感染的应答引起的，而不仅是感染的微生物直接引起的。宿主对微

生物挑战 (challenge) 的应答作用可分为先天性免疫反应 (非特异性) 和获得性免疫反应 (特异性)，宿主的反应由微生物的作用和宿主遗传特征 (包括遗传因素) 所介导，个体间差异很大。

先天性免疫反应
Innate Immunune Response

牙周病的发生涉及一系列免疫炎症反应。先天免疫系统 (innate immune system) 由不同的因子和细胞（中性白细胞、单核 / 巨噬细胞、肥大细胞）组成。其中可溶性因子——补体 (complement)、急性期蛋白 (acute-phase protein) 和干扰素 (interferon) 具有广泛的活性。补体和急性期蛋白的固有功能是抗细菌和真菌，而干扰素是抗病毒感染。在感染期，这些可溶性因子的浓度增加，可达 100 倍。先天性 (非特异性) 免疫反应包括炎症反应，是抗感染的第一道防线，绝大多数有可能致病的细菌在导致明显的感染之前可被清除掉。过去认为，上皮和其他非白细胞如内皮细胞、成纤维细胞不参与特异性免疫或炎症反应，如今发现上皮和内皮细胞表面具有toll-like受体能结合微生物的脂多糖、血清来源的分子防御素 (defensins) 对特定微生物有特异性，这说明宿主的先天反应对某些细菌也有特异性。

补体是血清和体液中一组具有酶活性的蛋白质，其功能主要是抗感染、控制炎症和免疫调节。宿主对细菌感染的反应是补体活化，通过补体激活免疫细胞，清除微生物，加强免疫，达到控制炎症的目的。补体活化通过两个基本途径：一种是对抗体的反应，是特异性的激活，称为经典途径 (classical pathway)；另一种是非特异的激活，发生在对微生物感染时，称为旁路途径或替代途径 (alternative pathway)。补体活化产生各种具有抗菌和免疫调节性能的多肽。目前已明确补体有三种抗菌作用：1. 有些补体蛋白具有溶解细菌膜的固有能力，导致细菌死亡；2. 一些补体蛋白作为吞噬细胞的趋化因子可使吞噬细胞向损伤或感染处移出，血管扩张、通透性增加；3. 补体调理或包被细菌，使吞噬细胞得以识别细菌而吞噬之，如细菌经过补体 iC3b 调理后，即能被白细胞表面的受体 CR3 识别，从而吞噬细菌。此外，细菌细胞可被结合补体的特异性抗体包被，并导致C3b的表面沉积，当转换为iC3b时由中性多形核白细胞受体 CR3 识别而吞噬。

补体活化导致产生补体来源的过敏毒素C3a和C5a。过敏毒素通过静止白细胞－肥大细胞的脱颗粒间接刺激血管的变化。牙龈炎症增加时牙龈结缔组织内的脱颗粒肥大细胞增多。肥大细胞不断地转录 TNF-α、转化生长因子 β (transforming growth factorβ，TGFβ)、白介素 4 (interleukin-4，IL-4)、白介素 6 (IL-6)；当受刺激时，它们诱导致炎细胞因子如 IL-1、IL-6、IFNγ 和其它因子的转录。内皮细胞受 C5a、IL-1β 和 TNF-α 以及细菌 LPS 的刺激，导致细胞的腔面表达选择素 (selectins)，并释放趋化因子。这些过程是白细胞移出内皮细胞的间隙，向局部组织移动的关键。牙周健康者龈沟液 (gingival crevicular fluid, GCF) 中的补体水平大约是血清中的3%。牙周炎症加重时，伴随着补体水平的增高，C3、C4水平可增至血清水平的25%～85%。GCF中的补体水平足以支持急、慢性炎症细胞的补充、调理和中和致病物质，以及局部调节结缔组织的变化。

急性期蛋白包括：α_2- 巨球蛋白 (α_2-macroglobulin，α_2-M)、α_1- 抗胰蛋白酶 (α_1-antitrypsin，α_1-AT)、转铁蛋白 (iron-binding proteins transferring，IF)、乳铁蛋白 (lactoferrin，LF)、血清淀粉 A (serum amyloid A，SAA)、α_1- 酸性糖蛋白 (α_1-acid-glycoprotein，AAG)、α_1- 抗糜蛋白酶 (α_1-

antichymotrypsin，ACT) 和 C 反应蛋白 (C-reactive protein，CRP)。当前研究较多的 C 反应蛋白代表了急性期蛋白。C反应蛋白调理细菌，有利于补体结合，使细菌较易被吞噬。牙周炎时急性期蛋白增加，C 反应蛋白的增加与牙周病的活动期或未治疗的牙周病有关。CRP 水平的增高已被认为是动脉硬化的危险因素，可导致心血管和脑血管疾病 (如心肌梗死和中风)。

中性多形核白细胞

中性多形核白细胞[polymorphonuclear leukocytes (PMNs)]，又称中性粒细胞 (neutrophil) 在控制牙周微生物中发挥着重要作用。在牙龈组织中，每天约有 1% ~ 2% 的中性多形核白细胞沿趋化梯度穿越结合上皮移至龈沟。结合上皮表达趋化细胞因子 (chemokine) IL-8和细胞间粘附分子 1 (intercellular cell adhesion molecule 1，ICAM-1)，形成膜结合 ICAM-1 和可溶性 IL-8 的趋化梯度，其表达沿结缔组织向龈沟递增，这是中性多形核白细胞向龈沟移动的理想分布。中性多形核白细胞在上皮移出过程中可利用自身的粘附因子淋巴细胞功能相关抗原 -1 (lymphocyte function associated antigen-1，LFA-1)、攻膜单位 -1 (membrane attack complex-1，Mac-1，又名iC3bR或CR3)、或二者一起与上皮细胞上的ICAM-1结合。在炎症期由不同细胞产生的致炎细胞因子上调粘附分子。此外，结合上皮内的特异性粘附分子如ICAM-1可协助中性多形核白细胞移入龈沟，并由细菌产物的直接作用和中性多形核白细胞产生的细胞因子上调。于是，大量中性多形核白细胞进入龈沟并在补体和抗体 (调理) 的协同作用下开始吞噬细菌。中性多形核白细胞是结合上皮内和龈沟中的主要防御细胞，其功能包括从血管内皮细胞间隙移出、趋化、从上皮移出、吞噬细菌、和吞噬后溶酶体内杀死，这些功能都必须完整无缺才能有效地控制细菌感染。中性多形核白细胞的功能障碍与细菌入侵牙周组织引起感染和侵袭性牙周炎有关。如，累及乳牙列和恒牙列的重度牙周破坏的患者多具有中性多形核白细胞趋化和吞噬功能的障碍。而患重度牙周病的全身健康者也可能有中性多形核白细胞功能的微小缺陷。体外研究显示牙龈卟啉单胞菌阻止中性多形核白细胞向上皮移动，并阻止上皮细胞分泌IL-8。这些干扰宿主免疫反应的特性可归于 Pg 的毒性。

中性多形核白细胞表面不仅具有介导细胞趋化反应的受体，而且还具有与细胞吞噬有关的受体-Fc受体。IgG亚类的特异性抗体通过与中性多形核白细胞的Fc受体直接结合有利于细胞吞噬。一些研究发现，当Fc受体变化时易患牙周病。此外，中性多形核白细胞数目的下降也十分有损牙周组织，与重度牙周炎有关。

中性多形核白细胞一旦与经过调理的细菌接触，就吞噬 (胞噬phagocytosis) 细菌，使细菌被卷入膜结构，称为吞噬体 (phagosome)。吞噬体和吞噬溶酶体 (phogolysome) 内的细菌可被氧化或非氧化机制杀死。龈沟的特征是氧分压低，牙周袋的氧化还原电势较龈沟更低。这是通过测量龈沟的含氧水平、氧化还原电势所证实，并通过严格厌氧的细菌Pg和螺旋体的生长所反映。健康龈沟中的中性白细胞的氧化杀伤机制是完好的，但是牙周袋中的可能受损害。氧化杀菌的中止可能是牙周炎进展的重要因素。非氧化杀菌涉及吞噬－溶酶体功能，导致分泌抗菌物质如溶酶体酶、组织蛋白酶 G 和 α 防御素进入含细菌的吞噬溶酶体。某些牙周致病菌侵入吞噬细胞作为毒性机制。例如，伴放线放线杆菌 (Aa) 的白细胞毒素通过结合LFA-1粘连素可杀死吞噬细胞，溶解真核细胞。近年来在体外实验已证实，抗Aa的特异性抗体或抗白细胞毒素的抗血清能保护中性白细胞免受白细胞毒素介导的损伤，能使胞噬继续进行。

在中性多形核白细胞向龈沟移出的同时，其它白细胞如单核细胞、巨噬细胞和淋巴细胞也一起向龈沟移动，进入龈沟，但是与中性多形核白细胞相比，这些细胞的数量要少得多。巨噬细胞是龈沟内仅有的能够吞噬死亡和正在死亡的中性白细胞的细胞，并将之移走。这种功能对于宿主是有益的，因为正在死亡或过度激活的中性白细胞能脱颗粒，即无控制地释放酶，会对宿主组织造成更大的损伤，并进一步加重炎症。因此，巨噬细胞的清扫作用在减轻炎症方面是有用的。巨噬细胞的其它主要作用如抗原呈递作用在龈沟内不能实现，因为这些细胞不可能返回宿主组织和淋巴管完成该功能。巨噬细胞的抗原呈递作用和B、T细胞的免疫功能在结缔组织内发生，粘附分子如CD44能锚住组织内的这些免疫细胞发挥功能，而不至于进入龈沟内。

如上所述，先天免疫反应与致病微生物为首次接触，免疫机制包括皮肤、粘膜上皮的物理屏障和炎症反应的血管和细胞成分。有效的反应可以快速消除炎症病损，或是根本不发生损害，无效反应则可能导致慢性病损或是破坏性的病损。如果第一道防线被突破，则适应性(adaptive)免疫系统被激活，对各种感染病原产生特异性反应，从而消灭这种病原，这种适应性或称获得性(acquired)(特异性)反应，是宿主较有效地抗致病菌的免疫反应。

获得性免疫反应
Acquired Immune Response

获得性(Acquired)，又称适应性(Adaptive)免疫反应是个体在生活过程中与病原微生物等抗原物质接触后所产生的，在出生后形成，具有特异性，不能遗传。特异性免疫应答通常紧接在感染性疾病恢复之后，这种反应包含一系列细胞的相互作用，包括特异性细胞产物。原发感染导致宿主对病原微生物再次感染的易感性下降，而特异性免疫细胞和分子能识别和区别对待外来物。获得性免疫系统通常由体液免疫和细胞介导免疫组成。体液免疫的特点是产生抗体，这是一类能与刺激物发生作用、结构独特的蛋白质。细胞介导的免疫包括一系列活动，需要有活力的效应细胞参与。保护性获得性免疫类型因不同的感染因子而不同。一般来说，体液介导的保护反应(免疫球蛋白)有效地抵抗细胞外存在的感染微生物。相反，细胞内微生物感染主要通过细胞介导的免疫反应解决。

近年来，宿主受到微生物的挑战后的免疫炎症反应在牙周病进展中的作用已得到充分肯定。牙菌斑积聚在牙龈附近的牙面，使龈沟内上皮和结合上皮与定植菌的代谢产物、酶和表面成分接触，细菌和细菌成分特别是脂多糖(lipopolysaccharides，LPS)还能通过结合上皮和牙周袋上皮进入结缔组织和血管，激发上皮细胞、内皮细胞和多种细胞产生致炎细胞因子和其它炎症化学介质，开始组织内的炎症反应。

体液免疫反应和细胞介导免疫反应(humoral immune response and cell mediated immune response)

随着炎症的发生，始发(对抗原的初次反应)或重新唤醒(经典反应)免疫过程。炎症开始时，上皮内的朗格罕细胞(Langerhans cells)摄取细菌抗原物质并携带到淋巴组织，呈递给淋巴细胞。记忆淋巴细胞返回到微生物存在的部位，促使B淋巴细胞转换为浆细胞并产生抗体，或是T细胞应答，辅助体液反应和发生对这些微生物的细胞介导的免疫反应。局部或全身产生的抗体通过凝集微生物或与它们结合来防止其粘附到上皮，与补体结合调理微生物，并被中性白细胞上的受体识别，使之实行有效的吞噬。牙周炎患者的血清和龈沟液中常显示很高的抗牙周致病菌的特异性抗体。虽然B细胞直接产生抗体，但是T细胞是调节IgM、IgG所必需的。

抗原携带细胞如朗格罕细胞、巨噬细胞和B细胞在牙龈组织中很丰富，能将抗原传送到局部淋巴结，促使血清IgG抗体的产生。牙龈内也已证实有局部免疫球蛋白的产生，牙龈组织内有很高水平的免疫球蛋白。龈沟液中的 IgG 亚类比率与血清类似，与该位点龈组织中 IgG 亚类的mRNA阳性细胞数相关 (IgG1平均为63%，IgG2平均23%，而IgG3和IgG4分别为3%和10%)。龈组织中 IgA1 亚类的 mRNA 阳性细胞数较高 (平均 65.1%)，相反，龈沟液中 IgA2 的浓度比IgA1 高，IgA1Fab 片段的检出高于完整的 IgA。 龈沟液中 IgA1Fab 的检出提示分泌的 IgA1 蛋白可能被龈沟液中的牙周致病菌降解。

目前认为，抗体的量和质都是重要的，不同患者的抗体水平、类型和亲和性强度不同。具有有效抗体的人可能较抗体反应的质和量均有缺陷的人更不易患牙周炎。牙周组织的炎症和组织破坏伴随着抗体的质、量和特异性而变化。最近对Aa感染者抗体亲和性的研究提示，抗体亲和性可能是一种有波动的动态过程，与牙周组织中的宿主－微生物相互作用的变化结合更密切。对牙周疾病中Pg抗体亲和性的研究提示，抗体的亲和性可能与这些患者的疾病程度有关。例如，有些广泛型早发性牙周炎患者在自然感染后并没有产生足够的具有生物学功能的抗体，似与疾病的范围和严重程度有关。

抗体行使功能有利于宿主清除牙周致病菌，有研究显示抗体是调理和吞噬 Aa 和 Pg 毒性株的基本要素。抗体也可中和细菌成分，在细菌的定植和宿主细胞的相互反应中起重要作用。有学者报告，一种特异性制备的抗 Pg 血凝集素 (hemagglutinin) 的单克隆抗体能预防 Pg 在牙周炎患者深牙周袋的再定植。然而还需要进一步研究以明确抗体在疾病进展和愈合中对特异性细菌抗原决定基 (epitopes) 的作用。有学者推测局限性青少年牙周炎患者的疾病进展与缺乏宿主的抗体应答有关。

6-2 牙周炎发病中宿主和微生物的相互作用 Host-parasite Interactions in Periodontitis

龈下微生物是牙周炎的始动因子，有害菌可直接与宿主组织相互作用，介导组织的破坏。此外，许多与牙周病有关的组织变化似乎是相互协调 (well orchestrated) 的宿主反应的综合结果。在宿主反应中，急性炎症细胞 (中性多形核白细胞) 具有抗微生物活性，而慢性炎症细胞则作用于适应性反应。中性多形核白细胞的功能包含吞噬和杀死细菌以应对微生物挑战，并通过释放组织降解酶造成局部组织的损害。慢性炎症细胞，即淋巴细胞、单核细胞，协调结缔组织的变化，与牙周组织的感染和牙周组织的修复与愈合有关，其功能还包括通过形成特异性的调理抗体辅助中性白细胞控制细菌感染。结缔组织中的宿主反应可导致组织的局部破坏，即牙周炎。近年来，学者们已对全身因素对牙周病的潜在影响增加了了解。本节主要阐述免疫系统在牙周病发病机制中的作用。

牙周炎的组织破坏 (tissue destruction in periodontitis)

牙周炎的主要表现是牙周软硬组织的破坏和改建。牙周结缔组织的改建呈周期性，以破坏和重建的循环方式发生，过多的破坏或不适当的重建能导致局部软组织、骨、牙周附着的丧失。从牙龈炎发展为牙周炎的基础是附着于牙齿的软组织破坏以及牙槽骨丧失。炎症介质的产生是宿主反应的一部分，与组织破坏有关的介质包括蛋白酶、细胞因子和前列腺素见表 6-1。

表 6-1 与牙周组织破坏有关的一些细胞因子和效应分子

细胞因子 / 分子 (Cytokine/Molecule)	主要来源 (Major Source)	主要作用 (Principal Actions)
IL-1, TNF-α	单核 / 巨噬细胞	致炎作用：如白细胞趋化、激活单核 / 巨噬细胞，增加 IL-1 和 PGE_2 的产生，刺激破骨细胞，增加 MMP 的产生，激活 T 细胞
IL-6	T 细胞、单核 / 巨噬细胞	致炎作用：如增加 IL-1、PGE_2、MMP 的产生
	成纤维细胞、上皮细胞	Th2 反应 (B 细胞分化)
IL-8	上皮细胞	PMN 趋化和移出上皮
PGE_2	单核 / 巨噬细胞	刺激破骨细胞
	成纤维细胞	增加 MMP 的产生
MMP-1	成纤维细胞、单核 / 巨噬细胞、上皮细胞	胶原水解
MMP-8	PMN	胶原破坏
IL-2	T 细胞	T 细胞生长和扩充
IL-2, IL-12, IFN-γ	T 细胞	Th1 反应 (T 细胞分化)
IL-4, IL-5, IL-10	T 细胞	Th2 反应 (B 细胞分化)

蛋白酶 (proteinases)

来自于宿主和微生物的蛋白酶 (proteinases or proteases) 在牙周炎的组织破坏过程中起着重要的作用。蛋白酶通过水解肽链裂解蛋白质。

基质金属蛋白酶 (matrix metalloproteinases，MMPs) 是一个与牙周组织破坏有关的蛋白溶解酶家族，主要降解细胞外基质分子，如胶原、凝胶、弹力蛋白等。MMP-8和MMP-1都是胶原酶；MMP-8 由浸润的中性多形核白细胞释放，而 MMP-1 则是由其他细胞包括成纤维细胞、单核细胞、巨噬细胞和上皮细胞表达。牙周炎结缔组织和龈沟液中的胶原酶较龈炎或健康对照者增高。分泌后的 MMPs 处于无活性状态，组织中的酶活性部分受隐性酶 (latent enzyme) 的激活和酶抑制物的水平所调控。MMP激活的机制之一与隐性酶的蛋白溶解裂解有关。能激活 MMPs 的蛋白酶包括微生物酶如牙密螺旋体产生的糜蛋白酶 (chymotrypsin-like protease)，以及宿主细胞酶如中性白细胞的组织蛋白酶 G (cathepsin G)。MMPs 由血清和龈沟液中的 α 巨球蛋白 (α2-macroglobulin) 和宿主组织和体液中多种细胞产生的 MMPs 的组织抑制物灭活。

其他与牙周炎有关的蛋白酶包括中性白细胞的丝氨酸蛋白酶、弹性蛋白酶、β 葡萄糖醛酸酶和组织蛋白酶G。弹性蛋白酶能降解多种分子，包括弹性蛋白 (elastin)、胶原蛋白 (collagen) 和纤维粘连蛋白 (fibronectin)。组织蛋白酶G是一种杀菌蛋白酶，也能激活MMP-8。弹性蛋白酶和组织蛋白酶 G 的内源性抑制物 (如：α1- 蛋白酶抑制物，α1- 抗糜蛋白和 α2 巨球蛋白) 存在于血浆和龈沟液中。这些酶在病理发生中的作用可能取决于局部组织中酶与酶抑制物的平衡。组织蛋白酶G在成人牙周炎的牙龈组织和龈沟液中增高。龈沟液中的弹性蛋白酶水平增高与牙周附着丧失有关，弹性蛋白酶可作为疾病严重程度和进展的标志。

细胞因子 (cytokines)

细胞因子是由细胞分泌的蛋白质，作为信息分子将信号传导到其它细胞。细胞因子具有许多作用，包括始发和维持免疫和炎症反应，调节细胞的生长和分化。白细胞介素 (interleukin) 是细胞因子家族中的重要成员，主要沟通免疫炎症过程中白细胞和其它细胞如上皮、内皮和成纤维细胞的联系，对于携带特异性受体的细胞有多种作用。细胞因子有多种，互相间有重叠作用，并相互介导形成活动网络 (active network) 来控制宿主反应。调控细胞因子的释放和激活是复杂的，与细胞因子的抑制因子和受体有关。许多细胞因子能够反作用于生成细胞以致刺激自身的产生和其它细胞因子的产生。

白细胞介素1 (interleukin-1, IL-1) 和肿瘤坏死因子 (tumor necrosis factor，TNF) 这两种致炎细胞因子 (pro-inflammatory cytokine) 在牙周组织破坏中起着重要作用。IL-1有两种活性形式：IL-1α 和 IL-1β，由分开的基因编码。这两种都是潜在的致炎分子，是破骨细胞激活因素的主要成分。IL-1 家族也包括 IL-1 受体拮抗剂 (interleukin-1 receptor antagonist，IL-1ra)，它能与 IL-1 受体结合而不刺激宿主细胞。TNF 也有两种形式，TNF-α 和 TNF-β。TNF-α 具有与 IL-1 类似的生物学活性，包括刺激骨吸收。

IL-1 主要由激活的巨噬细胞或淋巴细胞产生，也可由其他细胞包括肥大细胞、成纤维细胞、角质细胞和内皮细胞释放。最近的研究发现，B 淋巴细胞可能是牙周炎IL-1的主要来源。细菌的 LPS 是巨噬细胞产生 IL-1 的潜在激活剂，而 TNF-α、IL-1 本身也能激活巨噬细胞产生 IL-1。TNF-α也能由激活的巨噬细胞产生，特别针对细菌LPS的反应产生。TNF-β主要由$CD4^+$T 细胞的 Th1 亚类细胞由抗原或分裂原激活而产生。IL-1 和 TNF-α 的致炎作用包括刺激内皮细胞表达选择素 (selectins) 以利白细胞的移出，激活巨噬细胞 IL-1 的产生，诱导巨噬细胞和牙龈成纤维细胞产生 PGE_2。

这些细胞因子的性能与组织破坏有关，包括刺激骨吸收和诱导组织降解的蛋白酶。IL-1是一种潜在的破骨细胞增生、分化和激活的刺激因子。TNF-α对破骨细胞也有类似的作用，但潜能远不如IL-1。二者均能诱导间质细胞产生蛋白酶，包括MMPs，这些蛋白酶与结缔组织破坏有关。体内研究的真实资料支持 IL-1 和 TNF-α 是牙周炎病理发生的关键分子的概念，如牙周炎部位龈沟液中的 IL-1 和 TNF-α 浓度高，成功治疗后 IL-1 浓度下降；牙周炎的炎症程度增加与 IL-1 的浓度增加和 IL-1ra 浓度减低有关；在实验性牙周炎的原始模型中使用 IL-1 和 TNF 的拮抗剂可使移出到牙槽骨的炎症细胞减少 80%，骨丧失减少 60%。

前列腺素 (prostaglandin)

前列腺素是环氧化酶 (COX-1，COX-2) 作用下产生的花生四烯酸代谢产物。花生四烯酸是一种 20- 碳聚非饱和脂肪酸，见于多种细胞的胞浆膜。COX-2 由 IL-1β、TNF-α 和细菌 LPS 上调，与炎症相关的 PGE_2 的产生有关。在牙周膜中产生 PGE_2 的主要细胞是巨噬细胞和成纤维细胞。许多研究发现PGE_2在炎症和附着丧失位点的组织中和龈沟液中增高。Offenbacher等报告，牙龈炎时龈沟液中 PGE_2 的浓度要高于健康龈，而在牙周炎的进展期则浓度非常高。

PGE_2与牙周炎的骨丧失有关，PGE_2诱导MMPs和破骨性骨吸收。体外研究证实，与几种牙周致病菌有关的骨吸收可部分地被合成的前列腺素抑制剂所抑制。此外，用非甾体抗炎药(nonsteroidal anti-inflammatory agent) 作为进行性牙周炎患者前列腺素合成的抑制剂较不用药的对照组骨吸收明显减少。重度或侵袭性牙周炎患者的单核细胞释放的PGE_2要多于轻度牙周炎或无牙周破坏的患者。据推测，高危牙周炎患者具有单核细胞过度分泌特性 (monocyte hypersecretory trait)，导致局部和全身对细菌 LPS 的过度反应。

总结 这些由宿主组织细胞产生的蛋白酶和炎症介质以及它们的抑制剂受细菌和宿主细胞产生的调节分子的影响。在正常组织转换 (normal tissue turnover) 时，存在着平衡，不发生组织破坏。疾病时发生组织丧失，提示这种平衡被打破。此外，虽然细菌蛋白酶在这种环境中并不突出，但是它们在牙周生态环境中的作用可能是重要的。牙周炎的骨丧失有一部分是通过调节分子包括 IL-1, TNF-α 和 PGE_2 的作用而发生。表 6-1 示与牙周组织破坏有关的细胞因子和效应分子。

牙周炎的愈合过程 (healing processes in periodontitis)

牙周炎的病程中同时存在着组织破坏和组织愈合 (重建)，二者孰强孰弱决定着疾病的性质和过程，即便在牙周炎较重时，其周边也存在着愈合的迹象。了解愈合过程有助于我们在进行牙周治疗时使牙周组织的愈合方式向再生方向发展。

免疫系统在愈合过程中起着重要作用，愈合过程由再生和修复组成。

再生 (regeneration) 是指由与原来组织同样的新生组织取代，其结构和功能与被取代的组织相同。牙周组织自身再生能力有限，近年来相当多的研究致力于发展增加牙周组织再生能力的技术和材料。

修复 (repair) 是指一种组织由另一种组织取代，如由纤维结缔组织替代已破坏的原有组织，它不能完全行使原组织的功能和作用。例如，牙周炎患者经治疗后，牙周组织破坏区虽然有部分骨质和胶原纤维形成，但它们不具备正常牙周膜连接牙槽骨和牙骨质的结构和功能。在受创或外科损伤后，愈合 (healing) 作为即刻和急性炎症反应的一部分即开始。损伤后几乎立即形成的血凝块能止血，也形成了一种富有血小板源细胞因子的基质，刺激并有利于愈合。相比之下，在牙周感染存在的情况下，一般不能产生在创伤中所观察到的富有血小板的血凝块，于是，牙周的“愈合”主要发生在炎症停止、血管生成和纤维生成的交叠期，在此过程中，细胞而不是血小板提供了重要信号。

在炎症控制或减轻后的愈合过程开始时受白细胞指挥。一些重要抗炎信号由白细胞产生，包括白介素1受体拮抗剂 (IL-1 receptor antagonist，IL-1ra) 和转换生长因子β (transforming growth factorβ，TGF-β)。在炎性牙周组织中，巨噬细胞产生IL-1ra，而中性多形核白细胞、巨噬细胞、肥大细胞和淋巴细胞产生 TGF-β。

血管生成和纤维生成以及细胞因子如 IL-1ra 和 TGF-β 等有助于诱导这些过程，特别是炎症和愈合。IL-1β 和 IL-1α 通过刺激 PGE_2 的产生或次级 (secondary) 细胞因子如血小板生长因子 (platelet-derived growth factor，PDGF) 和 TGF-β 的释放间接诱导成纤维细胞的增生和胶原的合成。PDGF是由α和β链的不同组合而形成的蛋白复合物，有三种亚型：PDGF-AA，PDGF-AB，PDGF-BB。它由多种细胞和组织产生，包括内皮细胞、血管平滑肌和巨噬细胞，能激活成纤维细胞和成骨细胞，诱导蛋白合成。PDGF 的结构和功能与血管内皮生长因子 (vascular endothelial growth factor， VEGF) 相关。VEGF是内皮增生的重要因素，是一种由抗炎因子如 TGF-β 诱导、多种细胞包括单核巨噬细胞产生的糖蛋白。

TGF-β是一种多功能肽，刺激成骨细胞、成纤维细胞，抑制破骨细胞、上皮细胞和大多数免疫细胞，其受体遍布几乎所有的细胞。TGF-β由前肽 (propeptide) 而来，其激活需要酸性条件。TGF-β 能促进成纤维细胞细胞外基质粘附的构建。

其他可能起作用的成纤维性细胞因子包括碱性成纤维细胞生长因子 [basic fibroblast growth factor (bFGF)]，TGF-α 和 TNF-α。TGF-α 和 TNF-α 主要由单核细胞系列的细胞产生，在牙周组织中 bFGF 主要由牙周膜细胞和内皮细胞产生。

骨的再生能发生于牙槽骨的愈合中，其机制在于免疫系统能通过阻止破骨细胞的形成、增加破骨细胞的死亡明显降低破骨细胞的活性，以及激活成骨细胞而诱导再生性骨愈合。骨基质中的 TGF-β 是破骨细胞形成的潜在抑制剂，由破骨性吸收所释放，经破骨细胞提供的酸性环境激活可抑制破骨细胞的形成。破骨细胞的分化和激活受NK细胞、Th1 T细胞和巨噬细胞分泌的干扰素 γ (interferon-γ，IFN-γ) 的抑制。IFN-γ 的主要作用是抑制 IL-1 和 TNF-α 诱导的破骨细胞活性。IL-1ra 也有效地阻断 IL-1 和 TNFα 诱导的破骨细胞活性。

目前有许多研究集中在激活成骨细胞和 PDL 细胞作为促进再生愈合的方式。胰岛素样生长因子 (insulin-like growth factor I，IGF-I) 和 PDGF 这两种物质能诱导或增强再生性修复。胰岛素样生长因子诱导成骨细胞的生长、分化和胶原的合成。非人哺乳类动物的几项研究表明，IGF-1 和 PDGF 的结合明显有效地加强新牙槽骨和牙骨质的再生。

6-3　牙周组织的防御机制 Defense Mechanisms of Periodontal Tissues

口腔是一个开放的系统，不断受到微生物及其毒性产物和抗原成分的挑战。唾液冲洗着口腔表面，清除口腔表面附着松散的微生物。此外，龈沟液流动、口腔卫生措施和口腔粘膜上皮细胞脱落都具有去除口腔表面细菌的作用。龈牙结合部 (dento-gingival junction) 是龈上、下菌斑积聚处，是宿主防御系统与细菌相互抗争的重要场所，也是牙周病的始发部位。牙周组织的防御机制包括：

上皮屏障 Epithelial Barrier

龈牙结合部的牙龈组织藉结合上皮与牙齿表面连接，称为上皮附着 (epithelial attachment)，封闭了软硬组织的交界处。结合上皮的更新约为5天，比牙龈表面上皮的更新约快一倍。表层的衰老细胞以较快的速率脱落到龈沟内，同时使附着于结合上皮的细菌也随之脱落，这是龈牙结合部的重要防御机制之一。最近的研究发现，结合上皮在抗菌防御中不仅具有上皮屏障的作用，而且结合上皮细胞本身能产生有效的抗菌物质，包括防御素 (defensins) 和溶酶体酶；被微生物产物激活的上皮细胞能分泌趋化因子如白介素-8，和细胞因子如白介素-1和6，以及肿瘤坏死因子 α，它们吸引并激活了专门的防御细胞如淋巴细胞 (LC) 和中性多形核白细胞

(PMN)。这些细胞分泌的产物又依次进一步导致了结合上皮细胞的激活。

吞噬细胞 Phagocytic Cells

中性多形核白细胞

龈沟内的 PMN 是抗牙周致病菌的第一道防线。成熟的 PMN 受细菌及其产物脂多糖 (lipopolysaccharides，LPS) 等的刺激，在细胞因子、粘附分子和趋化因子的调节下，通过粘附贴壁和趋化等系列活动穿越血管内皮，到达炎症部位，吞噬细菌，再通过释放溶酶体酶或呼吸爆发活动杀灭细菌。如果 PMN 趋化或粘附功能降低或有缺陷，将严重影响 PMN 向炎症部位聚集；即便PMN能达到炎症部位，由于内源性或外源性吞噬或杀菌功能异常，如伴放线放线杆菌的白细胞毒素、或一些病原菌能躲避 PMN 的吞噬等，也会阻碍 PMN 防御作用的发挥。有证据表明，某些伴有PMN数目减少或功能缺陷的全身疾病，如周期性白细胞缺乏症 (cyclic neutropenia)、Chediak-Higashi综合征、掌跖角化-牙周破坏综合征 (Papillon-Lefévre syndrome) 等患者常伴有严重的牙周炎。由此可见 PMN 对牙周健康的维持是必不可少的。

PMN在牙周炎症过程中不仅是重要的防御细胞，而且具有致炎的双重作用。如果PMN对病原刺激物的反应过于激烈，便会对机体产生免疫损伤。PMN在吞噬细菌后，通过两种机制杀菌，即需氧杀菌和非需氧杀菌。需氧杀菌通过呼吸爆发活动完成，主要的杀菌物质是超氧离子，而非需氧杀菌则通过释放溶酶体酶。无论是超氧离子还是溶酶体酶，在杀菌时并无特异性。它们一旦过多地释放，均会对周围组织和细胞造成破坏，加重炎症反应。PMN在其吞噬细菌的过程中产生和释放的致炎细胞因子也会加重炎症。

近年来的研究表明，PMN在炎症过程中还具有调节作用。PMN具有蛋白合成能力，通过合成和释放具有免疫调节作用的细胞因子而参与免疫应答的诱导。外周血和龈沟中的PMN均可合成或分泌白介素 1 (interleukin 1，IL-1)、肿瘤坏死因子 α (tumor necrosis factor α，TNF-α)、IL-6 和 IL-8 等细胞因子以及前列腺素 E_2 (prostaglandin E_2，PGE_2)。IL-1、TNF-α、PGE_2 等既可促进结缔组织基质的降解，也刺激骨吸收。IL-1、TNF-α、和 IL-8 等细胞因子还可通过自分泌和旁分泌途径，刺激更多的IL-1、TNF-α、和IL-8的产生，从而扩大向炎症部位聚集与激活PMN的能力，引起炎症的加重和扩大。PMN在牙周致病菌的刺激下还可产生白介素 1 受体拮抗剂 (interleukin 1 receptor antagonist，IL-1ra)，即 IL-1 的抑制因子。

单核 / 巨噬细胞

单核 / 巨噬细胞 (monocytes/macrophages) 是宿主防御系统的重要组成部分，在动员宿主的防御机制抗细菌感染中发挥关键作用，维持着宿主 - 微生物之间的平衡。在微生物感染时，单核/巨噬细胞要发挥防御功能，必须向感染部位移出和聚集，因此单核细胞的趋化和吞噬能力如何，直接影响其防御功能的发挥。有学者报告，有些快速进展性牙周炎患者的单核细胞有趋化功能的异常。

单核/巨噬细胞在反应初期作为载抗原细胞，在效应期除了具有调节功能外，还作为炎症细胞、杀肿瘤细胞和杀菌细胞。一旦与外来细菌接触，巨噬细胞的杀菌能力增加，并分泌许多细胞因子刺激其它细胞的抗菌反应。这些细胞因子具有多种功能，包括放大特异性免疫系统，诱导和扩大炎症，刺激组织破坏。此外，巨噬细胞产生的细胞因子IL-1β 和 PGE_2 能刺激破骨细胞，促进骨破坏。因此巨噬细胞虽然在所有的免疫反应中起了重要的作用，但在组织破坏和骨吸收中也起了不可忽视的作用。

龈沟液
Gingival Crevicular Fluid

龈沟液 (gingival crevicular fluid，GCF) 系指通过龈沟内上皮和结合上皮从牙龈结缔组织渗入到龈沟内的液体。龈沟液的液体成分主要来源于血清，其它成分则分别来自血清、邻近的牙周组织 (上皮、结缔组织) 及细菌。内容包括补体 - 抗体系统成分、各种电解质、蛋白质、葡萄糖、酶等，也含有白细胞 (主要为通过龈沟上皮迁移而出的中性白细胞)、脱落的上皮细胞等。由于GCF来自并通过牙周组织，疾病时牙周组织的变化可通过GCF成分的分析而获得早期的生化指征。

有关龈沟液的研究最早可追溯到1958年，Brill & Krasse给狗注射荧光素液，然后将4mm宽的滤纸条放进狗的龈沟内3min，收集到一定量的荧光液体，证实这些物质显然不是来自大小涎腺，而是来源于血清。此结果引起学者们的极大兴趣，开始对GCF的产生机理进行了大量研究。近二十多年来有关龈沟液的研究方兴未艾，如今龈沟液已是牙周病学的重要基础。

牙龈健康者只有极少量龈沟液，由组织内的渗透梯度而使组织液渗入龈沟内。因为健康的牙龈也可能有少量的龈下菌斑，菌斑微生物产生一定量的大分子产物，这些产物可扩散而聚集于基底膜处，从而产生持续的渗透梯度，形成龈沟液流 (GCF flow)。Bickel (1985) 的研究表明，没有菌斑时，收集不到GCF，当菌斑堆积时间延长，龈沟液量增多。许多学者的研究结果显示，龈沟液并非一种单纯的漏出液，而是一种炎性渗出液。因为龈沟液中通常有炎症细胞，其他化学成分与组织液也不完全相同；龈沟液的流出量与该部位的炎症程度成正比。

龈沟液量增多是牙龈炎症早期的主要表现之一，常早于临床表征的改变。牙龈炎症明显时，龈沟液量明显增多。影响龈沟液量的因素较多，除牙龈炎症外，龈沟液量还可因机械性刺激 (咀嚼粗制食物、刷牙、牙龈按摩、龈沟内探诊或放入滤纸条等) 和化学刺激而增加。性激素可直接或间接影响毛细血管的通透性，故妇女排卵期、妊娠期或服用激素性避孕药时龈沟液量可增多。牙周治疗后的愈合期内龈沟液量也增加，但龈沟液量并不因殆创伤而增加。若细菌或其他颗粒性物质进入龈沟，它们在数分钟后随龈沟液的流出而被清除。龈沟液这种清洗龈沟的作用是局部防御机制的一种重要方式。

龈沟液中的免疫球蛋白与口腔防御功能有关，具有针对不同致病菌的特异抗体功能，其中IgG水平高于IgA和IgM。特异性抗体可通过阻止细菌附着、调理吞噬和与细菌形成抗原抗体复合物等作用来阻止细菌的入侵。国内外的研究均表明，牙周炎患者 (青少年牙周炎、快速进展性牙周炎和成人牙周炎) 血清中及龈沟液中抗牙龈卟啉菌 (Pg)、伴放线放线杆菌 (Aa) 等牙周致病菌的特异抗体水平显著高于牙周健康者，龈沟液特异抗体水平的升高与该部位 (牙周袋) 特异细菌的感染有较强的相关性。近年来的研究表明，青少年牙周炎患者比重度成人牙周炎和健康人含较高浓度的抗伴放线放线杆菌的特异抗体IgG_2，IgG_2是机体对Aa和其它微生物的多糖抗原 (如脂多糖) 免疫反应的主要抗体亚类，黑色人种IgG_2水平明显增高。早期的研究还表明，补体成分也存在于龈沟液中，补体可以直接或与抗体一起结合杀死细菌，也可通过趋化作用吸引白细胞使白细胞释放溶酶体酶，以及通过补体介导的组织细胞溶解和肥大细胞脱颗粒引起组织损伤。在牙周病患者的牙龈中检测到C3和C5表明GCF中的补体不仅来自血浆，也有局部产生的。

在炎症时，龈沟液中的炎症介质水平增高，如白介素-1 (interleukin-1，IL-1)、前列腺素E_2 (prostaglandin E_2，PGE_2) 等。IL-1是炎症反应的主要介质，在组织受到微生物、细菌毒素刺激或损伤时，由多种宿主细胞产生。成人牙周炎患者的牙龈中IL-1水平较健康龈或龈炎者的高，活动性炎症部位的水平较稳定性部位的高。前列腺素由多种宿主细胞合成，炎症牙龈含较多的PGE_2，能使血管扩张、骨吸收并影响胶原的合成。牙周炎龈沟液中的PGE_2浓度显著高于龈炎，而且龈沟液中 PGE_2 水平大大超过血清，说明龈沟液中的 PGE_2 一部分来自局部的牙周组织。测定龈沟液中的IL-1和PGE_2水平可作为监测牙龈炎和牙周炎进展的有效而非侵入性方法，经牙周治疗后，IL-1 和 PGE_2 水平下降。

白细胞是龈沟液中的重要防御细胞。龈沟内的大多数白细胞均有活性，具有吞噬和杀菌能力。虽然在白细胞杀菌过程中也会释出有害牙周组织的物质，但一般情况下会被局限，并因牙周组织的快速更新而得到修复。因此，这些白细胞组成了一个防御外源性菌斑进入龈沟的主要防线。炎症性龈沟液中含许多坏死分解的白细胞和细菌，白细胞的数目随炎症反应的加重而增加，中性白细胞产生的酶如弹性蛋白酶、髓过氧化物酶的水平在牙龈炎和牙周炎患者的龈沟液中明显增高，提示这些酶从细胞内移出到释放可能在牙周炎的病理发生中起着重要作用。

龈沟液中含有多种酶，其中天冬氨酸转氨酶、碱性磷酸酶、胶原酶等与牙周病的严重程度和活动期等有一定的关系。有些酶不仅来自宿主，也可能来自龈沟中的细菌，如胶原酶和碱性磷酸酶可能由成纤维细胞或中性白细胞产生，也可能由细菌产生。龈沟液中的酶抑制物是由局部产生或是血浆循环而来。血浆来源的主要有 α1- 抗胰蛋白酶 (α1-antitrypsin) 和 α2- 巨球蛋白 (α2-macroglobulin)，其龈沟液中的浓度是血清浓度的 3/4。α2- 巨球蛋白能抑制 PMN 产生的多种中性蛋白酶，炎症时增高，在实验性龈炎末期是开始时的2倍，治疗后下降。α1-抗胰蛋白酶主要失活血清蛋白酶、弹性蛋白酶、组织蛋白酶G和部分哺乳动物细胞的胶原酶，还可结合细胞因子，抑制淋巴细胞反应、补体激活以及中性白细胞渗出。

从全身途径进入体内的某些药物如抗生素等，也可进入龈沟液，并达到高而持久的浓度，因而可被利用来进行牙周治疗。如一次口服四环素后，龈沟液内药物浓度为血清的 2 ~ 7 倍，16 小时后仍为血清中浓度的 10 倍。

综上所述，龈沟液具有以下作用：①通过GCF流冲洗龈沟内的外来物质；②含有可以促进上皮附着于牙面的血浆蛋白；③具有抗微生物的特异性抗体；④在牙龈防御机制中，其所含补体可促进抗体的活化，⑤能提供龈下细菌丰富的营养成分，⑥提供牙石矿化的物质。龈沟液在牙龈组织的防御体系中起着重要作用,研究龈沟液的量及内容的变化，对了解牙周疾病的发生机理、病情变化及治疗效果等均有重要意义。

唾 液
Saliva

唾液 (saliva) 是一种维持口腔健康的重要体液，每昼夜平均分泌600ml唾液，由三对大涎腺和许多小涎腺分泌，也有龈沟液的掺入。唾液具有润滑、缓冲、清洁、抗微生物、凝集、薄膜形成、消化等多种功能，是宿主口腔免疫防御系统的重要组成部分之一。唾液的保护作用与其有效成分、流量、流速有密切联系，唾液功能失调会导致严重的口腔软硬组织疾患。

唾液的物理特性可以起到生理性保护作用。有效的唾液流量/流速可以提供必要的润滑作用，帮助运送食物、清除细菌和脱落的上皮以及不断补充新鲜的抗菌成分，如溶菌酶、乳铁蛋白、过氧化氢酶、富组蛋白以及免疫球蛋白。唾液的缓冲作用对保持牙釉质的动态平衡是非常关键的。唾液物理特性的改变，如流量/流速的减少或缓冲作用的降低都将导致唾液防御功能的下降，进而引起龋齿和牙周疾病的发生和发展。

唾液蛋白参与了牙菌斑的初始形成，即在清洁的牙面首先形成唾液薄膜，然后细菌附着和定植。唾液还参与了菌斑的矿化，形成牙结石。

唾液中含有丰富的抗微生物成分：

1. 溶菌酶　溶菌酶是一种碱性蛋白质，它的主要作用是水解细菌胞膜的肽糖苷键而引起细菌的分解和死亡。
2. 过氧化物酶　主要作用是利用唾液中的过氧化氢催化氧化反应，产生杀菌物质新生态氧。
3. 乳铁蛋白是一个铁离子结合蛋白，它的抗菌作用主要是与细菌争夺营养成分“铁”，从而抑制细菌生长。
4. 分泌型免疫球蛋白 A (sIgA) 是唾液中主要的抗体成分，经抗原刺激由大小涎腺的免疫细胞产生。sIgA与血清IgA不同，后者主要是单体，也可为多聚体，sIgA为双体。sIgA可以凝集口腔微生物，干预微生物在口腔表面的附着，还可以中和病毒。
5. IgG 和 IgM　这些免疫球蛋白的存在与全身和局部免疫反应有关，可能主要来自龈沟液。一些研究证实唾液中存在抗牙周致病菌的特异性抗体。

唾液中的其它蛋白质如富脯蛋白、富胱蛋白、粘蛋白、富组蛋白可能对口腔细菌的生态环境有影响。由于唾液防御蛋白的细胞来源不同，许多由腺泡细胞分泌，部分来自腺管细胞，有的来自龈沟液，因而影响唾液蛋白成分的浓度。唾液蛋白质之间还存在着互补或拮抗作用，研究表明，过氧化物酶可以加强 sIgA 和乳铁蛋白的作用，而 sIgA 则可以降低乳铁蛋白的效力，粘蛋白可以与sIgA、溶菌酶、富胱蛋白、富组蛋白形成复合物。有关唾液抗菌物质与牙周疾病发生发展的关系的研究目前尚未获得明确的结果。

唾液中的细胞成分除脱落的上皮细胞外，还含有主要来自龈沟液的各种白细胞，主要是中性白细胞。不同个体的白细胞数不同，同一个体不同时间的白细胞数也不同。龈炎时白细胞数增加，一些研究者认为白细胞的移出率与牙龈的炎症程度有关，是评估牙龈炎的可靠指数。

综上所述，上皮附着的封闭作用、结合上皮细胞的快速更新和修复能力，唾液的冲洗、凝集素和IgA的保护作用，龈沟液的冲洗、调理和IgG、补体的免疫作用，以及中性白细胞和单核/巨噬细胞的吞噬和杀菌作用等，构成了牙周组织的多重防御机制。此防御机制对于抵抗牙菌斑向龈沟延伸、保护牙周组织免受细菌入侵和破坏起了极其重要的作用。

思考题

1. 牙周组织的防御机制包括哪些部分？
2. 宿主免疫细胞及细胞因子在牙周炎的发生发展过程中起什么作用？
3. 宿主对龈下微生物的免疫炎症反应与其他部位感染性疾病的免疫反应比较有何异同？

4. 牙周炎的组织损害大多是由于感染的微生物直接引起的，还是宿主对感染的应答引起的？

参考文献

1. Kinane D, Bergundh T, Lindhe J. Host-parasite interactions in periodontal disease. In: Lindhe J, Karring T, Lang NP, et al. Clinical Periodontology and Implant Dentistry. 4th ed, copenhagen: Blackwell Munksgaard, 2003 : 150
2. Holmstrup P. Histopathology of periodontal diseases. In: Wilson TG and Kornman KS. Fundamentals of Periodontics. 2ed ed. Chicago, Berlin: Quitessence Publishing Co, 2003 : 39
3. Meng HX, Zheng LF. T cells and T cell subsets in periodontal diseases. J Periodontal Res, 1989, 24 : 121
4. 孟焕新，郑麟蕃. 牙龈上皮中的朗格罕细胞. 中华口腔科杂志, 1990, 25 : 146
5. 孟焕新,郑麟蕃. 牙周病损中免疫球蛋白阳性细胞的定量分析和补体 3 的分布. 中华医学杂志, 1994, 74 : 486
6. 欧阳翔英，曹采方，陈智滨等. 牙周病患者血清及龈沟液特异抗体水平与龈下细菌量的关系. 中华口腔医学杂志, 1994, 29 : 72
7. 朱小玲、孟焕新. 快速进展性牙周炎牙龈组织中单核 / 巨噬细胞浸润与 MCP-1 表达. 中华口腔医学杂志, 1999, 34 : 214
8. Liu RK, Cao CF, Meng HX. Polymorphonuclear neutrophils and their mediators in gingival tissues from generalized aggressive periodontitis. J Periodontol, 2001, 72 : 1545
9. Haake SK, Nisengard RJ, Newman MG. Micriobial interactions with the host in periodontal diseases. In: Newman MG, Takei, Carranza FA: Carranza's Clinical Periodontology, 9th ed, Philadelphia: WB Saunders Co, 2002 : 132
10. Marja Pollanen, Salonen JI, Uitto VJ Structure and Function of the tooth - epithelial interface in health and disease. Periodontology 2000, 2003, 31 : 12
11. Rowland RW. Immunoinflammatory response in periodontal diseases. In: Rose LF, Mealey BL, Genco RJ, Cohen DW. Periodontics: Medicine, Surgery, and Implants. Mosby St Louis, 2004 : 85
12. Offenbacher S, Heasman PA, Collins JG. Modulation of host PG_2 secretion as a determinant of periodontal disease expression. J Periodontol, 1993, 64 : 432
13. 阎福华，曹采方，李晓新. 龈沟液中天冬氨酸转氨酶水平与牙周炎活动性的关系. 中华口腔医学杂志, 1995, 30 : 40
14. Cimasoni G. Crevicular fluid updated. Basel: Karder, 1983

（孟焕新）

7 局部和全身促进因素
Local and Host Contributing Factors

7-1 局部促进因素 Local Contribution Factors

牙石 Dental Calculus

解剖因素 Anatomic Factors

牙齿位置异常、拥挤和错殆畸形 Malalignment, Crowding and Malocclusion

不良修复体和不良正畸治疗 Faulty Dentistry

创伤性殆 Traumatic Occlusion

食物嵌塞 Food Impaction

不良习惯 Habits

牙面着色 Dental Stains

7-2 全身性促进因素 Host Contributing Factors

遗传因素 Genetic Factors

性激素 Hormone

吸烟 Smoking

有关的系统病 Systemic Diseases

精神压力 Stress

应知应会的内容：

1. 牙石的分类、形成、结构和成分
2. 牙石对牙周组织的影响
3. 解剖因素在牙周病发生、发展中的作用
4. 不良修复体、不良正畸治疗对牙周组织的损害
5. 殆创伤在牙周病进展过程中的作用
6. 食物嵌塞的危害性
7. 宿主遗传因素在牙周炎中的重要作用
8. 性激素水平的变化对牙周组织的影响
9. 吸烟在牙周炎的疾病发生、进展和组织破坏与修复中的作用
10. 系统疾病与牙周炎的关系
11. 精神压力在牙周病发病机制中的地位

7-1 局部促进因素 Local Contribution Factors

“局部”促进因素 (“local” contributing factors) 是指影响牙周健康的口腔和牙、𬌗的局部因素 (而非全身作用) (anything that influences the periodontal health status at a particular site or sites，with no known systemic effects)。这些局部因素会促进或有利于牙菌斑的堆积；或造成对牙周组织的损伤，使之容易受细菌的感染；或对已存在的牙周病起加重或加速破坏的作用。

牙菌斑生物膜是牙周组织发生炎症和破坏的始动因子。某些龈上局部因素，如牙排列拥挤、牙石和粗糙的修复体等有利于龈上菌斑生物膜的滞留，使微生物免被唾液和口腔卫生措施清除。一般而言，如果宿主对微生物有足够的防御反应，则只形成牙龈炎。如果龈上生物膜的滞留时间延长，细菌将开始向龈下生长，环境的改变将有利于厌氧菌的生长。一些龈下不利因素如牙根解剖形态、龈下修复体边缘、充填体悬突和其他异常会促使细菌粘附到袋上皮和根面，使龈下菌斑繁殖。龈下潜在的致病菌可在某部位常年存在而不引起明显的疾病，然而局部环境一旦改变，打乱了微生物和宿主防御机制之间的平衡，牙周破坏就会发生。

牙 石
Dental Calculus

牙石 (dental calculus) 是沉积在牙面或修复体上的已钙化的或正在钙化的菌斑及沉积物，由唾液或龈沟液中的矿物盐逐渐沉积而成。牙石形成后不能用刷牙方法去除。牙石根据沉积的部位、以龈缘为界可分为龈上牙石和龈下牙石 (supragingival and subgingival calculus) (图 7-1)。

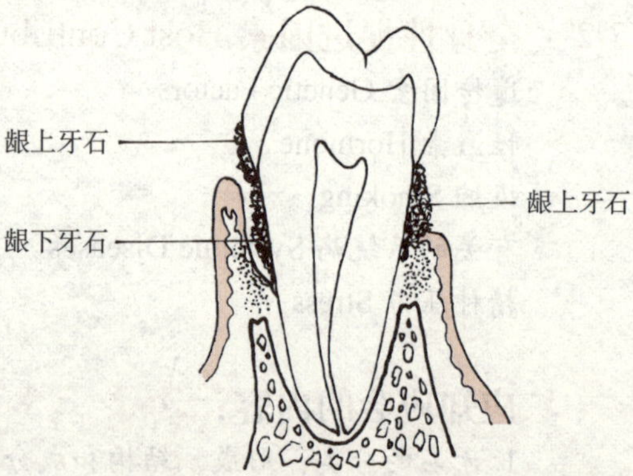

图 7-1 牙石附着部位

龈上牙石和龈下牙石 (supragingival and subgingival calculus)

龈上牙石：沉积在临床牙冠，直接可看到的牙石称为龈上牙石，呈黄或白色，亦可因吸烟或食物着色而呈深色 (彩图7-2)。一般体积较大，尤其是在与唾液腺导管开口相应处的牙面上沉积更多，如上颌第一磨牙颊面和下颌前牙的舌面。

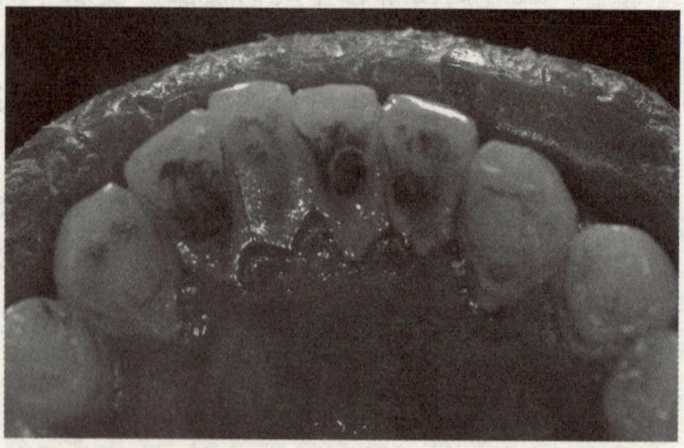

彩图 7-2 龈上牙石及烟斑

龈下牙石：在龈缘以下的牙面上，肉眼看不到，需探针才能查到的称为龈下牙石，有时在X线片上也可见。龈下牙石呈褐色或黑色，较龈上石体积小而硬，一般与牙面的附着比龈上石更牢固。龈下石见于大多数牙周袋内，通常从釉牙骨质界延伸至袋底附近，在龈缘下分布较均匀，但以邻面和舌、腭面较多些（彩图7-3）。

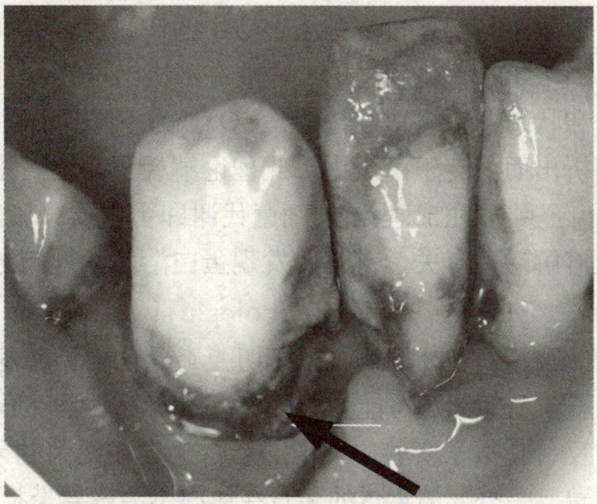

彩图 7-3 龈下牙石

成分和结构 (composition and structure)

牙石中含 70% ~ 80% 无机盐、其余为有机成分和水。龈上石和龈下石的化学成分类似，其无机成分与骨、牙本质和牙骨质相似。

无机盐的主要成分为钙、磷，钙约占无机盐重量的 40% 以上，磷约为 20%，并有少量的镁、钠、碳酸盐和微量元素。至少三分之二的无机盐为结晶形式存在，主要为羟磷灰石、磷酸盐的三斜晶系、八钙磷酸盐和磷酸氢钙。

有机成分为蛋白质和碳水化合物，脂肪甚少。其有机构成与菌斑相似，包括各种微生物和脱落的上皮细胞、白细胞等。

根据电镜观察，牙石呈层板状结构，与身体其它处的结石相似。各层的矿化程度不一，其中有各种形状的结晶，呈规则或不规则的排列，还可见矿化了的细菌。

牙石紧密地附着于牙面，其原因之一可能是菌斑下方的获得性薄膜也矿化了，因此矿物晶体与釉质、牙骨质或牙本质密切接触。其二，龈下石所附着的牙骨质表面不规则，常凹凸不平，这是由于根面在牙周炎过程中被吸收或有小面积牙骨质撕脱所形成的。其三，牙骨质表面还有残存的 Sharpy 纤维，龈下石常与牙面呈犬齿交错的镶嵌式附着，使龈下石附着相当牢固，临床上要刮净龈下石比较困难。牙石也可附着于种植体表面，但在精密制作的纯钛种植体表面的附着远不如在牙体表面坚固，因此去除种植体上的牙石可以不伤害种植体表面。牙石的表面总是覆盖着菌斑。

形成和矿化 (formation and mineralization)

牙石的形成包括三个基本步骤，即获得性薄膜 (acquired pellicle) 形成、菌斑成熟 (plaque mature) 和矿物化 (mineralization)。菌斑的形成要先于牙石的形成。菌斑成为后来矿化沉积的有机基质，即矿化的核心。龈上石和龈下石的矿化物质分别来源于唾液和龈沟液。最初小晶体开始沉积在菌斑基质中，然后基质完全钙化，细菌也钙化。晶体沉积在菌斑内是钙化形成的通常途径，与此同时矿化物也可沉积在龈上菌斑积聚的表面。钙化先呈小灶状，逐渐增大，并互相融合成大块牙石。早期的菌斑内有少量无机成分，在菌斑形成后 1 ~ 14 天内即开始矿化，逐渐形成牙石。有些人龈上菌斑形成的时间不到 2 周，矿化已达 60% ~ 90%，也有几天就发生矿化的。不过，沉积发展成具晶体特征性质的陈旧性牙石需数月或数年。微生物并非牙石形成过程所必需的，因为在无菌饲养的动物中也可有牙石形成。菌斑中除细菌本身可作为矿化的核心外，其它如脱落上皮细胞、白细胞和食物碎屑等均可成为钙化的核心。

牙石的矿化机制虽经学者们多年探讨，尚未完全明了。牙石的矿化与两个因素有关：

1. 矿化的核心　矿化物质的沉积必须存在矿化的核心，菌斑中的细菌、上皮细胞和细胞间质可能为主要的核心物质。

2. 矿物质沉积　唾液中的钙、磷等矿物盐呈过饱和状态，是龈上石中无机盐的主要来源，而龈下石则来自龈沟渗出液中的矿物盐。矿化过程的始动假说有两种：

①二氧化碳理论　唾液在刚流出导管口时，CO_2张力较高，其中钙、磷等矿物离子呈过饱和状态；进入口腔内后，CO_2张力下降约一半，使唾液pH升高，钙、磷等离子从过饱和状态析出而沉淀于菌斑中。此理论解释了龈上石多发生在主要涎腺导管口，但不能解释龈下石。

②氨生成理论　细菌代谢即蛋白质分解所产生的氨使唾液或龈沟液的 pH 升高，与蛋白溶解活性有关。有学者发现蛋白溶解活性与牙石形成呈正相关。

牙石的病因意义 (etiologic significance)

牙石与牙周病关系密切。流行病学调查表明，牙石量与牙周炎呈明显的正相关。虽然，牙石本身对牙龈可能具有一定机械刺激，但较早期的研究已显示其粗糙面并不会引起牙龈炎；相反，在猴子实验中发现，结合上皮在无菌的牙石上能形成半桥粒和基底膜这种正常的上皮附着。另外，消毒过的牙石在体内不会诱导炎症或脓肿。上述研究排除了牙石本身作为牙周病原始病因的可能性，其作用可能是继发的，即牙石为菌斑的进一步积聚和矿化提供理想的表面。牙石对牙周组织的主要危害来自其表面堆积的菌斑，由于牙石的存在使得菌斑与组织表面紧密接触，引起组织的炎症反应。此外，牙石的多孔结构也容易吸收大量的细菌毒素，牙石也妨碍口腔卫生措施的实施。牙石是牙周病发展的一个重要因素，去除牙石是牙周治疗和疗效维护的基本原则。

解剖因素
Anatomic Factors

某些牙体和牙周组织的解剖缺陷或异常，常可成为牙周疾病发生的有利条件，或加重牙周病的进程。

牙解剖 (dental anatomy)

磨牙 (molars)

根分叉 (root furcations)

磨牙，尤其是上颌磨牙最常因牙周炎而失牙。根分叉的解剖位置易使菌斑积聚，附着丧失达分叉水平，使牙周治疗和口腔卫生措施难以施行。根分叉累及的水平和垂直深度因釉珠、根柱长度、分叉入口的大小和分叉顶部的解剖变异而异 (详见第十四章根分叉病变)。

根柱长度 (root trunk length)

根分叉病变的严重程度主要取决于附着丧失的量和釉牙骨质界到分叉口的距离，即根柱的长度。Hou 等的分类法将根柱的长度分为三型：A 型最短，根柱的长度约为牙根全长的 1/3 或更短；B 型根柱的长度约为牙根长度的一半以上；而 C 型，分叉口约是在近根尖的 1/3 部。A 型的根分叉暴露在骨丧失少时即可发生，而C型的根分叉病变即使只有I度，预后也很差，因为牙根表面的牙槽骨覆盖不足1/3。据报告，上第一磨牙的根分叉中B型占47.1%，A型占41%，而C型较少占11.9%。下第一磨牙一般A型占83.5%，而上、下第二磨牙B型较常见，分别占60.8% 和 52.6% 的。其他人的研究证实，上磨牙的根柱 (距釉牙骨质界 3.6 ~ 4.8mm) 较下磨牙长 (2.4~3.3mm)。 离根尖最近的分叉是上第一磨牙的远中口，还有上颌双尖牙；根柱最短的是下第一磨牙，在牙周炎的早期就会暴露根分叉。

分叉口的大小 (size of furcation entrance)

根分叉入口 (即根分叉的角度) 的大小对于预示牙周治疗的成败极为重要。Bower等报告，多数根分叉的入口要小于新标准的Gracey刮治器的宽度，81% 的根分叉口< 1.0mm，58% 的要<0.75mm。这种解剖形态增加了磨牙根分叉治疗的难度。即使进行手术治疗，窄根分叉区仍难以彻底清除。

双根分叉嵴 (bifurcation ridges)

有学者用立体显微镜观察了拔除的上颌和下颌第一磨牙根分叉区的复杂形态图，他们的研究清楚地显示了分叉区解剖的复杂性。他们发现，分叉顶的各种凹陷和嵴使得治疗更加困难。这些嵴从一个根延伸到另一个根，有的上颌磨牙还延续到根尖。连接近中和远中根的中间嵴 (Intermediate ridges) 主要由牙骨质组成。下颌磨牙可有中央嵴在分叉顶部形成明显的凹坑，Hou 和 Tsai 确认，这些嵴与分叉区的附着丧失密切相关。

根面凹陷 (root concavities)

根面凹槽 (root fluting)，或称根面凹陷 (root concavities) 在所有的磨牙中不同程度的存在。凹槽存在于分叉顶部、根的表面。这些凹陷通常难以诊断，除非在给患者进行非手术治疗或牙根手术时麻醉下检查。如同其他解剖因素一样，凹陷的存在使细菌菌斑积聚，促使附着丧失的进展。

颈部釉突 (cervical enamel projections) 和釉珠 (enamel pearls)

牙釉质在釉牙骨质界的根方异位沉积呈指状突起伸向根分叉处，有的突起还能进入根分叉区内，被称为“颈部釉突”(图 7-4)，是分叉病变的发病因素。有学者采用探诊、拍根尖X线片、翻瓣等方法观察了78名有根分叉病变的患者，发现有釉突的牙容易发生根分歧区的牙周病变，患病率可达82.5%，因为该处结合上皮的附着易被破坏，而无颈部釉突的磨牙根分叉病变只有 17.5%。

颈部釉突对根分叉的影响取决于突起的范围。1964 年 Masters 和 Hoskins 采用的分类法沿用至今 (图 7-4)：

Ⅰ型：沿釉牙骨质界向根分叉延伸的短而明显的改变

Ⅱ型：颈部釉突接近分叉区，但无接触

Ⅲ型：颈部釉突延伸入分叉区 (图 7-5)

Roussa发现，Ⅰ型和Ⅲ型突起较常见，下颌第二磨牙的颈部突起较上颌或下颌第一磨牙更

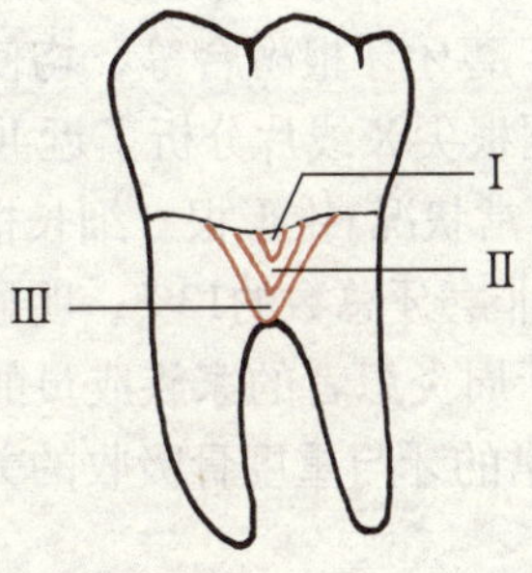

图 7-4 颈部釉突分型：Ⅰ，Ⅱ，Ⅲ型

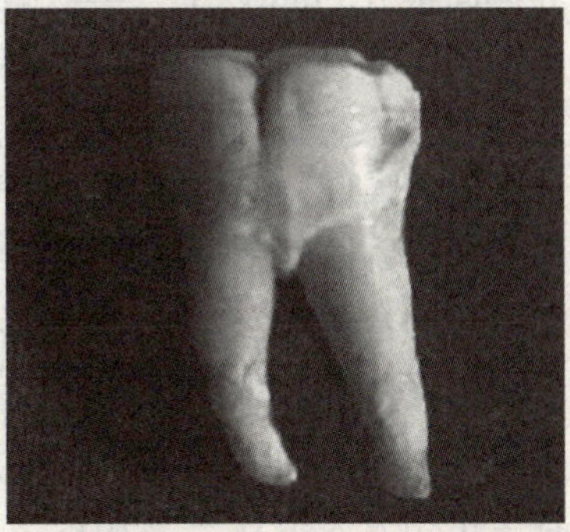

图 7-5 颈部Ⅲ型釉突

(孔宇医师提供)

常见。

釉珠 (enamel pearls) 的发生率低于釉突，但是也与根分叉病变的病因有关。釉珠的发生率大约在 1.1% ~ 9.7%。约 1/3 的釉珠发生在上第三磨牙，下第三磨牙和上第二磨牙次之。

上颌双尖牙 (maxillary bicuspids)

上颌双尖牙常有两个根。Joseph 检查了 100 颗这类牙的解剖形态，发现双分叉牙的 62%的颊根的腭侧有分叉凹陷。分叉口的平均宽度是 0.71 mm，小于新刮治器的刃面宽度。所有上颌双尖牙的邻面均有凹陷，近中面的凹陷要深于远中面。上双尖牙的邻面也有的显示V形沟，通常向根尖部延伸，较之无沟牙有更多的附着丧失。上颌双尖牙的根分叉位置也常接近根尖。

前牙 (anterior teeth)

腭侧沟 (palatal groove)

腭侧沟也称畸形舌侧沟，多发生于上颌侧切牙。它是一种发育异常，由内釉上皮和Hertwig上皮根鞘内陷产生的沟，从上颌切牙的腭侧窝延伸至根面，甚至可接近根尖区。沟内易滞留菌斑，且结合上皮不易附着，因而形成窄而深的牙周袋，有的甚至反复形成脓肿而出现窦道 (彩图7-6)。 有人报告，在所检患者中 3.9% 有腭侧沟，主要见于上颌侧切牙的腭侧 (3%)，不足 1% 的上颌中切牙颊腭侧有这种沟。这些沟槽一般呈U形，约一半越过釉牙骨质界伸向根方5 mm以上，类似漏斗，使菌斑在沟槽的深部得以集聚而不易清除。因此具有腭侧沟根向延伸的患牙预后较差。

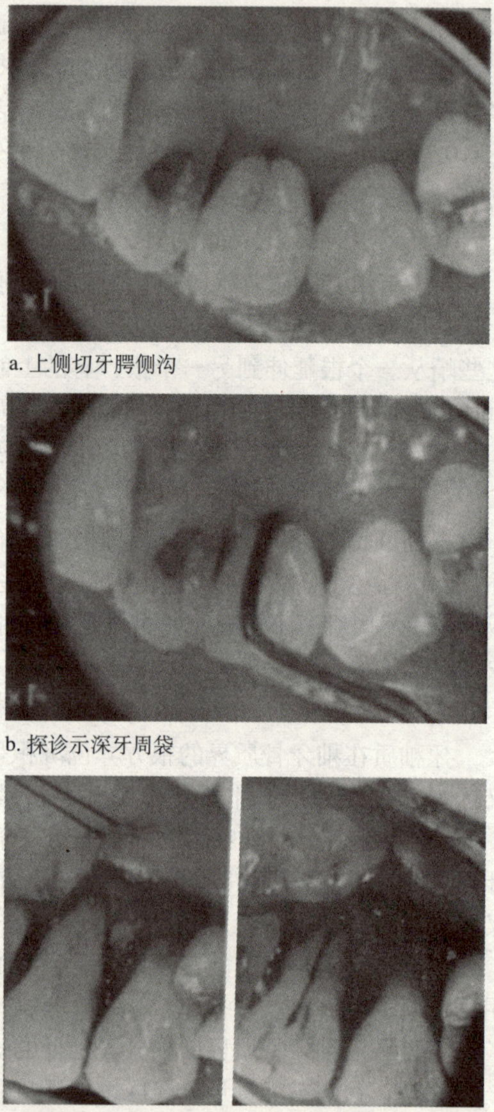

a. 上侧切牙腭侧沟

b. 探诊示深牙周袋

c. 翻瓣见腭侧沟深达根尖

彩图 7-6 前牙腭侧沟

其它解剖因素，如牙根过短、或锥形牙根 (彩图 7-7)、磨牙牙根融合等，均使这些牙对殆力的承受能力降低，疾病进展快。国内最近一项研究根据根尖X线片分析了近4000个前牙和双尖牙的牙根，结果表明侵袭性牙周炎患者的牙根形态异常状况 (锥形根、细长根、冠根比例过短和后牙融合根) 较多见，牙根形态异常的非磨牙约占非磨牙总数的13%，明显多于慢性牙周炎患者 (5.61%) 和牙周健康对照者 (3.81%)，侵袭性牙周炎患者的家族成员的牙根异常状况也较多见 (11.87%)； 研究者进一步分析了牙根形态异常的牙与重度骨吸收的关系，结果显示二者呈正相关关系 (r = 0.781，p = 0.027)。

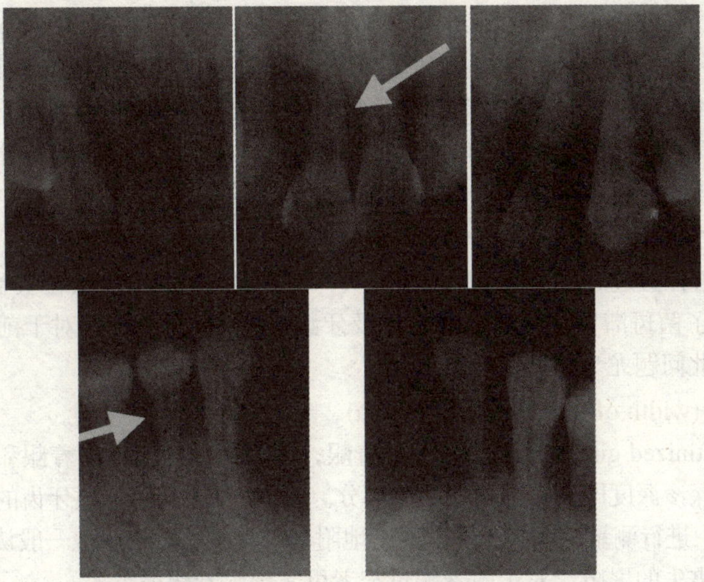

彩图 7-7 锥形根

表 7-1 牙解剖形态

牙	解剖形态	发生率
上颌切牙	腭侧沟，98% 见于侧切牙	0.79% ~ 21%
上颌第一双尖牙	根柱长度，平均 4 ~ 14.6mm	
	颊根腭侧的分叉凹陷	62%
	近中根凹陷	100%
	分叉入口直径＜ 0.75mm	57%
上颌磨牙	分叉入口直径＜ 0.75mm	63%
	根柱长度，平均	
	近中：3.5 ~ 4.2mm	
	颊侧：4.0 ~ 4.8mm	
	远中：3.3	
	颈部釉突	32.6%
下颌磨牙	分叉入口直径＜ 0.75mm	50%
	根柱长度，平均	
	颊侧：2.4 ~ 3.14mm	
	舌侧：2.5 ~ 4.17mm	
	颈部釉突	
	第一磨牙	80.4%
	第二磨牙	48.4%
	双分叉嵴	65.5% ~ 76%

引自Matthews DG & Tabesh M. Detection of localized tooth-related factors that predispose to periodontal infections. Peiodontology 2000，2004，34:139

膜龈异常 (mucogingival deformities)

“膜龈”是指覆盖牙槽突的口腔粘膜部分，包括牙龈(角化上皮)和相邻接的牙槽粘膜。膜龈状况是指角化龈的量、牙龈退缩的量、有无异常的系带以及前庭的深度等。膜龈异常是指牙龈和牙槽粘膜的宽度、形态异常，和(或)二者的关系异常，此种异常可能伴有其下方的牙槽骨异常，这些状况对于需要修复治疗或正畸治疗的患者尤其重要。

系带附着异常 (aberrant frenum position)

唇颊系带附着位置过高而进入牙龈或龈乳头，使游离龈缘和龈乳头在咀嚼或唇颊活动时被拉离牙面，加重了菌斑滞留和牙周病的发生及牙龈退缩(彩图 7-8)，对于前庭较浅和附着龈较少的区域来讲此问题尤为突出。

附着龈宽度 (width of the attached gingiva)

角化龈(keratinized gingiva)不等同于附着龈，因为角化龈包括附着龈和游离龈。角化龈的宽度减去牙周探诊深度即是实际附着龈的部分。一般在上颌和下颌牙齿的颊侧正中以及下颌牙齿的舌侧正中进行测量。因为附着龈紧密地附着于骨膜上，临床上一般认为附着龈是抵御感染，防止附着丧失的屏障。对于附着龈过窄者可实施附着龈增宽术。

有人认为附着龈窄或缺如的患者相对于附着龈宽者更易发生牙龈退缩。近年来一些研究对此提出质疑，并证实只要局部没有菌斑细菌的感染，即使附着龈很窄，也能保持牙龈的健康和附着水平。一项长期研究发现在口腔卫生良好者无角化龈的区域和有较宽角化龈的区域相比，牙龈退缩的发生率并不高。

Stetler和Bissada研究了角化龈宽度、修复体龈下边缘和感染发生的关系。修复体边缘在龈下以及角化龈较窄(<2.0mm)的牙齿更易患龈炎，而修复体边缘齐龈或在龈上的牙齿，无论角化龈宽窄，龈炎的发生率并无差异。因此修复体边缘在龈下且角化龈较窄(<2.0mm)的牙齿要引起特别的注意。对于此种患者并且菌斑控制不良的，最好采取措施增加角化龈的宽度。

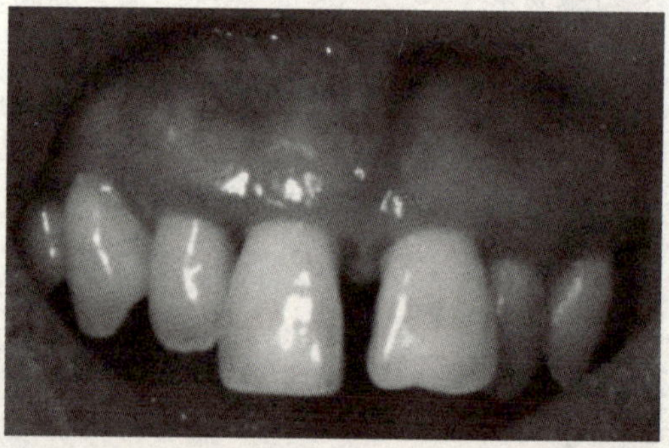

彩图 7-8　唇系带附着位置过于接近龈缘

牙齿位置异常、拥挤和错𬌗畸形
Malalignment，Crowding and Malocclusion

个别牙的错位、扭转、过长或萌出不足等，均易造成接触区位置改变或边缘嵴高度不一致等，导致菌斑堆积、食物嵌塞，因而好发牙周疾病。当缺失牙长期未修复时，邻近的牙常向缺牙间隙倾斜，在倾斜侧常产生垂直型骨吸收和深牙周袋。错𬌗畸形与牙周病有一定的关系，如前牙拥挤者易患牙周疾患，可能因排列不齐，妨碍了口腔卫生措施的实施，使菌斑堆积(彩图 7-9)。(对于口腔卫生控制良好的患者，则牙槽骨吸收与牙列拥挤间没有任何关系。)

另外，唇(舌)侧牙槽骨板菲薄，甚至有开窗(fenestrations)或开裂(dehiscence)，易于发生牙龈退缩或牙周袋。

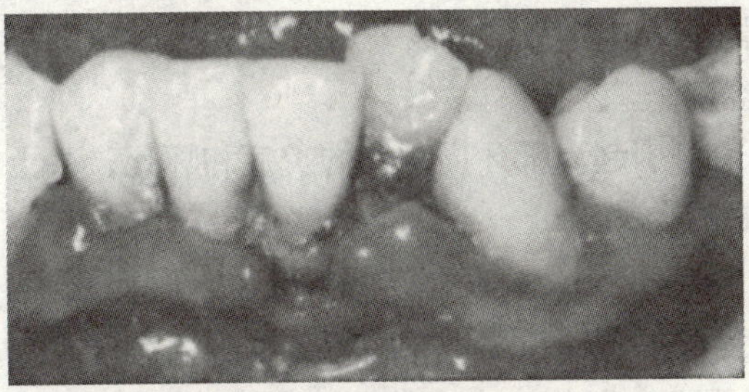

彩图 7-9 前牙排列拥挤

在某些重度深覆𬌗的患者中，下颌切牙的切端会直接损伤上颌切牙的腭侧牙龈，致使牙龈退缩。同样的在严重的 2 类错合畸形第二分类中，功能性创伤可导致下颌切牙唇侧牙龈缘的退缩。

不良修复体和不良正畸治疗 Faulty Dentistry

不少牙周炎症和牙周组织的破坏是由于不适当的牙体治疗和修复体所引起或加重，即所谓的医源性因素 (Iatrogenic factors)。 许多研究表明，修复体悬突和修复体的龈下边缘为牙周致病菌提供生态小境 (ecologic niche) 起了重要作用。

充填体悬突 (overhanging dental restorations)

牙根的解剖变化，特别是牙根面的凹陷使修复体边缘不易很好地密合。邻面银汞合金充填体的悬突 (overhangs) (图 7-10) 是菌斑积聚和细菌增殖的场所，因为在这些区域难以进行牙间清洁，即使患者有良好的口腔卫生习惯也难以彻底清洁。许多研究表明，有悬突的牙牙周附着丧失较无悬突的牙要多。悬突能造成菌斑量的增加、菌斑成分改变，使得健康菌群转变为牙周致病菌群，还能刺激牙间乳头引起炎症，甚至牙槽骨吸收。Lang 等的实验性研究显示，悬突处革兰阴性厌氧菌，尤其是产黑色素类杆菌群的比例明显增高，去除悬突后该类菌群的比例下降。去除悬突还有利于自我菌斑控制，而且牙龈健康得以恢复。除了在炎症进程中的作用外，悬突还通过侵犯邻间隙和生物学宽度而导致牙周组织的损害。银汞充填体悬突与年龄之间似乎没有任何统计学关系，也就是说悬突对年轻人和老年人具有同样的破坏性。

修复模具不能总是很好地适应邻间隙，即便是仔细放置修复材料以及牙间楔。有研究表明，有关悬突发生率的报告不一，发生范围大约在 18% ~ 87% 之间，国内有的地区资料统计，70%以上的邻面充填体有悬突。各研究的差异可能与修复技术以及悬突的诊断标准不一致有关。Lervick 应用𬌗翼片 (bitewing radiographs)、显微镜、放大镜进行观察，他们报告 96% 的悬突距牙面小于 0.5mm。这表明那些采用 0.5mm 为诊断标准的研究会低估了悬突的发生率。Pack等人发现用𬌗翼片和临床探查的方法只能检出邻面悬突的35%。上述研究表明去除悬突应该是牙周基础治疗阶段的

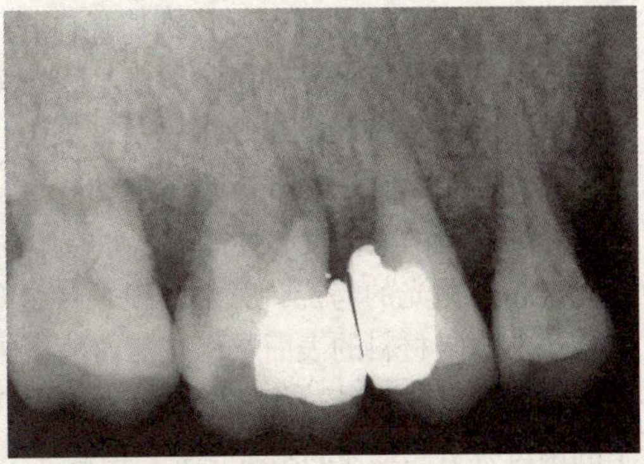

图 7-10 邻面悬突

重要内容，早期发现并消除悬突也是口腔预防医学的重要内容。应该采用具有灵敏触感的工具，比如精细的探针和 X 线检查结合起来以利于检查。

另外，失活剂和一些化学试剂放置不当或过多也可引起局部牙周组织的炎症和坏死，甚至死骨形成。这些医源性因素值得引起口腔医师的高度重视。

修复体的设计 (design of restoration)

修复体作为异物能通过多种方式刺激组织。修复体的龈缘位置、密合程度与牙周病变有密切关系。过去强调将充填体和全冠的龈缘位置放在龈下，即龈沟中。然而，大量的研究表明，延伸到龈下的修复体边缘对牙龈的危害较大。一些研究者比较了修复体边缘的不同位置对牙周组织的影响，发现冠缘放在龈缘以下的牙面菌斑量较多，牙龈炎症较重，探诊深度较深；齐龈缘处的次之；在龈缘以上的牙周状况与无修复体的对照面相似。即使制造精良的修复体放于龈缘下，也会增加菌斑量，加重牙龈炎症以及龈沟液的渗出 (彩图 7-11)。修复体表面粗糙、与牙面的密合程度不佳、粘着剂表面外溢或日久溶解后出现牙体与修复体之间的裂缝等，易成为细菌生长堆积的条件，刺激牙龈发炎。近年来主张理想的修复体边缘应尽量放在龈缘以上，只有在影响美观的部位才考虑将冠缘放在龈缘以下。

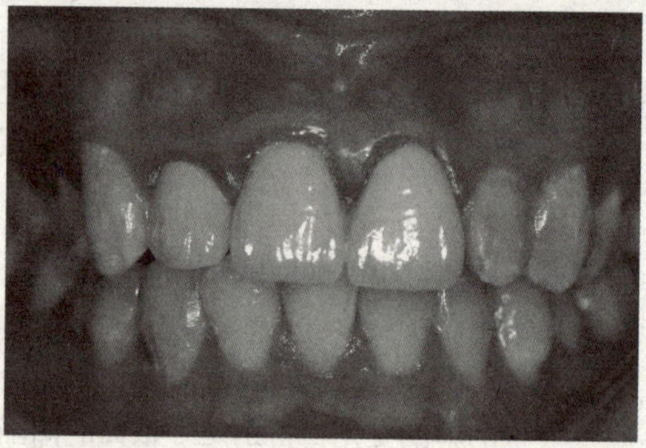

彩图 7-11 全冠修复体边缘位于龈下

龈下边缘除影响牙周炎症的进程外，对牙周附着也有作用。健康的龈沟底与牙槽嵴顶间的这一区域被称为“生物学宽度”，包括结合上皮与嵴顶上方的结缔组织，平均约为2mm。然而不同个体和不同的牙存在着差异。生物学宽度这一概念是基于所谓的“炎症效应范围”，即局部炎症对支持组织的破坏作用约可达到 1 ~ 2mm 的范围。换句话说，龈下修复体根方的菌斑可以引起牙周炎症，同时可以破坏远在炎症范围 1 ~ 2mm 以外的结缔组织和骨组织。

可摘式局部义齿的设计和制作好坏对牙周组织有极大的影响。有人报告可摘式局部义齿的基牙在1～4年内松动度增加、炎症加重和牙周袋加深。一般认为金属支架或基托比树脂基托对牙周组织的危害小。设计不良的局部义齿会增加菌斑的堆积和对基牙的咬合负担，对戴可摘式义齿或固定义齿的患者应特别加强口腔卫生指导。

过凸的修复体外形对牙龈不利，易造成凸处与龈缘之间的牙面上菌斑堆积。如果修复体未能恢复适当的接触区、边缘嵴以及外展隙，则易造成食物嵌塞。

修复体材料 (restorative materials)

修复材料的光洁度和性能对牙龈有不同的影响，如硅粘固粉、树脂充填材料等对牙龈的刺激大于精细抛光的烤瓷、黄金、银汞合金等。

虽然修复材料的表面结构在滞留菌斑的能力上存在差异，但如果它们能被磨光 (包括假牙的内侧面) 并使患者容易清洁，所有的修复体都能得到充分的维持。尽管很少有证据说明假牙下的菌斑会引起基牙的附着丧失，但假牙下菌斑的长期积聚应视为危险因素。有实验表明，高度磨光的陶瓷比较牙釉质更不容易滞留菌斑。

正畸治疗 (orthodontic treatment)

可摘式或固定式矫正器均会助长菌斑的堆积，引起牙龈炎，甚至牙龈增生，或使原有的牙龈炎明显加重 (彩图7-12)。 有实验证明，正畸患者戴固定矫正器，即便不施力也会发生菌斑量增加，引起牙龈炎症。

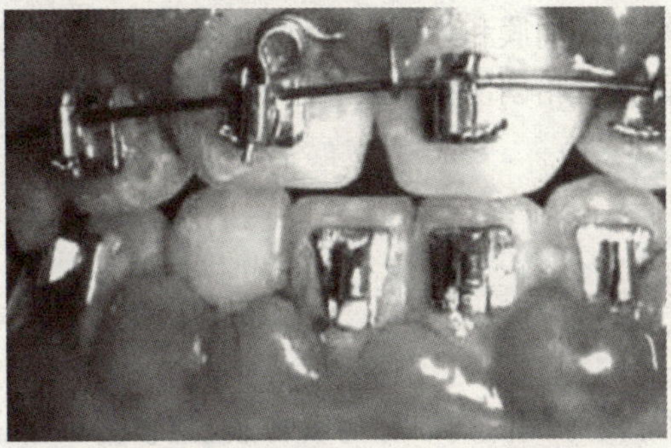
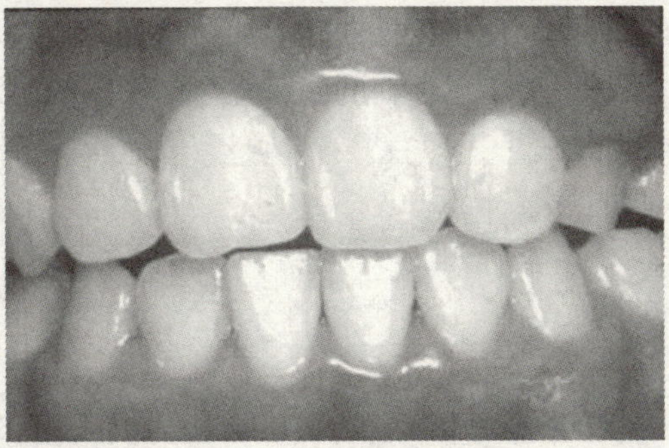

彩图 7-12　固定矫治器促进菌斑堆积引起牙龈炎 (左图正畸中，右图刮治治疗后 3 个月)
(患者女，14 岁)
(和璐医师提供)

正畸治疗的对象大多为儿童，有的正处于萌牙或替牙期，此时上皮附着尚在釉质上，如将矫正器 (如带环等) 过于伸入龈下，将造成对牙龈的刺激。矫正的力量也要适当，过大、过快都会造成牙周膜及邻近牙槽骨的坏死和吸收。此时再加上牙龈及牙周膜的炎症，将会造成不可逆的牙周组织破坏。

更有甚者，不恰当地使用橡皮圈来矫正替牙期儿童前牙之间的缝隙，常使橡皮圈滑入龈沟和牙周膜间隙，在短期内造成深牙周袋和牙槽骨吸收，使牙齿极度松动 (彩图7-13)，若不及时发现和取出橡皮圈，将导致不可挽回的拔牙结果。

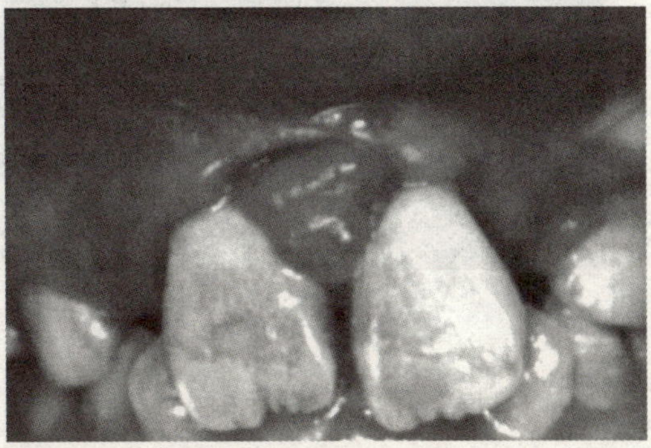

彩图7-13　正畸橡皮圈滑入龈沟形成深牙周袋和重度骨吸收
(曹采方医师提供)

创伤性殆
Traumatic Occlusion

殆力是进食时咀嚼肌群收缩而产生的力。不正常的殆接触关系或过大的殆力，造成咀嚼系统各部位的病理性损害或适应性变化称为殆创伤，但一般将殆创伤一词仅用于对牙周组织的损伤。造成牙周创伤的殆关系称为创伤性殆，如咬合时牙齿的过早接触、过高的修复体、牙尖干扰、夜磨牙等，正畸治疗时加力不当也可造成牙周创伤。

从殆力与牙周组织两方面来考虑，殆创伤又可分为：①原发性殆创伤，异常的殆力作用于健康的牙周组织；②继发性殆创伤，殆力作用于病变的牙周组织，或虽经治疗但支持组织已减少的牙齿。由于支持组织的减少，对原来可以耐受的正常强度的咬合力已变成超负荷，超过了剩余牙周组织所能耐受的程度，因而导致继发性𬌗创伤。③原发性和继发性𬌗创伤并存，在临床上，牙周炎患者常二者并存，难以区别原发和继发的𬌗创伤。

有关人和动物实验的研究证实，无论是单方向的𬌗力还是摇晃力作用于健康的牙周组织均不会导致牙周袋的形成或结缔组织附着的丧失。单纯的𬌗创伤可导致受压侧牙槽骨吸收，牙周膜间隙增宽，使得牙松动度增加，这种骨吸收可视为牙周膜和牙槽骨对创伤性𬌗力的生理性适应。不过，对于已存在的菌斑性牙周疾病的患牙而言，𬌗创伤作为破坏过程的协同因素可加重疾病的进展。

详见第二十章。

食物嵌塞
Food Impaction

在咀嚼过程中，食物被咬合压力楔入相邻两牙的牙间隙内，称为食物嵌塞 (彩图 7-14)。

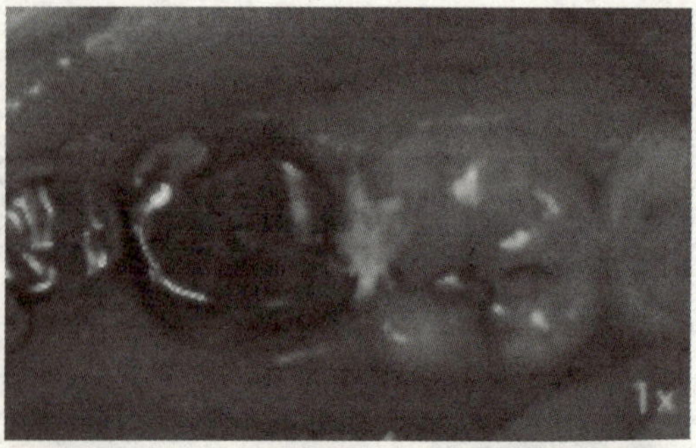

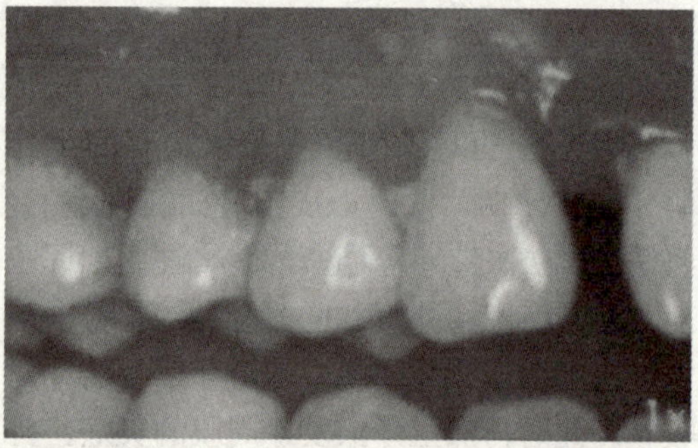

彩图 7-14 食物嵌塞：左图垂直性食物嵌塞，右图水平性食物嵌塞

食物嵌塞是导致局部牙周组织炎症和破坏的常见原因之一，由于嵌塞物的机械刺激作用和细菌的定植，除引起牙周组织的炎症外，还可引起牙龈退缩、龈乳头炎、邻面龋、牙槽骨吸收和口臭等。食物嵌塞可以引起牙龈炎和牙周炎，也可以加重牙周组织原已存在的病理变化。

在正常情况下，邻牙之间有紧密的接触关系，完善而牢固的接触点能防止食物通过接触点进入牙间隙。良好的边缘嵴和窝沟形态以及牙的外形均能防止食物在咀嚼过程中被挤压入两牙之间。

根据食物嵌塞的方式，可分为两大类：

(一) 垂直性嵌塞

食物从𬌗面垂直方向嵌入牙间隙内。此型食物嵌塞嵌入较紧，不易剔除 (图7-14)。 造成垂直性食物嵌塞的原因是多方面的，大致可分为以下三个方面：

1. 两邻牙失去正常的接触关系，出现缝隙 (尤其是窄缝) (图 7-15)，则食物易嵌入。这种情况发生于：①邻面龋破坏了接触区和边缘嵴；②充填物或全冠等修复体未恢复接触区；③牙齿的错位或扭转等，使接触区的大小和位置异常；④缺失牙未及时修复，邻牙向缺牙间隙倾倒，使相邻牙之间失去接触；⑤患牙周病的牙过于松动，接触不佳。

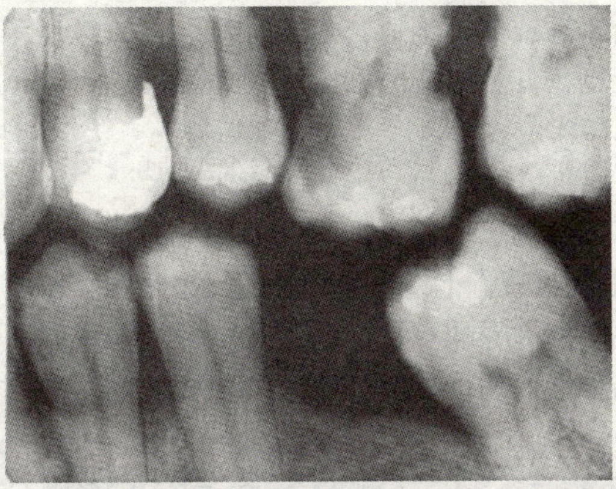

图7-15 X线片示垂直性嵌塞来自对颌牙的楔力。下磨牙缺失，邻牙倾斜，对颌牙下垂，造成食物嵌塞和邻面龋。

2. 来自对颌牙的楔力或异常的𬌗力 (图7-16)：①牙形态异常，某个牙尖过高或位置异常，正好将食物楔入，致使对颌牙接触点发生瞬间分离，能将食物挤入牙间隙的楔状牙尖称为充填式牙尖；②不均匀的磨耗所形成的尖锐牙尖或边缘嵴可将食物压入对颌两牙之间；③由于不均匀的磨耗或牙齿的倾斜，使相邻两牙的边缘嵴高度不一致，在咬合时也可使食物嵌入两牙之间；这种情况还可见于拔除下颌智齿后，上颌第三磨牙因无对颌牙而下垂，在上颌第二、三磨牙之间嵌塞食物；下颌第三磨牙近中倾斜，低于下颌第二磨牙的𬌗平面时，则下颌第二、三磨牙间嵌塞食物；④在上下颌牙对咬时发生的水平分力，可使牙间暂时出现缝隙。

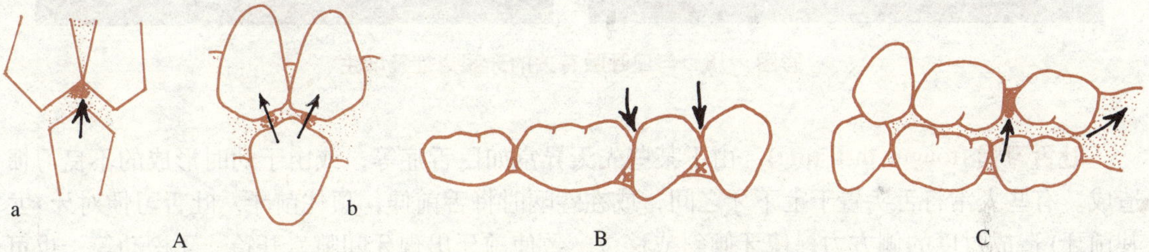

图 7-16 垂直性嵌塞来自对颌牙的楔力或异常咬合力

A. 充填式牙尖 a. 充填式牙尖 b. 调磨后

B. 邻牙边缘嵴高度不一致

C. 咬合时的水平推力

3. 由于邻面和𬌗面的磨损而使食物外溢道消失，致使食物被挤入牙间隙。正常的接触区周围应有外展隙，合面的裂沟应延长到边缘嵴或颊、舌面，形成食物向颊、舌侧溢出的通道，即可避免嵌塞。正常的边缘嵴还可阻止食物滑入牙间隙 (图 7-17)。

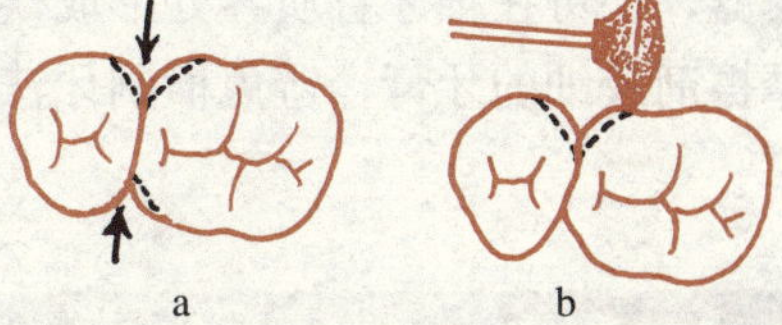

图 7-17 外展隙不足，引起食物嵌塞

a. 调磨前 b. 调磨后

(二) 水平性嵌塞

除了咬合力引起的食物嵌塞之外，唇、颊和舌的压力等都能将食物压入牙间隙。牙周炎患者由于牙间乳头退缩和支持组织的高度降低，使龈外展隙增大，在进食时，唇、颊和舌的运动可将食物压入牙间隙造成水平性食物嵌塞 (彩图 7-14)。

食物嵌塞可引发牙龈和牙周的炎症，可引起下列表征和症状：①两牙间发胀或有深隐痛；②牙龈发炎出血，局部有臭味；③龈乳头退缩；④牙周袋形成和牙槽骨吸收，严重者可发生牙周脓肿；⑤牙周膜可有轻度炎症，导致牙齿咬合不适或叩诊不适；⑥根面龋。

临床上检查食物嵌塞的原因时，常可发现多个因素并存，应分别解决。

不良习惯
Habits

口呼吸 (mouth breathing) 口呼吸患者常兼有上唇过短，上前牙牙龈外露，患牙龈炎和牙龈肥大的机会较大。有许多患者的增生区是以唇线明确为界的 (彩图7-18)。 一般认为，口呼吸者的牙龈表面因外露而干燥，以及牙面缺乏自洁作用，均可使菌斑堆积而产生龈炎。

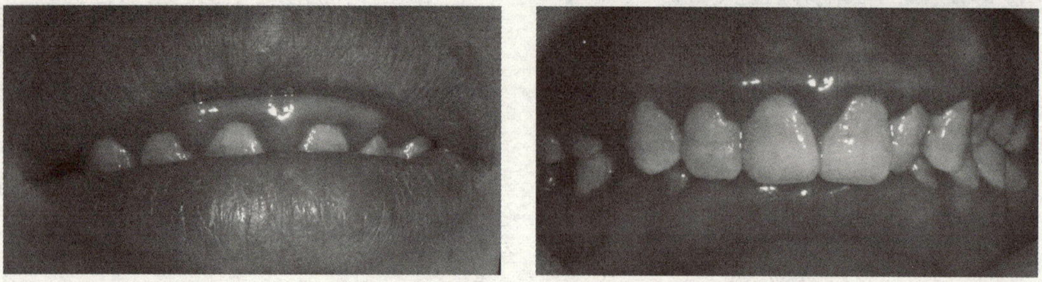

彩图 7-18 与口呼吸有关的牙龈炎症及增生

吐舌习惯 (tongue thrusting) 由于某些先天异常如巨舌症等，或由于幼时形成的不良习惯造成。有些人常将舌头置于上下牙之间，或在吞咽时将舌前伸，顶住前牙。吐舌习惯对牙 (尤其前牙) 造成过度的侧方力，使牙倾斜或移位，致使前牙出现牙间隙、开𬌗、牙松动等，也可使上下牙的𬌗关系紊乱，以及食物嵌塞等。

牙刷创伤 (toothbrush trauma)

使用不合理的牙刷或刷牙方法不当可引起牙和牙周软硬组织的损伤。使用新牙刷，尤其是硬牙刷可能引起牙龈表面的糜烂或溃疡 (彩图 7-19)。 边缘龈较薄处被磨损后会导致龈退缩，根面暴露，还可在釉牙骨质界处形成楔形缺损 (彩图7-20)。 对于此类患者应建议使用软毛牙刷、摩擦剂较细的牙膏，避免横刷牙法。

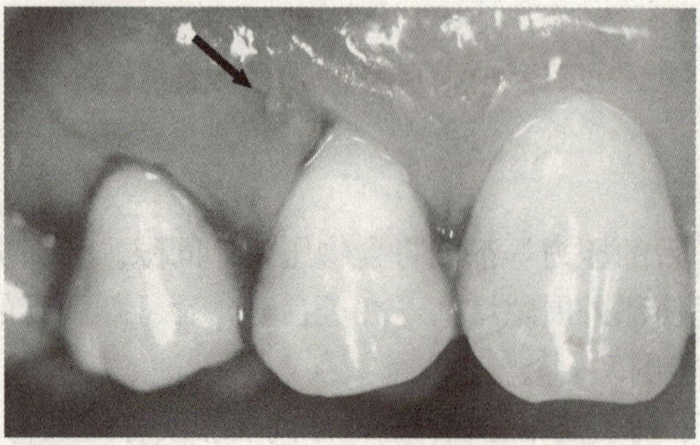

彩图 7-19 刷牙不当引起的龈损伤

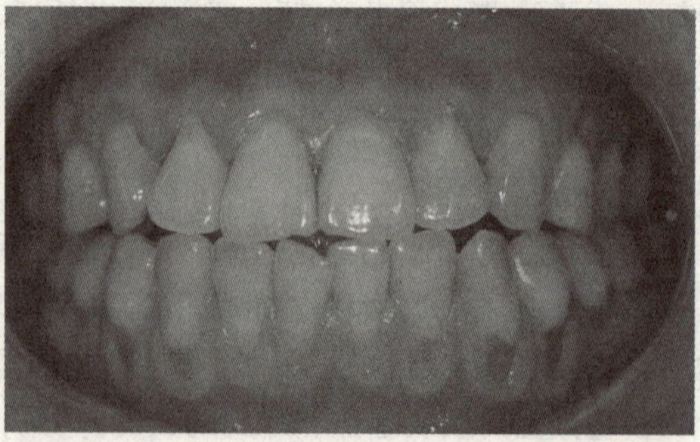

彩图 7-20 刷牙过度引起牙面磨损及牙龈退缩

其它 (others) 如咬唇 (颊) 习惯，使下颌位置偏斜；不正确地使用牙线、牙签或其它不恰当的工具剔牙；吮指、咬指甲或咬铅笔，夜磨牙或咬紧牙 (clenching)；职业性习惯，如木匠咬钉子、乐器吹奏者的唇、齿习惯等，均可对唇颊、牙周膜及骨、牙体和殆关系造成一定的影响。

牙面着色
Dental Stains

牙面色素通常与食物、化学物质、烟草及色源细菌有关。

食物和化学物质 一些食物如茶叶、咖啡、饮料、嚼槟榔等易使牙面着色。某些金属色素进入口腔，可沉积于牙面或渗入牙组织，形成不易去除的颜色。此外，抗菌斑的药物氯已定 (洗必泰) 也能引起牙面、舌粘膜等部位着色。良好的个人卫生措施有助于预防或减少牙面着色。

烟草 长期吸烟可使焦油沉积于牙面，形成烟斑，使牙面呈黄色、褐色或黑色 (图7-1)。烟斑在牙面的分布以下前牙舌侧和上磨牙腭侧为最多，主要集中在颈1/3处牙面、邻面和点隙裂沟处，可随菌斑散在分布，呈不规则点状，或在龈缘处呈狭窄带状，或形成宽厚坚实的柏油样块，甚至扩展到整个牙冠。烟斑常与牙面的菌斑牙石结合，使牙石呈黑色，甚至还有烟斑渗透到釉小柱，故不易除去。烟斑沉积不仅是简单的物理沉积过程，还有复杂的化学成分的因素。烟斑量和吸烟量不一定成比例，还与口腔卫生情况、烟草燃烧温度、烟气成分、口腔中的烟气走向及停留时间等有关。

牙面着色本身对牙龈刺激不大，主要影响美观，但由于色素往往沉积在菌斑牙石上，故它可作为口腔卫生情况和微生物多少的指标。大而厚的色斑沉积物能提供菌斑积聚和刺激牙龈的粗糙表面，继而造成或加重牙周组织炎症。

小结 正如上所述，局部促进因素，可妨碍龈下菌斑的去除或促进菌斑的积聚，甚至导致牙周组织的破坏。因此，发现并且尽可能的去除可导致疾病发展的菌斑滞留因素是十分必要的。医源性因素，例如修复体的龈下边缘，悬突，过大的修复体以及未抛光的表面均要避免。同样，对于某些病例，颈部釉突，釉珠，舌侧沟要去除或者改形以有利于菌斑控制。解剖学变异，尤其在后牙，不好改形。然而，认识到这些解剖学变异的潜在危害以及早发现异常，有助于预防将来可能发生的附着丧失。

7-2 全身性促进因素 Host Contributing Factors

牙周致病菌的存在是牙周病发生的必要条件 (始动因子)，但单有微生物尚不足以引起病损，宿主的易感性也是基本要素。大量的临床事实和流行病学研究结果表明，一些口腔卫生不良的人群也可以不发生牙周病，或长期停留在牙龈炎阶段，而不发展为牙周炎；相反，有些人菌斑量很少，却发展成迅速而广泛的牙周支持组织破坏。20世纪80年代以来，大量的研究揭示了宿主反应在牙周病发生、发展过程中起着十分重要的作用。易感 (susceptibility) 的宿主以及某些能增加宿主易感性的因素是影响牙周病的方式、类型、进程和对治疗反应的重要因素，有些学者甚至认为宿主因素是决定性因素 (determinant factors)。 然而，宿主易感因素的研究是非常复杂的，往往需要多种因素的共同存在才可能明显改变宿主的抵抗力，这些因素的结合可能在个体一生的不同时期是不同的。微生物的量及致病性与宿主的防御功能是一对矛盾的两个方面，有关的研究正方兴未艾。本节主要介绍牙周炎的一些全身性促进因素 (host contributing factors) [易感因素或危险因素 (susceptibly factors or risk factors)]，它们与牙周炎之间构成复杂的相互关系，而非简单的因果关系。

遗传因素
Genetic Factors

尽管牙周炎的发生是细菌、毒素因子和机体间的防御功能的平衡被打破所致，但是近年来越来越多的研究表明，与遗传有关的宿主易感性可能是侵袭性牙周炎和 (或) 重度牙周炎发病的主要决定因素之一，能影响和改变宿主对微生物的反应，并决定疾病的进展速度和严重程度。国外的研究报告侵袭性牙周炎具有多种遗传方式：1. 常染色体显性遗传；2. 常染色体隐性遗传；3. X染色体连锁隐性遗传等特征。单纯遗传因素不会引起牙周疾病，但某些遗传因素可增加宿主对牙周病的易感性。遗传因素对牙周炎易感性的影响已得到国内外学者的广泛认同，其科学依据来自以下四个方面：1. Michalowicz等对慢性牙周炎 (chronic periodontitis，CP) 的双生子研究：同卵双生同胞对的各项临床指标都比异卵双生同胞对更为相似，人群中CP这一疾病的表型差异约有50%是由遗传造成的；2. 早发性牙周炎 (early onset periodontitis，EOP) 患者的家族聚集性；一些特定染色体的特异基因位点的单核苷酸多态性与牙周炎的易感性增加有关，目前已识别出一些相关基因。3. 牙周炎与特异性遗传疾病的关系：一些研究定位了与牙周炎有关的综合征的遗传缺陷，如掌跖角化牙周破坏综合征、Chediak-Higashi综合征等，在这些综合征里牙周炎的症状很早就表现出来；4. 动物实验的研究：最近对一些动物模型 (特别是鼠的动物模型) 的研究表明，遗传因素调节宿主对微生物感染的免疫反应。Niederman 等用模仿人白细胞粘附功能缺陷Ⅱ的P/E选择素缺陷鼠进行研究，发现与野生型鼠比较，P/E选择素缺陷鼠表现为自发的、早发的牙槽骨丧失 (6 周)，细菌在口腔中的定植高 10 倍，牙龈组织中骨吸收因子IL-1α水平增高。目前发现与慢性牙周炎和侵袭性牙周炎可能有关的某些基因分别见 Box 7-1 和 7-2。然而大量的研究表明，无论侵袭性牙周炎还是慢性牙周炎均不是单基因疾病，其发病可能是多个基因相互关联、与多因素 (如微生物、环境、精神压力等其它因素) 协同作用所致。

Box 7-1　与慢性牙周炎有关的某些遗传基因

IL-1A、IL-1B 基因

IL-1RN 基因

TNF-α 基因

Fcγ 受体基因

ER-α 基因　雌激素受体 (estrogen receptor，ER)

IL-10 基因

Box 7-2 与侵袭性牙周炎有关的遗传基因

IL-1A、IL-1B 基因
IL-1RN 基因
维生素 D 受体 (Vitamin D receptor，VDR)
HLA － DRB1 和 BQB1
IL-4 基因
FcγR 基因
G2m 基因
N- 甲酰肽受体 (FPR) 基因
IL-10 基因

宿主血清中针对特异性微生物产生的免疫球蛋白是限制及控制微生物感染的重要决定因素。正常人体免疫球蛋白G (IgG) 有四种亚类：IgG_1、IgG_2、IgG_3和IgG_4。与细菌碳水化合物和脂多糖 (LPS) 反应的主要是IgG_2，IgG_2能调理牙周致病菌，与之结合以利吞噬细胞吞噬和杀死，是保护性抗体。儿童IgG_2缺陷与反复发生细菌感染有关，血清免疫球蛋白尤其是IgG_2水平降低与多种微生物感染的预后差有关。产生IgG_2的能力是由遗传基因决定的，个体差异较大，主要受 G2m 基因影响。

吞噬细胞表面存在一种可以识别IgG_2 Fc的受体-FcγRs，它在特异性抗体和效应细胞之间作为桥梁连接细胞免疫和体液免疫，此受体的基因图谱在染色体1q上，氨基酸残基号码131，具有多态性。当某一个体存在组氨酸纯合子，则其受体有高亲和性，被IgG_2包被的致病菌易被其清除；若为精氨酸纯合子则亲和性低，杂合子则亲和性居中。即使具有IgG_2抗体滴度高的患者，其 Fcγ 受体若是低亲和性的，则吞噬细胞可能不易吞噬和杀死细菌。

致炎细胞因子 TNF-α、IL-1β 和 PGE_2 在牙周炎的病理发生中具有重要性。这些细胞因子和基质金属蛋白酶的水平在牙周健康和治疗成功的位点较低，而在牙周支持组织活动性破坏的位点较高。TNF-α基因已标明在第6染色体上，在基因促进区存在多态性。具有这种多态性的个体，其 TNF-α 的产生大大增加，增强了对感染的反应性。同样，位于染色体 2q13 上的 IL-1 基因簇是多态性的，具有这些特异性基因型之一的个体产生的 IL-1β 约是该基因阴性者的 4 倍多。这种人在 40 岁之后发生重度牙周炎的可能性较基因阴性者高 20 倍。

维生素 D 是一种重要的骨代谢调节激素，必须与其特异性受体结合，才能产生对钙磷代谢、免疫系统等多方面的调节作用。维生素 D 受体 (vitamin D receptor，VDR) 基因是调控骨代谢及骨密度的重要因素，位于第12号染色体上。最近，VDR基因多态性与早发性牙周炎的关系已得到验证，具有 t 等位基因的个体易患早发性牙周炎。

雌激素受体 (estrogen receptor，ER) 基因是另一已被证实的与骨质疏松有关的基因。在骨组织与其它组织中雌激素通过其受体——ER，发挥其调节骨生长和保持骨量的作用。已有研究表明 ER-α 基因的 Pvu Ⅱ和 Xba Ⅰ限制性片段长度多态性 (restriction fragment length polymorphism，RFLP) 与不同部位的骨矿物质密度 (bone mineral density，BMD) 和骨质疏松症有关。XX雌激素受体基因型在女性慢性牙周炎患者中有较高的发生率，XX ER-α基因型女性与非 XX (Xx 和 xx) ER-α 基因型女性相比，患慢性牙周炎的风险高 (OR=17.09，95% 可信区间为：1.74 ~ 168.36)。雌激素受体基因多态性可能是女性慢性牙周炎患者的易感因素。

增加牙周炎易感性的遗传性疾病有：周期性或永久性白细胞减少症 (cyclic or permanent neutropenia)、白细胞粘附缺陷病 (leukocyte adhesion deficiencies，LAD)、Down 综合征、掌跖角化 - 牙周破坏综合征 (Papillon-Lefèvre syndrome)、Chediak-Higashi 综合征等。这些疾病均具有 PMN 数目或功能的异常，因而大大增加了牙周炎的易感性。

白细胞粘附缺陷病 是中性粒细胞和单核细胞表面的整合素 (integrin) 和选择素 (selectin) 缺陷性疾病，使吞噬细胞到达细菌所在位置的能力受到损害。LAD 分为两型：Ⅰ型常染色体疾病 (位于 21q22.3)，特征为缺乏白细胞整合素、白细胞功能相关抗原 1 (leukocyte function-associated antigen-1，LFA-1) 和 p150/95 的 β_2 亚单位 (CD18)，此种缺陷非常明显，患者的白细胞整合素水平不足正常值的6%。纯合子表现为弥漫型青春前期牙周炎，可影响乳牙列和恒牙列，而杂合子则青春前期的牙周状况正常；Ⅱ型为选择素 - 配体 (selectin-ligand) 缺陷，如白细胞缺乏 sialo-lewis X 或 gp150-Lewis。此型患者易反复发生细菌感染、中性粒细胞增多症和重度早发性牙周炎。

Down综合征 又名先天愚型、染色体第21对三体病。发病率与母亲的妊娠年龄有关，母亲妊娠年龄越大，发病率越高。细胞介导和体液免疫缺陷以及吞噬系统缺陷可能与牙周破坏有关。详见第十一章。

Chediak-Higashi 综合征 是一种罕见的常染色体隐性遗传疾病 (可能位于染色体 1q43)，45% 的患者有家族史。多数患者早年死于重度感染，50% 以上在10岁之前死亡。患者的中性粒细胞结构异常，巨大的溶酶体包涵体是其细胞特征，大包涵体由嗜天青颗粒和特异性颗粒融合而成。中性粒细胞的功能也异常，包括趋化、脱颗粒和杀菌功能下降。细胞有正常吞噬功能，但不能脱颗粒，细胞内杀菌的能力降低。此病的口腔表现为重度牙周炎和口腔溃疡。

掌跖角化 - 牙周破坏综合征 (hyperkeratosis of palms and soles-premature periodontal destruction of teeth syndrome)，又称 Papillon-Lefèvre 综合征 (PLS)，本病为常染色体隐性遗传，是一种罕见病。疾病特点为手掌和足跖部的皮肤过度角化，牙周组织严重破坏，患者一般全身健康、智力正常。最近研究表明，牙周组织的严重破坏可能与中性粒细胞的趋化功能抑制有关。详见第十一章。

低磷酸酯酶血症 (hypophosphatasia) 和缺触酶血症 (acatalasia) 低磷酸酶血症多为常染色体隐性遗传，但也有显性遗传，在牙发育期起作用，患者的牙槽骨吸收和附着丧失可能是发育异常而不单是牙周炎的结果。患者血清和组织中缺乏碱性磷酸酶，尿中可检测到碱性磷酸酶。患牙牙骨质完全缺如或发育不全，髓腔大、牙本质矿化低，有球间沉积。临床主要表现为乳牙过早脱落。缺触酶血症为常染色体隐性遗传，此病除日本外极少见。特征是牙龈和牙槽骨的进行性坏死，导致牙脱落。

单核细胞对脂多糖的反应性 许多资料提示宿主对细菌的挑战具有明显的不同反应，一些个体可能对某些细菌或 LPS 产生异常强的炎症反应，释放高水平的炎症介质如 PGE_2、IL-1β、TNF-α。过度炎症单核细胞型 (hyperinflammatory monocyte phenotype，$M\Phi^+$型) 个体的周缘血单核细胞对细菌 LPS 反应而分泌的炎症介质较单核细胞正常型者多 3 ~ 10 倍。

菌斑微生物的脂多糖 (LPS) 在牙周袋内释放，可进入牙周组织。牙周慢性病损受干预后

(如刷牙、洁治) 或发生急、慢性脓肿时可能发生菌血症，导致G^-菌和LPS进入血循环。LPS与脂结合蛋白 (LBP) 结合，其结合物 (LPS-LBP) 与单核/巨噬细胞的CD14受体结合，从而激活单核巨噬细胞产生PGE_2、IL-1β、TNF-α和基质金属蛋白 (MMP)，并通过IL-1β、TNF-α激活成纤维细胞产生更多的PGE_2和MMP，破坏牙槽骨和结缔组织。

最近的研究已确定某些类型的牙周病患者 (包括早发性牙周炎、顽固性牙周炎和I型糖尿病) 具有$M\Phi^+$型。$M\Phi^+$型受遗传和环境影响，其单核细胞对LPS过度反应的遗传图谱暂时定在HLA-DR3/4或DQ区。LPS→$M\Phi^+$→炎症介质激活方式在牙周病致病中的关键调节作用已得到证实，炎症介质水平随疾病严重性的增加和活动期明显增高。

性激素
Hormone

内分泌功能紊乱对牙周病发生和发展的影响至为重要。牙龈细胞中含特异性的雌激素和睾丸素受体，牙龈是一些性激素的靶器官。

妇女在生理和非生理 (如激素替代疗法和使用激素类避孕药) 情况下，激素水平的变化会导致牙周组织的明显改变，尤其在原已有菌斑诱导性牙龈炎症存在的时候更是如此。许多研究表明，妊娠妇女的菌斑指数与妊娠前相比无明显改变，但牙龈炎症的发生率和严重性却增加，分娩后炎症可消减。同样，青春期少年牙龈炎的程度加重而菌斑并无增加。性激素及其代谢物存在于牙龈组织中，炎症时浓度增加。妊娠期龈炎由菌斑引起，因激素水平增高而加重，牙周临床指数如牙龈探诊深度、出血指数和龈沟液量均增加，这些炎症状况可通过良好地控制菌斑来减轻。

妊娠或服用激素类避孕药时牙龈炎症加重，可能是血液和龈沟液中激素浓度增高的结果。血浆雌激素和黄体酮水平增高有利于菌斑内的中间普氏菌繁殖，因而妊娠期牙龈炎症的加重可能是由于菌斑成分的改变，而不是菌斑量的增加，青春期龈炎也可能存在类似的机制。激素对牙周组织的主要潜在作用归纳在Box 7-3中。雌激素和孕酮与炎症介质相互作用有助于解释为何激素水平波动时炎症会加重。

Box 7-3 激素对牙周组织的主要潜在作用

- 雌激素影响唾液过氧化物酶，该酶通过改变氧化还原电势能抗多种微生物。
- 雌激素对胶原代谢和血管生成有刺激作用。
- 雌激素能激发自身 (autocrine) 或旁分泌 (paracrine) 的多肽生长因子信号传导通道，这种作用可能部分通过雌激素受体本身介导。
- 妊娠时雌激素和孕酮水平增高影响牙龈上皮的角化程度，改变结缔组织基质，可导致上皮屏障的作用下降。
- 雌激素和孕酮能调节牙周组织中的血管反应和结缔组织更新，与炎症介质的相互作用有关。孕酮水平的升高增加血管的通透性和扩张，导致牙龈渗出增加，还能刺激前列腺素的合成共同作用于血管。

吸烟
Smoking

吸烟是人类许多疾病的一个重要病因，属于个人行为因素。吸烟与中风、心血管病、胃溃疡、口腔及喉、食管的癌症、胰腺癌有关，是慢性阻塞性肺病的主要原因，孕妇产出低出生体重儿的危险因素。

烟草中含4000种以上的毒素，一氧化碳、致癌物亚硝基胺和成瘾的兴奋剂尼古丁等。许多横向和纵向研究均证实吸烟是牙周病尤其是重度牙周炎的高危因素，吸烟者较非吸烟者牙周炎的患病率高，病情重，失牙率和无牙率均高。纵向研究表明，吸烟与维护期中牙周炎的复发有关，为剂量依赖性。重度吸烟者（> 10 支 / 日）疾病进展较快，戒烟者较现吸烟者复发的危险性低。牙槽骨的吸收程度与吸烟量有关，与局部菌斑多少无关。与非吸烟者相比，轻度吸烟者发生严重牙槽骨丧失的危险比值比 (odds ratio，OR) 为 3.25，重度吸烟者则达 7.28。由于吸烟增加了附着丧失和骨丧失的危险性，使牙周组织的破坏加重，因而吸烟状况可作为评估个体牙周炎危险因素的一个重要指标。吸烟与非吸烟牙周炎患者的比较见 Box 7-4。

Box 7-4　吸烟与非吸烟牙周炎患者的比较

探诊深度较深，深袋数较多

附着丧失较多（包括龈退缩较多）

牙槽骨吸收较多

失牙多

龈炎轻、探诊出血少

根分叉病变牙较多

吸烟导致牙周病发病的机制尚未明了，但普遍认为吸烟影响局部的血液循环（小血管收缩）、影响体液免疫、细胞免疫和炎症过程，尤其是削弱口腔中性粒细胞的趋化和吞噬功能。许多研究表明：①吸烟不仅直接抑制中性粒细 胞和单核吞噬细胞的防御功能，而且减少血清IgG 、IgM和sIgA。②吸烟降低局部氧张力，有利于某些致病菌的生长。烟草的产物吸进后存在于龈沟液中，也可能改变龈下菌丛。有研究报告，吸烟者龈下菌斑中的伴放线放线杆菌、牙龈卟啉单胞菌、福赛拟杆菌的检出率明显高于非吸烟者；但也有学者报告，吸烟者和非吸烟者牙周致病菌的检出率无显著差异。③吸烟者口腔卫生一般较差，牙面菌斑沉积多，牙石形成增加，舌侧牙龈退缩。然而在临床上发现，吸烟者的牙周炎病情虽重，但牙龈探诊出血少、炎症程度轻，可能因尼古丁刺激牙龈血管收缩，血流量减少所致，另外可能与牙龈角化较厚有关。④吸烟抑制成纤维细胞的生长并不易附着于根面，影响创口愈合；还抑制成骨细胞，导致骨质疏松和骨吸收。一些文献报告，吸烟者经牙周非手术或手术治疗后，疗效较非吸烟者差。此外，种植牙的成功率也能受吸烟影响。有学者观察到 86% ～ 90% 的顽固性牙周炎患者是吸烟者。对吸烟者和非吸烟者进行的实验性龈炎的研究表明，吸烟者与非吸烟者的菌斑积聚无差异，但吸烟组的炎症发生要迟缓得多，牙龈发红的位点少，探诊出血少，龈沟液量较少。组织学比较吸烟者和非吸烟者的病损显示，吸烟者的炎性病损中血管较少。

近年来的多因素分析资料表明，单纯用细菌解释发生重度牙周炎的危险性为20%，而吸烟是同等或更重要的因素。因此，戒烟应是牙周病预防和治疗的一个重要方面，医生应在日常临床工作中高度重视戒烟的宣教工作。

有关的系统病
Systemic Diseases

糖尿病 (diabetes Mellitus)

糖尿病分为两型，1 型为胰岛素依赖性 (IDDM)，约占糖尿病患者的 5% ～ 10%；2 型为非胰岛素依赖性 (NIDDM) 约占 90%。2 型者一般症状轻，1 型者症状明显，常伴口腔表现。

糖尿病是牙周病的危险因素　以前虽然一直认为糖尿病患者较易发生牙周炎，但近年来才有科学的证据。四项共3524名成人受试者的研究证实了糖尿病和牙周病的显著关系，目前公认糖尿病是牙周病的危险因素之一(OR 2.1 ～3.0)。

糖尿病伴发牙周病的病理机制可能是白细胞趋化和吞噬功能缺陷、组织内血管基底膜的改变、胶原合成减少、骨基质形成减少、以及免疫调节能力下降，使患者的抗感染能力下降、伤口愈合障碍。近年来发现，糖化末端产物 (advanced glycosylation end products，AGEs) 与其细胞受体 (RAGE) 作用的加强是糖尿病患者牙周病加重的机制。RAGE 是细胞表面分子免疫球蛋白超家族成员，主要位于单核细胞和内皮细胞表面。AGEs是单核巨噬细胞的趋化物质，能刺激吞噬细胞释放炎症细胞因子TNF- α、IL-1β和IL-6。这些炎症介质能激活破骨细胞和胶原酶，导致骨和牙周组织破坏。AGE 的积累会影响单核细胞和中性粒细胞的移出和吞噬活性，不能有效地杀死细菌，龈下菌丛继续成熟并逐渐转变为革兰阴性菌丛，这些细菌通过溃疡的袋内上皮构成激惹全身免疫系统的慢性感染原。另外，由于AGEs的产生，非酶已糖加入蛋白质，使多种机体蛋白质包括胶原、血红蛋白、血浆白蛋白、晶状体蛋白和脂蛋白的结构发生改变，影响这些蛋白质的功能。患者伤口愈合能力受损可能与高血糖引起细胞外基质蛋白产生过多，导致基底膜增厚和细胞功能改变有关。

在同样的牙周状况下，糖尿病患者龈沟液中 PGE_2 和 IL-1β 水平明显高于非糖尿病患者。糖尿病患者对牙龈卟啉单胞菌 LPS 的刺激产生异常的单核细胞炎症反应，其单核细胞分泌的 PGE_2、IL-1β和TNF-α分别是非糖尿病患者的4.2倍、4.4倍和4.6倍；而无糖尿病的牙周炎患者感染革兰阴性菌后不会引起全身单核细胞的过度反应，提示糖尿病患者较非糖尿病患者的炎症反应重。据报告在菌斑记分相同的情况下，糖尿病患儿较无糖尿病儿童的牙龈炎症要重。

有学者研究发现，IDDM青少年患者中牙龈炎以及牙周附着丧失和骨吸收等牙周病变可发生在视网膜病变之早期，先于其它几种并发症的出现；约 10% 的患儿有局限于第一磨牙和切牙的牙周炎，也有的患有广泛型牙周炎。患者的龈下部位可见伴放线放线杆菌、嗜二氧化碳噬纤维菌。鉴于上述观察，有学者将牙周炎列为糖尿病的第六并发症。(另五种为血管病变、视网膜病、肾病、神经系统病变及感染体质)

中性粒细胞异常 (neutrophil abnormalities)

中性粒细胞是维护牙周组织健康的至关重要的防御细胞，无论其量减少还是其功能的缺陷都与牙周组织的重度破坏有关。

粒细胞缺乏症 (agranulocytosis)　又称恶性中性粒细胞减少症 (malignant neutropenia)。主要见于25岁以上的成人，由血循环中的粒细胞突然减少引起。50%的患者有用药不当史，有些病因不明，也有先天性的。中性粒细胞减少可能由骨髓中性粒细胞的产生减少，或是脾或白细胞凝集使周围血的中性粒细胞破坏增加所致。不同的药物以不同的作用方式引起白细胞减

少，如由免疫机制通过白细胞凝集引起周缘血中白细胞的破坏，药物以毒性剂量直接作用于骨髓等。与粒细胞减少有关的药有镇痛药、吩噻嗪、磺胺、磺胺衍生物、抗甲状腺素药、抗癫痫药、抗组胺药、某些抗菌药、咪唑类等。

吞噬细胞功能异常是侵袭性牙周炎的主要特征之一。美国学者曾报告 LJP 和 RPP 患者外周血中的中性白细胞和单核细胞的趋化反应异常，尤其在非裔美国LJP患者中有家族聚集性，患者同胞中有的虽未患牙周炎，却也有白细胞功能缺陷。有些局限型青少年牙周炎和广泛型早发性牙周炎患者的中性粒细胞趋化和抗菌功能下降，但通常除牙周炎外不伴其它感染。英国学者对欧洲白种人患者的研究未发现白细胞趋化异常，国内的研究也有不同结果。这些结果提示不同的地区和人种可能具有吞噬细胞功能的差异，但也不能排除实验方法的影响。吞噬细胞功能的异常可能主要集中在非裔美国人，具有遗传背景。

艾滋病 (acquired immune deficiency syndrome，AIDS)

人类首例艾滋病 (AIDS) 发现于 1981 年，而人类免疫缺陷病毒 (human immunodeficiency virus，HIV) 感染相关的牙周表现初次描述于 1987 年。最初引起注意的病损为 HIV 相关性龈炎 (现称为线形龈红斑 linear gingival erythema，LGE) 和 HIV 相关性牙周炎 (现称为坏死性溃疡性牙周炎 necrotizing ulcerative periodontitis，NUP)。 发生在HIV^+患者的慢性牙周炎进程要比未感染者快。

HIV^+的牙周病患者的龈下致病菌与HIV-患者无明显不同。龈组织检查的结果不一致，有的报告龈组织内无 T 细胞，而有的报告可检出 T 细胞，但在龈组织内的 CD4/CD8 比率要比周围血高。HIV^+ 患者牙周袋≥ 4mm 的龈沟液中的 IL-1 β 水平较阴性者明显升高；HIV- 者龈沟液中的 β- 葡萄糖醛酸酶 (βG) 水平与探诊深度明显正相关，而 HIV^+ 者的龈沟液 βG 与探诊深度无关，提示 HIV^+ 者对 PMN 进入龈沟的调节发生改变，可能与 T 辅助细胞 1 (T-helper 1，Th1) 淋巴细胞反应减少有关。PMN不能有序地进入龈沟，使得白色念珠菌在龈下定植，直接或与龈下致病菌一起诱导产生致炎细胞因子，导致牙周附着丧失。有学者报告HIV^+患者PMN的趋化功能下降，但也有报告周围血PMN功能增强。另一种宿主变化是血清IgG抗体滴度增加，这可能是一种代偿机制与机体缺乏细胞免疫反应有关。IgG 的增高可能与补体激活增加、PMN 和巨噬细胞的补充有关。

总之，宿主除了周围血 T 辅助细胞下降外，局部组织对 HIV 感染的龈下菌群的反应为龈沟液中 IgG 水平增高、βG 水平与探诊深度无关，深袋部位 IL-1β 水平明显增高。

HIV 的牙周表现可预告 HIV 感染的进展，口腔毛状白斑和白色念珠菌感染可预测 HIV 感染者的长期预后。患者具有这两种病损之一种或两种时，疾病进展的危险较无此两种病损者大 3.7 倍。目前已明确白色念珠菌与 LGE 的关系，并观察到龈下念珠菌增多，白念在 HIV^+ 牙周病中起了重要作用。

骨质疏松症 (osteoporosis)

骨质疏松症 (osteoporosis) 的特点是骨量的减少和骨组织的微细结构受损，使骨的脆性增加，易发生骨折。

雌激素对骨质有保护作用，据报告，妇女绝经后每年骨质吸收可达0.5%～1.0%，60岁以上的妇女约1/3受绝经后骨质疏松的影响。骨质的丧失并不引起症状，但易发生骨折，一些病例可能引起畸形，有人报告牙槽骨可加快吸收。雌激素替代疗法治疗绝经后妇女能预防骨质疏松，维护骨密度。

牙周炎是一种炎症性疾病，其特征是结缔组织破坏和牙槽骨吸收。牙周炎和骨质疏松症有一些共同的危险因素，包括患病率随年龄增长而增加、吸烟、疾病和药物的影响等。牙周炎的进展在闭经后是否立即增快，尚不清楚。一些研究结果显示：①正常人下颌骨质与脊柱和腕骨的骨量相关，骨质疏松者下颌骨密度也低。②绝经后妇女的牙数与骨钙水平、全身骨矿化密度、下颌骨 (颏部) 皮质的厚度有关。然而其它研究未显示全身骨矿物质的密度与牙数或牙槽骨高度的关系。目前的研究对于骨质疏松与牙周炎的关系尚缺乏确切的证据，但值得进一步研究。

精神压力
Stress

精神紧张 (压力，stress) 是机体对感受到的精神压力或不幸事件的心理和生理反应。精神压力增加了激素 (皮质激素、促肾上腺皮质激素、肾上腺素和去甲肾上腺素) 及免疫介质 (细胞因子、前列腺素) 的释放，从而影响宿主防御系统的功能。如皮质激素可抑制淋巴细胞的生成和分化；抑制嗜酸性细胞、巨噬细胞和中性粒细胞在炎症处集聚、分泌和脱颗粒。某些激素还抑制自然杀伤细胞，抑制细胞因子IL-1、2、3、6、TNF和单核细胞集落刺激因子的产生，以及炎症介质前列腺素和白三烯的产生。总之，糖皮质激素主要抑制炎症和免疫反应。

早期有关精神压力与牙周病关系的研究集中在急性坏死性溃疡性龈炎 (ANUG)。如观察到大学生在考试期间ANUG的发病率比平时高，情绪是ANUG的易感因素。HIV感染也与坏死性溃疡性龈炎有关，据推测精神压力至少部分地与HIV患者坏死性溃疡性龈炎的严重性和患病率相关。

最近，Genco等对1426人 (年龄25～70岁) 进行了流行病学调查，研究精神压力、悲痛和应对行为方式与牙周病的关系，发现经济拮据所造成的精神压力与附着丧失和牙槽骨破坏的关系最明显，经济高度拮据伴有情绪激动的重度牙周炎患者的唾液中可的松水平高于对照组。这些发现提示，与经济拮据有关的精神压力是成人牙周炎的明显危险指征 (risk indicator)。精神压力是一种不易检测的因素，但尿中的皮质激素水平可以测量，ANUG患者的尿中皮质激素水平较高。Maupin和Bell发现ANUG患者的17-羟皮质类固醇 (17-hydroxycorticosteroids) 明显增高，当疾病痊愈时其水平下降。

精神压力不仅降低了机体的抵抗力，而且可以改变个体的生活方式，如可能忽略口腔卫生，致使菌斑堆积过多而加重牙周炎。另外，有精神压力者，可能吸烟量增加，饮酒过度，同样也可以加重牙周病。

此外，老龄、种族、男性、有牙周炎既往史、口腔卫生不良、牙科保健条件不够等均是牙周病的危险因素。如今的研究表明，先天的、后天的和环境危险因素决定和影响了牙周病的发生、进展和对治疗的反应。

思考题

1. 什么是牙石？为什么要去除牙石？

2. 㪊创伤在牙周炎破坏过程中的作用？（结合本章和第二十章）
3. 了解局部促进因素的临床意义？
4. 在口腔各种治疗时如何减少对牙周组织的损害？
5. 牙周炎的宿主易感因素有哪些？
6. 为什么说宿主的易感因素是牙周炎发生和发展的决定因素？
7. 不同患者所具有的宿主易感因素是否相同？
8. 牙周炎的发病机制与哪些系统性疾病相似？
9. 对于易感的宿主如何进行牙周病的预防？

参考文献

1. Matthews DG, Tabesh M. Detection of localized tooth-related factors that predispose to periodontal infections. Peiodontology 2000, 2004, 34 : 136
2. Greenwell H, Armitage GC, Mealey B. Local contributing factors. In: Rose LF, Mealey B, Genco RJ. Periodontics. Mosby St Louis, 2004 : 116
3. 赵弘、谢以岳、孟焕新. 固定矫治器对错合患者牙周组织影响的研究. 中华口腔医学杂志. 2000, 35 : 286
4. 邓旭亮、胡晓阳、欧阳翔英、李国珍. 牙冠轴面突度的变化对牙周组织健康的影响. 中华口腔医学杂志, 2001, 36 : 440
5. Lang NP, Kiel RA, Anderhalden K. Clinical and microbiological effects of subgingival restorations with overhanging or clinically perfect margins. J Clin Periodontol. 1983, 10 : 563
6. Ebersole JL. Immune responses in periodontal diseases. In: Wilson TG, Kornman KS. Fundamentals of periodontics. 2nd ed. Chicago: Quintessence Publishing Co, 2003 : 111
7. Michalowicz BS, Djehl SR, Gunsolley JC, et al. Evidence of a substantial genetic basis for risk of adult periodontitis. J Periodontol 2000, 71 : 1699
8. Michalowicz BS, Genetic and heritable risk factors in periodontal disease. J Periodontol. 1994, 65 : 479
9. Kornman KS, di Giovine FS, Genetic variations in cytokine expression: A risk factor for severity of adult periodontitis. Ann Periodontol, 1998, 3 : 327
10. Page RC, Altman LC, Ebersole JL, et al. Rapidly progressive periodontitis: A distinct clinical condition. J Periodontol, 1983, 54 : 197
11. Sun JL, Meng HX, Cao CF, et al. Relationship between vitamin D receptor gene polymorphism and periodontitis. J Periodontol Res, 2002, 37 : 263
12. Zhang L, Meng HX, et al. Estrogen receptor-α gene polymorphisms in patients with periodontitis. J Periodontal Res, 2004, 39 : 262
13. Li QY, Zhao HS, Meng HX, et al. Association analysis between IL -1 family polymorphisms and aggressive periodontitis in Chinese. J Periodontology, 2004, 75 : 1633
14. Palmer RM, Scott DA, Meekin TN, et al. Potential mechanisms of susceptibility of periodon-

titis in tobacco smokers. J Periodontal Res, 1999, 34:363

15. Van der Weijden GA, De Slegte C, Timmerman MF. Periodontitis in smokers and non-smokers: intra-oral distribution of pockets. A retrospective study. J Clin Periodontol 2001, 28:955
16. Genco RJ, Ho AW, Grossi SG, et al. Relationship of stress, distress and inadequate coping behaviors to periodontal disease. J Periodontol, 1999, 70:711

(孟焕新)

8 牙周病的检查及危险因素评估
Clinical Diagnosis and Risk Assessment

龈沟液检查 Gingival Crevicular Fluid Tests
血白细胞功能检测 Leukocyte Functions Examination
基因检测 Genetic Examination

8-8 危险因素评估 Risk Assessment

应知应会的内容：

1. 牙周探诊深度和附着水平的意义及检查方法
2. 牙周探诊的内容及影响因素
3. 反映牙龈炎症的各种临床指数
4. 根分叉病变的检查和分度

牙周病的检查和诊断对制定最佳治疗方案至关重要。因为只有通过准确的问诊和客观、全面的检查才能对牙周病的类型和严重程度做出准确的判断。通过问诊(如主诉症状、发病过程、全身健康状况、家族史等)及检查(如口腔卫生状况、牙龈状况、牙周探诊检查、附着龈宽度、咬合关系、微生物等)做出诊断。诊断应包括是否有牙龈炎？牙周炎？什么类型？程度如何？是否处于活动期？有何危险因素？并根据以上情况制定治疗方案，然后将病情及治疗方案告知患者，让患者充分知情，并取得患者的同意和配合，共同完成治疗计划。

8-1 收集病史 Health History

收集病史是制定完整治疗计划的第一步，这是一门艺术。它为临床医师和患者之间的亲密关系提供了良好机会，这对于整个治疗期间获得患者的合作很重要。要用患者易懂的语言，并表现出对患者的关心和同情，获得准确而完整的病史。病史采集应包括患者的全身和口腔状况以及牙周疾病的发生、发展及治疗经过。

全身病史 Medical History

首先观察患者的一般情况，如有无急性病容、神志是否清楚、精神状态等。询问患者最后一次接受全身检查的时间、已确诊患何种全身疾病、服药的种类、剂量及服药持续的时间等。特别应注意询问以下与牙周疾病有关的全身疾病：

出血性疾病

是指以自发出血或轻微创伤后出血不止为主要表现的一组疾病。

应询问是否有拔牙、切割伤或碰伤后出血不止史？多长时间？是否曾确诊为某种血液病？

这组与出血有关的全身性疾病有血小板减少性紫癜、血友病、急性白血病、长期服用抗凝血药以及与凝血机能障碍有关的疾病，如肝硬化、脾功能亢进等。对可疑有血液疾病的患者，应做血细胞分析、血小板计数、凝血酶原时间、血块收缩时间等相关检查。有些高血压病患者也可出现不易止住的牙龈出血。

内分泌系统疾病

糖尿病患者的牙周病患病率高于健康者，且对牙周治疗的反应及预后较差，因此应询问患者是否有糖尿病及相关的症状（有不少患者的糖尿病未被诊断）？何时确诊？怎样治疗的？是否用胰岛素等。

妇女应询问月经史，是否长期服用避孕药？是否为孕期？以及与月经、怀孕、绝经有关的口腔症状，如口腔溃疡、牙龈出血症状等。

心血管疾病

是否已确诊为心血管疾病？冠心病还是风湿性心脏病？高血压史及服药情况等。

感染性疾病

是否曾患肝炎？目前的肝功能及乙肝和丙肝的抗体、抗原检查情况。是否曾患结核病？患病部位？ HIV 感染的易感因素等。

过敏史及嗜好

是否已查出对某种食物或药物过敏？尤其是局部麻醉药及抗生素类药物。吸烟史及吸烟量，饮酒量。

口腔病史
Dental History

询问除牙周组织以外的口腔疾病情况，如颞下颌关节病、及治疗情况，是否有夜磨牙史、吐舌等不良习惯，正畸治疗史及义齿修复情况等。

还应了解口腔其它疾病的历史，如口腔粘膜病、牙体牙髓病等，是否做过其它治疗？治疗的时间及原因；拔牙史及对局部麻醉药的反应、拔牙的原因（如龋齿、松动、外伤等）尤其是第一次拔牙的原因；有无开口疼痛、颞下颌关节弹响、开口困难等问题；食物嵌塞的部位；有无偏侧咀嚼习惯、夜磨牙、紧咬牙、吐舌、口呼吸等不良习惯；正畸治疗史及修复治疗史。

牙周病史
Periodontal History

详细询问牙周疾病的主要症状及发生时间、可能的诱因、发展过程、以往治疗经过及疗效、口腔卫生习惯，如刷牙方法及其它口腔卫生措施，还应询问家族成员中的牙周病史。

主诉

应记录主要症状发生的部位及持续的时间。牙周病患者常见的就诊原因有刷牙或进食时出血、牙龈肿痛、牙齿松动、牙齿移位、牙龈退缩、咀嚼无力及疼痛、口臭等。

现病史

现病史应描述从发病至本次就诊时主诉症状的发生、发展、治疗过程以及对治疗的反应。具体应包括以下内容：

(1) 起病时情况 发病的时间，可能的诱因、发病的急缓等，如“牙龈自发性出血数天”与“刷牙出血半年”就可能是两种不同疾病。

(2) 主要症状的特点 应包括主要症状的部位、程度、是阵发性还是持续性的、持续的时间及缓解的方法、病情的进展速度，如牙龈出血是刺激后出血还是自发性出血、牙龈肿胀是局限于一个牙位还是多个部位同时发病等。

(3) 伴随的其它症状 了解主诉以外的其它伴随症状，能为准确诊断提供依据，因为不同的疾病可能有相同的或类似的主诉。如：晚期牙周炎及牙根纵裂都可以主诉咬合疼痛，这就需进一步询问有无牙齿松动，牙龈出血，并对咬合疼的不同表现仔细鉴别。

(4) 治疗经过及反应 询问是否曾进行过确诊及牙周治疗，用过何种药物、进行过何种治疗，效果如何等。

家族史
Family History

家族中父母及兄弟姐妹的牙周病史情况。尤其对发生于青春期前后的牙周炎、侵袭性牙周炎、牙龈纤维瘤病、DOWN 综合征等患者要着重询问家族中有无同样症状者。

8-2 口腔卫生状况 Oral Hygiene Status

牙周组织检查应在初步的口腔检查后进行。首先应看颌面部是否对称，有无开唇露齿，开口呼吸，面部肿胀及颌下淋巴结是否肿大，开口度大小、开口型、颞颌关节有无弹响、压痛，口腔粘膜是否正常等。通过检测菌斑、牙石以及口臭程度，来评价口腔卫生状况，分别由菌斑指数、牙石指数及口臭指数来表示。

了解卫生习惯，如每天刷牙的次数，刷牙方法，是否用牙线、牙签、间隙刷、含漱液、药物冲洗等方法。是否定期洁治及进行全面的口腔检查等。

菌斑指数
Plaque Index

菌斑中的细菌及其产物是引发牙周病必不可少的始动因子，而龈缘附近的菌斑及其毒性成分直接刺激并破坏牙周组织。为了评价口腔卫生状况，不同学者提出了不同的菌斑指数，其临床应用的适应证亦不同。

Silness 和 Löe 菌斑指数 (Silness-Löe Plaque Index)

此指数由 Silness 和 Löe 于 1964 年提出，着重评价近牙龈区菌斑的厚度及量，不单纯看菌斑的分布范围 (图8-1)。此指数可用于所有牙的检查，对有全冠等修复体的牙也可进行检查记分。适用于牙周状况的流行病学调查，也适于临床的试验研究及纵向观察研究。

检查方法

此指数是采用目测加探查的方法，不需要菌斑显示剂。用气枪将牙面吹干，肉眼直接观察并结合用探针尖的侧面划过牙面，确定龈缘附近牙面的菌斑量。厚度分级较难掌握，需经过训练。

指数分级标准

0 ＝在近龈缘处的牙面上无菌斑。

1 = 肉眼看不到，用探针尖的侧面划过近游离龈区的牙面上时才能发现薄的菌斑。

2 = 在龈缘区或牙邻面有肉眼可见的中等量菌斑。

3 = 在龈沟内和 (或) 龈缘区及邻近牙面有大量菌斑堆积。

每个牙分为颊面远中、颊面中央、颊面近中和舌面4个区分别记分。4个分值的总和除以4即为该牙的分值，各牙的分值相加除以受检牙数即为个体的菌斑指数。

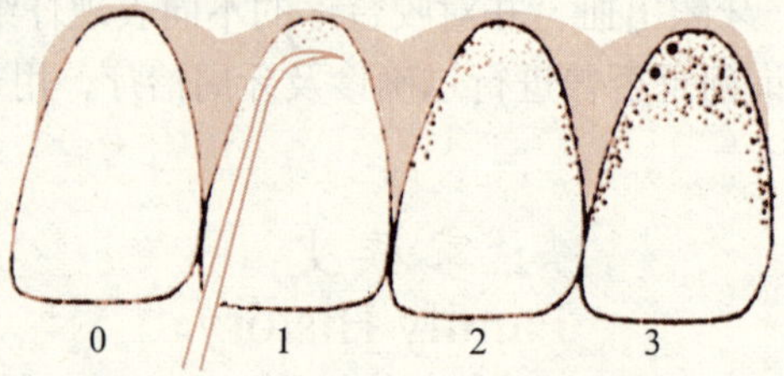

图 8-1 Silness 和 Löe 的菌斑指数

0 = 龈缘区无菌斑 1 = 龈缘区的牙面有薄的菌斑，仅用探针尖的侧面可刮出菌斑 2 = 在龈缘或邻面可见中等量菌斑 3 = 龈缘区及邻面有大量菌斑堆积

Quigley-Hein 菌斑指数 (Quigley-Hein Plaque Index)

由 Quigley 和 Hein 于 1962 年提出 (图 8-2)。这个菌斑指数着重测量牙面近龈 1/3 处的菌斑量，Turesky等对其进行了修改，使之更客观细致地反映临床情况，适用于临床试验研究及纵向观察。

检查方法

菌斑染色 用含菌斑显示液 (碱性品红等食用染料) 进行染色，方法为将蘸有显示液的小棉球在每两个相邻牙之间轻轻挤压，使菌斑显示液扩散至牙面，逐个地将颊、舌面涂布后，再以清水漱口，牙面遗留的着色处 (紫红色) 即为菌斑存在区。

指数分级标准 (图 8-2)

0 = 牙面无菌斑。

1 = 近龈缘处牙面上有散在斑点状菌斑。

2 = 近龈缘处牙面上有薄的菌斑连续呈带状，宽度不超过 1mm。

3 = 菌斑着色带超过 1mm，但覆盖区小于牙冠的颈 1/3。

4 = 菌斑覆盖区在牙冠的 1/3 ～ 2/3 之间。

5 = 菌斑覆盖区在牙冠的 2/3 或 2/3 以上。

菌斑显示后，根据上述标准对所有牙的颊舌面进行菌斑评价，所有牙面菌斑记分的总和除以受检牙面数，即为该个体的菌斑分值。

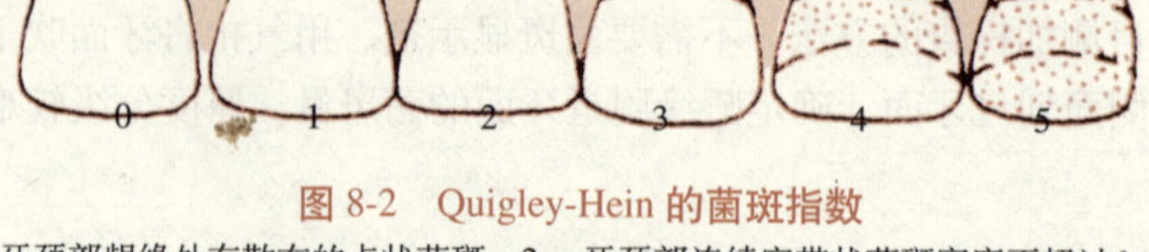

图 8-2 Quigley-Hein 的菌斑指数

0 = 牙面无菌斑 1 = 牙颈部龈缘处有散在的点状菌斑 2 = 牙颈部连续窄带状菌斑宽度不超过 1 mm 3 = 牙颈部菌斑覆盖面积超过 1 mm，但少于牙冠的颈 1/3 4 = 菌斑覆盖面积占牙冠的 1/ 3 到 2/3 5 = 菌斑覆盖面积占牙冠的 ≥ 2/3

注意事项

(1) 由于菌斑薄而且无色，当不使用菌斑显示剂时，需吹干牙面后仔细观察。

(2) 菌斑染色时勿用小棉球在牙面涂擦，以免擦掉菌斑而影响观察结果。

(3) 应让患者看到染色的菌斑及其部位，以利于进行口腔卫生宣教。

简化口腔卫生指数
Simplified Oral Hygiene Index

简化口腔卫生指数由 Greene 和 Vermillion (1964) 提出并简化，它包括软垢指数 (debris index，DI) 和牙石指数 (calculus index，CI) 两部分 (图 8-3)。

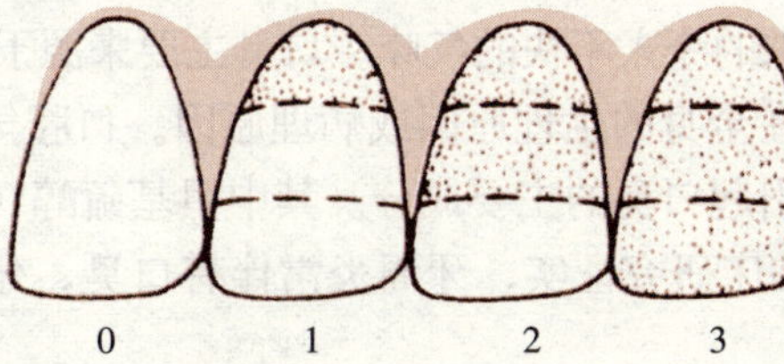

图 8-3 Greene 和 Vermillion 的简化口腔卫生指数

DI-S：0 = 牙面上无软垢	CI-S：0 = 龈上、龈下无牙石
1 = 软垢覆盖面积占牙面 1/3 以下	1 = 龈上牙石覆盖面积占牙面 1/3 以下
2 = 软垢覆盖面积占牙面 1/3 ~ 2/3	2 = 龈上牙石覆盖面积在牙面 1/3 与 2/3 之间，或牙颈部有散在龈下牙石
3 = 软垢覆盖面积占牙面 2/3 以上	3 = 龈上牙石覆盖面积占牙面 2/3 以上，或牙颈部有连续而厚的龈下牙石

软垢指数 (debris index，DI) 的分级标准 用肉眼直接观察或通过口镜观察，结合使用探针划过牙面来判断菌斑和软垢量。软垢指数的标准较为客观，重复性好，适用于牙周一般临床检查、流行病学调查、口腔健康教育及个体口腔卫生习惯纵向观察的评价。此指数只检查6个牙面：16、11、26 和 31 的唇颊面，及 36、46 的舌面，以此 6 个牙面来代表全口的总体口腔卫生情况。

0 = 无软垢或着色

1 = 软垢覆盖牙面不超过牙面的颈 1/3，或牙面上存在外源性着色

2 = 软垢覆盖牙面 1/3 ~ 2/3

3 = 软垢覆盖牙面 2/3 以上

每个牙面软垢记分的总和除以受检牙面，即为该个体的软垢指数分值。如果某人的软垢指数在 0.0 ~ 0.6，说明口腔清洁；如在 0.7 ~ 1.8，说明口腔清洁情况一般；如果在 1.9 ~ 3.0，则说明口腔清洁情况差。

牙石指数 (calculus index，CI) 的分级标准 牙石指数可反映牙面及龈沟处牙石沉积情况，通过牙石量的多少来反映受检者的口腔卫生状况，是由 Greene 和 Vermillion 于 1960 年提出，作为简化口腔卫生指数 (Simplified Oral Hygiene Index，OHI-S) 的一部分，检查时分别检查每个牙的颊、舌侧两个面。

分级标准：

0＝无牙石；

1＝龈上牙石覆盖牙面不超过1/3；

2＝龈上牙石覆盖牙面介于1/3与2/3之间，或在牙颈部有斑点状龈下牙石，或二者兼而有之；

3＝龈上牙石超过牙面2/3，或牙颈部的龈下牙石连续成片，或二者兼备。

通过牙石指数可以了解患者的口腔卫生状况，以利于制定治疗计划及确定工作量。

口气检查
Mouth Odors

口臭是指口腔呼出气体中的令人不快的气味。口臭主要来源于口腔中的舌苔、牙周袋、嵌塞的食物和唾液，也可能存在全身的生理原因或病理原因。口腔气体中挥发性硫化物 (volatile sulfur compounds，VSCs) 是引起口臭的主要成分。其中甲基硫醇 (CH_3SH) 和硫化氢 (H_2S) 占整个VSCs成分的90%以上。临床研究证实，牙周炎常伴有口臭，牙周袋是产生VSCs的重要部位之一。

感官评价法 (organaleptic assessment)

感官评价法又叫鼻闻法 (hedonic's test)，是指检查者用鼻子闻患者所呼出的口腔气体。检查时，检查者与被检查者面对面，距离大约10cm，受试者闭嘴用鼻呼吸1分钟，再张嘴轻轻呼气，由检查者评价口臭程度。常用Rosenberg的分级标准来区分口臭的程度。0＝没有口臭；1＝口臭几乎闻不到；2＝口臭很轻但能清楚闻到；3＝中等程度的口臭；4＝强烈的口臭；5＝恶臭。此方法简单而直接，但易受主观性影响，而且各个分级之间很难区别。

硫化物探测仪

用硫化物探测仪如Halimeter可测量与口臭有关的气体。此法的优点是：重复性优于感官评价法；费用低，费时短，携带方便；不需要专门技术人员，可以在椅旁进行操作。缺点是：不能区分不同的硫化物；敏感性随时间而下降，需定期校准；有高浓度的乙醇或香油精存在时就无法测量。

气相色谱仪 (gas chromatography，GC)

这是一种利用有火焰光度探测装置的仪器。用气相色谱仪可区别口腔气体中的甲基硫醇、硫化氢和硫二甲基。这种方法的优点是：可以对某些气体进行分离及定量；灵敏度较高。缺点是：费用高，费时；要有专门技术；很难用于临床常规检查。

8-3 牙龈的炎症状况 Gingival Inflammation

检查包括牙龈的色、形、质，唇、颊系带附着位置以及附着龈的宽度，龈缘的位置，探诊后出血、溢脓。

牙龈的色、形、质
Color, Contour, Texture of Gingiva

颜色 (color)

健康的牙龈组织从游离龈缘到膜龈联合应是粉红色，这是由于牙龈表面角化的原因。有的人由于黑色素沉积的程度不同，粉红色的程度也不完全相同。当牙龈有炎症时，因为上皮下方结缔组织的毛细血管数量增加或扩张，或者因慢性炎症时血管增生，静脉血流停滞，上皮角化程度减少或消失，此时常可颜色为深红色或紫绀色。

然而，不能只以牙龈颜色来评价炎症程度，因为有时牙龈表面可以是粉红色，但袋内侧壁在组织学上已有炎症，或探诊深度加深；因此红色程度并不与探诊深度成正比。然尔颜色的改变对检验疗效及患者菌斑控制状况是一个很有用的指标。当炎症被控制后牙龈组织能从鲜红色或深红色变为粉红色。颜色异常可能仅局限于龈缘，如急性坏死性溃疡性龈炎、边缘性龈炎；也可能涉及范围广，如疱疹性龈口炎；还可能是斑块样，如化学刺激而引起的颜色变化。另外应注意识别生理性的色素沉着 (彩图 8-4)；口服含金属的药物或因职业环境而使金属化合物在牙龈上着色；许多系统病能引起牙龈的颜色变化，如因肾上腺功能障碍而患阿狄森病，可出现蓝黑色或棕色斑块；几种内分泌和代谢性疾病，如糖尿病、贫血、红细胞增多症以及白血病等均可引起牙龈颜色变化。

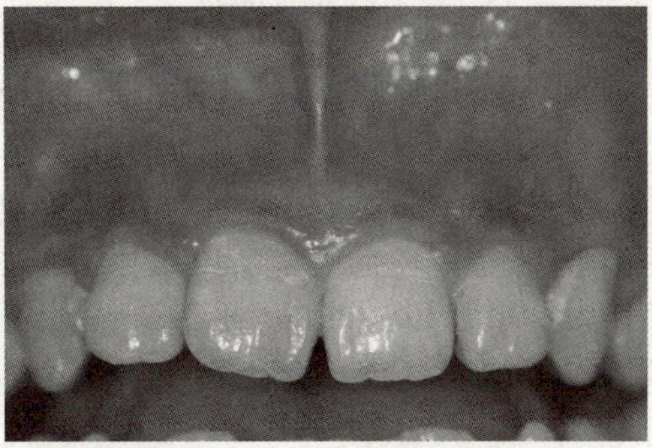

彩图 8-4　牙龈的正常色素

形状 (contour)

正常的成年人牙龈边缘应在釉牙骨质界的冠方，菲薄而贴合牙面，龈缘线应呈现扇贝状，牙间乳头呈锥形以整齐的边缘充满牙间隙。炎症时由于结缔组织的水肿或纤维组织增生，牙龈肿胀肥大；某些药物 (如苯妥英钠、心痛定等) 也能引起牙龈增生肿大；如果龈乳头缘有溃疡或坏死组织，可能是急性坏死性溃疡性牙龈炎；当修复体的外形不良对牙龈造成局部刺激时，也可出现牙龈与牙齿的不贴合。因此，牙龈的外形及位置变化是判断健康状况及对治疗反应的重要表征。

龈裂多发生在上、下前牙唇颊侧，其发病机理不十分清楚，一般认为是由于该处骨板薄、有牙周袋或伴有咬合创伤而发生。可发生在一个牙或多个牙，其程度不同，轻则仅限于龈缘，重则 5 ~ 6mm 或更长。

麦氏缘突 (McCall's festoons) 多发生在尖牙和前磨牙颊面的边缘龈，呈救生圈样肥大 (彩图 8-5)，因此处易堆积菌斑常继发炎症。

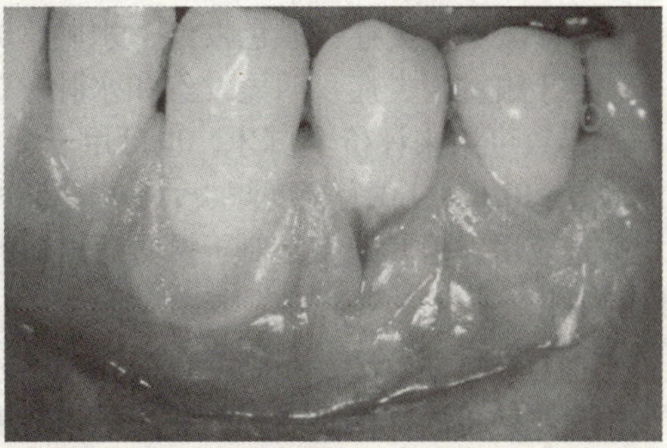

彩图 8-5　麦氏缘突兼有牙龈退缩、龈裂

牙龈缘的位置

牙龈缘的位置受生理和病理改变的影响。正常生理情况下，牙齿刚萌出时，牙龈缘位置在牙釉质上，成年后龈缘位置移至釉牙骨质界的冠方，到老年有轻度龈退缩时龈缘常位于牙骨质。在病理情况下，由于牙龈的炎症增生，使牙龈缘向冠方延伸，此时结合上皮的位置如果不变，则没有附着丧失。如果结合上皮移向根方，则有附着丧失。牙周炎经治疗后牙龈出现退缩，龈缘则位于牙根上。

质地 (texture)

正常的牙龈组织质地坚韧，尤其是附着龈，无粘膜下层，由固有层紧附于牙槽骨的骨膜上，所以不能移动。长期的炎症使牙龈质地变软，或进而纤维化而使牙龈组织变坚韧。附着龈的点彩消失是牙龈炎的早期症状，但健康牙龈并非都有点彩，应注意观察牙龈的质地。

反映牙龈炎症的指标
Gingival Inflammation Index

健康的龈沟轻探时不出血，当菌斑堆积引起炎症，龈沟内壁上皮发生溃疡，且结缔组织的毛细血管扩张，炎症细胞浸润，胶原纤维破坏，此时探诊检查时牙龈会出血，牙龈探诊后出血可作为牙周组织炎症的临床标志之一，也可作为判断治疗效果的客观指标。临床上可用出血指数和牙龈指数来表示。

牙龈指数 (gingival index，GI)

由 Löe & Silness1963 年提出，1967 年修订。这个指数通过牙龈的色、形、质及探诊出血情况综合评定牙龈的炎症程度，可用于牙周流行病学调查，也可用于临床牙龈炎症检查及疗效的评价。

吹干或擦干牙龈，观察牙龈色、形、质的改变程度，用牙周探针放入龈缘下0.5 ~ 1 mm，并轻轻划动后观察有无出血。将每个牙的牙龈分为4个区域：颊侧近中龈乳头，颊侧边缘龈，颊侧远中龈乳头及舌侧边缘龈，分别记录以上4个区域的炎症情况，将每个牙的4个记分相加除以 4，即为该牙的分值，将各牙分值相加，除以受检牙数，为该受检者的分值。

牙龈指数的分级标准如下：

0 ＝牙龈正常。

1 ＝牙龈轻度炎症：轻度颜色改变，轻度水肿，探诊不出血。

2 ＝牙龈中度炎症：颜色发红、水肿、光亮，探诊出血。

3 ＝牙龈重度炎症：明显发红和水肿、或有溃疡，有自发出血倾向。

本指数可用来评价全口牙，也可用于评价一组牙。其记分值 (score) 与临床牙龈状态的关系大致是：0.1 ~ 1.0 为轻度龈炎；1.1 ~ 2.0 为中度龈炎；2.1 ~ 3.0 为重度龈炎。本指数在国际上普遍应用，但其缺点是对于探诊后出血的程度不加区分，因此在纵向观察中不易区分出血程度的变化。

出血指数 (bleeding index)

出血指数反映牙龈炎症程度比牙龈指数更为敏感，能比较客观地反映牙龈和牙周袋内壁的炎症情况，临床使用较简便，有较高的特异性，对于不出血的部位提示健康，长期出血的位点预示附着丧失的危险性，反映探诊后出血的指数有多种，本章仅介绍常用的方法。

改良出血指数 (modified bleeding index，mBI)

改良出血指数是由Mombelli等提出，此指数根据探诊后牙龈出血情况来判断牙龈炎症情况。适用于检查牙龈炎症的程度、临床疗效观察。以及临床试验的纵向观察研究。

用牙周探针轻探入龈沟口或袋口，取出探针10秒后观察有无牙龈出血及其出血量。检查时动作要轻，是用牙周探针紧贴牙面，而不要直插袋底。其分级标准如下：

0＝沿龈缘探诊无出血。

1＝孤立的点状出血。

2＝出血在龈沟内呈线状。

3＝重度或自发出血。

Mazza 出血指数

此指数由 Mazza (1981) 提出，用钝头牙周探针轻探入龈沟或袋内，取出探针 30 秒后，观察有无出血 (图 8-6)，指数标准如下：

0＝牙龈健康，无炎症及出血。

1＝牙龈颜色有炎症性改变，探诊不出血。

2＝探诊后有点状出血。

3＝出血沿牙龈缘扩散。

4＝出血流满并溢出龈沟。

5＝自动出血。

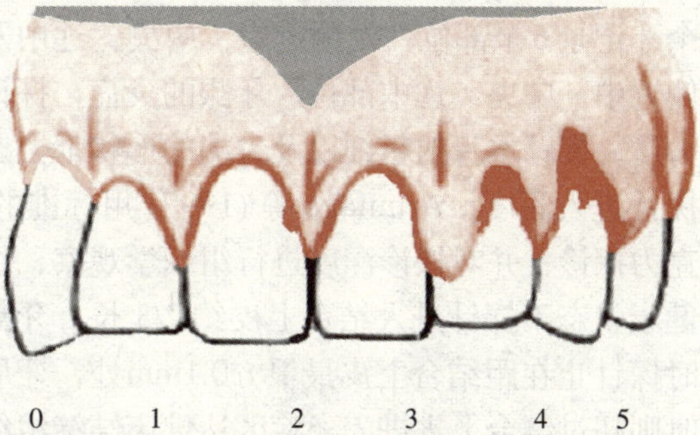

图 8-6 临床常用出血指数 (Mazza, 1981)

龈沟出血指数 (sulcus bleeding index，SBI)

此指数由 Mühlemann & Son (1971) 提出，认为出血早于牙龈颜色和外形的改变，与其他指数的观点不同，本指数在临床上应用不多。其对出血量没有详细分级，着重对可视炎症程度进行了分级，共分 6 级。

0＝牙龈健康，探诊无出血；

1＝探诊出血，龈乳头和边缘龈无水肿及颜色改变；

2＝探诊出血，龈乳头和边缘龈有颜色改变，无水肿；

3＝探诊出血，龈乳头和边缘龈颜色改变、轻度水肿；

4＝探诊后出血，龈乳头和边缘龈颜色改变，明显水肿；

5＝探诊出血，有自发出血和颜色改变及水肿。

探诊后出血 (bleeding on probing，BOP)

作为临床易用的方法，计算探诊后出血的牙位点 (site)，即BOP阳性的位点占总受检位点的百分比。文献报告在维护期多次复查时的探诊出血频率越高的部位，其日后复发的几率越大，但 BOP 阳性不等于活动期。

龈沟溢脓 (purulent exudates，suppuration)

随着牙龈组织炎症的加重，龈沟加深形成牙周袋，袋内不易自洁，就会有菌斑、牙石附着，袋内壁的炎症有大量多形核白细胞浸润并变性、坏死，形成脓性渗出物，由袋口渗出。当检查者用手指在牙龈表面从根方向冠方挤压，或用镊子夹持棉球轻压龈表面时，或患者进食和说话使牙龈受压时，均可见黄白色脓液外溢。脓性渗出物中含有生活的、变性或坏死的多形核白细胞，还有生活的或已坏死的细菌、脱落的上皮细胞及少量纤维素等。

有无脓液以及脓量的多少不一定与袋的深度一致，有的深袋可以无脓，浅袋却可以有脓。

8-4 牙周探诊 Pocket Probing Examination

探诊深度 (probing depth，PD)

龈缘至袋底或龈沟底的距离，即为探诊深度。以mm为单位记录，健康牙龈的龈沟探诊深度不超过2 ~ 3mm。正规的牙周探诊检查应对每个牙记录6个部位：颊侧近中、中央、远中及舌侧近中、中央、远中部位。牙龈的炎症，探诊的力量，探针本身的粗细以及尖端的形状都会影响探针进入深度。Armitage 等 (1997) 用标准的 25 克力探诊，并对探诊深度进行组织学观察，结果健康状态下探针进入结合上皮约 2/3 长；牙龈炎时探针止在距结合上皮最根方0.1mm处，牙周炎时则超过结合上皮进入炎症区达健康结缔组织冠方 (图 8-7)。

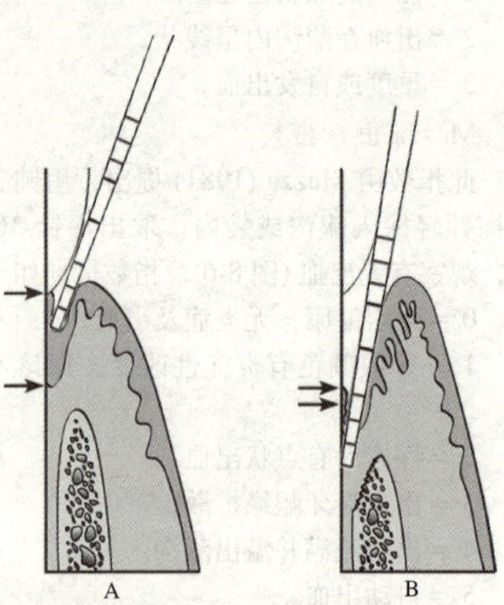

图 8-7 探诊深度与炎症的关系

A：健康时探针进入结合上皮的浅部

B：炎症时探针进入结合上皮下方的炎症结缔组织

因此临床探诊深度常是超过组织学上袋底的实际位置。研究表明炎症牙龈经治疗后，结缔组织中炎症细胞浸润消失，胶原纤维新生，使结缔组织对探诊的抵抗力增强，探针不再穿透进入结缔组织中，再加上治疗后牙龈水肿消失，虽然组织学的袋底位置并无改变，临床探诊深度仍会减小 (图 8-8)。

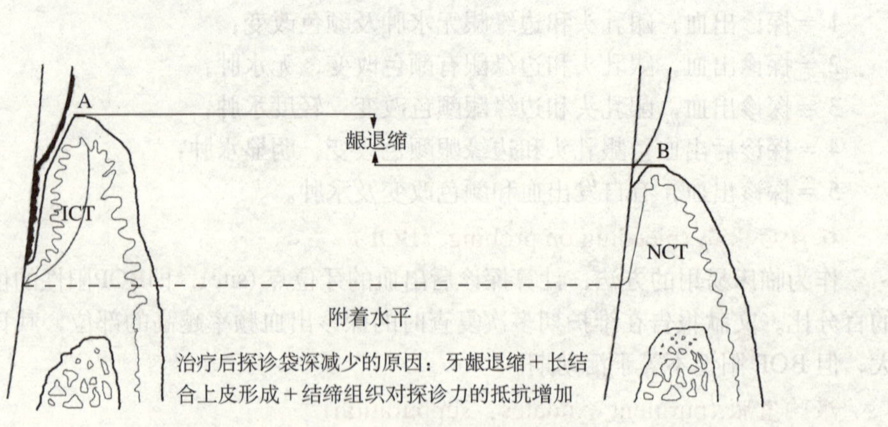

图 8-8 基础治疗后探诊深度变浅的原因

ICT：炎症细胞浸润结缔组织 NCT：结缔组织中无炎性细胞浸润 A：治疗前龈缘位置 B：治疗后龈缘位置

附着水平 (attachment level，AL)

附着水平是指袋 (沟) 底至釉牙骨质界的距离，也称结缔组织附着水平 (connective tissue attachment level) 或临床附着水平 (clinical attachment level，CAL)。附着水平的确定是将探诊深度减去釉牙骨质界至龈缘的距离，以 mm 为单位记录；若有龈退缩，则是将探诊深度加上龈退缩的距离。牙龈炎时没有附着丧失，因此探不到釉牙骨质界。探诊深度相同，附着丧失的程度可以不同 (图 8-9)。

牙周炎经治疗后，炎症组织中有新生的胶原纤维，又有长结合上皮形成，此时，牙周探针止于长结合上皮的冠方，临床附着水平改善，临床附着获得 (attachment gain) (图 8-10)。

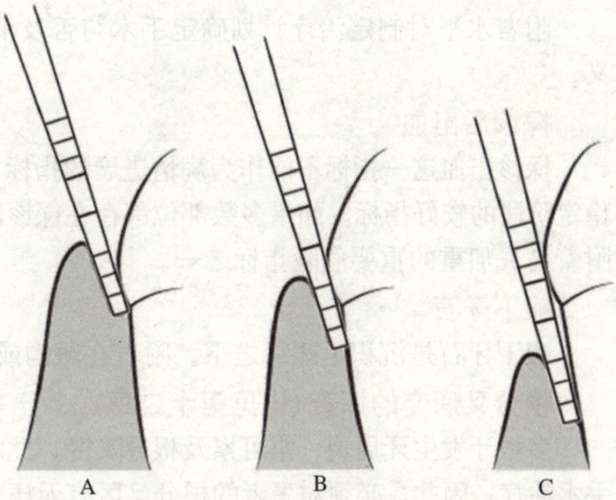

图 8-9 探诊深度相同 (PD = 4 mm)，附着丧失的程度却不同

A: 无附着丧失 B: 附着丧失2 mm C: 附着丧失5.5 mm，牙龈退缩

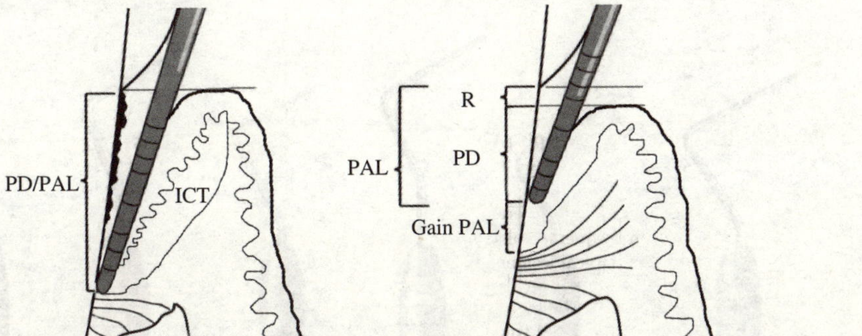

图 8-10 炎症与附着水平

A. 牙周袋内壁结缔组织有炎症细胞浸润，胶原纤维破坏，探针进入炎症组织的底部、附着丧失。B. 治疗后水肿消退，炎症组织被新生的胶原组织代替，探针进入长结合上皮的冠方、附着获得。ICT：炎症细胞浸润结缔组织。PD：探诊袋深。PAL：探诊附着丧失 R：龈退缩 Gain PAL：临床附着获得。

确定釉牙骨质界的位置：探针进入袋底后可得出袋深的记录，再将探针沿牙根面退出，并用探针尖端探到釉牙骨质界的位置，然后测量釉牙骨质界至龈缘的距离，以mm为单位记录。若龈缘位于釉牙骨质界的根方，则此距离为龈退缩的距离。同探诊深度一样，每个牙记录六个部位，也可根据需要，只记录一个或几个部位。

附着水平是反映牙周组织破坏程度的重要指标之一，有无附着丧失是区分牙周炎与龈炎的重要指标。正常的牙龈附着于釉牙骨质界处，不能探到釉牙骨质界，即无附着丧失；患牙龈炎时，牙龈附着的位置不变，仍在釉牙骨质界处，即使因牙龈肿胀、探诊深度增加，临床上同样不能探到釉牙骨质界，亦无附着丧失；牙周炎时因有附着丧失，则能探到釉牙骨质界。

附着水平对制定治疗计划确定手术与否及手术方案的制定，估计预后、判断疗效均有意义。

探诊后出血

探诊出血这一指标不能作为病情进展的指标，但是探诊后不出血却可以作为牙周组织处于稳定阶段的较好指标。如果多数部位都存在探诊出血，可以预示有可能附着丧失在进展，它是附着丧失加重的重要危险指标之一。

龈下牙石

龈下牙石是沉积于龈缘之下，附着在龈沟或牙周袋内的牙面上，用探针才能检查到。

根分叉病变的探查（详见第十二章）

多根牙发生牙周炎，常可累及根分叉区，此时的治疗也较为复杂而困难，常需龈下刮治及手术治疗，因此，必须对患者的根分叉区有无病变，以及病变的严重程度有清楚的了解，才能制定治疗方案。

用普通的弯探针或专门设计的 Nabers 探针探查多根牙的分叉区（图 8-11）。检查上颌磨牙时，先探查颊侧中央处的根分叉区，再从腭侧分别探查近中和远中的根分叉区，但有的会有变异，需从颊侧探入；检查下颌磨牙时，从颊侧和舌侧中央处分别探查根分叉区。

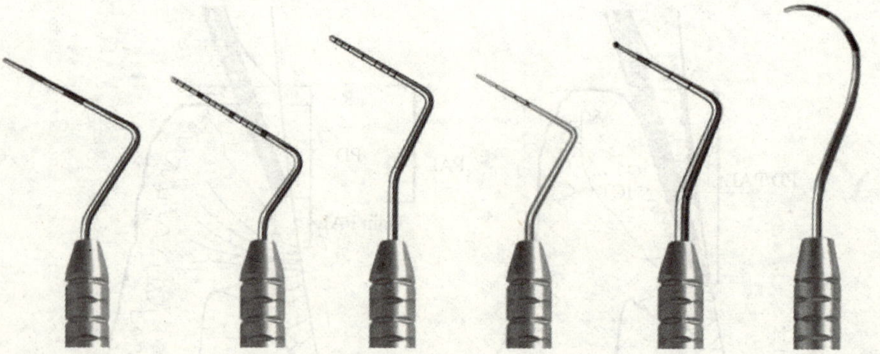

A B C D E F

图 8-11 牙周探针的类型

A. 颜色标记探针，每间隔 3mm 标记 B. UNC-15 探针，15mm 长探针，每 mm 均有标记，在 5，10，15mm 处均有颜色；标记；C. Williams 标记的 Michigan 大学"O"型探针（分别在 1，2，3，5，7，8，9 和 10mm 处标记）；D. 在 3，6，8mm 处标记的 Michigan"O"型探针；E. WHO 探针，在探针尖端有 0.5mm 直径的球，在 3.5，8.5，11.5mm 处有刻度，并在 3.5 至 5.5mm 之间有颜色标记；F. Nabers 探针。

探查根分叉区应包括：探针能否水平方向探入分叉区，水平探入的深度，分叉的大小，有无釉质突起，根柱的长度，根分叉区是否有牙龈覆盖，注意检查根分叉区是否暴露。

探诊方法
Probing Technique

工具

牙周探针的尖端为钝头，顶端直径为0.5mm，探针上有刻度，根据刻度标记的设计不同可分为几种类型（见图 8-11）， Nabers 探针专用于根分叉探诊，见“根分叉病变的探查”。

探诊方法和注意点

1. 用改良握笔式握持探针。

2. 以口内相邻牙的牙合面或近切缘处的唇面作手指支点，也可采用口外支点。

3. 探针力量要轻，约为 20 ~ 25g。

4. 探入时探针应与牙体长轴平行，探针应紧贴牙面，避免进入软组织，避开牙石达袋底，直到在龈沟底感到轻微的阻力。

5. 以提插方式移动探针，探查每个牙的各个牙面的龈沟或牙周袋情况，以了解牙周袋的位置、范围、深度及形状 (图 8-12)。

6. 探查牙齿邻面牙周袋时，探针要紧贴牙邻面接触点探入，并将探针向龈谷方向稍倾斜，以探测到邻面牙周袋的最深处 (图 8-13)。

7. 探诊应有顺序：如从颊侧到腭侧，首先从最后一个牙的颊侧开始，如右上颌第二磨牙的远中颊、颊面及近中颊位点，再到右上颌第一磨牙的远中颊，依次移动直到左上颌第二磨牙的远中颊点，再从此牙的远中腭点到右上第二磨牙的远中腭点，再以同样过程测下颌牙。

8. 影响探诊结果准确性的因素有：探诊力量 (应控制在25g)、探入角度、探针的粗细及形状、探针刻度的精确性、牙石的阻挡以及炎症程度的影响等，探诊检查时应注意这些影响因素。

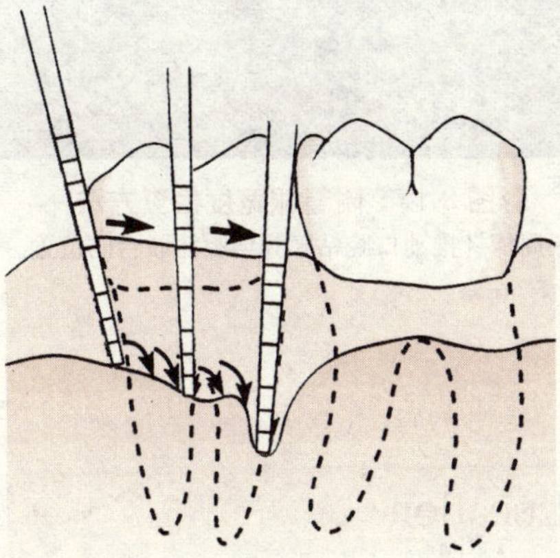

图 8-12 以提插方式有次序地进行探诊

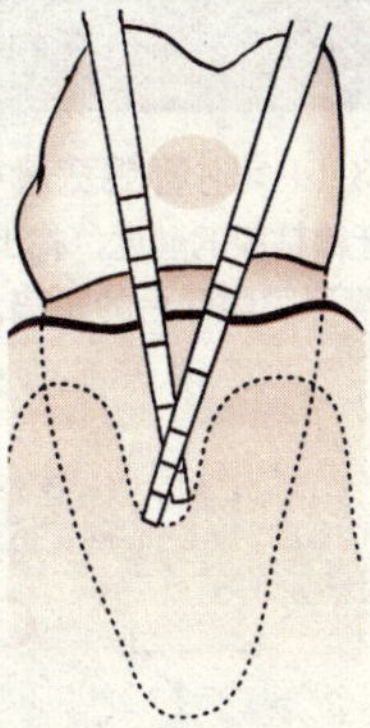

图 8-13 邻面探诊检查时，探针应紧靠接触点并向邻面中央龈谷处略倾斜

8-5 其它临床检查 Other Clinical Examinations

附着龈
Attached Gingiva

附着龈是指从游离龈沟底至膜龈联合的角化牙龈。附着龈的宽度在各个牙位不同，可从1mm ~ 9mm 不等，上颌前牙唇侧最宽 (3.5 ~ 4.5mm)，第一双尖牙区最窄 (1.8 ~ 1.9mm)。在上牙的腭侧，由于腭部角化粘膜与附着龈相连，因此无明显界限。研究显示，即使角化组织带窄于 2mm，只要牙龈没有炎症，也可保持健康状态。

检查方法：牙槽粘膜上皮薄且无角化，其下方的结缔组织中血管丰富，颜色深红；附着龈是由富含胶原纤维的固有层直接紧附于牙槽骨表面的骨膜上，无粘膜下层，故呈粉红色，坚韧不能移动。牵拉唇颊观察牙槽粘膜的动度，牙槽粘膜是可移动的，而附着龈则不能移动，二者交界处即为膜龈联合 (mucogingival junction) 的位置，再用刻度尺量出龈沟底至膜龈联合的距离 (彩图 8-14)，或用牙周探针的侧方压在牙槽粘膜的表面，向龈缘方向推动牙槽粘膜找出膜龈联合的位置 (彩图 8-15) 或通过视觉根据颜色的不同确定膜龈联合的位置，然后测量附着龈高度 (彩图 8-14)。

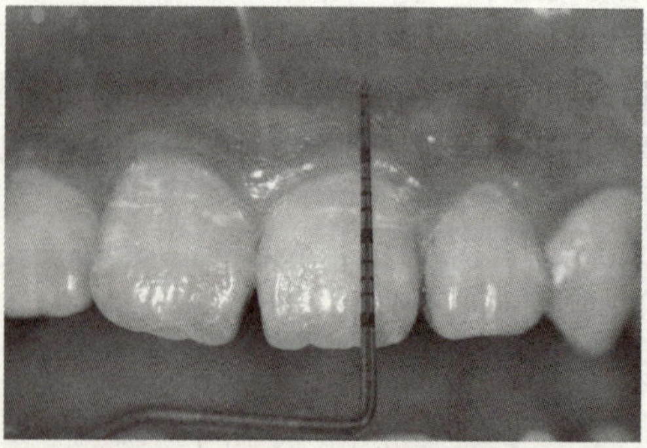

彩图 8-14 附着龈宽度检查方法
牵拉唇颊观察牙槽粘膜的动度，找出膜龈联合，再用刻度探针量出龈缘至膜龈联合的距离。

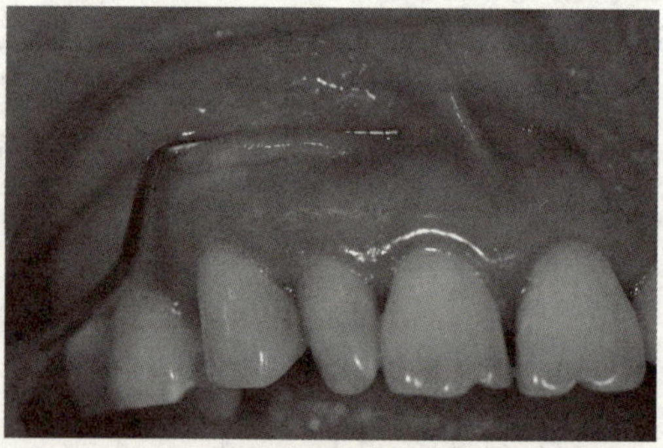

彩图 8-15 附着龈宽度检查方法
用牙周探针推动口腔粘膜找出膜龈联合的位置。

龈缘位置
Gingival Marginal Location

在成人正常萌出的牙齿，游离龈缘应在釉牙骨质界的冠方。如果有水肿和增生，龈缘移向冠方，出现“假袋 (pseudo pocket)”；如果牙齿萌出不足，上皮附着在釉质，临床冠短，如果牙龈边缘向根向移位则为牙龈退缩。

一般认为牙龈退缩随年龄增加而加重，但目前认为退缩不是生理现象，而是疾病或局部刺激的结果。错误的刷牙方法、系带附着过高、咬合创伤、牙位不正、不恰当的正畸力都可引起结缔组织附着丧失、牙槽骨嵴顶吸收、牙龈退缩；另外牙齿的扭转，倾斜，移位使一侧牙槽骨板变薄，尤其是牙颈部的牙槽骨，再加上咀嚼压力或刷牙等机械刺激亦可能引起牙槽骨高度降低，牙龈退缩；牙龈有炎症时结缔组织破坏，上皮细胞增生突向结缔组织，上皮表面变薄，也可形成牙龈退缩；牙周外科手术后会有轻度的牙龈退缩。牙龈退缩可造成牙根暴露，牙骨质被磨损，牙本质暴露，造成牙髓充血，牙本质敏感，牙间隙增大，利于菌斑及食物的堆积，加重了炎症。

牙齿动度
Tooth Mobility

正常情况下，由于牙周膜的存在，牙齿具有微小的生理性动度。当牙齿承受过大的𬌗力或因炎症使牙槽骨有吸收时，牙齿会出现不同程度的动度，检查牙齿动度有以下几种方法：

牙科镊夹持法：手持牙科检查镊子，检查前牙时，用镊子喙夹持切缘作唇舌向摇动 (图8-16)。检查后牙时，将镊子喙端并拢，放在牙齿的𬌗面并向颊舌方向和近远中方向加力 (图8-17)。仅有颊舌向动度为1度；颊舌向及近远中向均有动度为2度；如果出现垂直松动为3度；此方法的准确性有争议，因为如果被检查牙的近远中有健康邻牙，检查结果很难准确。

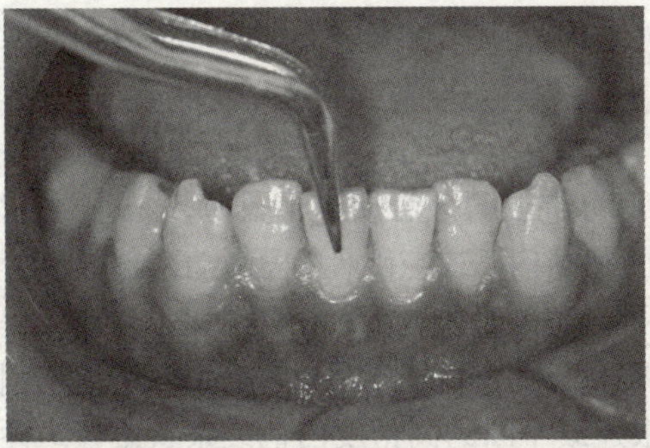

图 8-16 牙科镊夹持法检查前牙动度

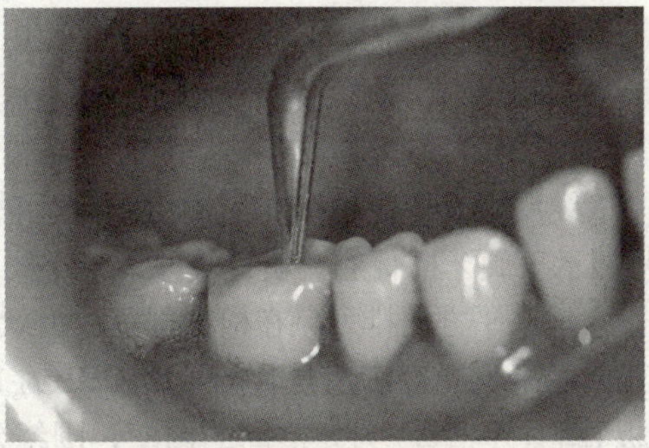

图 8-17 牙科镊夹持法检查后牙动度

也可按颊舌向水平移位程度分度记录：1mm为I度松动；1～2mm为II度松动；2mm以上为III度松动。应注意这两种分度方法均受牙根数目、牙根长度、患根数目及有无邻牙等因素的影响。

牙周动度仪 (Periotest) 检查：近年来被用于牙或种植体的动度检测，以读数 (Periotest value，PTV) 表示，动度越大读数越高，牙周健康时 PTV 多在 -8 ～ +5 之间。

食物嵌塞
Food Impaction

在咀嚼过程中，由于咬合压力使食物碎块或纤维嵌入相邻两牙的牙间隙内，称为食物嵌塞。根据食物嵌塞的方式可分为垂直型和水平型食物嵌塞两类。综合分析下述检查，可作为食物嵌塞的依据：

1. 患者能明确指出嵌塞的牙位。

2. 用探针检查嵌塞部位有纤维性食物或食物碎块。

3. 局部龈乳头有炎症表现。如果龈乳头退缩，多引起水平型食物嵌塞。

4. 在嵌塞部位检查可能发现邻面龋；重度磨耗造成边缘嵴磨损；邻面接触区增宽，外展隙变窄；对㓁牙有充填式牙尖或锐边缘嵴；牙齿的移位或排列不齐。

5. 用牙线通过接触区时，毫无阻挡地通过邻面接触区。

6. 患者可能有龈乳头炎的临床症状。

牙齿磨损
Tooth Wear

按 Smith 提出的咬合面磨损分度法可分为 4 度：

1 度＝㓁面仅露釉质

2 度＝牙本质暴露

3 度＝牙尖已磨平

4 度＝牙冠已磨损 1/2 或大于 1/2

常见的磨耗原因：夜磨牙，偏侧咀嚼，进食过硬食物或某些专业工作的习惯而咬紧牙等。需进行详细的㓁关系检查 (详见第二十章)。

8-6 X 线检查 Radiographic Aids

在X线片检查中能显影的牙周组织有牙槽骨和牙周膜，牙骨质由于很薄，一般不易显示。X线片显示下颌牙槽骨的密质骨较厚，骨小梁呈网状结构，或与硬骨板呈垂直角度排列，牙间骨小梁多呈水平方向排列，在根尖部呈放射状排列。上颌密质骨薄，松质骨多，骨小梁呈交织状。正常的牙槽骨高度应是骨嵴顶距 CEJ 约 1.08 ～ 1.15mm (临床上以≤ 2mm 为正常范围)，硬骨板 (固有牙槽骨) 为牙槽窝的内壁，围绕牙根连续不断的高密度白色线条状影像。硬骨板有较重要的意义。牙周炎早期的牙槽骨高度尚无明显的降低，但嵴顶的硬骨板消失或呈虫蚀状，表明已有骨质丧失；牙周炎经治疗后，牙槽嵴的高度虽不一定有明显的增加，但嵴顶有硬骨板出现，说明破坏已停止或略有修复。牙周膜显示连续不断的包绕牙根的低密度黑色线条状影像，厚约 0.18 ～ 0.25mm。

常用的 X 线片类型及应用

牙周组织的 X 线检查常用三种投照方法：根尖片、㓁翼片及曲面体层片。

根尖片

根尖片又分为分角线投照技术及平行投照技术。前者无需特殊持片器和定位投照装置，所以应用最为广泛 (图 8-18、8-19)。但由于投照时 X 线中心线与牙齿长轴和胶片不垂直，使 X 线片的结果与实际有差异，特别是多根牙，诸多解剖结构与骨病损重叠，使影像失真较大，根分叉病变等难以早期发现，也不利于牙周病的纵向研究。总的来说，牙周炎的临床实际状况重于 X 线片的表现。

采用平行投照技术的根尖片时，是让 X 线中心线与牙齿长轴及胶片表面垂直，因而 X 线图象可以较准确地显示牙齿及牙周结构的形态，能反映牙槽突吸收的较真实情况，但需要使用持片器和定位指示装置，X线机应配备长遮线筒长焦距球管。多用于临床治疗的纵向追踪观察及科研。国外已常规采用平行投照技术。

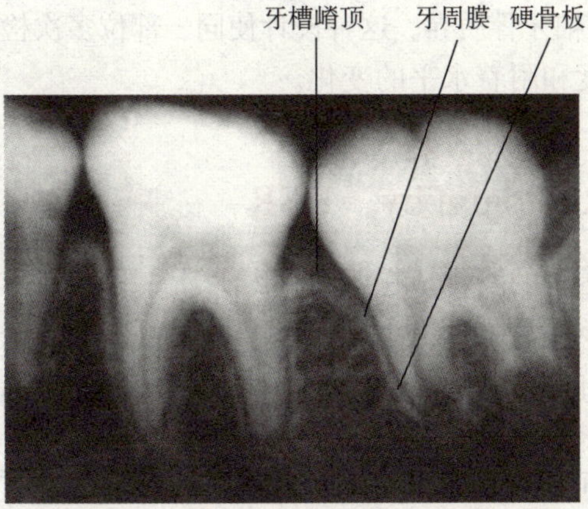

图 8-18　根尖片显示健康的牙周组织

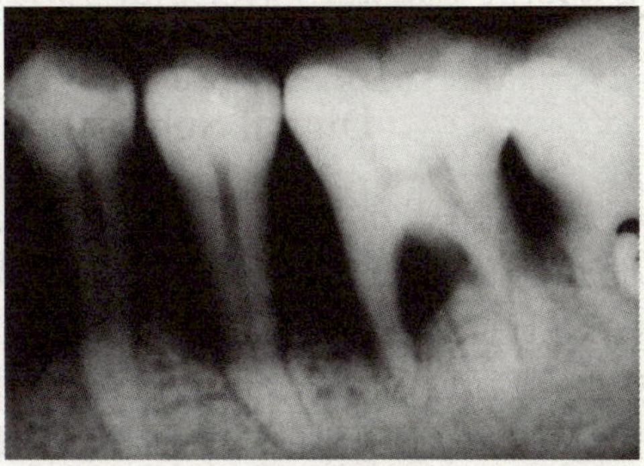

图 8-19　慢性牙周炎的根尖片

殆翼片

殆翼片能真实反映牙槽骨吸收程度和类型，适用于早期发现牙槽嵴顶的吸收及早期牙周炎与牙龈炎的鉴别诊断，但不能显示整个牙根及根周骨质情况 (图 8-20)。

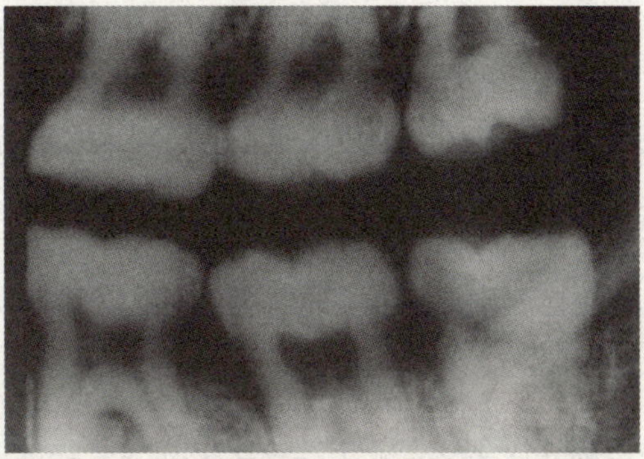

图 8-20　牙周炎的殆翼片

曲面体层片

能在一张 X 线片上观察全口牙槽骨吸收方式和程度，以及根周牙槽骨的骨密度情况，还能显示颌骨、髁突的情况等。优点是操作较简单，患者接受的X线量较少。但显示细微结构较根尖片差，再加上有时断层域与牙槽骨厚度不完全吻合，必要时需再加拍某个牙位的根尖片，此种技术不宜用于临床科研观察。

8-7　辅助诊断方法 Advanced Diagnostic Techniques

前述各种检查方法为牙周病的基本检查，但多有其不足之处，检查结果可受很多因素的影响。近年发展起来的各种技术、仪器为较可靠、深入的牙周检查和诊断提供了可能性。

控压探针 Pressure Sensitive Probe

由于使用普通牙周探针时，探诊的力量难以控制，再加上探诊角度的误差，使探诊深度欠准确，重复性差，尤其当纵向观察同一部位的PD变化时，可靠性受影响。为了控制探诊力量，并使误差到最小，国外已有多种产品，如Florida探针和Interprobe探针等电子控压探针，设有可调节探诊压力的装置，以及相对固定的标志，以保证每次探诊均使用恒定的压力和位置，并有与计算机连接的记录系统，有的还能帮助定位釉牙骨质界。这种设计使同一部位多次检查的结果有可比性，以准确显示病情变化、探诊深度和附着水平的变化。

根尖片数字减影技术
Digital Subtraction Radiography，DSR

根尖片数字减影技术能准确地纵向观察牙槽骨的变化。在普通X线片上，只有在牙槽骨脱矿超过30%时才能显示高度降低；而数字减影技术在病变处脱矿达5%时即可检出，应用根尖片数字减影技术可对在同一部位不同时间投照的多张根尖片进行牙槽骨骨量和高度的比较分析，得出敏感而可靠的比较结果。但该技术要求每次投照均为定位 (可用咬合垫定位) 平行投照，即X线球管、被照牙和X线片的相对位置恒定，而且其曝光、冲洗条件完全一致，以保证高度的重复性。在拍片时还可用金属铝阶作为参照物，以弥补投照条件造成的差异。

微生物学检查
Microbiological Tests

牙周炎是以厌氧菌为主的混合感染，目前能分离的口腔内微生物已多达400～500种，还有约50%的微生物尚不能培养分离。据报告，从每个牙周袋约可分离出30种微生物，不同类型的牙周炎其菌斑的组成也不同。对大多数牙周病患者来说，彻底清除菌斑、牙石，多能取得良好效果，因此不需做微生物学鉴定病原菌。但有少数牙周炎患者 (尤其是侵袭性牙周炎) 对常规治疗反应欠佳，或病情不易控制，需要寻找优势致病菌，并使用针对性的抗菌药物；治疗后还要检查该细菌消除的情况。对这些患者需要进行微生物学的检查。可以根据条件选用下列方法。

培养法

细菌培养法是微生物学检查的“金标准”。由于牙周炎是厌氧菌为主的感染，故需要特殊的厌氧培养技术和条件，整个过程比较繁琐，所需周期较长。由于培养条件不可能与牙周袋环境完全一致，再加上牙周炎本身就是条件致病菌的混合感染，因此要想准确地断定某一种特定致病菌有一定难度。

龈下菌斑涂片检查

1. 刚果红负染色法

用无菌刮匙刮取龈下菌斑，置于滴有2%刚果红水溶液的载玻片上，并混合均匀涂成薄层，自然干燥后，在盛有浓盐酸的广口瓶上熏至涂片呈深蓝色，再将涂片置光学显微镜油镜头下随机计算多个视野中各种形态的微生物 (球菌、螺旋体、短杆菌、丝状菌、梭状菌、弯曲菌等) 的百分比，此法不能观察到细菌的活动状态 (彩图8-21)。

2. 暗视野显微镜检查 (darkfield microscopy，DFM)

暗视野显微镜检查龈下菌斑，较传统的涂片染色法简便、快速，能观察活菌的运动，能在椅旁进行检测。Listgarten和Helldon (1978) 首次提出将DFM用于牙周微生物学研究，用刮匙

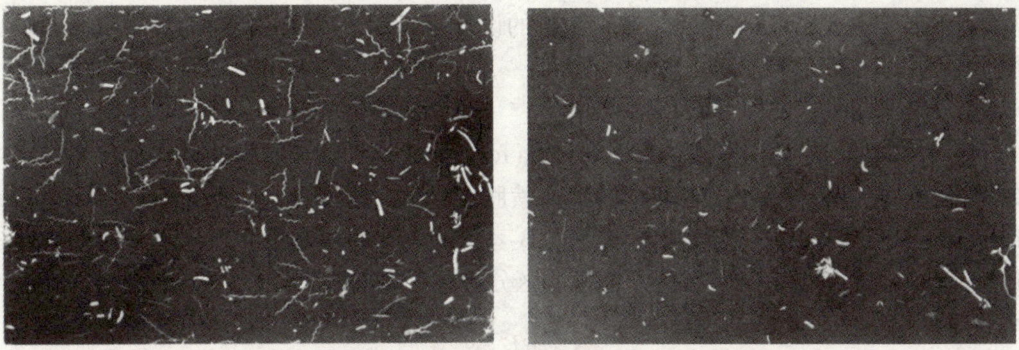

A B

彩图 8-21 刚果红负染色法观察菌斑中微生物的形态

A. 牙周炎。大量螺旋体。B. 健康部位。球菌和短杆菌为主。

刮取龈下菌斑，加入含1%明胶的生理盐水中，制成悬液，在DFM油镜下观察多个视野，共计数 100 ~ 200 个微生物，根据微生物形态分别计算球菌 (cocci)、能动菌 (motile rods)、螺旋体 (spirochetes) 及其它菌 (短杆菌、丝状菌、梭状菌、弯曲菌等) 所占百分比。牙周健康处球菌比例高，螺旋体和能动菌的比例不超过2%；感染和炎症愈重，能动菌和螺旋体比例愈高，后二者相加超过 20% 时即说明有较重的感染。由于要观察活菌，从取样到计数应在一小时内完成。

免疫学技术

1. 免疫荧光法 (immumofluorescence technique) 有直接法和间接法两种。它是为检测特异牙周致病菌而采用的方法。是用荧光素标记抗体，通过抗原抗体特异反应检测细菌抗原。间接免疫荧光法是用特异性细菌抗体选择性地与菌斑中相应的细菌抗原结合，通过荧光标记的第二抗体处理，在荧光显微镜下呈现黄绿色荧光即为阳性，表明有该特异性细菌存在。其阳性检出率与培养法的符合率约为 80% ~ 100%。

2. ELISA 法 (酶联免疫吸附测定)

ELISA 法 (enzyme-linked immunosorbent assay，ELISA) 即酶联免疫吸附实验，是将特异性抗体吸附在固相载体上，加入待检样本与酶结合物反应后，再用酶催化其底物呈颜色反应，来检测菌斑抗原 (牙周致病菌)。此法需特异性抗体，最好用单克隆抗体，以免除与其它菌株的交叉反应。

核酸技术

1. DNA 探针 (DNA probe)

DNA探针是利用核苷酸碱基顺序互补的原理，来检测某种细菌的DNA，以确定某种特异的微生物。它是用特异的 DNA 片断通过核酸杂交技术来检测未知细菌的 DNA，并可进行定量。目前 DNA 探针的类型有：全基因探针、克隆 DNA 片断探针和特定探针，能检测到的细菌最低水平为 10^2 ~ 10^4。此法的优点是特异性强、快速、省时，但制备 DNA 探针的方法较复杂，价格昂贵。Socransky 等设计开发的DNA-DNA 杂交棋盘式检验法，能同时检测四十余种菌斑微生物。

2. 聚合酶链反应 (polymerase chain reaction，PCR)

是以目标细菌的某个 DNA 片断寡聚核苷酸等为引物，扩增该 DNA 片断，可在短时间内得到大量的特定基因或DNA片断，其中引物的设计是关键。PCR的优点为灵敏度高，缺点为易受污染，出现假阳性结果。

以酶为基础的检测法 (BANA 分析法)

牙龈卟啉单胞菌，福赛拟杆菌 (Tannerella forsythia，Tf) 和牙密螺旋体均在代谢过程中产生较大量的胰蛋白酶样酶，该酶可水解 B- 萘胺衍生物 (N-alpha-benzoyl-DL-arginine-2-naphthalamide，BANA)，并释放出B-萘胺，B-萘胺可与多种染料发生反应形成有色物质，通过颜色变化来半定量以上三种细菌，但不能区分上述三者的量。

龈沟液检查
Gingival Crevicular Fluid Tests

龈沟液 (GCF) 来源于牙龈结缔组织中毛细血管的渗出液，这些渗出液经结缔组织、结合上皮进入龈沟，其成分和比重与血清相似。牙龈炎或牙周炎时，龈沟液量增加。据研究，健康龈沟 GCF 流率为 3 ~ 8μl/h，深袋的 GCF 流率为 20 ~ 137μl/h。GCF 在维护结合上皮结构及牙周组织抗微生物的防御反应中起着特殊的作用。由于GCF中含有来源于细菌和人体组织的多种成分，如防御细胞、抗体、补体、酶、炎症介质、细菌毒素、组织破坏的产物等，这些物质的量及其成分的变化可能成为牙周病情的诊断指标、疗效判断的指标，但大多数成分尚不能作为预测牙周炎活动期的客观指标。某些全身给药的药物也可进入龈沟液，而且有较高的浓度和持续时间，如口服四环素后，在龈沟液内浓度可为血清浓度的 2 ~ 7 倍。

龈沟液收集方法

滤纸条法 (filter paper strips)

用棉卷隔离取样牙，轻轻吹干牙面，将裁剪成宽 2mm，长 10mm 的 Whatman 3# 滤纸条轻轻插入龈沟内，停留 10 ~ 30 秒，取出后于 -70℃保存待测。此取样法操作简便，无损伤，能进行GCF的定量及其生化成分的研究，被广泛应用。按滤纸条放置的深度不同又分为袋内取样法 (intra-crevicular method) 和袋口取样法 (orifice method)。

(1) 袋内取样法 (intra-crevicular method)

将滤纸条取样端轻轻插入牙龈沟内至有轻微阻力止。此法获得的GCF量多，但取样时的机械刺激可能导致血液的“污染”和稀释作用。

(2) 袋口取样法 (orifice method)

将滤纸条取样端放在牙龈沟口，深度在龈缘下不超过1mm，此法避免了滤纸条插入对袋内上皮的物理性刺激，但获得的 GCF 量少。

(3) 取样时间

取样时间应从研究目的、足够的操作时间、能获取的GCF量等诸方面考虑，10 ~ 30s 取样时间较常用。

龈沟液的定量方法

1. 龈沟液量测定仪 (periotron)

是一种电子测量设备，目前的型号有 Periotron 6000，Periotron 8000，使用成品的滤纸条取样。测量前需用血清绘制标准曲线进行校准。(用倍比稀释方法将血清自 0.1μl 至 1.2μl，滴在滤纸条上，再用 Periotron 测量湿的滤纸条每一稀释浓度的电流变化并做出标准曲线。)

2. 称重法

用一定宽度和长度的滤纸条，存放于密封管中先秤重后备用。使用时，将滤纸条放入龈沟或牙周袋内留置30秒，取出后放回原管中再次称重，取样前后滤纸条的重量差即为龈沟液的重量。

3. 茚三酮染色定量

滤纸条取GCF后，以2%茚三酮染色，GCF中的α氨基酸与茚三酮反应后，滤纸条被GCF浸湿的部分变成蓝紫色，根据染色面积定量 GCF。

龈沟液的成分测定

1. 酶

GCF 中含有多种来源于 PMN、细菌及组织细胞破坏后释放出来的酶。

(1) 胶原酶 (collagenase)

是基质金属蛋白酶家族的一员。可由细菌和宿主细胞分别产生。它在正常的细胞外基质重建及牙周组织破坏过程中起重要作用。研究显示牙周炎患者龈沟液中胶原酶活性显著高于牙周健康者。

(2) 弹性蛋白酶 (elastase，EA)

EA 是一种丝氨酸中性蛋白水解酶，位于粒细胞的嗜天青颗粒中，主要由 PMN 释放的一种蛋白酶。龈沟液中EA水平与牙周临床指标间成正相关，活动性骨破坏处EA水平明显增高。

(3) 天冬氨酸转氨酶 (aspartate aminotranferase，AST)

AST是一种可溶解性细胞浆内酶，当组织破坏，细胞死亡后释放出来。因而此酶水平的升高可用来反映牙周组织的破坏。研究显示龈沟液中 AST 水平与疾病严重程度相关，活动性附着丧失位点的龈沟液中 AST 水平显著高于静止位点。Chambers 等 (1984) 首次报道犬的实验性牙周炎 GCF-AST 增高；闫福华等 (1995) 对 7 例牙周炎患者的 170 颗牙、970 个位点进行了 6～12个月的纵向观察，发现牙周炎活动破坏位点GCF-AST水平明显高于同一牙齿的非活动部位，经刮治后该活动部位的GCF-AST水平明显下降。因此，龈沟液中AST水平的检测可能成为一种诊断牙周炎活动性的指标。

(4) 碱性磷酸酶 (alkaline phosphatase，ALP)

ALP是一种具有生物学活性的蛋白质，在微碱性条件下，酶活性水平升高，能分解磷酸盐类化合物，产生游离磷酸。这些游离磷酸在组织间液内与钙离子结合形成磷酸钙，是新骨形成的支架。GCF 中的 ALP 可能来源于牙周组织的成纤维细胞，并存在于 PMN 中，也可来源于细菌，可用实验方法加以区分。GCF 中 ALP 水平与牙周袋深度和骨吸收量成正相关，此检测在疾病的诊断中具有辅助作用。

(5) β- 葡萄糖醛酸酶 (β-glucuronidase，βG)

βG 是存在于 PMN 中的溶酶体酶，巨噬细胞及细胞中也存在有 βG。βG 参与结缔组织基质的降解。研究显示GCF中βG浓度与牙龈炎症程度、牙周袋深度及牙槽骨的破坏程度成正相关。因而在牙周病的发生和发展过程中起重要作用，有望成为预测疾病进展的指标。

(6) 髓过氧化物酶 (myeloperoxidase，MPO)

MPO是存在于PMN中的另一种酶，通过与微生物的相互作用或细胞本身的溶解而释放出来。因此，通过测定MPO的含量可间接了解PMN数量。研究显示 GCF-MPO 与龈沟 PMN 计数及临床指标间呈显著正相关。所以 GCF-MPO 水平可作为较客观的炎症指标。

2. 抗体 (antibody)

牙周炎患者的血清中含有抗牙周致病菌的抗体，龈沟液中的抗体水平可反映出局部和全身的体液免疫状况。龈沟液及血清中的抗牙周致病菌抗体可用酶联免疫吸附方法检测到。通过检测特异抗体的水平可了解某种致病菌的存在及病情处于静止期还是活动性进展。

血白细胞功能检测
Leukocyte Functions Examination

中性多形核白细胞在牙周炎致病机制中起重要作用。可通过检查中性粒细胞的趋化功能、粘附功能、吞噬功能来评价患者的免疫功能。侵袭性牙周炎或预后差的患者往往有中性多形核白细胞的功能缺陷。某些全身疾病的患者，如粒细胞缺乏症、掌跖角化牙周破坏综合征等，其中性粒细胞功能异常，牙周疾病严重，因此，此检查可有助于诊断。

基因检测
Genetic Examination

牙周炎是由菌斑微生物引起的炎症性破坏性疾病，它又是一个受多因素影响的疾病，遗传因素部分地决定着宿主的易感性，在牙周炎的发生发展及对治疗的反应起重要作用。目前关于某些基因多态性与慢性牙周炎的易感性关系已有不少研究报告,如IL-1、TNF-α、N-甲酰肽受体 (FPR) 基因、维生素 D 受体 (VDR)、Fcγ 受体基因多态性等；与侵袭性 (早发性) 牙周炎相关的基因有IL-1基因、IL-4基因、FcγR 受体基因等。由于人种和种族差异、诊断标准不一致以及疾病本质的多基因背景，研究的结论不完全相同。

8-8 危险因素评估 Risk Assessment

牙周炎是由多因素引起的慢性感染性疾病，菌斑中微生物为牙周炎的最主要病因。环境因素、社会因素、个体因素 (包括生活方式、系统疾病、心理因素) 均可影响宿主的防御机制，在牙周炎的发病中发挥不可或缺的作用，其中吸烟和糖尿病是牙周组织破坏的最重要的个体健康危险因素，并与机体的背景危险因素 (如基因) 共同作用，最终导致个体的牙周支持组织的破坏。在牙周临床诊治过程中，必须对每位患者进行全面而慎重的牙周病危险因素的评估，以期减低危害性，并采取有针对性的治疗手段。

危险因素是指环境行为或生物因素的出现将增加个体患病的可能性，与疾病患病有直接关系。患者可能在某一时间点、多个时间点或持续地暴露在某个或某些危险因素下，必须是在发病前暴露，有些可实施干预改变，有的至今还没有有效的干预措施。通过问诊及临床检查可对危险因素进行评估。(详见第六章、第七章和第十六章)

表 8-1　常用的口腔卫生检查指数

指数名称	作者	年代	指数标准	使用特点
PLI	Silness & Löe	1963	0＝无菌斑 1＝用探针尖侧面划牙面发现菌斑 2＝近龈缘区及牙邻面可见中等量菌斑 3＝龈缘临近牙面大量软垢	着重评估近牙龈区菌斑的厚度及量。适用于纵向观察研究。采用目测加检查方法　不需菌斑显示剂
Quigley-Hein 菌斑指数	Quigley & Hein 提出 Turesky 改良	1962	0＝牙面无菌斑 1＝近龈缘牙面有散在的点状菌斑 2＝菌斑连续呈带状，宽度不超过 1mm 3＝菌斑着色带宽于 1mm，<牙面 1/3 4＝菌斑占牙面 1/3-2/3 5＝菌斑占牙面 2/3 或>2/3	根据菌斑显示剂染色的范围判定菌斑指数。适用于临床试验研究及纵向观察，也可用于自我检查口腔卫生状况
DI	Greene & Vermillion	1964	0＝无软垢或着色 1＝软垢覆盖牙面的面积<1/3 2＝软垢覆盖牙面的面积 1/3 ～ 2/3 3＝软垢覆盖牙面的面积>2/3	将牙面自龈缘至切缘三等分，用菌斑显示剂着色只检查 16、11、26、31 唇颊面及 36、46 舌面，共 6 个牙位
CI	Greene & Vermillion	1960	1＝牙石覆盖牙面<1/3 2＝牙石覆盖牙面 1/3-2/3 3＝牙石覆盖牙面>2/3 或龈下牙石连续成片	将牙面自龈缘至切缘三等分分别检查每个牙的颊、舌侧两个面。
口臭指数（鼻闻法）	Rosenberg		0＝没有口臭 1＝口臭几乎闻不到 2＝口臭很轻但能清楚闻到 3＝中等程度口臭 4＝强烈口臭 5＝恶臭	检查者与被检查者距离约 10cm，受试者闭嘴用鼻呼吸 1 分钟后，张口且轻轻呼气，检查者用鼻子闻呼出的口腔气体

表 8-2　反映牙龈炎症的指标

指数名称	作者	年代	指数标准	使用特点
牙龈指数（GI）	Löe & Sillness	1963 提出 1967 修定	0＝牙龈正常 1＝轻度炎症：轻度颜色改变及水肿 2＝中度炎症：色红、水肿、探诊出血 3＝重度炎症：红肿明显或有溃疡，有自发出血倾向	将牙周探针沿龈缘轻轻滑动，观察有无出血。使用简便，但不能区别探诊出血的程度
出血指数（BI）	Mazza	1981	0＝牙龈健康，无炎症及出血 1＝牙龈颜色有炎症改变，探诊不出血 2＝探诊后有点状出血 3＝探诊后出血沿牙龈缘呈线状 4＝出血溢满并溢出龈沟 5＝自动出血	牙周探针探入龈沟或袋内取出探针 30 秒后观察出血量，能客观地反映牙龈炎症的程度

续表

指数名称	作者	年代	指数标准	使用特点
龈沟出血指数(SBI)	Muhlemann & Son	1971	0＝牙龈健康，探诊无出血 1＝牙龈健康，探诊出血 2＝龈乳头及边缘龈有颜色改变，无水肿，探诊出血 3＝龈乳头及边缘龈有颜色改变，轻度水肿，探诊出血 4＝龈乳头及边缘龈有颜色改变，明显水肿，探诊出血 5＝龈乳头及边缘龈有颜色改变，明显水肿，自发出血	牙周探针探至龈缘下1mm，轻轻滑动，此指数未对出血量详细分级，着重对可视炎症程度进行分级
改良出血指数(mBI)	Mombelli	1975	0＝探诊无出血 1＝孤立的点状出血 2＝出血在龈沟内呈线状 3＝重度或自发出血	用牙周探针轻探入龈沟口或袋口，取出10秒后观察有无出血及出血量。此指数用于反映牙龈炎症程度、疗效判断及长期纵向观察
探诊后出血(BOP)			探诊后出血为阳性 探诊后不出血为阴性	牙周探针置于龈下1mm，轻轻沿龈缘滑动，观察有无出血或探到龈沟底/袋底取出探针后观察10秒看有无出血，此指数只记录出血的有或无，不能反映出血的程度
溢脓			脓液量的多少可判定化脓性炎症的严重程度	可用手指在龈表面从根方向冠方挤压，或用镊子夹持棉球轻压龈表面检查脓液的外溢情况

小结

准确而全面的检查对确定牙周病的类型、严重程度及制定最佳治疗方案至关重要。探诊检查是牙周病诊断的基础，可用来区分牙龈炎和牙周炎，探诊所得的深度并不总是与组织破坏程度完全一致。多种因素影响探诊的结果。附着丧失对反映牙周炎病情较准确，但需检查者技术熟练，检查准确。探诊后出血是反映袋内壁和袋底炎症的客观指标，常用于疗效观察指标及纵向研究。当用X线结果反映治疗效果时，宜选择定位投照根尖X线片。龈沟液的各种成分测定常被用于临床科研观察指标。目前还没有确定病变的活动性的可靠方法。探诊出血、龈沟液量及暗视野显微镜检查可作为病情严重程度和估计今后发展趋势的参考指标。静止的病损一般在探诊后极少出血或不出血，龈沟液量微，暗视野显微镜检以球菌为主；而探诊后出血、龈沟液量多、龈下菌斑涂片可见大量螺旋体和能动菌的位点则提示当前有明显的炎症，也是今后发生活动性进展的危险因素。菌斑中微生物为牙周病的最主要病因，环境因素、社会因素、个体因素均可影响宿主的防御机制，需对牙周病的危险因素进行全面的评估。

思考题

1. 牙周探诊深度与附着丧失的关系。
2. 反映牙龈炎症的各临床指数的应用特点及临床意义。
3. 探诊后出血的临床意义。
4. 危险因素评估在牙周病诊断中的意义。

参考文献

1. Armitage GC. Periodontal diseases: Diagnosis. Ann Periodontol, 1996, 1(1)：37
2. Armitage GC. Clinical evaluation of periodontal diseases. Periodontol 2000, 1995, 7 (1)：39
3. Mol A. Imaging methods in periodontology. Periodontol 2000, 2004, 34 (1)：34
4. Loomer PM. Microbiological diagnostic testing in the treatment of periodontal diseases. Periodontol 2000, 2004, 34 (1)：49
5. Armitage GC. Analysis of gingival crevice fluid and risk of progression of periodontitis. Periodontol 2000, 2004, 34 (1)：109
6. Ronderos M and Ryder MI. Risk assessment in clinical practice. Periodontol 2000, 2004, 34 (1)：120
7. Matthews DC and Tabesh M. Detection of localized tooth-related factors that predispose to periodontal infections. Periodontol 2000, 2004, 34 (1)：136
8. Armitage GC. The complete periodontal examination. Periodontol 2000, 2004, 34 (1)：22
9. Nunn ME. Understanding the etiology of periodontitis: An overview of periodontal risk factors. Periodontal 2000, 2003, 32 (1)：11
10. Newbrun E. Indices to measure gingival bleeding. J Periodontol, 1996, 67(6)：555
11. Newman MG, Takei HH and Carranza FA. Carranza's Clinical Periodontology, 9th ed, Philadelphia, London, New York: Saunders Company, 2002, 432, 487
12. 闫福华，曹采方，李晓新. 龈沟液中天冬氨酸转氨酶水平与牙周炎活动性的关系. 中华口腔医学杂志, 1995, 30(1)：40
13. Kornman KS, Crane A, Wang HY, et al. The interleukin-I genotype as a severity factor in adult periodontal disease. J Clin Periodontol, 1997, 24(1)：72

（沙月琴）

9 牙龈病
Gingival Diseases

应知应会的内容：

1. 菌斑性龈炎的临床表现和主要的病理变化。
2. 药物性龈增生的临床特点、诊断与鉴别诊断及治疗原则。
3. 坏死性溃疡性龈炎的病因、临床表现及治疗原则。
4. 白血病龈病损的临床表现及诊治时的注意事项。

牙龈是牙周组织 (牙龈、牙周膜、牙槽骨、牙骨质) 之一，直接暴露在口腔中，直视可见，它是由角化上皮和结缔组织组成，覆盖着牙槽骨和牙根。牙龈在口腔中不断受到外界和口腔内环境的各种刺激，包括生物性的(如外来的、口腔内的、消化道和呼吸道的各种微生物及其代谢产物)、物理性的(各种机械性创伤、咀嚼力、温度刺激等)、化学性的(食物、药物、烟草等)刺激；其对刺激的反应受机体的生理、代谢、免疫机制和全身状况的影响。牙龈组织不仅接受牙菌斑微生物的挑战(challenge)，受到局部刺激的影响，而且也受全身因素的影响，某些全身情况或疾病(肿瘤)也可以表现在牙龈上，也可影响或改变牙龈对局部刺激的反应方式和程度。

牙龈病是局限于牙龈组织的病变，一般不侵犯深层牙周组织。然而牙龈病和牙周炎有密切关系，因为牙龈组织是牙周组织的一部分，是指其外层，许多引起牙龈病的因素也可进一步参与破坏深层牙周组织。牙龈又是口腔粘膜的一部分，有些皮肤粘膜病常表现于此。此外，许多全身性疾病也可累及牙龈组织，有些肿瘤和瘤样病损也好发于牙龈。综合有关牙周病的参考书、专著及其有关文献，牙龈固有的疾病和其他疾病的龈表征可达150多种，原北京医学院口腔病理研究室分析研究了在25年中收集的2485例牙龈临检样本，涵盖了牙龈病损60多种。可能正是因为发生在牙龈组织的疾病种类繁多，表现形式各异，长久以来缺乏一种国际通用和公认的、全面的牙龈疾病分类法。在1999年召开的有关牙周病分类的国际研讨会上(International Workshop for a Classification of Periodontal Diseases and Conditions)，与会专家们提出了牙周病的新分类法，增加了牙龈病的分类，将牙龈病分为菌斑性牙龈病(如龈炎、青春期龈炎、妊娠期龈炎、药物性牙龈肥大等)和非菌斑性牙龈病(如病毒、真菌等引起的牙龈病及系统疾病在牙龈的表现，遗传性病变等)两大类(详见第三章附表1)，其中菌斑性牙龈病(dental plaque-induced gingival disease)又分为：1. 仅与牙菌斑有关的牙龈炎(gingivitis associated with dental plaque only)，此类最常见；2. 受全身因素影响的牙龈病(gingival diseases modified by systemic factors)；3. 受药物影响的牙龈病(gingival diseases modified by medications)；4. 受营养不良影响的牙龈病(gingival diseases modified by malnutrition)，此类最少见。本章主要介绍1、2、3类牙龈病。

菌斑性牙龈病是指由牙菌斑所诱发的牙龈病，只局限发生于无附着丧失的牙周组织和有附着丧失但无进展的牙周组织(gingivitis on a reduced but stable periodontium)。此类龈病的病理状况主要受细菌活性的影响，但也可受全身疾病或药物的影响。这类牙龈病的共同特征见Box 9-1。

Box 9-1 牙龈病的共同特征

1. 体征和症状局限于牙龈组织
2. 菌斑的存在引起和/或加重病损的严重性
3. 炎症的临床表现(牙龈由于水肿和纤维化而肿大，色泽红和/或暗红，龈沟温度升高，刺激易出血，龈沟液渗出增加)
4. 牙周组织无附着丧失或虽已有附着丧失但稳定无进展
5. 去除病因后疾病可逆
6. 若不及时治疗，有可能发展为牙周炎

参照 Mariotti (1999)

9-1 菌斑性龈炎 Dental Plaque-Induced Gingivitis

菌斑性龈炎在牙周病国际新分类 (1999) 中归属牙龈病中的菌斑性龈病 (dental plaque-induced gingival disease) 类，本病在过去称为慢性龈炎 (chronic gingivitis)、慢性龈缘炎 (chronic marginal gingivitis)、单纯性龈炎 (simple gingivitis) 等。牙龈的炎症主要位于游离龈和龈乳头，是牙龈病中最常见的疾病，简称牙龈炎 (gingivitis)。世界各地区、各种族、各年龄段的人都可以发生，在我国儿童和青少年的患病率在70% ~ 90%左右，成人的患病率达70%以上。几乎每个人在其一生中的某个时间段都可发生不同程度和范围的龈炎。该病的诊断和治疗相对简单，且预后良好，但因其患病率高，治愈后仍可复发，相当一部分的龈炎患者可发展成为牙周炎，因此预防其发生和复发尤为重要。

病因学 (etiology)

菌斑性龈炎是慢性感染性疾病，主要感染源为堆积在牙颈部及龈沟内的牙菌斑中的微生物。菌斑微生物及其产物长期作用于牙龈，首先导致牙龈的炎症反应，继而引起机体的免疫应答反应，因此菌斑是最重要的始动因子 (initial factor)，其它局部因素如牙石、不良修复体、食物嵌塞、牙错位拥挤、口呼吸等可加重菌斑的堆积，加重牙龈炎症。

患牙龈炎时，龈缘附近一般有较多的菌斑堆积，菌斑中细菌的量也较健康牙周时为多，种类也较复杂，此时菌斑中的G^+球/杆菌的比例较健康时下降，而G^-厌氧菌明显增多，牙龈卟啉单胞菌、中间普氏菌、梭形杆菌和螺旋体比例增高，但仍低于深牙周袋中此类细菌的比例。

组织病理学改变 (histopathological changes)

牙龈炎是一种慢性疾病，早期轻度龈炎的组织学表现与健康龈无明显界线，因为即使临床健康牙龈的沟内上皮下方的结缔组织中也有少量的炎症细胞的浸润。Page和Schroeder (1976) 根据动物实验的研究、临床和组织学的观察资料，将从健康牙龈到牙周炎的发展过程分为四个阶段，但它们之间并无明确界限，而是移行过程。然而这四个阶段在人类并没得到组织学的全部证实。近年来，对人健康牙龈的组织学观察表明，大多数临床表现为健康的牙龈，其组织学表现类似动物 (狗) 实验性龈炎的初期和早期病损。牙龈炎的病变局限于牙龈上皮组织和结缔组织内，当炎症扩延到深部牙周组织，引起牙龈及牙周膜胶原纤维溶解破坏，以及牙槽骨吸收，导致牙周袋的形成，此时即为牙周炎。牙龈炎为牙周炎的前期 (先导) 阶段，包括初期病损 (initial lesion)、早期病损 (early lesion)、确立期病损 (established lesion) 三个阶段。重度病损 (advanced lesion) 是牙龈炎发展到牙周炎的阶段，但并非所有牙龈炎均会发展成牙周炎。初期、早期和确立期病损两者在牙龈组织中的病理和临床表现十分相似，均为慢性非特异性炎症，只是炎症的范围和程度有所不同。

显微镜下所见的牙龈组织学变化不一。最轻度的变化临床可无表现，亚临床状况往往是炎症的早期，只是在龈沟下结缔组织中存在很少量的中性粒细胞、巨噬细胞、淋巴细胞和极少量的浆细胞，局部区域尤其是在沟上皮下方有结缔组织纤维的松解。

菌斑诱导的龈炎特征是红、肿、探诊出血，病变是可逆的，可持续存在，不会进一步发展为结缔组织附着丧失的牙周炎。

上皮改变 (epithelial alterations)

组织学证实，牙龈组织对龈沟区内积聚的牙菌斑发生反应。细菌来源的小分子产物穿过上皮引起上皮和结缔组织的一系列变化。结合上皮虽无根向移位，但是细胞间隙增宽，上皮向结缔组织内增生形成粗大的钉突。炎症细胞，尤其是中性粒细胞通过结合上皮移至龈沟。这些细胞保护牙周组织抗微生物的侵袭，龈沟内的中性粒细胞通常在菌斑微生物和沟内、结合上皮之间形成一道屏障，成为抗菌的第一道防御线。慢性龈炎龈沟内的细菌虽然与沟内上皮和结合上皮关系密切，但是并没有穿过上皮，细菌积聚有时可见与上皮表面接触，有时可见于细胞间隙。口腔上皮显示出细胞角质素表达的变化，尤其是口腔上皮与沟内上皮结合处。上皮内朗格罕细胞 (Langerhans cells) 数目增加，对外来抗原加工和传递并刺激 T 淋巴细胞反应。(彩图 9-1)

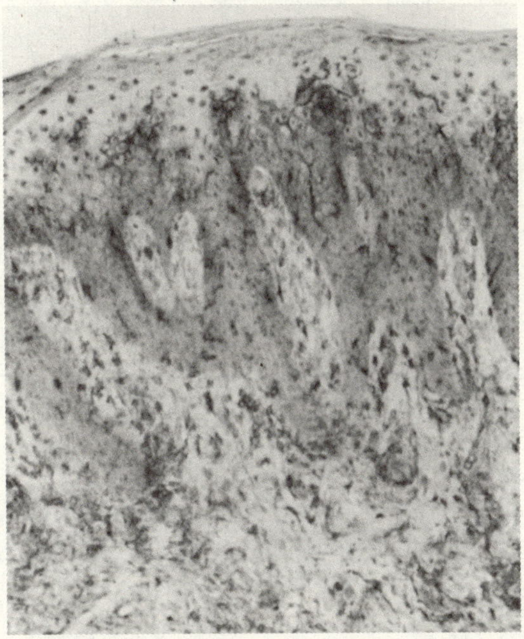

彩图 9-1　龈炎，上皮内 LC
(孟焕新医师提供)

结缔组织改变 (connective tissue alterations)

组织学表现通常具有急性和慢性特征，如浸润的结缔组织中有中性粒细胞、淋巴细胞、巨噬细胞、浆细胞和肥大细胞。初期病损是血管周围炎症和中性粒细胞的浸润，血清及抗体渗出、龈沟液渗出增加。中性粒细胞在结合上皮和龈沟中增多伴随龈沟液流的明显增加。然后在早期病损主要是 T 淋巴细胞浸润，逐渐由 T 淋巴细胞为主过渡到 B 淋巴细胞为主，确立期病损的结缔组织特征是B细胞为主转换为浆细胞为主。虽然Page和Schroeder报告，确立期病损中浆细胞为主，但人实验性龈炎 (短期内形成) 的研究不能证实这一点,人长期存在的牙龈炎中浆细胞比例增加。炎症浸润的密度和范围取决于局部微生物的挑战、个体对微生物的炎症反应和这些反应的持续时间。轻度炎症时主要以中性粒细胞和T淋巴细胞为主，而向牙周炎进展时则转换为B淋巴细胞、浆细胞为主型 (图9-2健康龈向牙周炎发展的四个阶段)。炎症效应细胞从周缘血循环中移出到牙周组织的机制是白细胞由内皮细胞和白细胞表面的粘附分子介导粘附到靶组织的血管壁，白细胞粘附到内皮细胞表面并穿过血管壁移入组织。例如中性粒细胞的移出是对细菌和宿主来源的趋化物的趋化反应 (chemotactic response)。趋化 (chemotaxis) 是指细胞对趋化物 (chemoattractant) 反应直接移出。中性粒细胞趋化移出后识别龈沟内的微生物，与之结合并吞噬。

组织损害 (tissue damage)

健康个体的宿主防御机制有效地应对细菌的挑战。宿主的防御机制包括上皮细胞层的完整性，以及上皮细胞的脱落和龈沟液流，可有效地清除龈下细菌和其产物。补体、中性粒细胞和抗体的产生有可能控制龈沟中的微生物。如果由于先天或获得性宿主防御机制的缺陷引起防御不适当则可使细菌定植和繁殖，导致组织损害。

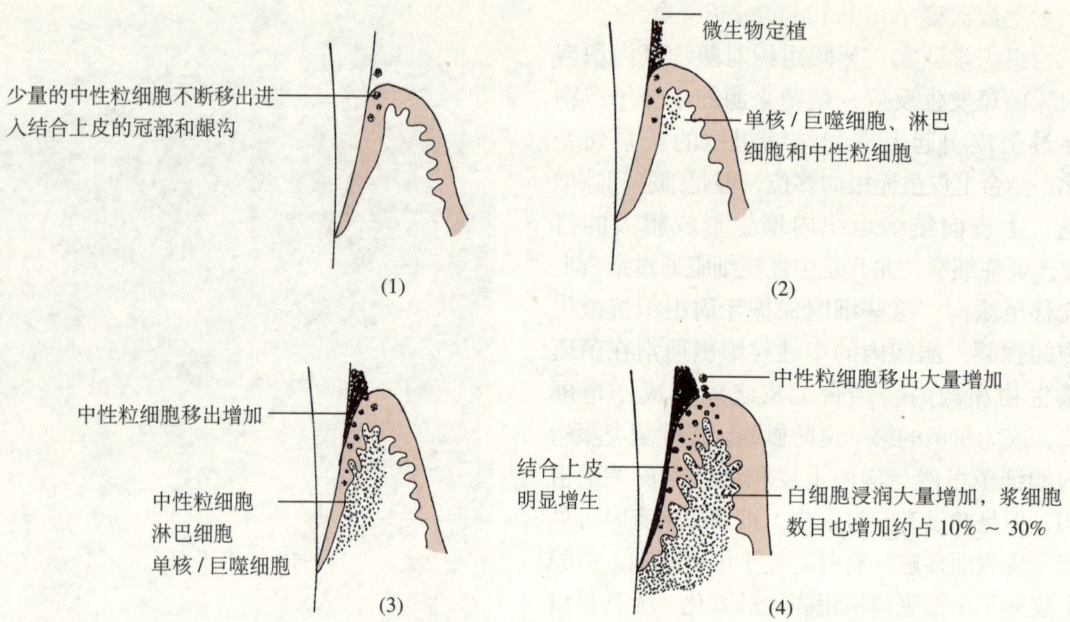

图 9-2　正常龈向牙龈炎发展的四个阶段。在龈炎阶段，最明显的不同是炎症浸润的范围和成分，以及上皮增生

(1) 正常龈；(2) 健康龈；(3) 早期龈炎病损；(4) 确立期龈炎病损。

在龈炎病损中不发生牙槽骨的吸收，但是在龈炎的早期龈沟下区的结缔组织中已出现胶原降解，炎症区的成纤维细胞数目减少。原有的成纤维细胞发生改变，胶原合成能力也可能下降，还出现血管增生和水肿。(彩图9-3)

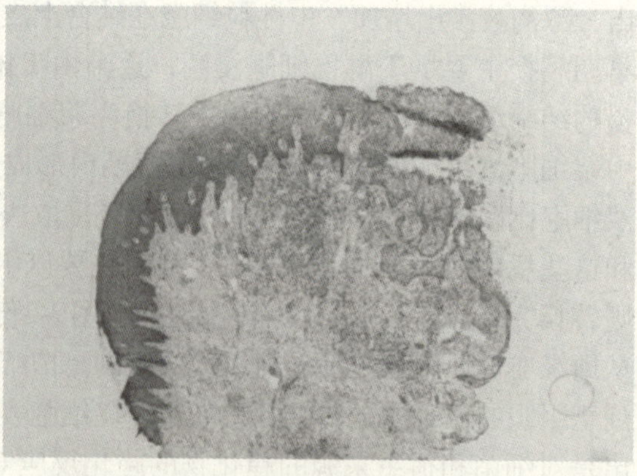

彩图 9-3　龈炎组织中炎症细胞浸润和胶原破坏

在慢性龈炎病损的重度炎症区，由炎症细胞产生的炎症信号分子介导和中性粒细胞、巨噬细胞和成纤维细胞释放的蛋白酶作用使该区的胶原完全丧失。牙龈组织中的胶原降解有几种方式，巨噬细胞完成酶解胶原断片的胞噬和细胞内消化，而龈成纤维细胞则具有使胶原完全变性的能力。牙周结缔组织通过降解和合成的持续转换获得最终平衡。此外，一些成纤维细胞胶原合成能力的下调或下降也可导致结缔组织的丧失。

组织形成 (tissue formation)

新胶原的广泛形成有时是对炎症的突出组织学反应，尤其是在病损边缘区，这是成纤维细胞的一种特征反应。显微镜下所见的龈结缔组织的变化反映了细胞因子和生长因子介导的炎症细胞活动的变化特点。

临床表现 (clinical features)

为便于临床描述，将牙龈分为三个区 (彩图 9-4)：

1. 边缘龈 (marginal gingiva)：又称游离龈 (free gingiva) 或非附着龈 (unattached gingiva)，是牙龈的边缘，呈领圈状包绕牙颈部，构成龈沟的软组织壁，正常牙龈的沟底位于釉牙骨质界，用探针插入龈沟可将游离龈从牙面分开。局限于该区的炎症可称为边缘性龈炎 (marginal gingivitis)。

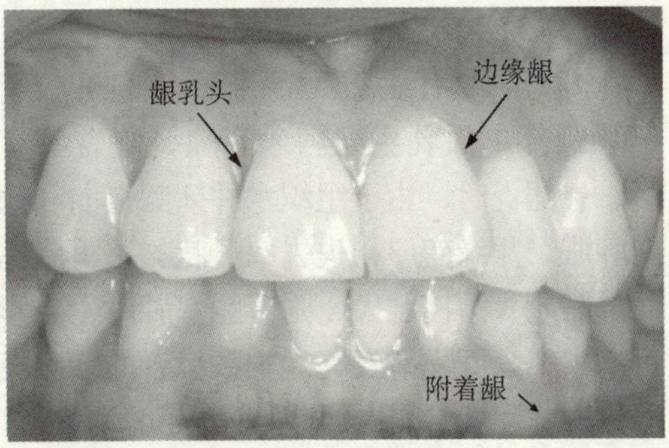

彩图 9-4　牙龈分区

2. 龈乳头 (papillary gingiva)：位于牙间区的牙龈组织，局限于该区的炎症可称为龈乳头炎 (papillary gingivitis)。

3. 附着龈 (attached gingiva)：与边缘龈、龈乳头连接至膜龈联合的龈组织。由边缘龈延伸至附着龈的病变可称为弥漫性龈炎 [Changes throughout the vertical extent of the attached gingiva can be termed diffuse (Glickman 1953)]。

本病牙龈的炎症一般局限于游离龈和龈乳头，严重时也可波及附着龈，炎症状况一般与牙颈部和龈沟内的菌斑及牙石量有关。牙龈炎一般以前牙区为多见，尤其是下前牙区最为显著。

患者的自觉症状

刷牙或咬硬物时牙龈出血常为牙龈炎患者就医的主诉症状，但一般无自发性出血，这有助于与血液系统疾病及其他原因引起的牙龈出血鉴别。有些患者可感到牙龈局部痒、胀、不适、口臭等症状。近年来，随着社会交往的不断增加和对口腔卫生的逐渐重视，口腔异味(口臭)也是患者就诊的重要原因和较常见的主诉症状。

牙龈色、形、质的变化

健康龈组织暴露于牙菌斑引起牙龈炎症，其临床的典型特征为牙龈色、形、质的改变和龈沟出血，Box 9-2。

Box 9-2　健康龈向龈炎发展的临床变化

	正常龈	龈炎
色泽	粉红 (某些人群可见黑色素)	鲜红或暗红
外形	龈缘菲薄紧贴牙面呈扇贝状，龈乳头充满牙间隙，龈沟深度≤ 3 mm	龈缘和乳头组织水肿圆钝，失去扇贝状，牙龈冠向和颊舌向肿胀形成假袋 (pseudo pocket)
质地	韧有弹性	松软，水肿，施压时易引起压痕
出血倾向	正常探诊和刷牙不出血	探诊后出血，刷牙时出血

色泽：健康龈色粉红，某些人还可见附着龈上有黑色素。患牙龈炎时，由于牙龈组织内血管增生、充血导致游离龈和龈乳头色呈鲜红或暗红，病变严重时，炎症充血范围可波及附着龈

(彩图 9-5)。

外形：健康龈的龈缘菲薄呈扇贝状紧贴于牙颈部，龈乳头充满牙间隙，附着龈有点彩。患龈炎时，由于组织水肿牙龈冠向和颊舌向肿胀，龈缘变厚，失去扇贝状，不再紧贴牙面。龈乳头圆钝肥大。附着龈水肿时，点彩也可消失，表面光滑发亮。少数患者的牙龈炎症严重时，可出现龈缘糜烂或肉芽增生。

质地：健康龈的质地致密坚韧。患龈炎时，由于结缔组织水肿和胶原的破坏，牙龈质地松软，脆弱，缺乏弹性，施压时易引起压痕。当炎症较轻且局限于龈沟壁一侧时，牙龈表面仍可保持一定的致密度，点彩仍可存在。

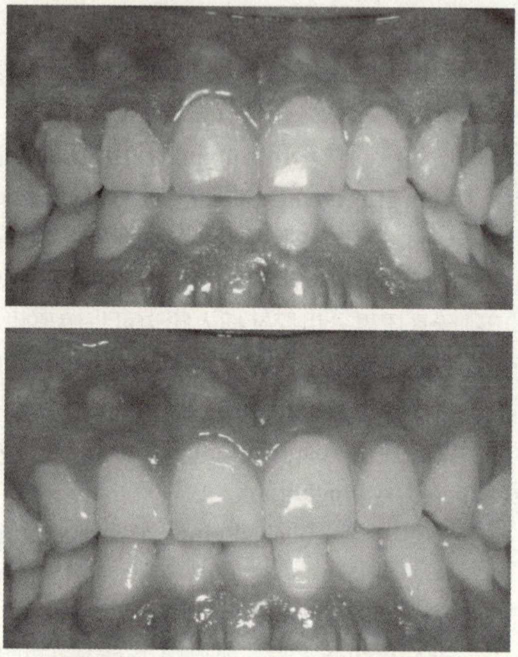

彩图 9-5　菌斑性龈炎（实验性龈炎）

上：停止刷牙21天后，形成龈炎；下：恢复刷牙后一周，恢复正常　(赵亦兵医师提供)

龈沟深度和探诊出血

健康的龈沟探诊深度一般不超过 2 ～ 3mm。当牙龈存在炎症时，探诊会出血，或刺激后出血，有时由于牙龈的炎性肿胀龈沟深度可超过 3mm，但龈沟底仍在釉牙骨质界处或其冠方，无结缔组织附着丧失，X线片示无牙槽骨吸收，称为龈袋或假牙周袋（pseudo pocket）。1999年国际牙周病新分类提出的龈炎标准中包括了经过彻底的治疗后炎症消退、牙龈退缩、牙周支持组织的高度降低的原牙周炎患者，此时若发生由菌斑引起的边缘龈的炎症，但不发生进一步的附着丧失，亦可诊断为龈缘炎，其治疗原则及转归与单纯的慢性龈缘炎一样。然而，应明确原发的牙龈炎是指发生在没有附着丧失的牙龈组织的慢性炎症。

龈沟液量

健康龈的龈沟内存在极少量的龈沟液，牙龈有炎症时，龈沟液量较健康龈增多，其中的炎症细胞、免疫成分也明显增多，炎症介质增多，有些患者还可出现龈沟溢脓。龈沟液量的增加是评估牙龈炎症的一个客观指标。也有人报告牙龈炎时，龈沟内的温度升高，但此变化尚未用作临床指标。

本病在去除菌斑、牙石和刺激因素后，病损可逆转，牙龈组织可恢复正常。(彩图9-5)

诊断与鉴别诊断 (diagnosis and differential diagnosis)

诊断

菌斑性牙龈炎的诊断主要根据临床表现，即牙龈的色、形、质的改变，但无牙周袋、无新的附着丧失、无牙槽骨吸收；龈缘附近牙面有明显的菌斑、牙石堆积，以及存在其他菌斑滞留因素等即可诊断。牙龈炎的主要诊断特征见 Box 9-3。

Box 9-3 菌斑性龈炎的诊断特征

1. 龈缘处牙面有菌斑，疾病主要限于龈缘和龈乳头
2. 牙龈色泽、形状、质地的改变，刺激后出血
3. 无附着丧失和牙槽骨吸收 *
4. 龈沟液量增加
5. 龈沟温度升高
6. 菌斑控制及其他刺激因素去除后病损可逆

* 发生于牙周炎治疗后的牙周组织可能存在附着丧失和骨丧失，但附着稳定不加重，即无新的附着丧失。

鉴别诊断

(1) 早期牙周炎：应仔细检查磨牙及切牙的邻面有无附着丧失，𬌗翼片有无早期的牙槽嵴顶吸收。牙龈炎应无附着丧失，牙槽嵴顶的骨硬板完整连续。详见第十章“慢性牙周炎”。

(2) 血液病引起的牙龈出血：白血病、血小板减少性紫癜、血友病、再生障碍性贫血等血液系统疾病，均可引起牙龈出血，且易自发出血，出血量较多，不易止住。对以牙龈出血为主诉且有牙龈炎症的患者，应详细询问病史，注意与上述血液系统疾病相鉴别。血液学检查有助于排除上述疾病。

(3) 坏死性溃疡性龈炎：坏死性溃疡性龈炎的临床表现以牙龈坏死为特点，除了具有牙龈自发性出血外，还有龈乳头和边缘龈坏死等特征性损害，可有口臭和伪膜形成，疼痛症状也较明显，而菌斑性龈炎无自发痛和自发性出血。

(4) HIV (human immunodeficiency virus，HIV) 相关性龈炎：HIV相关性龈炎在HIV感染者中较早出现，临床可见游离龈缘呈明显的线状红色充血带，称作牙龈线形红斑 (linear gingival erythema，LGE)，目前认为LGE与白色念珠菌感染有关，附着龈可有点状红斑，患者可有刷牙后出血或自发性出血。在去除局部刺激因素后，牙龈的充血仍不易消退。艾滋病患者的口腔内还可出现毛状白斑、Kaposi 肉瘤等，血清学检测有助于确诊 (详见第 12 章)。

治疗 (treatment)

1. 去除病因

牙菌斑是引起菌斑性龈炎的直接病因，通过洁治术彻底清除菌斑、牙石，去除造成菌斑滞留和刺激牙龈的因素，牙龈的炎症可在一周左右消退，牙龈的色、形、质可完全恢复正常。对于牙龈炎症较重的患者，可配合局部药物治疗。常用的局部药物有1%双氧水、0.12%～0.2%氯己定以及碘制剂，一般不应全身使用抗生素。

2. 防止复发

菌斑性龈炎是可逆的，其疗效较理想，但也容易复发。在去除病因的同时，应对患者进行椅旁口腔卫生指导 (chair-side oral hygiene instruction)，教会患者控制菌斑的方法，使之能够持之以恒地保持良好的口腔卫生状况，并定期 (每6～12个月一次) 进行复查和治疗，才能保持疗效，防止复发。如果患者不能有效地控制菌斑和定期复查，导致菌斑再次大量堆积，菌斑性牙龈炎是很容易复发的 (约在一至数月内)。牙龈炎的预防应从儿童时期做起，从小养成良好的口腔卫生习惯，并定期接受口腔检查，及早发现和治疗。

9-2 青春期龈炎 Puberty-Associated Gingivitis

青春期龈炎 (puberty-associated gingivitis，or puberty gingivitis) 是与内分泌有关的龈炎 (gingivitis associated with the endocrine system)，在新分类中隶属于菌斑性龈病中受全身因素影响的牙龈病 (gingival diseases modified by systemic factors)。

牙龈是性激素作用的靶器官。性激素波动发生在青春期、月经期、妊娠期和绝经期。妇女在生理期和非生理期 (如性激素替代疗法和使用性激素避孕药) 激素的变化可引起牙周组织的变化，尤其是已存在菌斑性牙龈炎时变化更明显。这类龈炎的特点是非特异性炎症伴有突出的血管成分，临床表现为明显的出血倾向。青春期龈炎为非特异性的慢性炎症，是青春期最常见的龈病。

病因 (etiology)

青春期龈炎与牙菌斑和内分泌明显有关。青春期牙龈对局部刺激的反应往往加重，可能由于激素 (最重要的是雌激素和睾丸激素) 水平高使得龈组织对菌斑介导的反应加重。不过这种激素作用是短暂的，通过口腔卫生措施可逆转。Mariotti提出青春期龈炎的诊断应根据激素水平来确定，对于牙龈反应加重的女性患者，其雌激素水平至少≥ 26 pmol/L；对于男性患者，其睾丸激素水平应达到≥ 8.7 nmoll/L。局部刺激可引起牙龈明显的炎症，龈色红、水肿、肥大，轻刺激易出血。这一年龄段的人群，由于乳恒牙的更替、牙齿排列不齐、口呼吸及戴矫治器等，造成牙齿不易清洁，加之该年龄段患者一般不注意保持良好的口腔卫生习惯，如刷牙、用牙线等，易造成菌斑的滞留，引起牙龈炎，而牙石一般较少。

成人后，即使局部刺激因素存在，牙龈的反应程度也会减轻。但要完全恢复正常必须去除这些刺激物。此外，口呼吸 (常伴有安氏分类2.1的错秴)、不恰当的正畸治疗、牙排列不齐等也是儿童发生青春期龈炎的促进因素。青春期牙龈病的发生率和程度均增加，保持良好的口腔卫生能够预防牙龈炎的发生。

临床表现 (clinical features)

青春期发病，牙龈的变化为非特异性的炎症，边缘龈和龈乳头均可发生炎症，其明显的特征是轻刺激易出血，龈乳头肥大，牙龈色、形、质的改变与普通炎性龈病相同。牙龈肥大发炎的程度超过局部刺激的程度，且易于复发。(彩图 9-6)

诊断 (diagnosis)

1. 青春期前后的患者；
2. 牙龈肥大发炎的程度超过局部刺激的程度；
3. 可有牙龈增生 (gingival hyperplasia) 的临床表现；
4. 口腔卫生情况一般较差，可有错秴、正畸矫治器、不良习惯等因素存在。

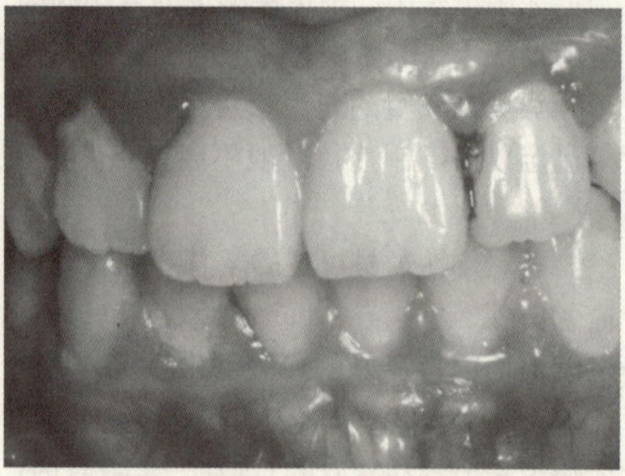

彩图 9-6 青春期龈炎

治疗 (treatment)

1. 口腔卫生指导；

2. 控制菌斑：洁治，除去龈上牙石、菌斑和假性袋中的牙石；

3. 纠正不良习惯；

4. 改正不良修复体或不良矫治器；

5. 经上述治疗后仍有牙龈外形不良、呈纤维性增生者可行龈切除术 (gingivectomy) 和龈成形术 (gingivoplasty)。

完成治疗后应定期复查，教会患者正确刷牙和控制菌斑的方法，养成良好的口腔卫生习惯，以防止复发。对于准备接受正畸治疗的青少年，应先治愈原有的牙龈炎，并教会他们掌握正确的控制菌斑的方法。在正畸治疗过程中，定期进行牙周检查和预防性洁治 (prophy)，对于牙龈炎症较重无法控制者应及时中止正畸治疗，待炎症消除、菌斑控制后继续治疗，避免造成对深部牙周组织的损伤和刺激。

9-3 妊娠期龈炎 Pregnancy-Associated Gingivitis

妊娠期龈炎 (pregnancy-associated gingivitis，或 pregnancy gingivitis) 是指妇女在妊娠期间，由于女性激素水平升高，原有的牙龈炎症加重，牙龈肿胀或形成龈瘤样的改变 (实质并非肿瘤)。分娩后病损可自行减轻或消退。妊娠期龈炎的发生率报告不一，约在30%～100%之间。国内对上海700名孕妇的问卷调查及临床检查的研究结果显示，妊娠期龈炎的患病率为73.57%，随着妊娠时间的延长，妊娠期龈炎的患病率也提高，妊娠期龈瘤患病率为0.43%。有文献报告孕期妇女的龈炎发生率及程度均高于产后，虽然孕期及产后的菌斑指数均无变化。

病因 (etiology)

妊娠期龈炎与牙菌斑和患者的黄体酮水平升高有关。妊娠本身不会引起龈炎，只是由于妊娠时性激素水平的改变，使原有的慢性炎症加重。因此，妊娠期龈炎的直接病因仍然是牙菌斑，此外与全身内分泌改变即体内性激素水平的变化有关。

研究表明，牙龈是雌性激素的靶器官，妊娠时雌激素水平增高，龈沟液中的雌激素水平也增高，牙龈毛细血管扩张、淤血，炎症细胞和液体渗出增多。有文献报告，雌激素和黄体酮参与调节牙龈中花生四烯酸的代谢，这两种激素刺激前列腺素的合成。妊娠时雌激素和黄体酮水平的增高影响龈上皮的角化、导致上皮屏障的有效作用降低，改变结缔组织基质，并能抑制对菌斑的免疫反应，可使原有的龈炎临床症状加重。(详见第7章第2节)

有学者发现妊娠期龈炎患者的牙菌斑内中间普氏菌 (Prevotella intermedia) 的比率增高，并与血浆中雌激素和黄体酮水平的增高有关。因此在妊娠期炎症的加重可能是由于菌斑成分的改变而不只是菌斑量的增加。分娩后，中间普氏菌的数量降至妊娠前水平，临床症状也随之减轻或消失，有学者认为孕酮在牙龈局部的增多，为中间普氏菌的生长提供了营养物质。

临床表现和检查 (clinical features and examination)

妊娠妇女的菌斑指数可保持相对无改变，临床变化常见于妊娠期4～9个月时，有效地控制菌斑可使病变逆转。

妊娠期龈炎： 患者一般在妊娠前即有不同程度的牙龈炎，从妊娠 2 ～ 3 个月后开始出现明显症状，至8个月时达到高峰，且与血中孕酮水平相一致。分娩后约2个月时，龈炎可减轻至妊娠前水平。妊娠期龈炎可发生于个别牙或全口牙龈，以前牙区为重。龈缘和龈乳头呈鲜红或暗红色，质地松软，光亮，呈显著的炎性肿胀、轻触牙龈极易出血，出血常为就诊时的主诉症状。一般无疼痛，严重时龈缘可有溃疡和假膜形成，有轻度疼痛。(彩图9-7)

妊娠期龈瘤：亦称孕瘤。通常在妊娠第 3 个月，牙间乳头出现局限性反应性增生物，有蒂或无蒂，生长快，色鲜红，质松软，易出血，一般直径不超过2cm。临床上也可见到因妊娠瘤巨大而妨碍进食的患者。据报告妊娠期龈瘤在妊娠妇女中发生率约为1.8%～5%，多发生于个别牙列不齐的牙间乳头区，前牙尤其是下前牙唇侧乳头较多见 (彩图9-8)。妊娠期龈瘤的本质不是肿瘤，不具有肿瘤的生物学特性。分娩后，妊娠瘤大多能逐渐自行缩小，但必须除去局部刺激物才能使病变完全消失。

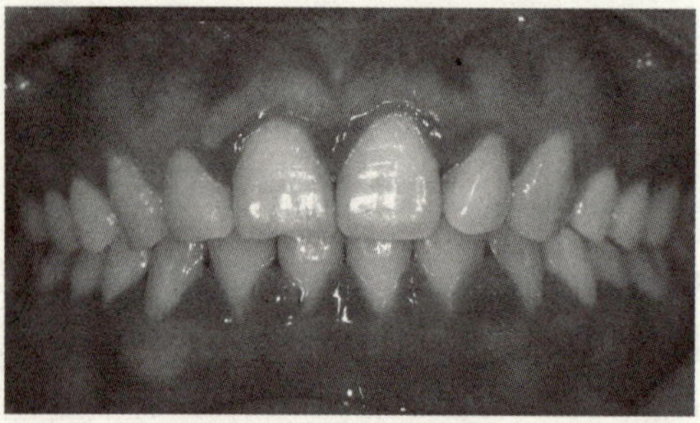

彩图 9-7　妊娠期龈炎 (28 岁，妊娠 6 个月)
(胡文杰医师提供)

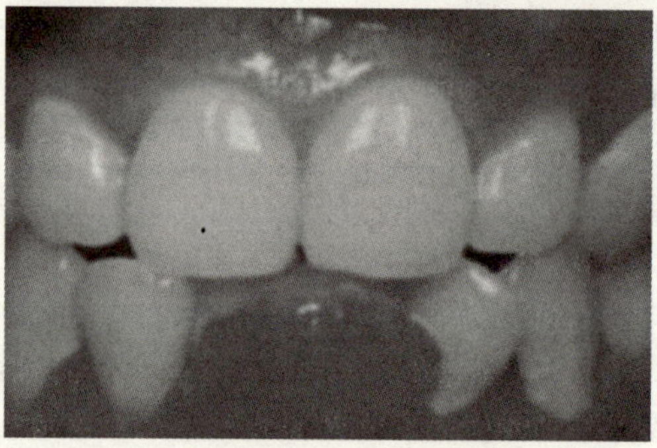

彩图 9-8　孕瘤

组织病理改变 (histopathological changes)

组织学表现为非特异性的、多血管的、大量炎细胞浸润的炎症性肉芽组织。牙龈上皮增生、上皮钉突伸长，表面可有溃疡，基底细胞有细胞内和细胞间水肿。结缔组织内有大量的新生毛细血管，血管扩张充血，血管周的纤维间质水肿，伴有慢性炎症细胞浸润。有的牙间乳头可呈瘤样生长，称妊娠期龈瘤，实际并非真性肿瘤，而是发生在妊娠期的炎性血管性肉芽肿。病理特征为明显的毛细血管增生，血管间的纤维组织可有水肿及粘液性变，并有炎性细胞浸润，其毛细血管增生的程度超过了一般牙龈对慢性刺激的反应，致使牙龈乳头炎性过长而呈瘤样表现。(彩图9-9)

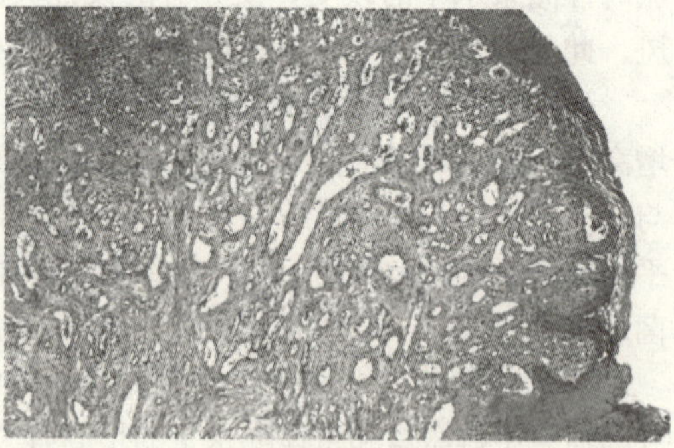

彩图 9-9　孕瘤病理
(北大口腔病理科提供)

诊断与鉴别诊断 (diagnosis and differential diagnosis)

诊断：

1. 孕妇，在妊娠期间牙龈炎症明显加重且易出血。
2. 临床表现为牙龈鲜红、松软、易出血，并有菌斑等刺激物的存在。
3. 妊娠瘤易发生在孕期的第四个月到第九个月。

鉴别诊断：

1. 有些长期服用避孕药的育龄妇女也可有妊娠期龈炎的临床表现，一般通过询问病史可鉴别。

2. 妊娠期龈瘤应与牙龈瘤鉴别。牙龈瘤的临床表现与妊娠期龈瘤十分相似，可发生于非妊娠的妇女和男性患者。临床表现为个别牙间乳头的无痛性肿胀、突起的瘤样物，有蒂或无蒂，表面光滑，牙龈颜色鲜红或暗红，质地松软极易出血，有些病变表面有溃疡和脓性渗出物。一般多可找到局部刺激因素，如残根、牙石、不良修复体等。详见本章9-11。

治疗 (treatment)

1. 细致认真的口腔卫生指导。

2. 控制菌斑 (洁治)，除去一切局部刺激因素 (如牙石、不良修复体等)，操作手法要轻巧。

3. 一般认为分娩后病变可退缩。妊娠瘤若在分娩以后仍不消退则需手术切除，对一些体积较大妨碍进食的妊娠瘤可在妊娠 4 ~ 6 个月时切除。手术时注意止血。

4. 在妊娠前或早孕期治疗牙龈炎和牙周炎，并接受口腔卫生指导是预防妊娠期龈炎的重要举措。

虽然受性激素影响的龈炎是可逆的，但有些患者未经治疗或不稳定可引发附着丧失。

9-4 白血病的龈病损 Leukemia-Associated Gingival Lesion

白血病 (leukemia) 是造血系统的恶性肿瘤，各型白血病均可出现口腔表征，其中以急性非淋巴细胞白血病 (或称急性髓样白血病) 最常见。牙龈是最易侵犯的组织之一，不少病例是以牙龈肿胀和牙龈出血为首发症状，因此早期诊断往往是由口腔科医生所做出，应引起高度重视。

病因 (etiology)

白血病的确切病因虽然至今不明，但许多因素被认为和白血病的发病有关，病毒可能是主要的因素，此外，尚有遗传因素、放射线、化学毒物或药物等因素。以往的研究已证实，C型RNA肿瘤病毒或称逆转录病毒是哺乳类动物如小鼠、猫、牛、绵羊和灵长类动物自发性白血病的病因，这种病毒能通过内生的逆转录酶按照 RNA 顺序合成 DNA 的复制品，即前病毒，当其插入宿主的染色体DNA中后可诱发恶变；遗传因素和某些白血病发病有关，白血病患者中有白血病家族史者占8.1%，而对照组仅0.5%。近亲结婚人群急性淋巴细胞白血病的发生率是普通人群的30倍；电离辐射有致白血病作用，其作用与放射剂量大小及辐射部位有关，一次较大剂量或多次小剂量均有致白血病作用；全身和放射野较大的照射，特别是骨髓受到照射，可导致骨髓抑制和免疫抑制，照射后数月仍可观察到染色体的断裂和重组。放射线能导致双股DNA可逆性断裂，从而使细胞内致瘤病毒复制和排出；在化学因素中，苯的致白血病作用较明确，且以急性粒细胞白血病和红白血病为主，烷化剂和细胞毒药物可致继发性白血病也较肯定。

临床表现 (clinical features)

急性白血病患者多数存在口腔症状。患者常因牙龈肿胀，出血不止而首先到口腔科就诊。据文献报告北京某医院血液科初诊收治的320名小儿急性白血病患者中有38名以口腔表现为首发症状，占11.9%。北京大学口腔医院牙周科在18个月内的首诊患者中即发现5名因牙龈肿胀而就诊的白血病患者。白血病的主要临床表现如下：

1. 大多为儿童及青年患者。起病较急，表现为乏力，不同程度发热，热型不定，有贫血及显著的口腔和皮下、粘膜自发出血现象。

2. 口腔表现多为牙龈明显肿大，波及牙间乳头、边缘龈和附着龈，外形不规则呈结节状，颜色暗红或苍白(为病变白细胞大量浸润所致，并非牙龈结缔组织本身的增生)。

3. 有的牙龈发生坏死、溃疡，有自发痛，口臭，牙齿松动。

4. 牙龈和粘膜自发性出血，且不易止住。

5. 由于牙龈肿胀，出血，口内自洁作用差，使菌斑大量堆积，加重牙龈炎症。

6. 可有局部和全身的淋巴结肿大。(彩图9-10-a)

组织病理 (histopathology)

急性白血病可分为急性淋巴细胞白血病 (acute lymphoblastic leukemia，ALL) 和急性非淋巴细胞白血病 (acute non-lymphoblastic leukemia, ANLL or acute myeloblastic leukemia，AML) 两大类。该两类白血病均可有口腔症状。白血病患者末梢血中的幼稚白细胞，在牙龈组织内大量浸润积聚，致使牙龈肿大，这是白血病的牙龈病损的原因，而并非牙龈结缔组织本身的增生。

牙龈病损的病理变化为牙龈上皮和结缔组织内充满密集的幼稚白细胞，偶见分裂象，偶见正常的中性粒细胞、淋巴细胞和浆细胞的灶性浸润。结缔组织高度水肿变性，胶原纤维被幼稚白细胞所取代。毛细血管扩张，血管腔内可见白细胞形成栓塞，并可见组织坏死。细胞性质取决于白血病的类型。(彩图9-10-b)

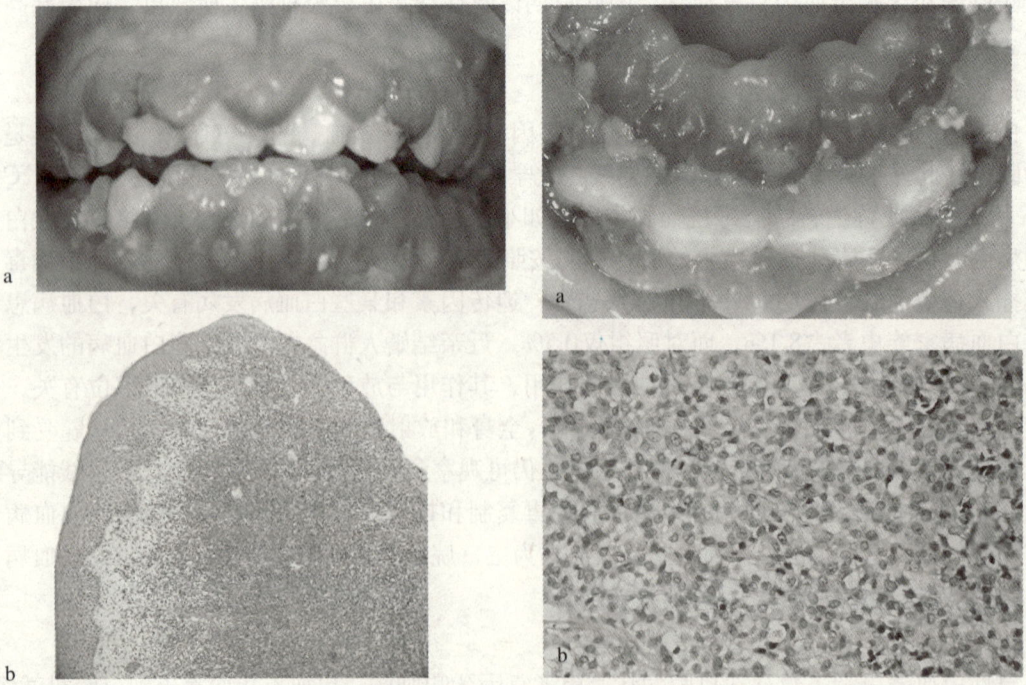

彩图 9-10　白血病龈病损

a. 临床表现　b. 病理表现　　(张立医师提供)

诊断和鉴别诊断 (diagnosis and differential diagnosis)

根据上述典型的临床表现，及时作血细胞分析及血涂片检查，发现白细胞数目异常 (多数病例显著增高，个别病例减少) 及形态的异常 (如血涂片检查见大量幼稚细胞)，便可作出初步诊断。骨髓检查可明确诊断。对于可疑患者还应注意其他部位如皮肤、粘膜是否存在出血和瘀斑等。

表现为牙龈肿大的龈病损应注意与牙龈的炎症性增生、药物性龈增生和龈纤维瘤病鉴别；以牙龈出血为主要表现的龈病损应与菌斑性龈炎和血液系统其他疾病鉴别。

治疗 (treatment)

1. 及时转诊至内科确诊，并与血液科医生密切配合治疗。
2. 切忌牙龈手术和活体组织检查。
3. 牙龈出血以保守治疗为主，压迫止血，局部可用止血药，如用含有肾上腺素的小棉球压迫止血，牙周塞治剂、云南白药等都可暂时止血。
4. 在全身情况允许时可进行简单的洁治术以减轻牙龈炎症，但应避免组织创伤。给含漱药如 0.12% 氯己定、2% ~ 4% 碳酸氢钠液、1% ~ 3% 过氧化氢液以及 1% 次氯酸钠液，并指导含漱。
5. 伴有脓肿时，在脓肿初期禁忌切开，待脓液形成时，尽可能不切开引流，以避免病情复杂化 (感染扩散、出血不止、伤口不愈)，为减轻症状，可局部穿刺、抽吸脓液，仅脓液多时切开，手术时，避免过度挤压，切口过大。
6. 口腔卫生指导，加强口腔护理。

9-5 药物性牙龈肥大 Drug-induced Gingival Enlargements

药物性牙龈肥大又称药物性龈增生 (drug-induced gingival hyperplasia) 是指由于全身用药引起牙龈完全或部分的肥大，与长期服用药物有关。在我国20世纪80年代以前，药物性牙龈增生主要是由抗癫痫药苯妥英钠 (phenytoin, 又称大仑丁 dilantin) 引起。近年来，临床上经常发现因高血压和心脑疾病服用钙通道阻滞剂 (calcium channel blocker) 引起的药物性牙龈肥大，而苯妥英钠引起的龈肥大相对少见。目前我国高血压患者已达 1.34 亿，而作为老年人的常见病、多发病的心、脑血管疾病亦随着我国社会的老龄化进一步增加，最近这些疾病又出现低龄化的趋势。因此，在我国心、脑血管疾病存在进一步增多的可能性。1990 年国际高血压协会 (ISH) 和WHO推荐钙通道阻滞剂为五个一线降压药物之一；作为钙通道阻滞剂的代表药物，硝苯地平 (nifedipine)、尼群地平 (nitrendipine) 在 1992 ~ 2000 年世界畅销药物排序中分列第2、5位。在国内依据中国高血压协会的统计，目前我国高血压患者接受药物治疗者约50%使用钙通道阻滞剂，其中约 80% 的高血压患者服用硝苯地平等低价药，由此可见钙通道阻滞剂诱导的药物性牙龈增生在口腔临床工作中会越来越多见。

药物性龈肥大的存在不仅影响到牙面的清洁作用，妨碍咀嚼、发音等功能，有时还会造成心理上的障碍。

病因 (etiology)

与牙龈增生有关的常用药物有三类：1. 苯妥英钠——抗惊厥药，用于治疗癫痫病；2. 环

孢菌素 (cyclosporine)——免疫抑制剂，用于器官移植患者以避免宿主的排异反应，以及治疗重度牛皮癣 (psoriasis) 等；3. 钙通道拮抗剂如硝苯地平——抗高血压药。长期服用这些药物的患者易发生药物性龈增生，其增生程度与年龄、服药时间、剂量有关，并与菌斑、牙石有关。

药物的作用

上述药物引起牙龈增生的真正机制目前尚不十分清楚。在苯妥英钠用于治疗癫痫后不久，Kimball (1939年) 就首次报告了苯妥英钠引起的牙龈肥大。癫痫患者长期服用苯妥英钠，使原来已有炎症的牙龈发生纤维性增生。有研究表明服药者中有 40% ~ 50% 的人发生牙龈增生，且年轻人多于老年人。关于牙龈增生的程度是否与血清和唾液中苯妥英钠的浓度有关尚无定论，但一些学者报告牙龈增生程度与服药剂量有关。体外研究表明：苯妥英钠可刺激成纤维细胞的有丝分裂，使蛋白合成增加，合成胶原的能力增强，同时细胞分泌的胶原溶解酶丧失活性，致使胶原的合成大于降解，结缔组织增生肿大。另有研究指出药物性牙龈增生患者的成纤维细胞对苯妥英钠的敏感性增强，易产生增殖性变化，

其他药物如免疫抑制剂环孢菌素和钙通道阻断剂如硝苯地平 (心痛定)、维拉帕米等也可引起药物性牙龈增生。环孢菌素A为免疫抑制剂，常用于器官移植或某些自身免疫性疾病患者，1983年有学者报告该药引起牙龈肥大，服用此药者约有30% ~ 50% 发生牙龈纤维性增生，另有研究发现服药量>500mg/d会诱导牙龈增生。硝苯地平为钙通道阻断剂，对高血压、冠心病患者具有扩张周围血管和冠状动脉的作用，对牙龈也有诱导增生的作用，约有 20% 的服药者发生牙龈增生。环孢菌素和钙通道阻滞剂两药联合应用，会增加牙龈增生的发生率和严重程度。这两种药引起牙龈增生的原因尚不十分清楚，有人报告两种药物以不同的方式降低了胶原酶活性或影响了胶原酶的合成，也有人认为牙龈成纤维细胞可能是钙通道阻断剂的靶细胞，硝苯地平可改变其细胞膜上的钙离子流动而影响细胞的功能，使胶原的合成大于分解，从而使胶原聚集而引起牙龈增生。

最近的研究表明，苯妥英钠、环孢菌素可能通过增加巨噬细胞的血小板生长因子的基因表现而诱导牙龈增生。这些药物能抑制细胞的钙离子摄入 (钙是细胞内ATP酶活动所必需的) 导致牙龈的过度生长。此外，药物对牙龈上皮细胞凋亡的影响作用不可忽视，比如凋亡抑制蛋白Bcl-2，抑癌蛋白P53、Ki-67抗原和c-myc癌蛋白在药物性增生的牙龈组织内均有阳性表达，甚至有的与药物剂量和用药时间呈正相关，这些相关凋亡蛋白的异常表达，可破坏上皮组织的代谢平衡，最终导致龈组织增生。

菌斑的作用

菌斑引起的牙龈炎症可能促进药物性牙龈增生的发生。长期服用苯妥英钠，可使原来已有炎症的牙龈发生纤维性增生。有研究表明牙龈增生的程度与原有的炎症程度和口腔卫生状况有明显关系。人类和动物实验也证实，若无明显的菌斑微生物、局部刺激物及牙龈的炎症或对服药者施以严格的菌斑控制，药物性牙龈增生可以减轻或避免。但也有人报告增生可发生于无局部刺激物的牙龈。可以认为，局部刺激因素虽不是药物性牙龈增生的原发因素，但菌斑、牙石、食物嵌塞等引起的牙龈炎症能加速和加重药物性牙龈增生的发展。有学者认为炎症介质可能激活牙龈成纤维细胞对血流中上述药物的反应性增生。

临床表现和检查 (clinical features and examination)

药物性龈增生好发于前牙 (特别是下颌)，初起为龈乳头增大，继之扩展至唇颊龈，也可发

生于舌、腭侧牙龈，大多累及全口龈。增生龈可覆盖牙面1/3或更多。病损开始时，点彩增加并出现颗粒状和疣状突起，继之表面呈结节状、球状、分叶状，色红或粉红，质地坚韧。口腔卫生不良、创伤𬌗、龋齿、不良充填体和矫治器等均能加重病情。当牙间隙较大时，病损往往较小，可能由于此处清洁作用较好所致。无牙区不发生本病损。[彩图9-11-a，9-12，9-13-a 药物性(环孢菌素、硝苯地平、苯妥英钠)龈增生临床表现]

组织病理学(histopathology)

不同药物引起的龈肥大不仅临床表现相似，组织病理学表现也相同。药物性龈肥大的主要特点是牙龈结缔组织和上皮的显著增生。牙龈表面上皮增生、水肿，表层不全角化。沟内上皮表面大多数有糜烂、溃疡，上皮内有白细胞移出。牙龈结缔组织增生明显、胶原纤维增生、变粗、排列密集，成纤维细胞和新生血管的数目增多，炎性浸润区可见淋巴细胞、浆细胞、肥大细胞和中性粒细胞等多种炎症细胞，以浆细胞为主，其次为淋巴细胞。炎症程度以轻、中度多，但较龈纤维瘤病的炎症重，一般不发生骨吸收。[彩图9-11-b，9-13-b 药物性(环孢菌素、苯妥英钠)龈增生的病理表现]

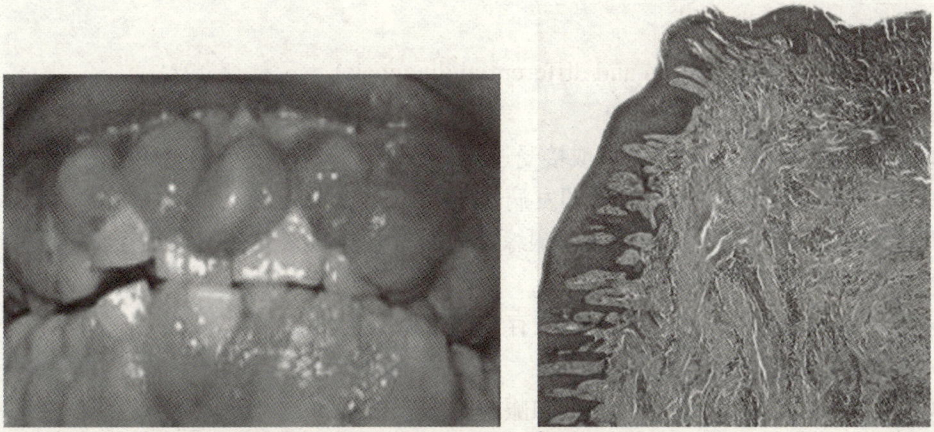

a　　b

彩图 9-11　药物性(环孢菌素)龈增生

a. 临床表现　b. 病理表现

(段清宇医师提供)

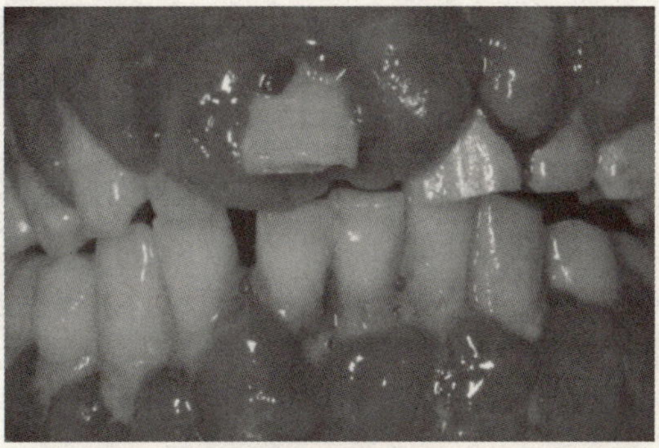

彩图 9-12　药物性(硝苯地平)龈增生

(徐莉医师提供)

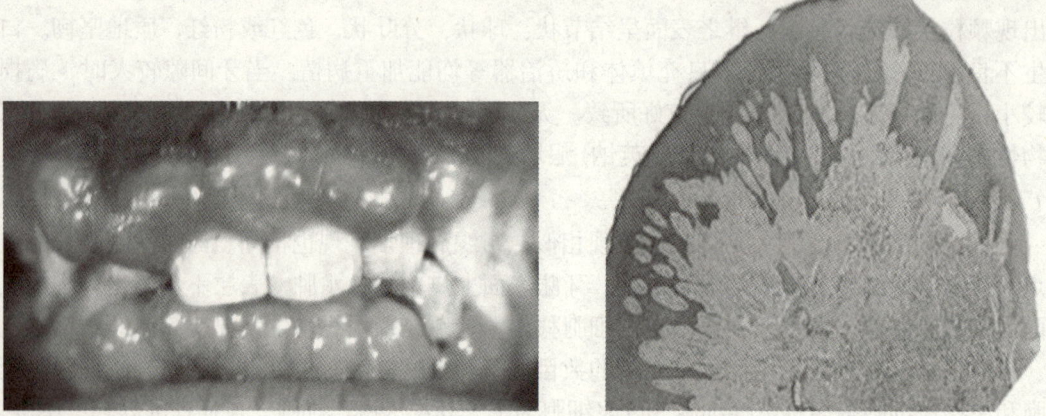

a b

彩图 9-13 药物性（苯妥英钠）龈增生

a. 临床表现 b. 病理表现

诊断和鉴别诊断 (diagnosis and differential diagnosis)

诊断

1. 患者有癫痫或高血压、心脏病或接受过器官移植，并有苯妥英钠、环孢菌素、硝苯地平等的服药史。一般在用药后的三个月即发病。

2. 增生起始于牙间乳头，随后波及龈缘，表面呈小球状、分叶状或桑椹状、质地坚实，略有弹性。牙龈色泽多为淡粉色。

3. 若合并感染则有龈炎的临床表现，存在局部刺激因素。

鉴别诊断

主要应与伴有龈增生的菌斑性龈炎和龈纤维瘤病相鉴别。

伴有龈增生的菌斑性龈炎又称为增生性龈炎 (hyperplastic gingivitis)，是慢性炎症性肥大，有明显的局部刺激因素，多因长期接触菌斑所引起。增生性龈炎是牙龈肿大的常见疾病，好发于青少年。龈增生一般进展缓慢，无痛。通常发生于唇颊侧，偶见舌腭侧，主要局限在龈乳头和边缘龈，可限于局部或广泛，牙龈的炎症程度较药物性龈增生和遗传性牙龈纤维瘤病重。口呼吸患者的龈增生位于上颌前牙区，病变区的牙龈变化与邻近未暴露的正常粘膜有明显的界限。牙龈增生大多覆盖牙面的1/3 ~ 2/3。一般分为两型，炎症型 (肉芽型) 和纤维型。炎症型表现为牙龈深红或暗红，松软，光滑，易出血，龈缘肥厚，龈乳头呈圆球状增大。纤维型表现为牙龈实质性肥大，较硬而有弹性，颜色接近正常。临床上炎症型和纤维型常混合存在，病程短者多为炎症型，病程长者多转变为纤维型。

龈纤维瘤病可有家族史，而无服药史。龈增生较广泛，大多覆盖牙面的2/3以上，以纤维性增生为主，详见 9-6 遗传性龈纤维瘤病。

治疗 (treatment)

1. 停止使用或更换引起牙龈增生的药物

停药是最根本的治疗，然而大多数患者的病情并不允许停药，因此必须与相关的专科医师协商，考虑更换使用其他药物或与其它药物交替使用，以减轻副作用。

2. 去除局部刺激因素

通过洁治、刮治去除菌斑、牙石，并消除其他一切导致菌斑滞留的因素，并指导患者切实掌握菌斑控制的方法。治疗后多数患者的牙龈增生可明显好转甚至消退。

3. 局部药物治疗

对于牙龈炎症明显的患者，除了去除菌斑和牙石外，可用3%过氧化氢液冲洗龈袋，并在袋内置入抗菌消炎的药物，待炎症减轻后再作进一步的治疗。

4. 手术治疗

对于虽经上述治疗但增生的牙龈仍不能完全消退者，可进行牙龈切除并成形的手术治疗，对于重度增生的患者为避免角化龈切除过多可采用翻瓣加龈切术的方法。术后若不停药和忽略口腔卫生，则易复发。

5. 指导患者严格控制菌斑，以减轻服药期间的牙龈增生程度，减少和避免手术后的复发。

9-6 遗传性龈纤维瘤病 Hereditary Gingival Fibromatosis

本病又名先天性家族性纤维瘤病 (congenital familial fibromatosis) 或特发性龈纤维瘤病 (idiopathic fibromatosis)，是一种比较罕见的以全口牙龈广泛性、渐进性增生为特征的良性病变，属于经典的孟德尔单基因遗传性疾病，也可能与某些罕见的综合征和其它疾病相伴随。国外文献报告患病率为1/750,000，国内尚无确切的报告，在北京大学口腔医院口腔病理科积累的 260 例龈增生病例中有 19 例属于该病 (7.3%)。

病因 (etiology)

本病有明显的遗传倾向，通常为常染色体显性遗传，也可有常染色体隐性遗传，但也有非家族性的病例，称为特发性龈纤维瘤病。有关常染色体显性遗传性牙龈纤维瘤病的基因定位与克隆的已有研究报告，目前国内外的研究主要定位在 2p21-p22 区域，有研究者在巴西一个大家系的所有成员中检测到 SOS1 (son of sevenless 1) 基因的突变，而对巴西另一个大家系的研究则未在该区发现连锁性，说明该病存在遗传异质性。

临床表现和检查 (clinical features and examination)

牙龈增生严重，通常波及全口。可同时累及附着龈、边缘龈和牙间乳头，唇舌侧龈均可发生，常覆盖牙面2/3以上，以至影响咀嚼，妨碍恒牙萌出。增生龈表面呈结节状、球状、颗粒状。龈色粉红，质地坚韧，无明显刺激因素 (彩图9-14-a)。在增生的基础上若有大量菌斑堆积，亦可伴有牙龈的炎症。增生的牙龈组织在牙脱落后可缩小或消退。患者发育和智力无异常。

本病可作为巨颌症、眶距增宽症、多发性毛细血管扩张、多毛综合征等全身性综合征的一个表征，但临床病例大多表现为单纯牙龈增生的非综合征型。

组织病理学 (histopathology)

龈上皮增生，表面角化或不全角化，钉突明显。牙龈固有层的结缔组织增生显著，胶原纤维增生明显呈束状、排列紧密，血管相对少见，偶有幼稚的成纤维细胞。纤维束间炎症细胞少。(彩图 9-14-b)

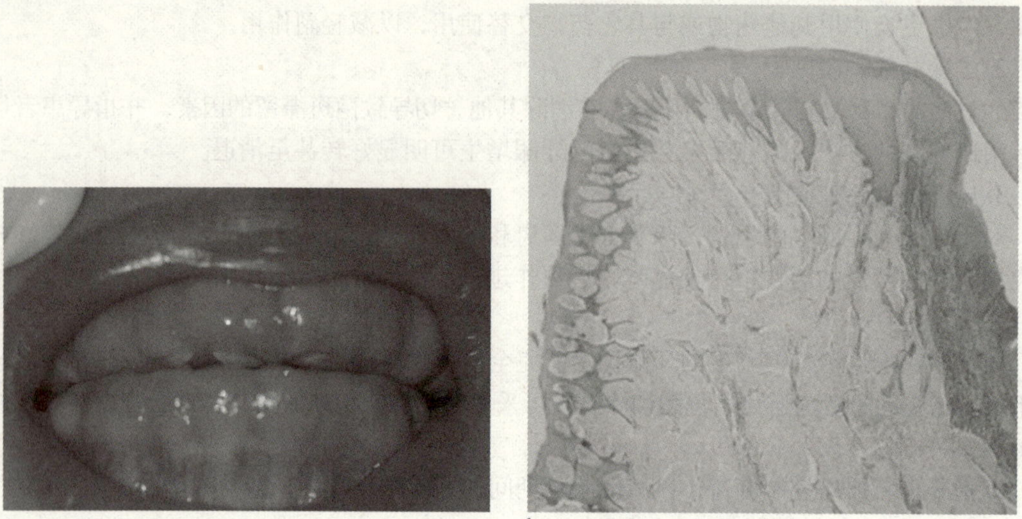

a b

彩图 9-14 牙龈纤维瘤病

a. 临床表现 b. 病理表现

诊断与鉴别诊断 (diagnosis and differential diagnosis)

1. 发生于萌牙以后，可波及全口牙龈。多见于儿童，但也可见于成人。

2. 龈颜色正常，坚实，表面光滑或结节状，点彩明显 (结缔组织中充满粗大的胶原纤维束和大量的成纤维细胞)。

3. 替牙期儿童可有萌牙困难。

4. 可有家族史。

本病应与药物性龈增生、青春期或妊娠期有关的龈增生鉴别。无家族史的龈纤维瘤病需排除上述病变后方可诊断为特发性龈纤维瘤病。增生性龈炎大多发生于前牙部，炎症明显，一般有明显的局部刺激因素，增生程度相对较轻，无长期服药史和家族史。药物性龈增生有长期服药史，主要累及牙间乳头及龈缘，增生程度相对居中。龈纤维瘤病-多毛综合征的特征除牙龈进行性过长外，伴明显的多毛，患者智力减退，颅变形，偶有男子出现女性型乳房。

治疗 (treatment)

1. 控制菌斑，消除炎症。

2. 手术切除肥大的牙龈。可采用内斜切口式的翻瓣术兼作牙龈切除，以保留附着龈，并缩短愈合过程。若龈增生过厚过大可先做水平龈切除再采用内斜切口。本病手术后易复发，复发率与口腔卫生的好坏有关，口腔卫生保持得好可以不复发或复发很慢。本病为良性增生，复发后仍可再次手术治疗。一部分本病患者在青春期后可缓解，故手术最好在青春期后进行。

9-7 坏死性溃疡性龈炎 Necrotizing Ulcerative Gingivitis

坏死性溃疡性龈炎是局限于牙龈的坏死性炎症，最多为急性发作，又称急性坏死溃疡性龈

炎 (acute necrotizing ulcerative gingivitis，ANUG)，最早由 Vincent 于 1898 年报告，故称“奋森龈炎” (Vincent gingivitis)，因在本病患者的病变处发现大量的梭形杆菌和螺旋体，故又被称为“梭杆菌螺旋体性龈炎”。第一次世界大战时，在前线战士中流行本病，故又名“战壕口” (trench mouth)。

本病病变累及牙龈组织，无牙周附着丧失。如果病变导致附着丧失则应称“坏死性溃疡性牙周炎”；病变超过膜龈联合则应称坏死性口炎。如在急性期疾病未得到适当治疗或反复发作，组织破坏速度转缓，坏死组织不能彻底愈合，则转为慢性坏死性病变。在1999年的新分类中“坏死性溃疡性龈炎”和“坏死性溃疡性牙周炎necrotizing ulcerative periodontitis (NUP)”被合并称为“坏死性牙周病 Necrotizing Periodontal Diseases”，因尚不能确定 NUG 和 NUP 是同一种感染的不同阶段，抑或为不同的疾病。NUG主要发生在青壮年、较贫困地区和国家的营养不良或患传染病 (如麻疹、疟疾、水痘) 的儿童。目前在经济发达的国家中，此病已很鲜见；在我国也已明显减少。

易感因素 (predisposing factors)

1. 微生物　由于口腔内原已存在的梭形杆菌和螺旋体大量增加和侵入组织，直接或间接地造成牙龈上皮及结缔组织浅层的非特异性急性坏死性炎症。早在19世纪末，就有学者提出本病是由梭形杆菌和螺旋体引起的特殊感染。此后不少作者报告在ANUG病损处总能找到该两种菌，20 世纪 80 年代以后，发现中间普氏菌 (Prevotella intermedia，Pi) 也是 NUG 的优势菌。患者服用甲硝唑等抗厌氧菌药物能显著减少螺旋体、梭形杆菌和中间普氏菌的数量，临床症状也消失。以上这些研究均支持这些微生物为主要致病源，然而在健康人和动物口中接种上述微生物却不会形成本病。这些微生物也广泛存在于慢性牙龈炎和牙周炎的菌斑中，一般情况下并不发生NUG。目前认为，NUG是一种由多种微生物引起的机会性感染，宿主的易感性和抵抗力降低使这些微生物的毒力造成 NUG 病损。

2. 已有菌斑性龈炎或牙周炎　牙菌斑、口腔卫生不良和已有的菌斑性龈炎均是NUG的常见危险因素。深牙周袋内或冠周炎的盲袋适合螺旋体和厌氧菌的繁殖，当存在某些局部组织的创伤或全身因素时，细菌大量繁殖，并侵入牙龈组织，发生 NUG。

3. 精神紧张　本病常发生于考试期的学生以及精神紧张、过度疲劳、睡眠不足的患者，可能因皮质激素过多分泌和植物神经系统的影响改变了牙龈的血液循环、组织代谢以及唾液流量等，使局部抵抗力下降。精神压力又可能使患者疏忽口腔卫生、吸烟增多等。

4. 免疫功能低下　一些营养不良 (特别是维生素 C 缺乏) 的儿童，或患消耗性疾病，如癌瘤、急性传染病、血液病、免疫功能低下的患者易发生本病。艾滋病患者也常有类似本病的损害，须引起高度重视。

5. 吸烟　据报告大多数NUG患者有大量吸烟史。吸烟可使牙龈小血管收缩，影响牙龈局部的血流；此外，吸烟者白细胞的趋化功能和吞噬功能均下降，IgG_2水平低于非吸烟者，唾液中IgA水平亦有下降，吸烟的牙周炎患者龈沟液中的TNFα和PGE_2水平均高于非吸烟的患者，这些因素都会加重牙龈的病变。

临床表现及检查 (clinical features and examination)

本病起病急，疼痛明显。牙龈重度疼痛往往是患者求医的主要原因，但是在病损初起阶段坏死区少而小，中等疼痛。龈自发出血以及轻微接触即出血，腐败性口臭等也是该病的主要症状。重度患者可发生颌下淋巴结肿大和触痛，唾液增多，低热等。

临床检查：病损早期可局限于牙间乳头，其后扩延至边缘龈的唇舌侧。最初病损常见于下前牙的龈乳头区，乳头肿胀圆钝，色红，个别牙间乳头的顶端发生坏死，使牙间乳头中央凹陷如火山口状，上覆灰白色污秽的坏死物，检查时须将表面的坏死假膜去除，才能见到乳头顶端的破坏。轻症者牙间乳头红肿，外形尚完整，易与龈缘炎混淆。若病变迅速扩展至邻近乳头及边缘龈，则龈缘呈虫蚀状，表面覆坏死假膜，易于擦去，暴露下方鲜红触痛的溃疡面，一般不波及附着龈。在坏死区和病变相对未累及的牙龈区常有一窄的红边为界。(彩图9-15)

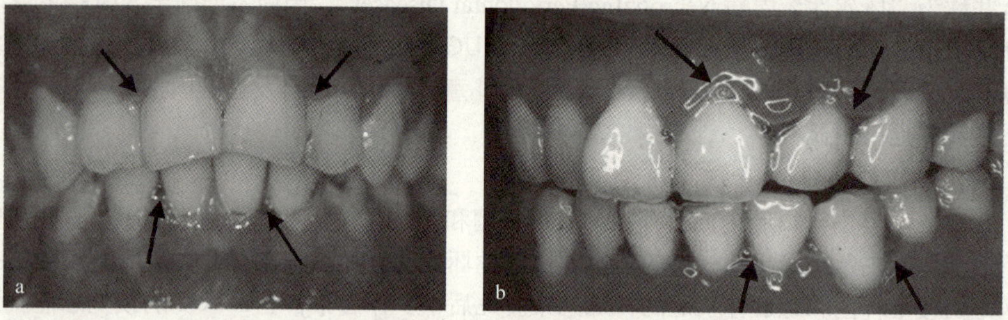

彩图 9-15 坏死性溃疡性龈炎

a. 病变初期：牙间龈乳头的顶端发生坏死（和璐医师提供）

b. 病变后期：病变扩展累及龈乳头和边缘龈，牙龈坏死呈虫蚀状

细菌学检查：病变区坏死物涂片经瑞氏(Wright)染色可见大量的梭形杆菌和螺旋体。(见彩图 9-16)

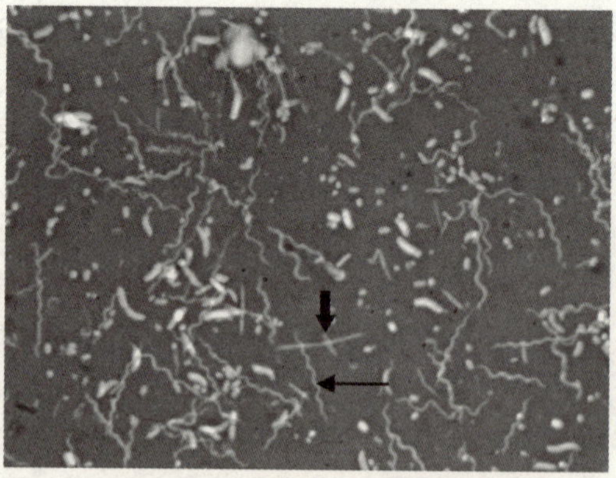

彩图 9-16 坏死性溃疡性龈炎细菌涂片

细箭头指向螺旋体，粗箭头指向梭形杆菌

急性期如未能及时治疗且患者抵抗力低时，坏死还可波及与牙龈病损相对应处的唇、颊粘膜，成为坏死性龈口炎（necrotizing gingivostomatitis)。若疾病进展迅速不及时治疗还可导致小块或大块牙槽骨坏死，这种状况尤其见于免疫缺陷患者(包括艾滋病患者)。在机体抵抗力极度低下者还可合并感染产气荚膜杆菌，使面颊部组织迅速坏死，甚至穿孔，称为走马牙疳(noma)，以形容病变发展之快。此时患者有全身中毒症状甚至导致死亡。目前，走马牙疳在我国已经基本绝迹。

ANUG若在急性期治疗不彻底或反复发作可转为慢性坏死性龈炎。其主要临床表现为牙间乳头严重破坏，甚至消失，乳头处的龈高度低于龈缘高度，呈反波浪状 (reversed architecture)，牙间乳头处颊舌侧牙龈分离，甚至可从牙面翻开，其下的牙面上有牙石和软垢，牙龈一般无坏死物。

组织病理学 (histopathology)

坏死性溃疡性牙龈炎 (NUG) 的组织病理学表现为牙龈的非特异性急性坏死性炎症，病变累及复层鳞状上皮和下方的结缔组织。表面上皮坏死，由纤维素、坏死的白细胞和上皮细胞、细菌等构成的假膜所取代，邻近坏死假膜处的上皮水肿、变性，细胞间有中性粒白细胞浸润。下方的结缔组织中有螺旋体入侵，大量的毛细血管增生、扩张充血，中性粒细胞密集浸润，此区在临床上表现为坏死区下方的鲜红带状区。中性粒细胞周围有许多浆细胞和单核细胞，表明本病是在原有的慢性龈炎的基础上发生的。

Listgarten (1965) 根据电镜观察将病损分为四个区：1. 细菌层：病损的最表层，由多种细菌组成，包括大、中、小型螺旋体；2. 中性粒细胞层：此层富含大量白细胞，以中性粒细胞为主，其间夹杂不同类型的螺旋体和细菌；3. 坏死区：以坏死的细胞、纤维素、残存的胶原纤维和许多大、中型螺旋体构成，夹杂少量的其他细菌；4. 螺旋体浸润层：结缔组织区内有大、中型螺旋体侵入，组织呈急性炎症反应。然而这四层互相混合，并非在每个病例中都可观察到。

诊断与鉴别诊断 (diagnosis and differential diagnosis)

诊断

本病以牙龈的急性坏死为特点，表现为龈乳头“火山口”状破坏 (punched-out)，并伴有牙龈自动出血、疼痛。次要的诊断要点有腐败性口臭和伪膜形成。龈病损与梭形杆菌、中间普氏菌和螺旋体有关。

1. 好发于精神紧张者和吸烟者，青少年多见。

2. 起病较急，病变发展迅速，常在数天至一周时就诊，龈乳头顶端中央和龈缘呈现虫蚀状坏死。

3. 牙龈自发痛、触痛。

4. 牙龈自发出血。

5. 腐败性口臭明显。

6. 其它：唾液粘稠，淋巴结肿大，低热，疲乏等。

7. 坏死区涂片瑞氏染色可见大量的梭形杆菌和螺旋体。

慢性期的诊断主要根据反复发作的牙龈坏死、疼痛和出血、牙龈乳头消失、口臭等，细菌涂片检查无特殊细菌。

鉴别诊断

本病首先应与菌斑性龈炎鉴别。后者为慢性过程，无坏死病损，一般不痛，牙龈出血主要为激发性出血 (非自发出血)。而早期轻症的 ANUG 的临床表征与菌斑性龈炎很相像，常需将肿胀的牙间乳头轻轻翻开才能发现顶端的坏死区。

本病还应与疱疹性龈口炎和急性白血病鉴别。疱疹性龈口炎为病毒感染，多发生于幼儿，牙龈充血一般波及全部牙龈而不局限于牙间乳头和边缘龈，还常侵犯口腔粘膜其它部位或唇周组织。典型病变为多个成簇的小疱，破溃并形成小溃疡或溃疡互相融合，但无坏死。

急性白血病患者可由于抵抗力的降低而伴发本病，二者并存，血象检查有助于诊断基础疾病——白血病。

艾滋病患者由于细胞免疫和体液免疫功能低下，常由各种细菌引起机会性感染，可合并 NUG 和 NUP，后者大多见于艾滋病患者。

治疗 (treatment)

1. 急性期：初步洁治，轻轻去除大块牙结石，用3%过氧化氢液擦洗及含漱清除坏死组织，当过氧化氢遇到组织和坏死物中的过氧化氢酶时，能释放出大量的新生态氧，杀灭或抑制厌氧菌。重症者口服甲硝唑或替硝唑等抗厌氧菌药物，甲硝唑每日三次，每次0.2g，服三天一般可控制病情。若治疗及时得当，病损较快愈合，不留后遗症。

全身还可给予维生素C等支持疗法，要充分休息。进行口腔卫生指导也非常重要，更换牙刷，保持口腔清洁，指导患者建立良好的口腔卫生习惯，以防复发。应劝告患者戒烟。

2. 急性期过后的治疗原则同菌斑性牙龈炎。

9-8 龈乳头炎 Localized Papillary Gingivitis

龈乳头炎是伴有局部促进因素 (local contributing factors) 的菌斑性龈炎，个别龈乳头受到机械或化学刺激 (食物嵌塞、充填物悬突、不良修复体、不正确的剔牙、异物等) 引起的急性或慢性非特异性炎症。

临床表现和诊断

局部龈乳头充血、肿胀，探诊易出血。患者有疼痛感 (自发胀痛、触痛、冷热刺激痛、牙可有轻度叩痛)。患区存在局部刺激因素，或剔牙不当。

治疗

1. 除去各种局部刺激物。

2. 用 3% 过氧化氢液、0.12% 氯已定或 0.1% 伊沙丫啶 (利凡诺) 等局部冲洗，局部涂敷复方碘液。

3. 止痛，必要时局部封闭。

4. 急性炎症控制后，治疗原有的龈炎。

9-9 急性多发性龈脓肿 Acute Multiple Gingival Abscesses

牙龈脓肿 (gingival abscesss) 是指局限于龈乳头的急性化脓性感染。急性多发性龈脓肿是一种牙龈急性炎症，比较少见，主要发生于青壮年男性。患病前多有慢性龈炎，当机体抵抗力减低，如在感冒发热、过度疲劳、睡眠不足等情况下，局部细菌大量繁殖和毒力增强，便可发生本病。

临床表现和诊断

1. 起病急，有前驱症状，如疲倦，发热，感冒等。

2. 早期牙龈乳头鲜红、肿胀、唾液粘稠，服用一般抗感染药无效。随即发生多个牙间乳头的红肿和疼痛，每个红肿的龈乳头内有小脓肿形成，数日后自行破溃。脓肿常此起彼伏，有时同一牙的颊舌侧龈乳头各形成一个脓肿，患牙及邻牙均对叩诊敏感。

3. 口腔粘膜普遍充血，唾液粘稠，轻度口臭，但无溃疡和假膜。

4. 局部淋巴结肿大，体温可升高，白细胞增多。

鉴别诊断

本病应与常见的牙周脓肿区别：

1. 本病发生于非牙周炎患者的龈乳头，而牙周脓肿一般发生于牙周袋壁。

2. 脓肿位于龈乳头内，并可波及同一牙的颊舌侧乳头。

3. 全口多个牙同时或先后发病，病程可长达一至数周。

4. 治愈后牙龈恢复正常，无明显的组织破坏。

治疗

1. 全身应用抗生素及支持疗法，止痛。

2. 中西医结合用药以清热、泻火为主。

3. 局部清洗、洁治、引流为辅，避免过多刺激。初起时可用1%～3%过氧化氢液或0.12%～0.2% 氯己定冲洗龈袋，用抗菌消炎药物。脓肿形成后应及时切开引流，并给予漱口液含漱。

4. 急性症状控制后，应进行牙周局部治疗，消除炎症，防止复发。对于牙龈脓肿反复发作且疗效差者，应检查血糖及尿糖，以排除糖尿病等全身因素。

9-10 浆细胞龈炎 Plasma Cell Gingivitis

本病又名浆细胞肉芽肿 (plasma cell granuloma)、浆细胞龈口炎 (plasma cell gingivostomatitis)。

病因

不明确，可能是一种过敏反应性疾患。其过敏原多种多样，如牙膏、口香糖等，其中某些成分可诱发牙龈组织发生变态反应，一旦除去及停止与过敏原的接触，则病变可逐渐恢复、自愈。

临床表现和诊断

1. 本病可发生于鼻腔或口腔粘膜，但主要发生于牙龈。可侵犯多个牙齿。

2. 牙龈鲜红、肿大、松软易碎，表面似半透明状／颗粒状或肉芽组织状，极易出血，病变范围常包括附着龈。

3. 一般不引起附着丧失。

4. 病理检查有助于诊断，显微镜下见结缔组织内有密集浸润的正常形态的浆细胞，呈片状或呈灶性聚集。

治疗

1. 口腔卫生指导、去除可疑的过敏原。

2. 进行彻底的牙周洁治术，必要时行刮治术。

3. 实质性肿大部分需手术切除，但易复发。

9-11 牙龈瘤 Epulis

定义

牙龈瘤为牙龈上生长的局限性反应性增生物，是较常见的瘤样病损 (具有肿瘤样外形，但不具备肿瘤的生物学特性)。肉芽肿性牙龈瘤又称化脓性肉芽肿 (pyogenic granuloma)。

病因

一般认为由残根、牙石、不良修复体等局部因素引起，与机械性刺激和慢性炎症有关。

临床表现和诊断

牙龈瘤好发于龈乳头。通常呈圆形、椭圆形，有时呈分叶状。大小不一，从数毫米至1～2厘米。有的有蒂，如息肉状，有的无蒂，基底宽广。血管性和肉芽肿性者质软、色红；纤维性者质地较硬而韧，色粉红。一般无痛，肿物表面发生溃疡时可感觉疼痛。长期存在的较大的牙龈瘤可压迫牙槽骨使之吸收，X 线片示局部牙周膜增宽。

组织病理学

牙龈瘤根据病理变化可分为三型：1. 肉芽肿性：似炎性肉芽组织，有许多新生的毛细血管及成纤维细胞，有许多的炎性细胞浸润，主要是淋巴细胞和浆细胞，纤维成分少，龈粘膜上皮往往呈假上皮瘤样增生；2. 纤维性：肉芽组织发生纤维化，细胞及血管成分减少，而纤维组织增多。粗大的胶原纤维束间有少量的慢性炎症细胞浸润。纤维束内可有钙化或骨化发生；3. 血管性：血管多，似血管瘤。血管间的纤维组织可有水肿及粘液性变，并有炎性细胞浸润。

鉴别诊断

牙龈瘤应特别注意与牙龈鳞癌鉴别。这两种病损临床上有时不易区别，尤其当牙龈癌呈结节状生长，或牙龈瘤表面有溃疡时，常易混淆。鳞癌大多表现为菜花状、结节状或溃疡状。溃疡表面凹凸不平，边缘外翻似肉芽，可有恶臭。牙松动或脱落，或已拔除。X线片表现可见牙槽骨破坏。局部淋巴结肿大。据文献报告，牙龈鳞癌的发病年龄明显高于牙龈瘤，男性多于女性，而龈瘤则女性多于男性。鳞癌好发于后牙区，龈瘤好发于前牙及双尖牙区。前者病期短，一般几个月，肿瘤生长迅速，后者病期长，一般数年。

妊娠瘤在妇女怀孕期间易发生 (第四个月到第九个月)，分娩后可退缩。

治疗

去除刺激因素如菌斑、牙石和不良修复体，手术切除牙龈瘤，切除应达骨面 (包括骨膜)，凿去瘤体相应处的少量牙槽骨，并刮除该处的牙周膜，以免复发。

思考题

1. 菌斑性龈炎的预后及防治措施。
2. 牙龈增生性病损有哪些？如何鉴别？
3. 治疗妊娠期龈炎时应注意哪些事项？
4. 引起龈病损的局部刺激因素有哪些？
5. 白血病龈病损的诊断要点和注意事项有哪些？
6. 牙龈的非固有疾病 (系统病在牙龈的表现) 主要有哪些？

参考文献

1. 孟焕新, 郑麟蕃, 吴奇光. 牙龈病损的临床和组织病理学研究. 中华口腔医学杂志, 1994, 29 : 10
2. 赵亦兵, 孟焕新, 陈智滨. 实验性龈炎的临床观察和龈沟液量的分析. 中华口腔医学杂志, 2004, 39 : 42
3. Loe H. Periodontal changes in pregnancy. J Periodontol, 1965, 36 : 209
4. 胡纯贞, 顾晶晶, 杨芸珠等. 700 名孕妇的妊娠期龈炎的调查分析. 上海口腔医学, 1999, 8 : 15
5. Mariotti A. Sex steroid hormones and cell dynamics in the periodontium. Critical Reviews in Oral Biological Medicine, 1994, 5 : 27
6. Miyagi M, Morishita M & Iwamota Y. Effects of sex hormones on production of prostaglandin E_2 by human peripheral monocytes. J Periodontol, 1993, 64 : 1075
7. Hassell T, O'Donnell J, Pearlman J. et al. Phenytoin induced gingival overgrowth in institutionalized epileptics. J Clin Periodontol, 1984, 11 : 242
8. 孟焕新, 郑麟蕃, 吴奇光. 增生性龈病损 206 例的组织病理学分析. 口腔医学纵横, 1985, 1 : 9
9. Barnes GP, Bowles WF, Carter HG. Acute necrotizing ulcerative gingivitis: A survey of 218 cases. J Periodontol, 1973, 44 : 35
10. Bhaskar SN, Levin MP. Histopathology of the human gingiva. Study based on 1269 biopsies. J Periodontol, 1973, 44 : 3
11. Jorgenson RJ, Cocber ME. Variation in the inheritance and expression of gingival fibromatosis. J Periodontol, 1974, 45 : 472
12. 陈永丰, 尹韵峥, 韩宁. 小儿急性白血病初发常见症状的口腔表现. 北京口腔医学, 2003, 11 : 140
13. Listgarten MA. Electron microscopic observation on the bacterial flora of acute necrotizing ulcerative gingivitis. J Periodontol, 1965, 36 : 223
14. Barclay S, Thomason JM, Idle JR, et al. The incidence and severity of nifedipine-induced gingival overgrowth. J Clin Periodontol, 1992, 19 : 311
15. Slavin J, Taylor J. Cyclosporine, nifedipine and gingival hyperplasia. Lancet, 1987, 2 : 739
16. Thomason JM, Seymour RA, Ellis JS, et al. Determinants of gingival overgrowth severity in organ transplant patients. J Clin Periodontol, 1996, 23 : 628

(孟焕新)

10 慢性牙周炎 Chronic Periodontitis

10-1 慢性牙周炎的病因学 Etiology of Chronic Periodontitis

10-2 牙周炎的组织病理学 Histopathology of Periodontitis

牙周袋 Periodontal Pocket

牙槽骨吸收 Alveolar Bone Resorption

10-3 牙周病的活动性 Periodontal Disease Activity

10-4 慢性牙周炎的临床表现 Clinical Features of Chronic Periodontitis

牙龈的炎症 Gingival Inflammation

牙周袋的临床类型 Types of Periodontal Pockets

牙槽骨吸收的临床表现 Alveolar Bone Loss

牙松动 Tooth Mobility

10-5 慢性牙周炎的分型和分度 Patterns and Disease Severity of Chronic Periodontitis

牙周炎和牙龈炎的鉴别 Differentiation between Periodontitis and Gingivitis

10-6 慢性牙周炎的治疗 Treatment of Chronic Periodontitis

清除局部致病因素 Removal of Causative Factors

长期控制菌斑 Motivated Plaque Control

全身和局部的药物治疗 Pharmacotherapy of Periodontitis

手术治疗 Surgical Therapy

建立平衡的殆关系 Restore of Balanced Occlusion

拔牙 Tooth Extraction

消除危险因素 Elimination/Correction of Risk Factors

维护期的牙周支持疗法 Supportive Periodontal Therapy in Maintenance Phase

应知应会的内容：

1. 牙周炎与牙龈炎的关系和鉴别
2. 牙周袋软组织的病理改变与临床表现的关系
3. 牙槽骨吸收的方式及临床表现
4. CP 的临床表现和诊断特征
5. CP 分型和分度的标准
6. 慢性牙周炎的局部治疗原则
7. 慢性牙周炎的危险因素

牙周炎是由牙菌斑中的微生物所引起的牙周支持组织的慢性感染性疾病，导致牙周支持组织的炎症和破坏，如牙周袋形成、进行性附着丧失和牙槽骨吸收，最后可导致牙松动和被拔除，它是我国成年人丧失牙齿的首位原因。牙周炎在临床上表现为多种类型，它们都是以菌斑微生物为主要原因，但不同类型牙周炎的主要致病菌可能不尽相同；它们的基本病理变化相似，但疾病的发展过程、组织破坏的速度和方式、临床表现特征、对治疗的反应和结局等可能不同。1999年关于牙周病分类的世界研讨会提出了对牙周炎的新分类，本书按新分类来介绍各型牙周炎。

慢性牙周炎 (chronic periodontitis，C P) 原名成人牙周炎 (adult periodontitis，A P) 或慢性成人牙周炎 (chronic adult periodontitis，C A P)。更改名称是因为此类牙周炎虽最常见于成年人，但也可发生于儿童和青少年，而且由于本病的进程缓慢，通常难以确定真正的发病年龄。大部分慢性牙周炎呈缓慢加重，但也可出现间歇性的活动期，此时牙周组织的破坏加速，随后又可转入静止期。大部分慢性牙周炎患者根本不出现爆发性的活动期。

本病为最常见的一类牙周炎，约占牙周炎患者的95%，由长期存在的慢性牙龈炎向深部牙周组织扩展而引起。牙龈炎和牙周炎之间虽有明确的病理学区别，但在临床上，二者却是逐渐、隐匿地过渡，因此早期发现和诊断牙周炎十分重要，因为牙周炎的后果远比牙龈炎严重。

10-1 慢性牙周炎的病因学 Etiology of Chronic Periodontitis

微生物是引发慢性牙周炎的始动因子 (initiating factor)。堆积在龈牙结合部 (dento-gingival junction) 的牙面和龈沟内的菌斑微生物及其产物引发牙龈的炎症和肿胀，使局部微生态环境更有利于一些在厌氧条件下生长的革兰阴性牙周致病菌滋生，如牙龈卟啉单胞菌 (Pg)、福赛拟杆菌 (Bf，现更名为 Tannerella forsythia，Tf)、齿密螺旋体 (Td) 等成为优势菌，还有具核梭杆菌 (Fn)、中间普氏菌 (Pi) 等形成致病性很强的生物膜 (biofilm)，由龈上向龈下扩延。它们所引起的炎症反应范围扩大到深部组织，导致牙周组织的破坏。凡是能加重菌斑滞留 (plaque retention) 的因素，如牙石、不良修复体、食物嵌塞、牙排列不齐、解剖形态的异常等，均可成为牙周炎的局部促进因素 (contributing factors)，加重和加速牙周炎的进展 (详见第七章)。

牙周炎是多因素 (multi-factorial) 疾病，宿主对细菌挑战的应答反应 (host response to bacterial challenge) 是决定牙周炎发生与否，以及病情轻重、范围大小、发展速度等的必要因素。

某些全身性疾病如糖尿病等也会对牙周炎有负面影响。目前认为没有哪种全身性疾病或功能紊乱会直接导致慢性牙周炎的发生，患者一般也没有免疫功能方面的缺陷。此外，某些环境因素和行为因素如吸烟、精神压力等可能是危险因素。近年来关于慢性牙周炎的遗传背景引起学者们的关注。有关双生子牙周炎病情的研究表明，遗传因素对牙周临床症状的严重程度有一定的影响 (38% ~ 82%)，附着丧失的遗传度为48%。为了了解牙周炎的遗传背景，近年来不少学者致力于探索牙周炎的相关基因。Kornman等首先报告在不吸烟的慢性牙周炎白人患者中，IL-1α和IL-1β基因多态性与牙周炎的严重程度有关，该基因型阳性的不吸烟者有重度炎症的几率比阴性者高6.8倍，而在吸烟者这种差别不明显。其他相关基因如肿瘤坏死因子α (TNF-α)、白细胞表面的 IgG 受体 (Fc γR) 基因多态性等可能与产生细胞因子的量和成人牙周炎的复发有一定关系。这方面的研究方兴未艾，尚有待进一步大样本的前瞻性研究予以证实 (详见第七章)。

10-2 牙周炎的组织病理学 Histopathology of Periodontitis

牙周袋 Periodontal Pocket

牙周袋是龈沟 (gingival crevice) 的病理性加深，是牙周炎最重要的病理改变之一。当患牙龈炎时，由于牙龈的肿胀或增生使龈缘的位置向牙冠方向移动，从而使龈沟加深，但结合上皮的位置并未向根方迁移 (apical migration)，也就是说没有发生牙周附着丧失 (attachment loss)，此为假性牙周袋 (pseudo-pocket)，或称龈袋 (gingival pocket)。而患牙周炎时，结合上皮向根方增殖，其冠方部分 (即原来的龈沟底处) 与牙面分离，使龈沟加深而形成牙周袋，这是真性牙周袋。当然，临床上的牙周袋常常包含上述两种情况，即牙周袋是由于龈缘向冠方 移动以及沟底向根方延伸所形成的 (图 10-1)。

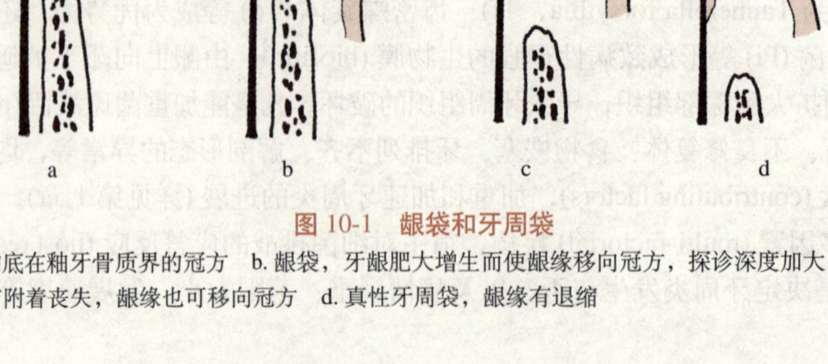

图 10-1 龈袋和牙周袋

a. 正常的龈沟，沟底在釉牙骨质界的冠方 b. 龈袋，牙龈肥大增生而使龈缘移向冠方，探诊深度加大，但龈沟底位置不变 c. 真性牙周袋，有附着丧失，龈缘也可移向冠方 d. 真性牙周袋，龈缘有退缩

牙周袋形成的机制 (mechanisms of pocket formation)

牙周炎必须有牙龈炎作为先驱，但并不是所有的牙龈炎都必然发展为牙周炎。从牙龈炎转化为牙周炎的真正机制尚不十分明了。有关的因素可能涉及微生物成分的改变、牙龈中T细胞浸润转变为 B 细胞浸润为主、浆细胞大量浸润以及其他宿主反应的变化等。

当前主要认为牙周袋的形成始于炎症过程使牙龈结缔组织中的胶原纤维破坏。其破坏机制为：(1) 炎症细胞所释放的基质金属蛋白酶 (matrix metallo-proteinases) 如胶原酶等，以及细菌所产生的胶原酶及透明质酸酶等，均可使龈沟 (袋) 底附近结缔组织中的胶原纤维溶解破坏；(2) 成纤维细胞也可伸出胞浆突起，吞噬和降解胶原纤维，并到达牙周膜 - 牙骨质界面，吸收和破坏埋入牙骨质中的胶原原纤维和基质原纤维。

牙龈胶原纤维的变性、消失，使结合上皮得以沿根面向根方增殖。上皮受炎症的刺激出现钉突，并有大量中性白细胞侵入结合上皮，使上皮细胞之间的连接更为疏松。当入侵的白细胞达到结合上皮体积的 60% 以上时，影响上皮细胞的连接和营养，靠近冠方的结合上皮即从牙面剥离，使龈沟底移向根方而形成牙周袋。因而，牙周袋的形成和加深必然伴随着牙周附着丧失。随着牙周袋的加深以及牙龈炎症肿胀的加剧，更有利于牙菌斑的堆积和滞留，由此更加重了炎症，加深了牙周袋，形成一个进行性破坏的恶性循环。

菌斑 →牙龈炎症 →牙周袋形成 →更多的菌斑堆积

牙周袋的病理改变 (histopathology)

软组织壁 (soft tissue wall)：牙周袋上皮是细菌生物膜和结缔组织之间的唯一屏障。袋内壁上皮显著增生，上皮钉突呈网状突起伸入结缔组织内并向根方延伸，牙周袋的内壁上皮水肿、有白细胞密集浸润。上皮也可发生退行性变 (degeneration) 而变薄，常有表面糜烂或溃疡，暴露出下方的炎性结缔组织。电镜观察可见革兰阴性丝状菌、杆菌、球菌等入侵到袋上皮及结缔组织内，甚至达到骨面。有人估计，中、重度牙周炎患者全口深牙周袋内壁的溃疡面积，相加起来约相当于成人手掌的面积。有证据表明，大量活的G^-菌及其毒性产物常能由此进入结缔组织和血循环。

袋内壁的溃疡与袋的深度不一定一致，溃疡可发生在浅袋，偶尔也可观察到深袋的内壁上皮相对完整，只有轻微的变性。牙周袋的袋口 (龈缘) 上皮一般完整且厚，有明显的钉突，形态类似龈炎的沟内上皮 (sulcular epithelium)，有中性白细胞移出。

除袋上皮的变化外，结缔组织也发生水肿及退变，炎症细胞密集浸润，主要为浆细胞 (plasma cells) (约占 80%) 和淋巴细胞 (lymphocytes)，也有散在的中性多形核白细胞 (PMNs)，白细胞坏死可以形成脓液。血管数目增加，扩张、充血，进而导致循环阻滞。结缔组织内偶见单个或多个坏死灶。

牙周炎是慢性炎症病损，在组织破坏 (destruction) 的同时也并存着修复 (repair) 过程。破坏的特征是液体渗出和炎症细胞浸润、胶原纤维的降解和减少，伴有细菌引起的退行性变；修复的特征是血管形成和胶原纤维新生，藉以修复炎症引起的组织损害。但由于局部刺激物的存在，袋壁组织不可能彻底愈合。炎症与修复过程何者占优势，决定着牙周袋软组织的色、形、质。若炎症和渗出占优势，则龈色暗红或鲜红，质地松软，表面光亮。若修复过程占优势，则袋壁坚韧，表面呈粉红色。但因牙周袋最严重的病变发生于内壁，该处仍有慢性的溃疡或炎症、坏死，这时探牙周袋后会有出血，这对了解袋内壁的炎症状况很有帮助 (彩图 10-2，10-3)。总之，在疾病的不同阶段，随着条件的改变，破坏和修复过程可相互转化 (表 10-1)。

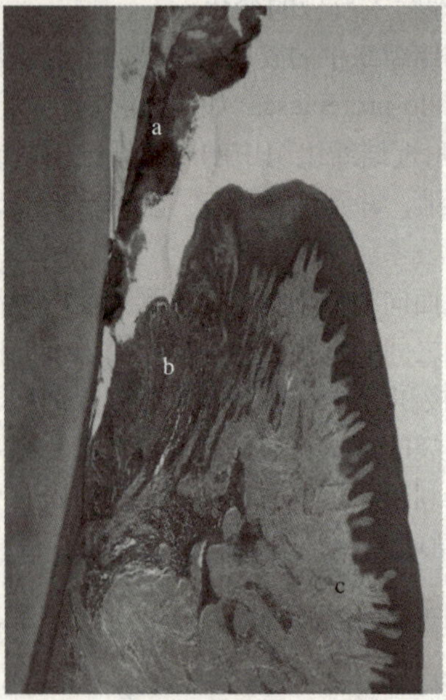

彩图 10-2 牙周袋的病理

(北医口腔病理研究室资料)

a. 牙石和菌斑；
b. 牙周袋内壁上皮增生、溃疡，上皮下结缔组织中炎症细胞浸润、血管扩张，探诊后易出血；
c. 袋表面上皮下方无明显炎症，牙龈表现粉红坚韧

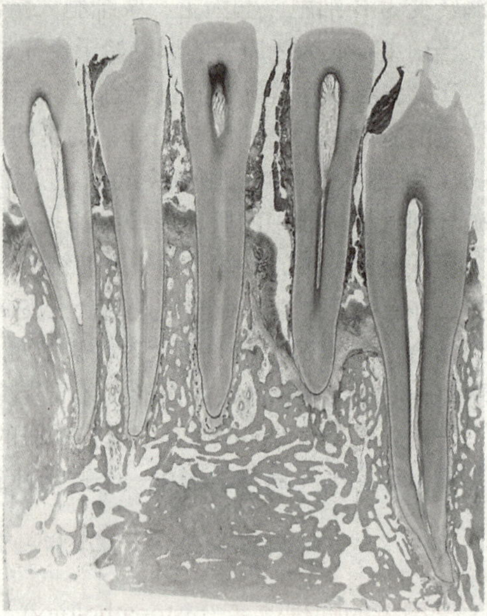

彩图 10-3 牙周炎的病理

(北医口腔病理研究室资料)

左下侧切牙的深牙周袋接近根尖，近中为骨下袋，远中为水平骨吸收，余牙均有不同程度的骨吸收，大量牙石和菌斑。

表 10-1 牙周袋的临床表现与组织病理学改变

临床表现	组织病理学
1. 牙龈呈暗红色	1. 慢性炎症期局部血循环阻滞
2. 牙龈质地松软	2. 结缔组织和血管周围的胶原破坏
3. 牙龈表面光亮，点彩消失	3. 牙龈表面上皮萎缩，组织水肿
4. 有时龈色粉红，且致密	4. 袋的外侧壁有明显的纤维性修复，但袋内壁仍存在炎性改变
5. 探诊后出血及有时疼痛	5. 袋内壁上皮变性、变薄，并有溃疡。上皮下方毛细血管增生、充血
6.有时袋内溢脓	6. 袋内壁有化脓性炎症
7. 能从袋内探到釉牙骨质界，或已暴露于口腔	7. 结缔组织附着丧失

根面壁 (root surface wall)：根面壁是指暴露于牙周袋内的牙根面。未经治疗的牙周袋内的根面一般均有龈下牙石沉积，其上覆有菌斑，使感染留驻，治疗复杂化。在牙石下方的根面牙骨质可发生结构性 (structural)、细胞毒性 (cytotoxic) 和化学 (chemical) 性质的改变。

1. 结构改变：由于菌斑内细菌产生的蛋白溶解酶使Sharpey纤维破坏，细菌及内毒素可由此进入牙骨质深达牙骨质 - 牙本质界，甚至进入牙本质小管。细菌产酸可使牙骨质发生脱矿、软化，易形成根面龋。严重时，坏死的牙骨质可以从牙根表面剥脱。

2. 细胞毒性改变：细菌本身及内毒素均可进入牙骨质。体外试验表明将牙周炎患牙的根面牙骨质制成薄片与牙周膜成纤维细胞共同培养时，成纤维细胞发生形态变化，且无贴附作用；而对照组的正常牙根则对细胞生长和贴附无毒害作用。这些含有细菌和内毒素的坏死、软化的牙骨质还可能成为细菌的储库，成为治疗后牙根面细菌再定植的来源。在治疗时应将此感染坏死的牙骨质尽量刮除 。由于牙骨质很薄，刮除后易使牙本质暴露，引起根面敏感。待继发性牙本质形成后，症状即可消失。

3. 化学改变 ：袋内根面的牙骨质可发生脱矿 (demineralization)，钙、磷含量降低。当牙龈退缩、牙根暴露于口腔时，脱矿的牙根面可发生唾液源性的再矿化 (remineralization)，主要成分为羟磷灰石，钙、磷、镁、氟等均可增多，再矿化层约厚 10 ~ 20μm。

袋内容物 (pocket contents)：牙周袋内含有菌斑、牙石、龈沟液、唾液粘蛋白、脱落上皮和白细胞等，白细胞坏死分解后形成脓液。袋壁软组织经常受龈下牙石的机械刺激，引起袋内出血。袋内容物具有较大的毒性，将其过滤除去细菌及软垢后的过滤液注射到动物皮下后，能引起局部脓肿形成。

牙槽骨吸收
Alveolar Bone Resorption

牙槽骨吸收 (alveolar bone resorption) 是牙周炎的另一个主要病理变化。由于牙槽骨的吸收，使牙齿的支持组织高度降低，牙齿逐渐松动，最终脱落或拔除。牙槽骨是人体骨骼系统中代谢和改建最活跃的部分。在生理情况下，其吸收与新生是平衡的，故牙槽骨的高度保持不变。当骨吸收增加、或骨新生减少、或二者并存时，即发生骨丧失 (bone loss)，使牙槽骨高度降低。

牙槽骨吸收的机制和病理改变 (pathogenesis of bone destruction)

患牙周炎时牙槽骨的吸收主要由局部因素引起，全身因素的作用尚不明确。局部因素主要是慢性炎症和咬合创伤 (trauma from occlusion)。炎症和𬌗创伤可单独作用或合并作用，从而决定骨吸收的程度和类型。

炎症：慢性炎症是牙周炎骨破坏的最主要原因。菌斑细菌释放脂多糖和其他毒性产物到龈沟，刺激牙龈组织内的免疫细胞和成骨细胞释放炎症介质，被激活的巨噬细胞分泌细胞因子，如 $IL-1_{\alpha}$、$IL-1_{\beta}$、TNF_{α} 等，宿主细胞产生的 PGE_2 具有广泛的致炎效应，如使血管扩张、增加毛细血管的通透性；它还可诱导骨前体细胞分化为破骨细胞，并抑制成骨细胞的形成。动物实验和人体观察均表明服用非甾体类抗炎药能抑制前列腺素的形成，从而减轻牙槽骨的破坏。

当牙龈的慢性炎症沿胶原纤维束和血管周围的疏松组织向深部扩延，达到牙槽骨并进入骨髓腔，引起白细胞浸润和炎性渗出，骨表面和骨髓腔内分化出破骨细胞和单核巨噬细胞，发生陷窝状骨吸收，或使骨小梁吸收变细，骨髓腔增大，随后导致骨量减少和骨高度降低。破骨细胞主要去除骨的矿物部分，单核细胞在降解有机基质方面起作用，这两种细胞在动物实验性牙周炎的骨吸收表面都可见。炎症浸润程度与破骨细胞数目无关，但炎症浸润区的最根方距牙槽嵴顶的距离对破骨细胞的数目有影响。Waerhaug根据尸体测量结果，估计炎症可导致其邻近1.5 ～ 2.5mm 范围内的牙槽骨吸收。

在距炎症中心较远处，即病变较缓和处，可有骨的修复性再生。在被吸收的骨小梁的另一侧，也可见到有代偿性的类骨质及新骨的沉积。在牙周炎过程中，骨吸收和修复性再生常在不同时期、不同部位出现。新骨的形成可缓解牙槽骨的丧失速度，也是牙周治疗后骨质修复的生物学基础。

殆创伤 (occlusal trauma)：在没有炎症的情况下，单纯的咬合创伤也可引起受压力侧一定程度的牙槽骨吸收，但当创伤性咬合力消除后，此种骨吸收是可逆的，而且不会形成牙周袋。在牙周组织有炎症时，咬合创伤就会加重和加速牙槽骨的吸收破坏。牙周炎患者常伴有原发性或继发性的咬合创伤，受压迫侧的牙槽骨发生吸收，易造成垂直性吸收 (vertical bone loss)，形成骨下袋。过去认为牙槽骨的垂直吸收均由咬合创伤引起，而炎症则多引起水平吸收。然而，Waerhaug从尸体标本观察到，垂直性骨吸收也可发生于无咬合创伤但有菌斑及慢性牙周炎的牙齿。他认为垂直性和水平性骨吸收都可以由菌斑引起的炎症所致，只是垂直性骨吸收发生在两个邻牙的牙槽骨间隔较宽处 (近远中径超过2.5mm)，在菌斑多而炎症重的一侧骨吸收多，而邻牙的炎症较轻，骨吸收较少，因此形成了垂直性骨吸收。动物实验结果也证实了此观点。

牙槽骨吸收的方式 (patterns of bone loss)

在患牙周炎时，同一牙的不同部位和牙面，可以存在不同形式和不同程度的牙槽骨吸收，牙槽骨吸收程度所反映的是牙周炎在过去的破坏结果，与当前牙周软组织的炎症情况、牙周袋深度等不一定一致。牙槽骨的破坏方式可表现为如下几种形式：

水平型吸收 (horizontal resorption)：水平型吸收是较常见的吸收方式。牙槽间隔、唇颊侧或舌侧的牙槽嵴顶呈水平吸收，而使牙槽嵴顶 (bone crest) 的高度降低，通常形成骨上袋 (suprabony pocket)，即牙周袋底在牙槽嵴顶的冠方（图 10-4)。

垂直型吸收 (vertical resorption)：垂直型吸收也称角形吸收 (angular resorption)，指牙槽骨发生垂直方向或斜行的吸收，与牙根面之间形成一定角度的骨缺损 (bony defect)，牙槽嵴顶的高度降低不多，而靠近牙根侧的骨吸收较多。垂直型骨吸收大多形成骨下袋 (infrabony pocket)，即牙周袋底位于骨嵴顶的根方。骨下袋最常见于邻面，但也可位于颊舌面。骨下袋和骨上袋的炎症、增生和退行性变化都相同，它们的主要区别是软组织壁与牙槽骨的关系和骨破坏的类型 (图 10-4)。

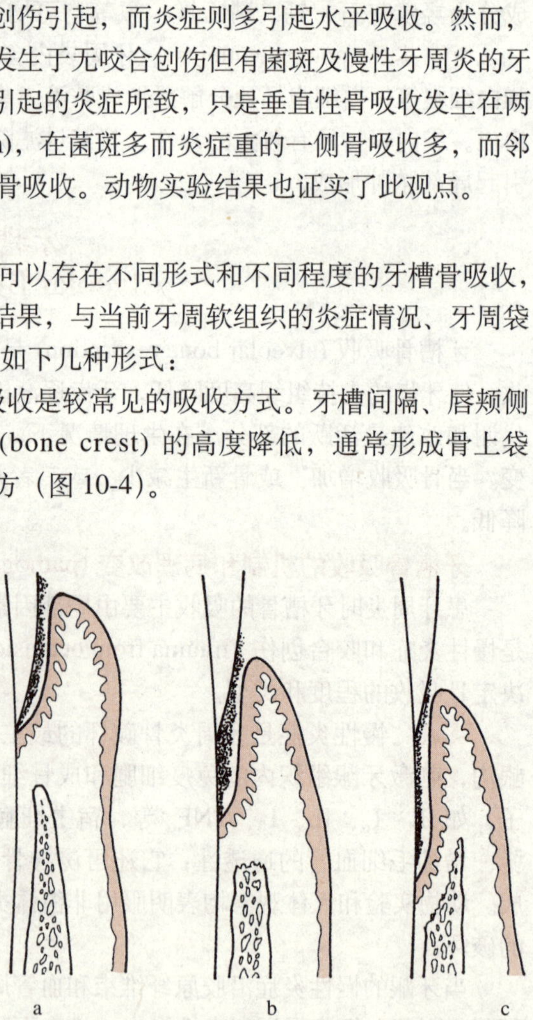

图 10-4 水平型和垂直型牙槽骨吸收

a. 假性牙周袋，牙槽骨无吸收 b. 水平型骨吸收，形成骨上袋 c.垂直型骨吸收，形成骨下袋

骨下袋根据骨质破坏后剩余的骨壁数目，可分为下列几种 (图 10-5)：

一壁骨袋 (one-walled bony defect)：骨质破坏严重，仅存一侧骨壁。这种袋常见于邻面骨间隔区，因该处的颊、舌侧和患牙 邻面的骨质均被破坏，仅有邻牙一侧的骨壁残留。一壁骨袋若发生在颊、舌侧，则仅剩颊或舌侧的一个骨壁 (图 10-5-A 和 -a)。

二壁骨袋 (two-walled bony defect)：即骨袋仅剩留两个骨壁。最多见于邻面骨间隔破坏而仅剩颊、舌两个骨壁。此外亦可有颊 - 邻骨壁或舌 - 邻骨壁 (图 10-5-B 和 -b)。

三壁骨袋 (three-walled bony defect)：袋的一个壁是牙根面，其它三个壁均有骨质，即邻、颊、舌侧皆有骨壁 (图 10-5-C 和 -c)。这种三壁骨袋还常见于最后一个磨牙的远中面，由于该处牙槽骨宽而厚，较易形成三壁骨袋。

四壁骨袋：牙根的四周均为垂直性吸收所形成的骨下袋，虽在颊、舌、近中、远中均还有牙槽骨，但均与牙根不相贴合。虽称四壁袋，实质上相当于该患牙的各个面均为一壁袋，支持组织均已破坏，治疗效果很差 (图 10-5-D 和 -d)。

混合壁袋 (combined bony defect)：指各个骨壁垂直吸收的程度不同，骨下袋在近根尖部分的骨壁数目多于近冠端的骨壁数。例如，颊侧骨板吸收较多，则在冠端仅有舌、邻面的二壁袋，而在根方袋底处则为颊、舌、远中的三壁袋，称为混合壁袋 (图 10-5-e)。

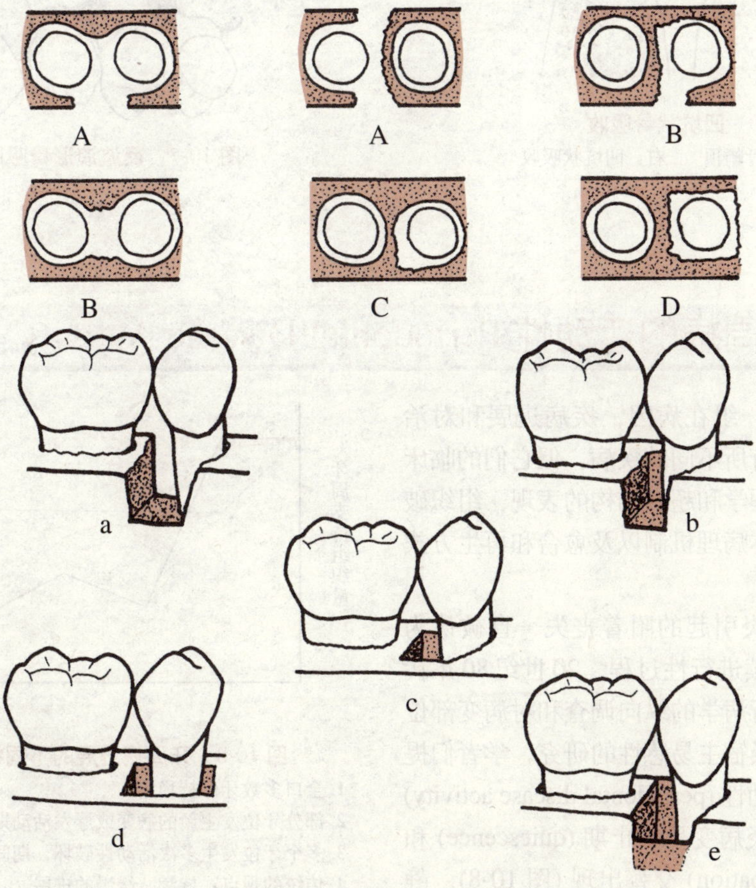

图 10-5　骨下袋的类型

A-D 为牙根横断面观　a-e 为立体图示　A、a 一壁骨袋　B、b 二壁骨袋　C、c 三壁骨袋　D、d 四壁骨袋　e 混合壁袋

凹坑状吸收 (osseous crater)：凹坑状吸收指牙槽间隔的骨嵴顶吸收，其中央部分破坏迅速，而颊舌侧骨质仍保留，形成弹坑状或火山口状缺损 (图 10-6)。它的形成可能因邻面的龈谷区 (col) 是菌斑易堆积、组织防御力薄弱的部位，该处的牙槽骨易发生吸收。此外，相邻两牙间的食物嵌塞或不良修复体等也是凹坑状吸收的常见原因。有人报道，牙周炎患者凹坑状骨吸收约占全部骨缺损的35.2%，在下颌牙齿约占62%，后牙的凹坑状骨吸收约为前牙区的2倍，这可能与后牙区牙槽骨的颊、舌径较大有关。

其它形式的骨变化：由于各部位牙槽骨吸收不均匀，使原来整齐而呈薄刃状的骨缘成为参差不齐。正常情况下牙间的骨隔较高，而颊舌侧的骨嵴较低，呈波浪形。当牙间骨隔破坏而下凹，而颊舌面骨嵴未吸收时，使骨嵴呈现反波浪型的缺损 (图 10-7)。此外，由于外生骨疣或扶壁骨形成、适应性修复等而使唇、颊面的骨增生，使牙槽嵴呈"唇"形或骨架状增厚。这些虽是骨组织对破坏的代偿性修复的表现，但常造成不利于菌斑控制的形态改变。

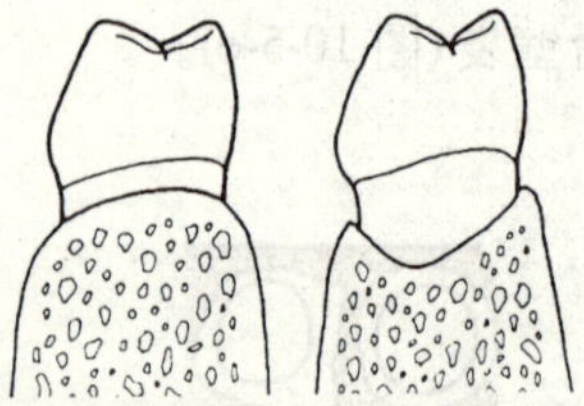

图 10-6 凹坑状骨吸收

左：邻面正常骨嵴顶　右：凹坑状吸收

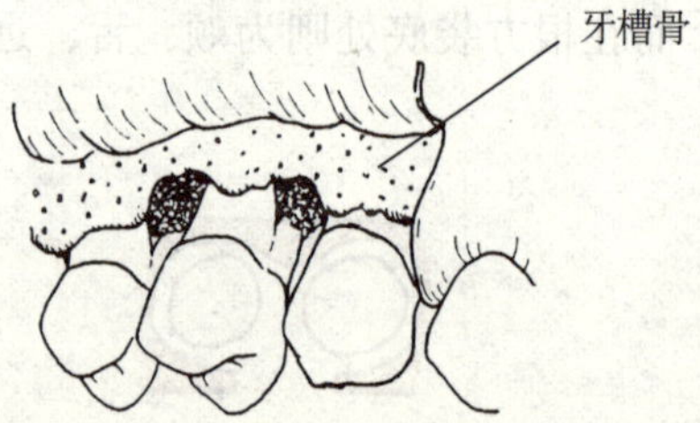

图 10-7 反波浪形骨吸收

10-3 牙周病的活动性 Periodontal Disease Activity

牙周炎是一组在病因、疾病进展和对治疗反应方面均有所不同的疾病，但它们的临床症状、组织病理学和超微结构的表现、组织破坏的途径和基本病理机制以及愈合和再生方式是很类似的。

以往牙周炎引起的附着丧失一直被认为是缓慢的、连续进行性过程。20世纪80年代以来，根据流行病学的纵向调查和对病变部位细菌的特异性及宿主易感性的研究，学者们提出牙周病的活动性 (periodontal disease activity) 的概念，牙周炎病变呈静止期 (quiescence) 和加重期 (exacerbation) 交替出现 (图 10-8)。静止期的特征是炎症反应减轻，骨吸收和附着丧失停止或极其缓慢。当以革兰阴性厌氧菌为主构成的非附着菌斑增厚和活跃，或在其他尚不完

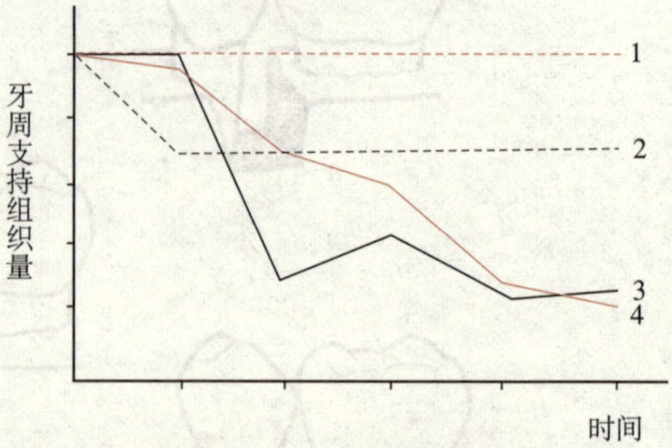

图 10-8 牙周病进展的不同模式

1. 全口多数牙保持稳定
2. 部分牙位发生新的病变或爆发活动期，随后静止
3. 多个牙位发生多次活动性破坏，期间也可有修复
4. 传统的观点：持续、缓慢的进展

全明确的条件下，骨吸收和和结缔组织附着的破坏加快发生，牙周袋也加深，称为加重期或活动期 (disease activity)。此期可持续数天、数周或数月，常呈随机爆发性发作 (episodic burst)。此后，常可自动进入静止期，主要致病菌减少或消失，病变稳定。

目前尚无理想的判断活动期的客观指标，一般以定期 (每隔 1 ~ 3 个月) 测量附着丧失程度来监测，若在两次检查的间隔期出现附着丧失加重 ≥2mm，则认为有活动性发生。学者们正通过微生物学、免疫学、生物化学和放射影像学等研究手段来寻找灵敏、准确的指标，以图早期发现或预测活动期。一些研究证实，未经治疗的牙周病可发生周期性附着丧失和骨吸收。Löe 等对斯里兰卡没有口腔保健条件的种茶工进行了长达15年的纵向观察，发现81%的个体有缓慢加重的附着丧失，8% 为快速进展，11% 则停留在龈炎而不进展。Socransky 和 Haffajee 等对未接受治疗的75名牙周炎患者每2个月进行一次临床、微生物学和免疫学的检查，连续观察6个月以上。结果显示，有25人发生新的附着丧失 (>2mm)，牙龈卟啉单胞菌、伴放线放线杆菌和中间链球菌在活动位点的检出明显增高。国内曹采方等对576名无口腔保健的村民进行5年的纵向观察，以发生新的≥ 3mm附着丧失为活动性的阈值，5年中有80 %的人、28. 9%的牙和8. 8%的位点发生新的活动期，这些活动性集中发生在少数人的口腔中。还对 7 名经过牙周治疗后进入维护期的慢性牙周炎患者的 970 个牙位点 (site) 进行一年的追踪，有 2.2% 位点发生新的≥ 2mm 的活动性破坏，龈沟液中的天冬氨酸转氨酶 (aspartate aminotransferase) 水平增高可反映此种活动性进展。此外，有研究报告，牙龈反复探诊出血和龈沟液PGE_2水平增高也可预测活动性病变的发生。如Lang 等对已经治疗的41名牙周炎患者在 30 个月的维护期内进行 6 次复查，发现附着丧失≥ 2mm 的位点中有 19.7% 为多次探诊出血阳性者。有学者认为，活动期的临床表现为自动出血或探诊出血，龈沟液渗出增加。组织学显示袋上皮薄、有溃疡，结缔组织中的浸润细胞以浆细胞为主，也可见中性粒细胞。暗视野显微镜见龈下菌斑中能动菌和螺旋体的百分比增高。但这些指标的特异性不够高，在非活动期病变中也能见到。

牙周活动性破坏并不是同时发生在同一口腔的所有牙位，某一时期可以发生在某几个牙，另一时期可以发生在另一些牙的一些位点，这称为牙周病的牙特异性 (tooth-specificity) 和位点特异性 (site-specificity)。因此牙周炎程度的加重包含着发生新的疾病位点或 / 和原有疾病部位的破坏加重两个方面。

10-4 慢性牙周炎的临床表现 Clinical Features of Chronic Periodontitis

本病一般侵犯全口多数牙齿，也有少数患者仅发生于一组牙 (如前牙) 或少数牙。发病有一定的牙位特异性，磨牙和下前牙区以及邻接面由于菌斑牙石易堆积，故较易患病。

Box 10-1 慢性牙周炎的临床表征

- 牙周袋＞3 mm，并有炎症，多有牙龈出血
- 临床附着丧失
- 牙周袋探诊后有出血
- 牙槽骨有水平型或垂直型吸收
- 晚期牙松动或移位
- 伴发病变
  - 根分叉病变
  - 牙周脓肿
  - 牙龈退缩、牙根敏感、根面龋
  - 食物嵌塞
  - 逆行性牙髓炎
  - 继发性咬合创伤
  - 口臭

牙龈的炎症
Gingival Inflammation

牙周袋处的牙龈呈现不同程度的慢性炎症，颜色暗红或鲜红，质地松软，点彩消失，边缘圆钝且不与牙面贴附。有些患者由于长期的慢性炎症，使牙龈有部分纤维性增生、变厚，表面炎症不明显，但牙周探诊后，袋内壁有出血，也可有脓。牙周袋探诊深度 (probing depth) 超过3mm，且有附着丧失。如有牙龈退缩，则探诊深度可能在正常范围，但可见釉牙骨质界已暴露，因此附着丧失能更准确地反映牙周支持组织的破坏。

牙周袋的炎症、附着丧失和牙槽骨吸收在牙周炎的早期即已出现，但因程度较轻，一般无明显不适，临床主要的症状为刷牙或进食时出血，或口内有异味，但通常不引起患者的重视。及至形成深牙周袋后，出现牙松动、咀嚼无力或疼痛，甚至发生急性牙周脓肿等，才去就诊，此时多已为晚期。

牙周袋的临床类型
Types of Periodontal Pocket

1. 牙周袋根据其形态以及袋底位置与相邻牙槽骨的关系，可分为两类。

骨上袋 (suprabony pocket)：是牙周支持组织发生破坏后所形成的真性牙周袋，袋底位于釉牙骨质界的根方、牙槽骨嵴的冠方，牙槽骨一般呈水平型吸收。

骨下袋 (infrabony pocket)：此种真性牙周袋的袋底位于牙槽嵴顶的根方，袋壁软组织位于牙根面和牙槽骨之间，也就是说，牙槽骨构成了牙周袋壁的一部分。

2. 牙周袋也可按其累及牙面的情况分为三种类型 (图 10-9)：

单面袋 (simple pocket)：牙周袋只累及一个牙面。

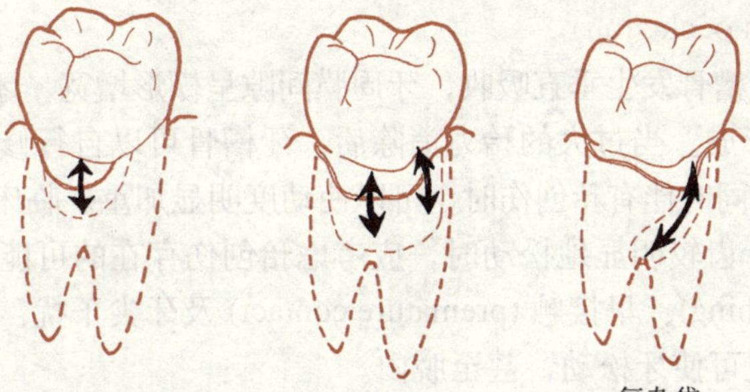

图 10-9　牙周袋的类型

复合袋 (compound pocket)：牙周袋累及两个以上的牙面。

复杂袋 (complex pocket)：是一种螺旋形袋，起源于一个牙面，但扭曲回旋于一个以上的牙面或根分叉区。复合袋与复杂袋在检查中较易被遗漏，应予注意。

牙槽骨吸收的临床表现
Alveolar Bone Loss

牙槽骨吸收的方式和程度，可以通过 X 线片来观察，但 X 线片主要显示牙齿近、远中的骨质情况，而颊舌侧骨板因牙与骨组织重叠而显示不清晰。牙周炎的骨吸收最初表现为牙槽嵴顶的硬骨板 (lamina dura) 消失，或嵴顶模糊呈虫蚀状。但解建秀等测量在牙周健康的青少年中也有 0.61% 有虫蚀状或硬骨板消失。嵴顶的少量吸收使前牙的牙槽间隔由尖变平或凹陷，在后牙则使嵴顶由平变凹陷，以后才有牙槽骨的高度降低。有人报告牙槽骨量减少 30% 以上时，才能在 X 线片上看到高度的降低。正常情况下，牙槽嵴顶到釉牙骨质界的距离约为 1 ~ 2mm，若超过2mm则可视为有牙槽骨吸收。骨吸收的程度一般按吸收区占牙根长度的比例来描述。如吸收为根长的 1/3、1/2、2/3 等。

邻面的垂直吸收在 X 线片上很容易发现，大多数垂直吸收都形成骨下袋，但在 X 线片上难以确定是几壁骨袋，只有在手术翻开牙龈后才能确定。凹坑状吸收也难以在X线片上显示。应该指出，良好的 X 线片投照条件及正确的投照角度是提供正确的临床诊断的保证。

牙松动
Tooth Mobility

在生理状态下牙有一定的动度，主要是水平方向，也有极微小的轴向动度，均不超过0.02 mm，临床上不易觉察。在病理情况下牙松动超过生理范围，这是牙周炎晚期的主要临床表现之一。引起牙松动的原因如下：

牙槽嵴吸收 (alveolar bone resorption)

牙槽嵴的吸收使牙周支持组织减少，是牙松动最主要的原因。由于牙周炎病程进展缓慢，早期牙齿并不松动。一般在牙槽骨吸收达根长的1/2以上时，特别是牙齿各个面的牙槽骨均有吸收时，临床冠根比例失调，使牙松动度逐渐增大。单根牙比多根牙容易松动，牙根短小或呈锥形者比粗而长的牙齿容易松动，邻牙丧失或接触不良者也较易松动。

殆创伤 (trauma from occlusion)

有咬合创伤时可使牙槽骨发生垂直吸收，牙周膜间隙呈楔形增宽，牙齿松动，但单纯的殆创伤不会引起牙周袋的形成。当过大的殆力消除后，牙槽骨可以自行修复，牙齿动度恢复正常。当患有牙周炎的牙齿同时伴有殆创伤时，可以使动度明显加重。临床上若见到牙槽骨吸收不多而牙周膜增宽，且牙齿较明显地松动时，应考虑殆创伤存在的可能性。常见者如夜磨牙 (bruxism)、紧咬牙 (clenching)、早接触 (premature contact) 及牙尖干扰、过高的修复体及正畸加力过大等。急性外伤也可使牙松动，甚至脱臼。

牙周膜的急性炎症

如急性根尖周炎或牙周脓肿等可使牙明显松动，这是由于牙周膜充血水肿及渗出所致。急性炎症消退后牙齿可恢复到原来的程度。

牙周翻瓣手术后

由于手术的创伤及部分骨质的去除，以及组织水肿，牙齿有暂时性动度增加。一般在术后数周牙齿即能逐渐恢复稳固。

女性激素水平变化

妊娠期、月经期及长期口服激素类避孕药的妇女可有牙齿动度轻度增加。

其它如生理性 (乳牙替换) 或病理性牙根吸收 (如囊肿或肿瘤压迫等) 也可使牙松动。牙齿动度的检查方法及判断标准见第八章。

10-5 慢性牙周炎的分型和分度 Patterns and Disease Severity of Chronic Periodontitis

慢性牙周炎根据附着丧失和骨吸收的范围 (extent) 及其严重程度 (severity) 可进一步分型。范围是指根据患病的牙数将其分为局限型 (localized) 和广泛型 (generalized)。全口牙中有附着丧失和骨吸收的位点 (site) 数占总位点数≤ 30% 者为局限型，若 >30% 的位点受累，则为广泛型。也可根据牙周袋深度、结缔组织附着丧失和骨吸收的程度来分为轻度 (mild)、中度 (moderate) 和重度 (severe)。上述指标中以附着丧失为重点，它与炎症的程度大多一致，但也可不一致。一般随病程的延长和年龄的增长而使病情累积、加重。流行病学调查资料表明，牙周病的患病率虽高，但重症牙周炎只发生于约 10% ～ 15% 的人群。

轻度：牙龈有炎症和探诊出血，牙周袋深度≤ 4mm，附着丧失 1 ～ 2mm，X 线片显示牙槽骨吸收不超过根长的 1/3。可有口臭。

中度：牙龈有炎症和探诊出血，也可有脓。牙周袋深度 ≤ 6mm，附着丧失 3 ～ 5mm，X线片显示牙槽骨水平型或角型吸收超过根长的1/3，但不超过根长的1/2。牙齿可能有轻度松动，多根牙的根分叉区可能有轻度病变。

重度：炎症较明显或发生牙周脓肿。牙周袋 >6mm，附着丧失≥ 5mm，X 线片示牙槽骨吸收超过根长的 1/2，多根牙有根分叉病变，牙多有松动。

慢性牙周炎患者除有上述特征外，晚期常可出现其它伴发症状，如 ①由于牙松动、移位和龈乳头退缩，造成食物嵌塞；②由于牙周支持组织减少，造成继发性殆创伤；③牙龈退缩使牙根暴露，对温度敏感，并容易发生根面龋，在前牙还会影响美观；④深牙周袋内脓液引流不畅时，或身体抵抗力降低时，可发生急性牙周脓肿；⑤深牙周袋接近根尖时，可引起逆行性牙髓炎；⑥牙周袋溢脓和牙间隙内食物嵌塞，可引起口臭 (BOX 10-2)。

BOX 10-2 慢性牙周炎的诊断特征

1. 多为成年人，也可见于儿童或青少年。
2. 有明显的菌斑、牙石及局部刺激因素，且与牙周组织的炎症和破坏程度较为一致。
3. 根据累及的牙位数，可进一步分为局限型 (<30 % 位点) 和广泛型 (>30%)； 根据牙周附着丧失的程度，可分为轻度 (AL 1 ～ 2 mm)、中度 (AL 3 ～ 4 mm)、和重度 (AL ≥ 5 mm) 。
4. 患病率和病情随年龄增大而加重，病情一般缓慢进展而加重，也可间有快速进展的活动期。
5. 全身一般健康，也可有某些危险因素，如吸烟、精神压力、骨质疏松等。

牙周炎和牙龈炎的鉴别
Differentiation between Periodontitis and Gingivitis

中度以上的慢性牙周炎诊断并不困难，但早期牙周炎与牙龈炎的区别不甚明显，须通过仔细检查而及时诊断，以免贻误正确的治疗 (表 10-2) 。

表 10-2 牙龈炎和早期牙周炎的区别

	牙龈炎	早期牙周炎
牙龈炎症	有	有
牙周袋	假性牙周袋	真性牙周袋
附着丧失	无 *	有，能探到釉牙骨质界
牙槽骨吸收	无	嵴顶吸收，或硬骨板消失
治疗结果	病变可逆，牙龈组织恢复正常	炎症消退，病变静止，但已破坏的支持组织难以完全恢复正常

* 1999年对牙龈炎的定义增加了“在一定条件下可以有附着丧失”（见第九章）

在确诊为慢性牙周炎后，还应通过仔细的病史询问和必要的检查，发现患者有无牙周炎的易感因素 (risk factors) 如全身疾病、吸烟等；并根据病情确定其严重程度、目前牙周炎是否为活动期等，并据此制定针对性的治疗计划和判断预后。

10-6 慢性牙周炎的治疗 Treatment of Chronic Periodontitis

慢性牙周炎的治疗目标首先应是彻底清除菌斑、牙石等病因刺激物，消除牙龈的炎症，使牙周袋变浅和改善牙周附着水平，并争取适当的牙周组织再生，而且要使这些疗效能长期稳定地保持。牙周治疗追求的是长期的功能、舒适和美观，而不仅着眼于治疗期间能保留的牙数。为达到上述目标，需要采取一系列按部就班的综合治疗。由于每位患者的病情不同，同一口腔内各个牙的患病程度、解剖条件、局部刺激因子的多少也各异，因此须针对各个患牙的具体情况，逐个制定相应的治疗计划，而且在治疗过程中根据患者对治疗的反应，及时对治疗计划进行补充和调整。

清除局部致病因素
Removal of Causative Factors

无论患者属于哪种类型的牙周炎，有无全身疾病和宿主背景，清除牙面上的细菌堆积物 (bacterial deposit) ——菌斑和牙石，是控制牙周感染的第一步治疗。机械方法清除菌斑 (mechanical removal) 虽已存在数百年，大量文献证明，它仍是清除菌斑牙石最为有效的方法，是牙周治疗的基础。

龈上牙石的清除称为洁治术 (supragingival scaling)，龈下牙石的清除称为龈下刮治术 (subgingival scaling)，也称根面平整术 (root planing)，除了刮除龈下牙石外，还须将暴露在牙周袋内的含有内毒素的病变牙骨质刮除，使根面光滑平整并符合生物学要求 (biologically acceptable)，以利于牙周支持组织重新附着于根面，形成新附着 (new attachment)。文献中常将洁治、刮治和根面平整合称为 scaling and root planing，SRP。三者在牙周治疗中密不可分。近年来对于在龈下刮治时是否需要彻底刮除病变牙骨质的问题存有争议。一些研究结果表明只需刮除少量污染的牙骨质，保留部分牙骨质，同时充分搅乱菌斑生物膜的结构，即可较好地控制炎症，也避免了术后的牙本质敏感。

经过彻底的SRP后，牙周袋内 的微生物总量明显减少，而且菌斑成分转变为接近健康状态的菌群。临床上可见牙龈的炎症和肿胀消退，出血和溢脓停止，牙周袋变浅，这是由于牙龈退缩以及袋壁结缔组织中胶原纤维的新生使牙龈变得致密，探针不再穿透结合上皮进入结缔组织内，也可能有新的结缔组织或长结合上皮附着于根面。刮治的效果，软组织的恢复程度与治疗前牙周袋的深度、牙根形态、有无根分叉病变、菌斑滞留因素是否消除、医生的技术等有关。总之，洁治和刮治术是牙周炎的基础治疗，任何其它治疗手段都只是基础治疗的补充手段。

长期控制菌斑
Motivated Plaque Control

清除了菌斑和牙石只是牙周炎治疗的第一步，尚不能保证牙周炎的长期疗效，因为菌斑在牙面上时刻不断地形成，在清洁过的牙面上若停止刷牙，8 小时后细菌数即可达到 10^3 ~ 10^4 个 / 立方毫米，24 小时后可增加 100 ~ 1000 倍。因此在治疗前和过程中，必须向患者仔细讲明菌斑的危害，如何自我发现和有效地清除之，并使患者充分理解坚持不懈地清除菌斑的重要性。此种健康教育应贯穿于治疗的全过程。患者每次就诊时，医生应检查和记录其菌斑控制的程度，并反馈给患者。尽量使有菌斑的牙面只占全部牙面的 20% 以下。

全身和局部的药物治疗
Pharmacotherapy of Periodontitis

慢性牙周炎对洁治和刮治有较好的反应，大多数轻、中度患者在根面平整后，组织能顺利愈合，除非出现急性症状，一般不需使用抗菌药物。对一些炎症严重、肉芽组织增生的深牙周袋，在刮治后可适当地用药物处理袋壁，如复方碘液，它有较强的消炎、收敛作用。使用时应隔离唾液，注意避免烧灼邻近的粘膜。

有些慢性牙周炎患者对基础治疗反应不佳，或有个别深牙周袋及解剖部位，器械不易到达处，刮治难以彻底，残留的炎症不易控制。近年来，牙周袋内局部放置抗菌药物取得一定的临床效果。尤其是采用缓释剂型，使药物能长时间释放到牙周袋内，消灭或减少袋内的致病菌。可选用的药物如甲硝唑、四环素及其同族药物如二甲胺四环素 (minocycline)、多西环素 (doxycycline)、氯己定 (chlorhexidine) 等。但药物治疗只能作为机械清除牙石的辅助治疗，不能取代SRP，而且应在龈下刮治后用药，因为刮治可最大限度地消除致病菌，并搅乱龈下生物膜，使药物得以接触微生物并杀灭之。

手术治疗
Surgical Therapy

基础治疗后 2 ~ 3 个月时，应复查疗效，若仍有 5 mm 以上的牙周袋，且有些部位的牙石难以彻底清除，探诊仍有出血，则可考虑进行牙周手术，在直视下彻底刮除根面或根分叉处的牙石及不健康的肉芽组织；还可在术中修整牙龈和牙槽骨的外形、植骨或截除严重的患根等，通过手术改正牙周软硬组织的外形，形成一种有利于患者控制菌斑的生理外形。

自 20 世纪 80 年代以来，通过牙周组织引导性再生手术 (guided tissue regeneration, GTR) 能使病变区形成新的牙骨质、牙周膜和牙槽骨的正常附着 (新附着new attachment)。这方面的研究方兴未艾，利用组织工程学 (tissue engineering) 原理，研制开发了各种植骨代用品、生长因子等来促进牙周组织的再生，使牙周炎的治疗目标提高到了一个更高的层次。

建立平衡的𬌗关系
Restore of Balanced Occlusion

重症牙周炎患者有松动移位的牙齿，可发生继发性咬合创伤，甚至有牙列缺损。这些都需要通过𬌗治疗来解决，如调𬌗消除𬌗干扰；如果松牙不再继续加重，且无功能障碍，则不必作特殊处理；若松牙妨碍咀嚼，且附着丧失和动度继续加重，则需加以固定。可通过松动牙的结扎固定、各种夹板 (splint) 等使患牙消除创伤而减少动度，改善咀嚼功能。有些病例在𬌗治疗后数月，X线片可见牙槽骨硬板变得致密。但夹板的设计和制作必须不妨碍菌斑控制。在有缺失牙需要修复的患者，可利用固定式或可摘式修复体上的附加装置，使松动牙得到固定。有些患者还可通过正畸治疗来矫正错𬌗或病理移位的牙齿，以建立合理的𬌗关系。

拔　牙
Tooth Extraction

对于有深牙周袋、过于松动的严重患牙，如确已无保留价值者，应尽早拔除，这样可以①消除微生物聚集部位；②有利于邻牙的彻底治疗；③避免牙槽骨的继续吸收，保留牙槽嵴 (alveolar ridge) 的高度和宽度，以利义齿修复；④避免反复发作牙周脓肿；⑤避免因患牙松动或疼痛而使患者偏侧咀嚼。有条件时，最好在拔牙后、永久修复之前，制作暂时性修复体，以达到改善咀嚼功能、松牙固定和美观的要求。

消除危险因素
Elimination / Correction of Risk Factors

在制订治疗计划时，应针对容易导致牙周炎加重或复发的局部因素或全身性危险因素进行干预和处理，例如改正不良修复体、调整咬合、解除食物嵌塞等。对患有某些系统疾病如糖尿病、消化道疾病、心血管疾病等的慢性牙周炎患者，应积极治疗并控制全身病，以利牙周组织愈合(详见第十六章)。

吸烟者对牙周治疗的反应较差，应劝患者戒烟。在戒烟的初期，牙龈的炎症可能有一过性的“加重”，探诊后出血有所加重。这是由于烟草使小血管收缩、使牙龈角化加重，戒烟后此种作用消除所致。戒烟者经过彻底的牙周治疗后，将出现良好的疗效。

维护期的牙周支持疗法
Supportive Periodontal Therapy in Maintenance Phase

大多数慢性牙周炎患者在经过恰当的治疗后，炎症消退，病情得到控制，但疗效的长期保持却有赖于患者坚持有效的菌斑控制，以及定期的复查、监测和必要的重复治疗 (supportive periodontal therapy, SPT)，否则病情将在数周至数月内复发，治疗归于失败。复查内容包括菌斑控制情况、牙周袋探诊深度、牙龈炎症及探诊出血、根分叉病变、牙槽骨情况、修复体情况等，并对存在问题的牙位进行相应的、必要的治疗，如全口的洁治、牙周袋的SRP、甚至手术等。复查的间隔期应根据病情和患者控制菌斑的程度来裁定，治疗刚结束时应勤复查，对于病情稳定、自我维护意识强的患者，可逐渐延长间隔期。维护期的定时复查和对病情未控制处的治疗是牙周炎疗效能长期保持的关键步骤之一，应在基础治疗一结束时，即进入维护期。有学者报告，牙周炎患者如果既不治疗，又无SPT者，每年人均失牙0.6个；虽经治疗却无SPT者，每年失牙0.2个/人；治疗后有部分SPT者，每年人均失牙仅0.06个，说明SPT在维护疗效方面的重要性。

思考题

1. 为何说慢性牙周炎是多因素疾病？
2. 附着丧失在牙周炎诊断中的意义。
3. 牙槽骨吸收与牙周炎类型的关系。
4. 维护期治疗的重要性。

参考文献

1. Adriaens PA, DeBoever JA, Loesche WJ. Bacterial invasion in root cementum and radicular dentin of periodontally diseased teeth in humans. A reservoir of periodontopathic bacteria. J

Perioddontol, 1988, 59 : 222
2. Bosshardt DD, Selvig KA. Dental cementum: The dynamic tissue covering the root. Perioddontology 2000, 1997, 13 : 41
3. Cao CF, Ouyang XY, Hao MX, et al. A Longitudinal survey on periodontal disease in chinese villagers- preliminary report. Chinese J Dental Research, 1 : 7
4. 贾惠梅, 欧阳翔英, 曹采方. 用米诺环素处理病变牙骨质的体外效果. 现代口腔医学杂志, 2002, 16 : 292-294
5. Lindhe J, Svanberg G. Influence of trauma from occlusion on progression of experimental periodontitis in beagle dogs. J Clin Periodontol, 1974, 1 : 3
6. Lindhe J, Karring T, Lang NP. Clinical Periodontology and Implant Dentistry. 4th ed. Denmark: Blackwell Munksgaard, 2003
7. Löe H, Anerud A, Boysen H, et al. Natural history of periodontal disease in man. Rapid, moderate and no loss of attachment in Sri Lankan labourors 14 to 46 years of age. J Clin Periodontol, 1986, 13 : 431
8. Moskow BS, Polson AM. Histologic study on the extension of the inflammatory infiltration in human periodontitis. J Clin Periodontol, 1991, 18 : 534
9. Newman MG, Takei H, Carranza FA. Carranza's Clinical Periodontology. 9th ed. Philadelphia: WB Saunders Co, 2002
10. Page RC, Schroeder HE.Periodontitis in man and other animals. A comparative review. Basel, Karger, 1982
11. Saglie FR, Carranza Jr FA, Newman MG, et al. Scanning electron microscopy of the gingival wall of deep periodontal pockets in humans. J Periodont Res, 1982, 17 : 284
12. Saglie FR, Newman MG, Carranza FA Jr, et al. Bacterial invasion of gingiva in advanced periodontitis in humans. J Periodontol, 1982, 53 : 217
13. Waerhaug J. The angular bone defect and its relationship to trauma from occlusion and downgrowth of subgingival plaque. J Clin Periodontol, 1979, 6 : 61

（曹采方）

11 侵袭性牙周炎 Aggressive Periodontitis

11-1 命名的历史背景 Historical Background

11-2 侵袭性牙周炎的危险因素 Risk Factors for Aggressive Periodontitis

微生物 Microbiology

全身背景 Systemic Background

环境和行为因素 Environmental and Behavioral Factors

11-3 侵袭性牙周炎的病理改变 Pathological Changes of Aggressive Periodontitis

11-4 侵袭性牙周炎的临床特点 Clinical Features of Aggressive Periodontitis

快速进展的牙周组织破坏 Rapid Periodontal Tissue Destruction

年龄与性别 Age and Gender

口腔卫生情况 Oral Hygiene

好发牙位 Tooth-Specificity

家族聚集性 Family Aggregation

全身情况 Systemic Conditions

11-5 侵袭性牙周炎的诊断 Diagnosis of Aggressive Periodontitis

11-6 侵袭性牙周炎的治疗原则Treatment Principles of Aggressive Periodontitis

早期治疗和防止复发 Early Treatment and Prevention of Recurrence

抗菌药物的应用 Antimicrobial Therapy

调整机体防御功能 Host Modulatory Therapy

综合治疗 Comprehensive Treatment

应知应会的内容：

1. AgP 命名及发展的历史背景
2. 危险因素（微生物、宿主因素）
3. 局限型和广泛型的诊断标准和鉴别
4. 治疗特点

侵袭性牙周炎 (aggressive periodontitis，AgP) 是一组在临床表现和实验室检查 (包括化验和微生物学检查) 均与慢性牙周炎有明显区别的、相对少见的牙周炎。它包含了 1989 年旧分类中的三个类型，即青少年牙周炎 (juvenile periodontitis，JP)、快速进展性牙周炎 (rapidly progressive periodontitis，RPP) 和青春前期牙周炎 (prepubertal periodontitis，PPP)，一度曾将这三个类型合称为早发性牙周炎 (early-onset periodontitis，EOP)。旧的命名主要根据患者的发病和诊断时的年龄在青春期前后，以及疾病进展迅猛而定。实际上这类牙周炎虽多发于年轻人，但也可见于成年人；本病一般来说发展较迅猛，但也可转为间断性的静止期，而且临床上对进展速度也不易判断。因此在 1999 年的国际研讨会上建议更名为侵袭性牙周炎。

11-1 命名的历史背景 Historical Background

Gottlieb于1923年首次报告一例死于流感的年轻男性患者，其牙周组织有严重的变性及牙槽骨吸收。他认为这是不同于单纯性牙周炎 (simple periodontitis) (相当于慢性牙周炎) 的一种疾病，遂将其命名为弥漫性牙槽萎缩 (diffuse atrophy of the alveolar bone) ,1928年他又提出牙骨质的先天性发育不良可能为本病的病因。Wannenmacher 于 1938 年描述本病的特点为切牙和第一磨牙受累。Orban和Weinmann于1942年根据一例尸体解剖的结果，提出该病首先发生于牙周膜主纤维的变性，导致牙骨质停止新生和牙槽骨吸收，然后才是结合上皮增生和炎症的发生，并将其命名为牙周变性 (paradontosis，英文名为periodontosis)。此后一段时期内普遍认为本病的起因是由某种全身因素引起的牙周组织变性，炎症则是继发的。但此后大量的临床观察和动物实验均未能找到变性的证据。1966 年世界牙周病研讨会提出摒弃牙周变性的名词，但同时也指出的确在青少年中存在着一种与发生于成人者不同的牙周炎。1969 年 Butler 引用 Chaput 等在 1967 年提出的法文名称，将本病命名为青少年牙周炎 (juvenile periodontitis,JP)。Baer 在 1971 年提出本病的定义为“发生于全身健康的青少年，有一个以上恒牙的牙槽骨快速破坏。牙周破坏的程度与局部刺激物的量不一致”，并列出 7 条诊断标准。1989 年世界牙周病研讨会将其定名为局限性青少年牙周炎 (localized juvenile periodontitis, LJP)，并归入早发性牙周炎 (early-onset periodontitis, EOP)。20 世纪 70 年代以来，对早发性牙周炎，尤其是局限性青少年牙周炎的研究成为热点。

11-2 侵袭性牙周炎的危险因素 Risk Factors for Aggressive Periodontitis

对侵袭性牙周炎的病因尚未完全明了，大量的病因证据主要源于对青少年牙周炎的研究结果。现认为某些特定微生物的感染，以及机体防御能力的缺陷是引起侵袭性牙周炎 (AgP) 的两方面主要因素。

微生物 (microbiology)

大量的研究表明伴放线放线杆菌 (Actinobacillus actinomycetemcomitans, Aa) 是侵袭性牙周炎的主要致病菌，其主要依据如下：

1. 从局限性青少年牙周炎 (LJP) 患牙的龈下菌斑中可分离出 Aa，阳性率高达 90% ～

100%，而同一患者口中的健康牙或健康人则检出率明显地低 (< 20 %) ,慢性牙周炎患者Aa的检出率也低于 LJP。但也有些学者 (尤其是中国和日本) 报告未能检出 Aa，或是所检出的 Aa 为低毒性株 (以 C 血清型为主)，而主要分离出牙龈卟啉单胞菌、腐蚀艾肯菌、中间普氏菌、具核梭杆菌等。这可能是由于重症患者的深牙周袋改变了微生态环境，使一些严格厌氧菌成为优势菌，而Aa不再占主导；也可能确实存在着种族和地区的差异。广泛型AgP的龈下菌群主要为牙龈卟啉单胞菌、福赛拟杆菌 (现名为 Tannerella forsythia, Tf)、腐蚀艾肯菌等。也有学者报告在牙周健康者和儿童口腔中也可检出 Aa，但占总菌的比例较低。

2. 伴放线放线杆菌产生多种对牙周组织有毒性和破坏作用的毒性产物，例如白细胞毒素 (leukotoxin)，能损伤乃至杀死中性多形核白细胞和单核细胞，并引起动物的实验性牙周炎。Aa 表面的膜泡脱落可使毒素播散。还产生上皮毒素 (epitheliotoxin)、骨吸收毒素 (bone resorption-inducing toxin)、细胞坏死膨胀毒素 (cytolethal distending toxin)、和致凋亡毒素 (apoptosis-inducing toxin) 等。

3. 引发宿主的免疫反应　局限型侵袭性牙周炎 (LAgP) 患者的血清中有明显升高的抗 Aa 抗体，牙龈局部和龈沟液内也产生大量的特异抗体甚至高于血清水平，说明这种免疫反应发生于牙龈局部。Aa产生的内毒素可激活上皮细胞、中性粒细胞、成纤维细胞和单核细胞产生大量的细胞因子，引发炎症反应。

4. 牙周治疗可使细菌量明显减少或消失，当病变复发时，该菌又复出现。Slots 等报告，由于Aa能入侵牙周组织，单纯的机械治疗 (mechanical therapy) 不能消除Aa，临床疗效欠佳，口服四环素后，Aa 消失，临床疗效转佳。

近年来有些学者报告从牙周袋内分离出病毒、真菌甚至原生动物，可能与牙周病有关。

全身背景 (systemic factors)

白细胞功能缺陷 (defect of neutrophil functions)　已有大量研究证明本病患者有周缘血的中性粒细胞 (PMN) 和 (或) 单核细胞 (monocyte) 的趋化功能降低，有的学者报告吞噬功能也有障碍，这种缺陷带有家族性，患者的同胞中有的也可患LAgP，或虽未患牙周炎，却也有白细胞功能缺陷。但 AgP 患者的白细胞功能缺陷并不导致全身其他部位的感染性疾病。

产生特异抗体　研究还表明与Aa的糖类抗原发生反应的主要是IgG_2亚类，在LJP患者中升高，而 GJP 则缺乏此亚类，提示 IgG_2 抗体起保护作用，可阻止病变的扩散。

遗传背景　本病常有家族聚集现象 (family aggregation)；也有种族易感性的差异，如Saxby (1987) 报告7266名15～19岁的英国学生中，LJP的患病率为0.1%，其中白种人0.2%，非洲裔人为0.8%，亚裔人0.2%。黑人中患局限性青少年牙周炎的几率远高于白人和亚洲人。本病也可能有遗传背景，有研究报告Fc γ R Ⅱ基因多态性、 维生素D受体基因多态性等可能为本病的易感因素。

牙骨质发育异常　Gottlieb早在1928年曾提出本病的原因是牙骨质的继续形成受到抑制，妨碍了牙周膜纤维附着于牙体。此后有少量报道发现局限型青少年牙周炎患者的牙根尖而细，牙骨质发育不良，甚至无牙骨质，不仅已暴露于牙周袋内的牙根如此，在其根方尚未发生病变处的牙骨质也有发育不良，说明这种缺陷不是疾病的结果，而是发育中的问题。国内有报告AgP患者发生单根牙牙根形态异常的几率高于牙周健康者和慢性牙周炎患者；有牙根形态异常的牙，其牙槽骨吸收重于无形态异常者。

环境和行为因素 (environmental and behavioral factors)

吸烟的量和时间是影响年轻人牙周破坏范围的重要因素之一。吸烟的广泛型 AgP 患者比不吸烟的广泛型 AgP 患牙数多、附着丧失量也多。吸烟对局限型患者的影响似较小。口腔卫生的好坏也对疾病有影响。

总之，现代的观点认为牙周炎不是由单一种细菌引起的，而是多种微生物共同和相互作用；高毒性的致病菌是必需的致病因子，而高易感性宿主的防御功能低下和(或)过度的炎症反应所导致牙周组织的破坏是发病的重要因素；吸烟、遗传基因等调节因素也可能起一定的作用。

11-3 侵袭性牙周炎的病理改变
Pathological Changes of Aggressive Periodontitis

侵袭性牙周炎的组织学变化与慢性牙周炎无明显区别，均以慢性炎症为主。免疫组织化学研究发现，本病的牙龈结缔组织内也以浆细胞浸润为主，但其中产生IgA的细胞少于慢性牙周炎者，游走到袋上皮内的中性粒细胞数目也较少，这两种现象可能是细菌易于入侵的原因之一。电镜观察到在袋壁上皮、牙龈结缔组织甚至牙槽骨的表面可有细菌入侵，主要为革兰阴性菌及螺旋体。近年还有学者报告中性粒细胞和单核细胞对细菌的过度反应，密集的白细胞浸润以及过量的细胞因子和炎症介质表达，可能导致严重的牙周炎症和破坏。

11-4 侵袭性牙周炎的临床特点
Clinical Features of Aggressive Periodontitis

根据患牙的分布可将侵袭性牙周炎分为局限型 (localized aggressive periodontitis, LAgP) 和广泛型 (generalized aggressive periodontitis, GAgP)。局限型大致相当于过去的局限型青少年牙周炎；广泛型相当于过去的弥漫型青少年牙周炎和快速进展性牙周炎。LAgP 和GAgP 的临床特征有相同之处，也各有其不同处。在我国，典型的局限型 AgP 较为少见，这一方面可能有种族背景，另一方面可能由于患者就诊较晚，病变已蔓延至全口多个牙。

快速进展的牙周组织破坏 (rapid periodontal tissue destruction) 快速的牙周附着丧失和骨吸收是AgP的主要特点。严格来说，“快速”的确定应依据在两个时间点所获得的临床记录或X线片来判断，然而此种资料不易获得。临床上常根据“严重的牙周破坏发生在较年轻的患者”来做出快速进展的判断。有人估计本型患者的牙周破坏速度比慢性牙周炎快3～4倍，在4～5年内，牙周附着破坏可达 50% ～ 70%，患者常在 20 岁左右即已须拔牙或牙自行脱落。

年龄与性别 (age and gender) 本病患者一般年龄较小，发病可始于青春期前后，因早期无明显症状，患者就诊时常已 20 岁左右。有学者报告，广泛型的平均年龄大于局限型患者，一般也在30岁以下，但也可发生于35岁以上的成年人。女性多于男性，但也有人报告年幼者以女性为多，稍长后性别无差异。

口腔卫生情况 (oral hygiene) 本病一个突出的表现是局限型患者的菌斑、牙石量很少，牙龈表面的炎症轻微，但却已有深牙周袋，牙周组织破坏程度与局部刺激物的量不成比例 (彩图11-1)。牙龈表面虽然无明显炎症，实际上在深袋部位是有龈下菌斑的，而且袋壁也有炎症和探诊后出血。广泛型的菌斑牙石量因人而异，多数患者有大量的菌斑和牙石，也可很少；牙龈有明显的炎症，呈鲜红色，并可伴有龈缘区肉芽性增殖，易出血，可有溢脓，晚期还可以发生牙周脓肿。

好发牙位 (tooth-specificity) 1999年新分类法规定，局限型侵袭性牙周炎的特征是“局限于第一恒磨牙或切牙的邻面有附着丧失，至少波及两个恒牙，其中一个为第一磨牙。其他患牙(非第一磨牙和切牙) 不超过两个”。换言之，典型的患牙局限于第一恒磨牙和上下切牙，多为左右对称。X 线片可见第一磨牙的近远中均有垂直型骨吸收，形成典型的“弧形吸收”(彩图 11-2)，在切牙区多为水平型骨吸收。但早期的患者不一定波及所有的切牙和第一磨牙。广泛型的特征为“广泛的邻面附着丧失，侵犯第一磨牙和切牙以外的牙数在三颗以上”，也就是说，侵犯全口大多数牙 (彩图 11-3, 11-4)。

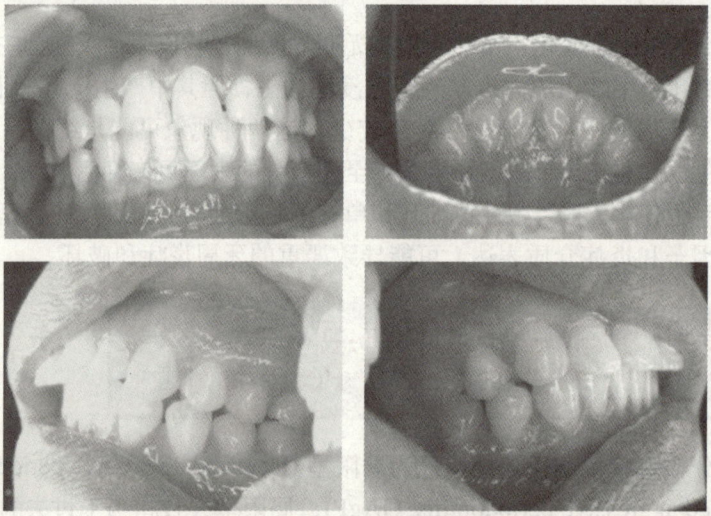

彩图 11-1 局限型侵袭性牙周炎 (原名青少年牙周炎，女，29，初诊时)

(曹采方医师提供)

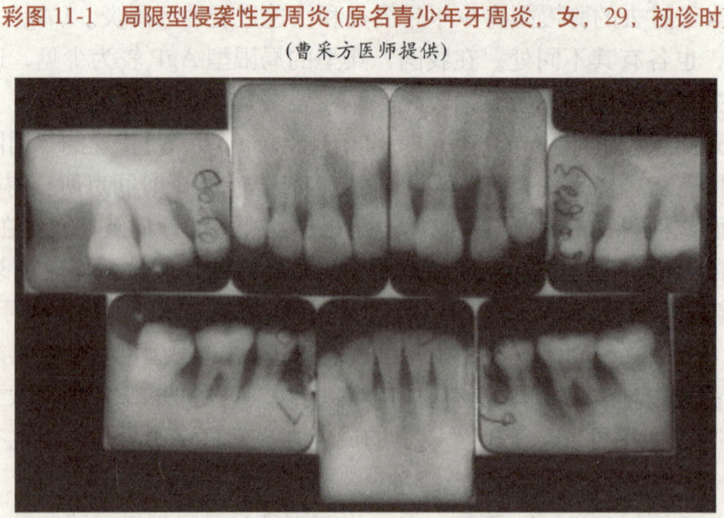

彩图 11-2 局限型侵袭性牙周炎的 X 线片

与图11-1为同一患者。第一恒磨牙的近、远中有垂直型骨吸收，切牙区为水平吸收。上颌切牙区病变严重，牙移位，但表面炎症不明显。

(曹采方医师提供)

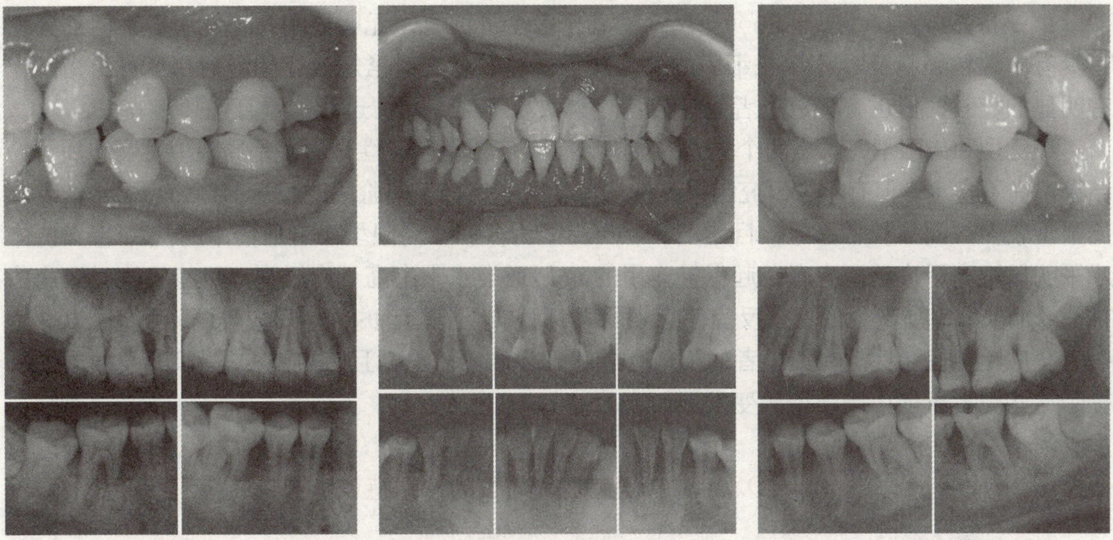

彩图 11-3　广泛型侵袭性牙周炎（女，16 岁）

（徐莉医师提供）

X 线片见四个第一恒磨牙均有弧形骨吸收，提示可能由局限型发展而来

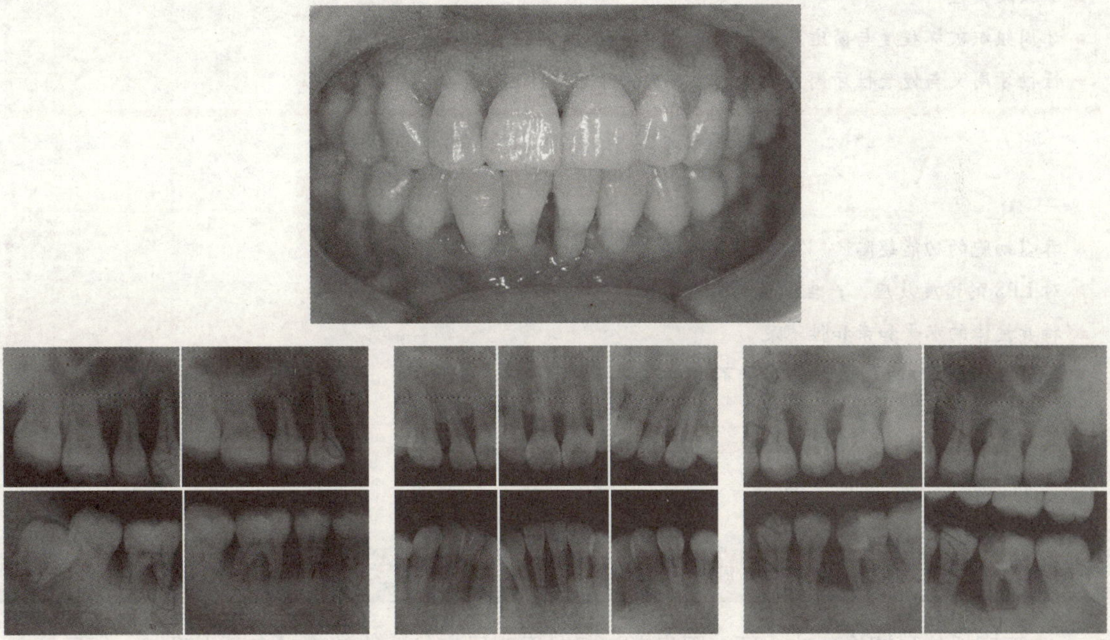

彩图 11-4　广泛型侵袭性牙周炎（女，21 岁）

（徐莉医师提供）

家族聚集性（family aggregation）　家族中常有多人患本病，患者的同胞有 50% 患病机会。其遗传背景可能与白细胞功能缺陷有关，也有人认为是X连锁性遗传或常染色体显性遗传等。但也有一些学者认为是由于牙周致病菌在家族中的传播所致。临床上并非每位 AgP 患者均有家族史。

全身情况 (systemic conditions) AgP 患者一般全身健康，无明显的系统性疾病，但部分患者具有中性粒细胞及 (或) 单核细胞的功能缺陷。多数患者对常规治疗如刮治和全身药物治疗有明显的疗效，但也有少数患者经任何治疗都效果不佳，病情迅速加重直至牙齿丧失。

广泛型和局限型究竟是两个独立的类型，抑或广泛型侵袭性牙周炎是局限型发展和加重的结果，尚不肯定，但有不少研究结果支持二者为同一疾病不同阶段的观点。例如：①年幼者以局限型较多，而年长者患牙数目增多，以广泛型为多；②局限型患者血清中的抗Aa特异抗体水平明显地高于广泛型患者，起保护作用的 IgG_2 亚类水平也高于广泛型。可能机体对致病菌挑战 (challenge) 所产生的免疫反应使感染局限，而广泛型患者的抗体反应较弱，使感染扩散；③有些广泛型侵袭性牙周炎患者的第一磨牙和切牙病情较重，且有典型的“弧形吸收”影像，提示这些患者可能由局限型病变发展而来。

BOX 11-1 侵袭性牙周炎的诊断特点

- 年龄一般在 35 岁以下，但也可超过
- 无明显的全身疾病
- 快速的骨吸收和附着丧失
- 家族聚集性
- 牙周组织破坏程度与菌斑及局部刺激量不一致
- 慢性牙周炎与侵袭性牙周炎的鉴别主要应排除后者(AgP)

BOX 11-2 与侵袭性牙周炎有关的宿主因素

- 吞噬细胞的功能缺陷
- 对 LPS 的过度反应，产生过量的炎症因子
- 特异抗体的水平和亲和性不足
- 针对 Aa 糖蛋白的 IgG_2 抗体水平不足
- 遗传基因背景

11-5 侵袭性牙周炎的诊断Diagnosis of Aggressive Periodontitis

本病应抓住早期诊断这一环，因患者初起时无明显症状，待就诊时多已为晚期。如果一名青春期前后的年轻患者，菌斑、牙石等刺激物不多，炎症不明显，但发现有少数牙松动、移位或邻面深袋，局部刺激因子与病变程度不一致等，则应引起重视。重点检查切牙及第一磨牙邻面，并拍摄X线片，𬌗翼片有助于发现早期病变。有条件时，可做微生物学检查发现伴放线放线杆菌或大量的牙龈卟啉单胞菌，或检查PMN有无趋化和吞噬功能的异常，若为阳性，对诊断本病十分有利。早期诊断及治疗对保留患牙和控制病情极为重要。对于侵袭性牙周炎患者的同胞进行牙周检查，有助于早期发现其他病例。

临床上常以年龄 (35 岁以下) 和全口大多数牙的重度牙周破坏，作为诊断广泛型侵袭性牙周炎的标准，也就是说牙周破坏程度与年龄不相称。但必须明确的是，并非所有年轻患者的重度牙周炎均可诊断为侵袭性牙周炎，应先排除一些明显的局部和全身因素。如①是否有严重的错𬌗 (malocclusion)，导致咬合创伤，加速了牙周炎的病程；②是否曾接受过不正规的正畸治疗，或在正畸治疗前未认真治疗已存在的牙周病；③有无食物嵌塞、邻面龋、牙髓及根尖周病、不良修复体等局部促进因素，加重了菌斑堆积，造成牙龈的炎症和快速的附着丧失；④有无伴随的全身疾病，如未经控制的糖尿病、白细胞粘附缺陷、HIV感染等。上述①～③的存在可以加速慢性牙周炎的牙槽骨吸收和附着丧失；如有④则应列入伴有全身疾病的牙周炎中，其治疗也不仅限于口腔科。如有条件检测患者周缘血的中性粒细胞和单核细胞的趋化及吞噬功能、血清 IgG_2 水平、或微生物学检测，则有助于诊断。有时阳性家族史也有助于诊断本病 (表 11-1)。

表 11-1 Armitage 关于 CP、LAgP、和 GAgP 的比较 (2004)

CP	LAgP	GAgP
主要见于成人，也可发生于儿童	通常发生于青少年 (青春期前后)	多在 30 岁以下，也可更大
慢到中等速度进展	快速进展	快速进展，可呈 episodic
菌斑量与破坏程度一致	菌斑量与破坏程度不一致	不定，有时一致
病变分布不定，无固定类型	局限于切牙、第一磨牙，其他牙不超过 2 个	除切、第一磨牙外，累及其他牙超过 3 个
无明显的家族聚集性	明显的家族聚集性	明显的家族聚集性
多有龈下牙石	一般无或少龈下牙石	可有或无龈下牙石

最近有学者提出在有的年轻人和青少年，有个别牙齿出现附着丧失 (牙数不多)，但其它方面不符合早发性牙周炎者，可称之为偶发性附着丧失 (incidental attachment loss)，例如个别牙因咬合创伤或错𬌗所致的牙龈退缩、拔除智齿后第二磨牙远中的附着丧失等，这些个体可能为侵袭性牙周炎或慢性牙周炎的易感者，应密切加以复查和监测，以利早期诊断。

11-6 侵袭性牙周炎的治疗原则 Treatment Principles of Aggressive Periodontitis

早期治疗，防止复发 (early treatment and prevention of recurrence) 本病常导致患者早年失牙，因此特别强调早期、彻底的治疗，主要是彻底消除感染。治疗原则基本同慢性牙周炎，洁治、刮治和根面平整等基础治疗是必不可少的，多数患者对此有较好的疗效，治疗后病变转入静止期。但因为伴放线放线杆菌及其他细菌可入侵牙周组织，单靠机械刮治不易彻底消除入侵的细菌，有的患者还需用翻瓣手术清除组织内的微生物。本病治疗后较易复发 (国外报道复发率约为 1/4)，因此应加强定期的复查和必要的后续治疗。根据每位患者菌斑和炎症的控制情况，确定复查的间隔期。开始时约为每 1 ~ 2 个月一次，半年后若病情稳定，可逐渐延长。

抗菌药物的应用 (antimicrobial therapy) Slots等学者报告，本病单纯用刮治术不能消除入侵牙龈中的伴放线放线杆菌，残存的微生物容易重新在牙根面定植，使病变复发。因此主张全身服用抗生素作为洁治和刮治的辅助疗法。国外主张使用四环素 0.25g 每日 4 次，共服 2 ~ 3 周。但在我国，由于20世纪四环素的滥用导致耐药菌株，对国内患者效果不理想。也可用小剂量多西环素 (强力霉素)，50mg每日两次。该二药除有抑菌作用外，还有抑制胶原酶的作用，可减少牙周组织的破坏。近年来还主张在龈下刮治 (除去龈下牙石，并搅乱生物膜) 后口服甲硝唑 (metronidazole) 和羟氨苄青霉素 (阿莫西林)，二者合用效果优于单一用药。理想的情况下，应先检查龈下菌斑中的微生物，有针对性地选用药物，在治疗后1 ~ 3个月时再复查龈下微生物，以判断疗效。在根面平整后的深牙周袋内放置缓释的抗菌制剂如甲硝唑、二甲胺四环素 (minocycline)、氯己定 (chlorhexidine) 等也有良好疗效，文献报道可减少龈下菌斑的重新定植，减少病变的复发。

调整机体防御功能 (host modulatory therapy) 宿主对细菌感染的防御反应在侵袭性牙周炎的发生、发展方面起重要的作用，近年来人们试图通过调节宿主的免疫和炎症反应过程 (host modulatory therapy, HMT) 来减轻或治疗牙周炎。例如，多西环素可抑制胶原酶，非甾体类抗炎药 (non-steroid anti-inflammatory drug, NSAID) 可抑制花生四烯酸产生前列腺素，阻断和抑制骨吸收，这些均有良好的前景 (详见第二十一章药物治疗)。祖国医学强调全身调理，国内有些学者报告用六味地黄丸为基础的固齿丸 (膏)，在牙周基础治疗后服用数月，可提高疗效和明显减少复发率。服药后，患者的白细胞趋化和吞噬功能以及免疫功能也有所改善。吸烟是牙周炎的危险因素，应劝患者戒烟。还应努力发现有无其他全身因素及宿主防御反应方面的缺陷。

综合治疗 (comprehensive treatment) 在病情不太重而有牙移位的患者，可在炎症控制后，用正畸方法将移位的牙复位排齐，但正畸过程中务必加强菌斑控制和牙周病情的监控，加力也宜轻缓。据 Baer 等介绍，青少年牙周炎患者如果第一磨牙破坏严重，而第三磨牙尚未萌出，X 线片显示其牙根已形成 1/3 ~ 2/3，则可将患病的第一磨牙拔除，而将发育中的第三磨牙移植于第一磨牙的拔牙窝内，可期望获得移植牙的牙根继续形成的效果，避免了用义齿修复第一磨牙。

如前所述，侵袭性牙周炎的治疗需要强化的、综合的治疗，更要强调积极治疗阶段 (active therapy) 后的定时维护治疗。Buchmann 等对 13 名侵袭性牙周炎患者进行基础治疗、阿莫西林 + 甲硝唑和手术治疗后，每年 3 ~ 4 次复查、复治。共追踪观察 5 年。临床附着水平 (CAL) 从基线到治疗后 3 个月时改善 2.23 mm，此后的 5 年内 94.6% 的人 CAL 保持稳定，仅 2% ~ 5% 有加重或反复发作的附着丧失。

小结

牙周炎是一组临床表现为慢性炎症和牙周组织破坏的疾病，它们都是感染性疾病，有些人长期带菌却不发病，而另一些人却发生牙龈炎或牙周炎。牙周感染与身体其他部位的慢性感染有相同之处，但又有其独特之处，主要是牙体、牙周组织的特点所决定。龈牙结合部直接暴露在充满各种微生物的口腔环境中，细菌生物膜长期不断地定植于表面坚硬且不脱落 (non-shedding) 的牙面上，又有丰富的来自唾液和龈沟液的营养；牙根以及牙周膜、牙槽骨则是包埋在结缔组织内，与全身各系统及组织有密切的联系，宿主的防御系统能达到牙周组织的大部分，但又受到一定的限制。这些都决定着牙周炎的慢性、不易彻底控制、容易复发、与全身情况有双向影响等特点。

牙周炎是多因素疾病，决定着发病与否和病情程度的因素有微生物的种类、毒性和数量；宿主对微生物的应战能力 (response to microbial challenge)；环境因素 (如吸烟、精神压力等)；某些全身疾病和状况的影响 (如内分泌、遗传因素等)。有证据表明牙周炎也是一个多基因疾病，不是由单个基因所决定的。

牙周炎在临床上表现为多类型 (CP，AgP 等)。治疗主要是除去菌斑及其他促进因子，但对不同类型、不同阶段的牙周炎及其并发病变，需要使用多种手段 (非手术、手术、药物、正畸、修复等) 的综合治疗。

牙周炎的治疗并非一劳永逸的，而需要终身维护和必要的重复治疗。最可庆幸和重要的一点是：牙周炎和牙龈炎都是可以预防的疾病，通过公众自我保护意识的加强、防治条件的改善以及口腔医务工作者不懈的努力，牙周病是可以被消灭和控制的。

思考题

1. 为何要将 EOP 重新命名为 AgP? 新分类尚存在什么问题?
2. AgP 全身使用抗菌药的依据及注意点。
3. AgP 的防治特点。
4. AgP 与 CP 鉴别的要点。
5. 牙周炎和身体其他部位慢性炎症的异同点？简述牙周炎在病因、与全身健康的关系、治疗和预防等方面的特点。

参考文献

1. American Academy of Periodontology. Position paper: Periodontal disease in children and adolescents. J Periodontol, 1996, 67 : 57
2. Baer P. The case of periodontosis as a clinical entity. J Periodontol, 1971, 42 : 516
3. Carranza Jr FA, Saglie R, Newman MG. Scanning and transmission electron microscopy study of tissue invading micro-organisms in localized juvenile periodontitis. J Periodontol, 1983, 54 : 598
4. Hart T. Genetic risk factors for early onset periodontitis. J Periodontol, 1996, 67 : 355
5. Lang N, Bartold PM, Cullinan M, et al. Consensus report:Aggressive periodontitis. Ann Periodontol, 1999, 4 : 53
6. Lavine WS, Maderazo EG, Stolman J, et al. Impaired neutrophil chemotaxis in patients with juvenile and rapidly progressing periodontitis. J Periodont Res, 1979, 14 : 10
7. Lindskog S, Blomlof L. Cementum hypoplasia in teeth affected by juvenile periodontitis. J Clin Periodontol, 1983, 10 : 443

8. Newman MG, Sokransky SS. Predominant cultivable microbiota in periodontosis. J Periodont Res, 1977, 12 : 120

9. Page RC, Altman LC, Ebersole JL, et al. Rapidly progressive periodontitis. A distinct clinical condition. J Periodontol, 1983, 54 : 197

10. Saxby MS. Juvenile periodontitis: An epidemiological study in the west midlands of the United Kingdom. J Clin Periodntol, 1987, 14 : 594

11. Slots J, Zambon JJ, Rosling BC, et al. Actinobacillus actinomycetemcomitans in human periodontal disease. Association, serology, leukotoxicity, and treatment. J Periodont Res, 1982, 17 : 447

12. Slots J & Rosling BG. Suppression of the periodontopathic microflora in localized juvenile periodontitis by systemic tetracycline. J Clin Periodontol, 1983, 10 : 465

13. Tew JG, Zhang JB, Quinn S, et al. Antibody of the IgG_2 subclass, Actinobacillus actinomycetemcomitans, and early onset periodontitis. J Periodontol, 1996, 67 : 317

14. Tonetti MS, Mombelli A. Early-onset periodontitis. Ann Periodontol, 1999, 4 : 39

15. Van Dyke TE, Schweinebraten M, Cianciola LJ, et al. Neutrophil chemotaxis in families with localized juvenile periodontitis. J Periodont Res, 1985, 20 : 503

16. Van Winkelhoff AJ, Rodenburg JP, Goene RJ, et al. Metronidazole plus amoxycillin in the treatment of Actinobacillus actinomycetemcomitans associated periodontitis. J Clin Periodontol, 1989, 16 : 128

17. Buchmann R, Nunn ME, Van Dyke TE, Lange DE. Aggressive periodontitis: 5-year follow-up of treatment. J Periodontol, 2002, 73 : 675

(曹采方)

12 反映全身疾病的牙周炎 Periodontitis as a Manifestation of Systemic diseases

应知应会的内容：

1. 糖尿病与牙周病的双向关系
2. AIDS 在牙周组织的病变表现
3. 本章所介绍各种疾病的牙周处理原则
4. 白细胞在牙周防御系统中的作用 (结合其他章节)

在 1989 年制定的牙周炎分类法中，有一项 "伴有全身疾病的牙周炎 (periodontitis associated with systemic diseases) "。它是指一组伴有全身性疾病的、有严重而迅速破坏的牙周炎。1999 年的分类法基本保留了此范畴，而将名称改为反映全身疾病的牙周炎 (periodontitis as a manifestation of systemic diseases)。这个改动似乎更强调了它所涵盖的是一组以牙周炎作为其突出表征之一的全身疾病，而不仅仅是"相伴"或受某些全身因素影响而改变 (modified) 病情的牙周炎，例如内分泌、药物等对牙周病的影响。

属于本范畴的牙周炎主要有两大类，即血液疾病 (白细胞数量和功能的异常、白血病等) 和某些遗传性疾病。本章重点介绍一些相对常见而重要的全身疾病在牙周组织的表现。

12-1 掌跖角化 - 牙周破坏综合征 Papillon-Lefèvre Syndrome

本病又名 Papillon - Lefèvre syndrome(PLS)，由该二位学者于 1924 年首次报道本病。其特点是手掌和脚掌部位的皮肤过度角化和脱屑，牙周组织严重破坏，故得名 (syndrome of palmar-plantar hyperkeratosis and premature periodontal destruction)。患者一般无明显的全身疾病，有的病例可有硬脑膜的异位钙化。本病较罕见，人群中的患病率约为百万分之一至四。

临床表现

皮损及牙周病变常在 4 岁前同期出现，有人报告可早在出生后 11 个月即发生。皮损包括手掌、足底、膝部及肘部局限性的过度角化及鳞屑、皲裂，有多汗和臭汗。约有1/4患者易发生身体它处的感染。患儿的智力及身体发育正常。

牙周病损在乳牙萌出后不久即可发生，有深牙周袋，炎症严重，溢脓、口臭，牙槽骨迅速吸收，牙松动移位。约在 5 ~ 6 岁时乳牙即相继脱落,创口愈合正常。待恒牙萌出后又按萌出的顺序相继发生牙周炎症和破坏，常在十多岁时牙即逐个自行脱落或拔除。有的患者第三磨牙也会在萌出后数年内脱落，有人则报告第三磨牙不受侵犯 (彩图 12-1，12-2)。

病因

1. 微生物　对取自本病患者的龈下菌斑培养，发现菌群类似于成人慢性牙周炎，而不类似于青少年牙周炎。在牙周袋近根尖区域有极大量的螺旋体，在牙骨质上也粘附有螺旋体，也曾有人报告发现有支原体的小集落形成。也有人报告患者血清中有抗伴放线放线杆菌的抗体，牙周袋内也可分离出该菌。

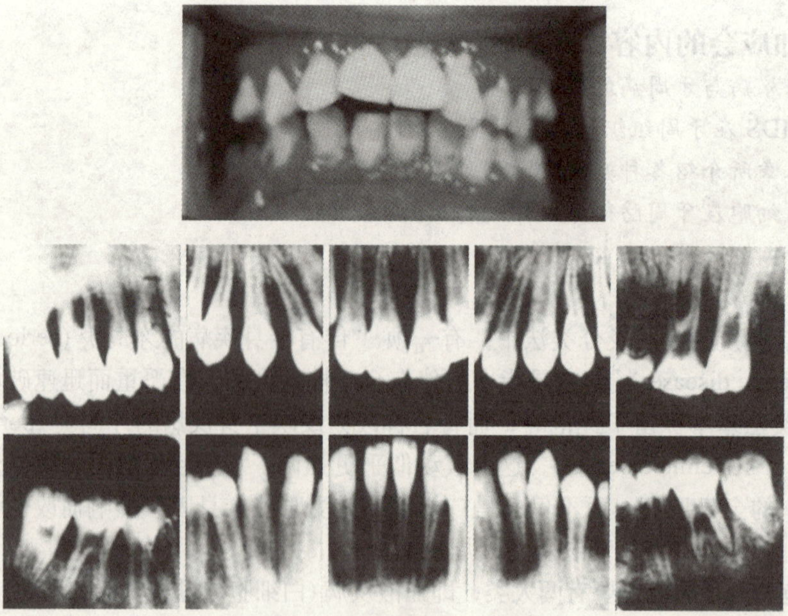

彩图 12-1　掌跖角化 − 牙周破坏综合征 (PLS)

11 岁男孩初诊时牙周情况及 X 线片

（曹采方医师提供）

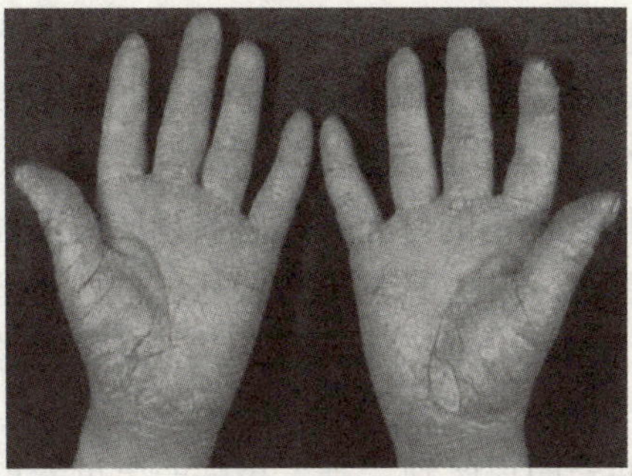
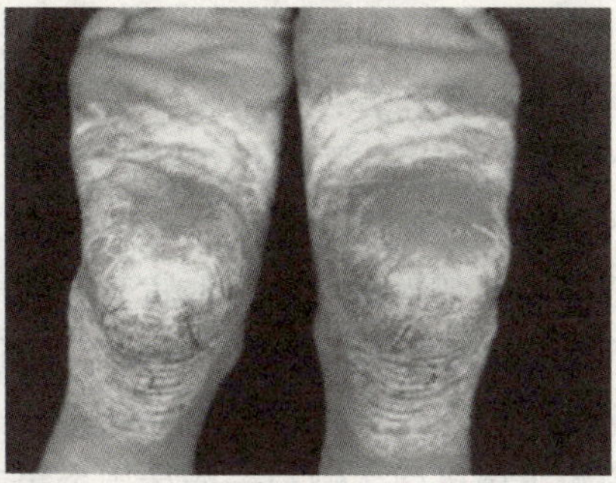

彩图 12-2 掌跖角化－牙周破坏综合征 (PLS) 的皮肤损害

(曹采方医师提供)

2. 本病为遗传性疾病，属于常染色体隐性遗传。父母不患该症，但可能为血缘婚姻(约占23%)，双亲必须均携带常染色体基因才使其子女患本病。患者的同胞中也可有患本病或不患本病者，男女患病机会均等。国内外均有人报告本病患者的中性粒细胞趋化功能异常。最近有人报告本病与位于染色体11的组织蛋白酶C基因突变有关，患者缺乏几乎所有的组织蛋白酶C活性。

病理改变

与成人慢性牙周炎无明显区别。牙周袋壁有明显的慢性炎症，主要为浆细胞浸润，袋壁上皮内几乎见不到中性粒白细胞。破骨活动明显，成骨活动很少。患牙根部的牙骨质非常薄，有时仅在根尖区存在相对较厚的有细胞的牙骨质。X线片见牙根细而尖，表明有牙骨质发育不良。也有人报告牙周膜中的胶原溶解活性失衡，以及破骨活动增强。这些都可能导致严重的牙周破坏。

治疗

本病对常规的牙周治疗效果一般不佳，患牙的病情继续加重，往往导致全口拔牙。有人报告对幼儿可将其全部已患病的乳牙拔除，当恒切牙和第一恒磨牙萌出时，再口服10～14天抗生素，以彻底消除细菌，防止恒牙发生牙周破坏。若患儿就诊时已有恒牙萌出或受累，则将严重的恒牙拔除(也有人主张将已萌出的恒牙全部拔除)，重复多疗程的口服抗生素，同时进行彻底的局部牙周治疗，每2周复查和洁治一次，保持良好的口腔卫生。在此情况下，有些患儿新萌出的恒牙可免于罹病。这种治疗原则的出发点是基于本病是伴放线放线杆菌或其它牙周致病微生物的感染，而且致病菌在牙齿刚萌出后即附着于牙面。在关键时期(如恒牙萌出前)消灭一切患牙，造成不利于致病菌生存的环境，以防止新病变的发生。这种治疗原则在有些患者取得了一定效果，但病例尚少，尚需长期观察，并辅以微生物学研究。患者的牙周病损控制或拔牙后，皮损仍不能痊愈，但可略减轻。

12-2 Down 综合征 Down Syndrome

本病又名先天愚型(mongolism)，或染色体21-三体综合征(trisomy 21)，为一种由染色体异常所引起的先天性疾病。一型是典型的染色体第21对三体病，有47个染色体；另一型为只有23对染色体，第21对移到其它染色体上。本病可有家族性。

患者有发育迟缓和智力低下。约一半患者有先天性心脏病，约15%患儿于1岁前夭折。面部扁平，眶距增宽，鼻梁低宽，颈部短粗。常有上颌发育不足、萌牙较迟、错𬌗畸形、牙间隙较大、系带附着位置过高等。几乎100%患者均有严重的牙周炎，且其牙周破坏程度远超过菌斑、牙石等局部刺激物的量。本病患者的牙周破坏程度重于其他类型(非先天愚型)的弱智者。全口牙齿均有深牙周袋及炎症，以下颌前牙较重，有时可有牙龈退缩。病情迅速加重，有时可伴坏死性龈炎。乳牙和恒牙均可受累。

患者的龈下菌斑微生物与一般牙周炎患者并无明显区别，有人报告产黑色素拟杆菌群增多。牙周病情的快速恶化可能与中性粒细胞的趋化功能(chemotactic function)低下有关，也有报告白细胞的吞噬功能 (phagocytic function)和细胞内杀菌作用也降低。

对本病的治疗无特殊。彻底的常规牙周治疗和认真控制菌斑，可减缓牙周破坏。但由于患儿智力低下，常难以坚持治疗。

12-3 白细胞功能异常 Dysfunction of Neutrophils

牙龈炎和牙周炎的主要病因是微生物感染，机体完善的防御反应起着平衡和调节的作用，使个体免于发病或长期处于牙龈炎而不发展为牙周炎，或处于牙周炎的静止期。当菌斑中的微生物构成发生改变，或机体的防御能力下降时，牙周炎便发生，或进入活动进展期。中性粒细胞 (polymorphonuclear leukocyte ,PMN) 是机体抵御细菌感染的第一道防线，在牙周炎的结缔组织、结合上皮、袋内壁上皮和牙周袋内均有大量的PMN以及其它防御细胞。因此，当PMN功能异常时，牙周炎的发生便不足为奇了。此类疾病多为遗传性 (hereditary)疾病。

白细胞减少症 (neutropenia)

白细胞数目减少的病理生理机制可分为①骨髓干细胞发育异常、②骨髓释放白细胞减少、③进入血循环的白细胞比例失常、④白细胞在血中生存周期缩短。正常人周缘血中的中性白细胞绝对数值应为1800 ~ 8000个/微升，若降至1000以下，则临床诊断为中性粒细胞减少症。当低至500个/微升时，机体对内源性微生物的抵抗力降低，易发生严重感染；当低于200个/微升时，机体无法形成炎症。

本病患者大多为特发性，可能有基因背景，也可继发于药物使用不当、放射治疗、某些全身病、各种感染或自身免疫病、营养不良等。还有一种很少见的周期性白细胞减少症 (cyclic neutropenia)，为常染色体显性遗传疾病。患儿的骨髓前体细胞数量较多，但它们阶段性地对粒细胞集落刺激因子失去反应，因而不能释放足够的成熟白细胞进入血循环。患儿每隔大约3周发生白细胞数目明显降低，出现发热、感染等，持续3 ~ 6天后，白细胞又回升，如此反复循环。患者的口腔表现包括早发性牙周炎、复发性口腔溃疡、牙龈疼痛等。

白细胞功能缺陷(defect of neutrophil function)

PMN行使功能包括如下步骤，白细胞的贴壁及粘附于血管壁、移出管壁并趋化至感染部位、识别并吞噬细菌、最后在细胞内将细菌杀死和消化。上述任何功能的削弱均会妨碍对菌斑微生物的抵抗，从而增加牙周炎的发生和严重程度。侵袭性牙周炎患者中常有这些功能异常中的一种或数种 (详见第七章)。

其它一些全身疾病也可伴发牙周炎症，但均少见，如低磷酸脂酶血症(hypophosphatasia)、Ehlers-Danlos 综合征、Chediak-Higashi 综合征等。此外，全身性或局限性嗜酸细胞肉芽肿(eosinophilic granuloma)侵犯颌骨时，也可造成广泛的牙周组织破坏(详见口腔颌面外科学)。

12-4 糖尿病 Diabetes Mellitus

糖尿病(diabetes mellitus, DM)是与多种遗传因素有关的内分泌异常。由于胰岛素的生成不足、功能不足或细胞表面缺乏胰岛素受体等机制，产生胰岛素抵抗，引起患者的血糖水平升高(hyperglycemia)，糖耐量降低。糖尿病与牙周病的患病率都较高，二者都是多基因疾病，都有一定程度的免疫调节异常。对于二者之间的关系，是人们长期研究的课题。早期的研究由于研究对象的糖尿病类型及病情控制情况不一致、牙周病的诊断指标不统一等原因，使各研究的结论不易比较。近年来由于有严格设计的、较大样本的临床及基础研究，得出较明确的结论。

糖尿病对人体的生理功能有多方面的影响，如血管系统、炎症反应、组织修复等，因而它会改变个体对菌斑细菌的反应、影响牙周病的临床表现、病理进展以及对牙周治疗的反应等。Papapanou(1996)对 DM 与牙周炎关系的文献进行了系统评价(systemic evaluation)，总共包括3500 名Ⅱ型糖尿病患者，荟萃分析(meta-analysis)结果表明，DM 患者的牙周病情比无糖尿病者更严重。临床对照研究结果表明，在局部刺激因素相似的情况下，有糖尿病者的牙周病发生率及严重程度均大于无糖尿病者。血糖控制不佳和有严重全身合并症的DM患者，其牙周炎患病率和严重程度亦高于血糖控制较好者。美国国家健康和营养调查(HANES Ⅲ)结果证实DM患者的牙周炎发生率比非DM者要高(分别为17.3%和9%)，牙周炎患者中糖尿病的患病率为无牙周炎者的两倍(12.5 % vs 6.3 %)。Emrich等(1991)报告一项多因素分析的结果在校正了年龄、性别、口腔卫生等影响因素后显示，2型糖尿病患者患牙周炎的危险性要比无糖尿病者高2 .8 ~ 3.4 倍。1 型 DM 比Ⅱ型 DM 发生牙周炎的几率更高，且与其年龄、DM 程度和病程长短有关。尤其是血糖控制不佳的DM或有全身并发症者，其牙周附着丧失更多、更快，也易发生牙周脓肿。反之，患重症牙周炎的2型DM者，其血糖控制也显著差于患轻度牙周炎者。美国糖尿病协会也认识到糖尿病患者中患牙周炎较普遍，在其制订的诊疗标准(Standards of Care)中规定内科医师在检查患者时应询问当前或过去有无牙科感染史。

糖尿病本身并不引起牙周炎，而是由于该病的基本病理变化，如血管壁增厚、管腔变窄、炎症反应加重、中性粒细胞功能低下、胶原合成减少和胶原酶活性增高、创伤愈合差、口腔菌群改变为牙周致病菌增多(Pi, Cr, Pg)等，在引起肾脏、视网膜、神经系统和心血管病变之外，也可使牙周组织对局部致病因子的抵抗力下降，因而破坏加重、加速(详见第十六章)。有人提出将牙周炎列为糖尿病的第 6 个并发症(BOX 12-1，12-2)。另一方面，有严重牙周炎的 DM 患者，其血糖控制远不如无牙周炎者，前者之中发生心血管疾病或蛋白尿的机会高于牙龈炎或轻度牙周炎患者。

1999年的牙周病新分类研讨会上，专家们认为糖尿病可以影响牙周组织对细菌的反应性。他们把“伴糖尿病的牙龈炎(diabetes mellitus-associated gingivitis)”列入“受全身因素影响的菌斑性牙龈病”中，然而在“反映全身疾病的牙周炎”中却未列入糖尿病。事实上，在口腔科临床上看到的大多为2型糖尿病患者，他们主要是影响牙周炎的发病和严重程度，尤其是血糖控制不良的患者，其牙周组织的炎症较重，龈缘红肿呈肉芽状增生，易出血和发生牙周脓肿，牙槽骨破坏迅速，导致深袋和牙松动，牙周治疗后也较易复发。血糖控制后，牙周炎的情况会有所好转。文献表明血糖控制良好的糖尿病患者，其对 SRP 的疗效与无糖尿病的、牙周破坏程度相似的患者无明显差别。近年来国内外均有报道，彻底有效的牙周治疗不仅使牙周病变减轻，还可使糖尿病患者的糖化血红蛋白 (glycated hemoglobin , HbA1c)和 TNFa 水平显著降低，胰岛素的用量可减少，龈沟液中的弹力蛋白酶 (elastase)水平下降，这从另一方面支持牙周炎与糖尿病的密切关系。但也有学者报告除牙周基础治疗外，还需全身或局部应用抗生素，才能使 HbA1c 下降。

BOX 12-1 糖尿病的并发症

视网膜病变
肾病变
神经系统病变
大血管病变
创口愈合受影响
牙周炎

BOX 12-2 糖尿病对牙周组织的影响

龈下环境改变	微生物群(microbiota)改变 龈沟液成分改变
组织环境改变和创伤愈合	胶原形成减少 基质金属蛋白酶的活性增高 糖化终末产物(AGEs)的堆积 组织更新缓慢
宿主免疫炎症反应的变化	PMN 的趋化、粘附、吞噬功能降低 单核 / 巨噬细胞产生致炎因子的反应增高 组织氧化应力增加

12-5 艾滋病 Acquired Immunodeficiency Syndrome, AIDS

艾滋病的全称为获得性免疫缺陷综合征 (acquired immunodeficiency syndrome,AIDS)，在受到人类免疫缺陷病毒 (human immunodeficiency virus，HIV) 感染后，血清可以呈现对 HIV 的抗体阳性，但临床上尚无症状，此阶段为 HIV 携带者，从感染到发病的潜伏期可持续数年乃至10年。HIV感染者由于全身免疫功能的降低，容易发生口腔内的机遇性感染 (opportunistic infection)，包括真菌、病毒、细菌等。约有30%的艾滋病患者首先在口腔出现症状，其中不少症状位于牙周组织。关于牙周病变的发生率尚缺乏一致的报告。

研究表明HIV阳性者的龈炎或牙周炎处的微生物与HIV阴性者无明显差别，主要为伴放线放线杆菌 (Aa)、牙龈卟啉单胞菌(Pg)、中间普氏菌(Pi)、和具核梭杆菌(Fn)等。龈下菌斑中白色念珠菌的检出率显著高于非HIV感染的牙周炎患者。对本病患者的牙周炎使用抗生素和龈下刮治有效，也支持细菌为主要病原。

临床表现

Winkler 等在 1987 年首先报告 AIDS 患者的牙周炎，患者在3～4个月内牙周附着丧失可达90%。目前认为与 HIV 有关的牙周病损有三种：

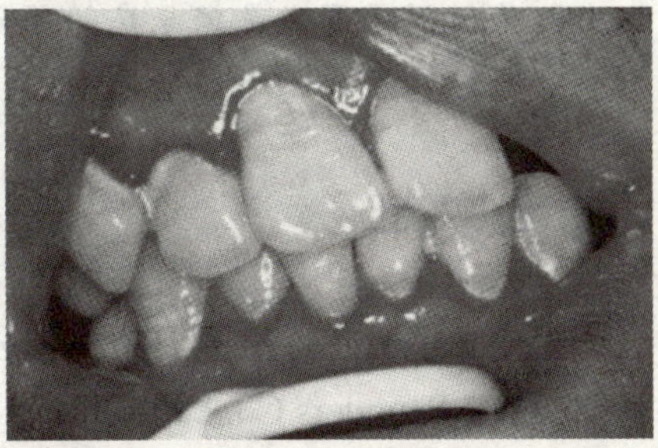

彩图 12-3 艾滋病患者的龈缘红线 (LGE)
(栾文民医师提供)

1. 线形牙龈红斑 (linear gingival erythema, LGE) 在牙龈缘处有明显的、鲜红的、宽约 2 ～ 3 mm 的红边，在附着龈上可呈淤斑状，极易出血 (彩图 12-3)。此阶段一般无牙槽骨吸收。现认为该病变是由于白色念珠菌感染所致，对常规治疗反应不佳。对LGE的发生率报告不一，它有较高的诊断意义，可能为坏死性溃疡性牙周炎的前驱。但此种病损也偶见于非 HIV 感染者，需仔细鉴别。

2. 坏死性溃疡性牙周病 (necrotizing ulcerative periodontal diseases) 1999年的新分类认为尚不能肯定 NUG 和 NUP 是否两个不同的疾病，因此主张将二者统称为坏死性溃疡性牙周病。

AIDS 患者所发生的坏死溃疡性牙龈炎 (NUG) 临床表现与非 HIV 感染者十分相似，但病情较重，病势较凶。需结合其它检查来鉴别。坏死性溃疡性牙周炎 (NUP) 则可由于患者抵抗力极度低下而从NUG迅速发展而成，也可能是在原有的慢性牙周炎基础上，NUG加速和加重了病变。在HIV感染者中NUP的发生率约在4% ～ 10%之间。NUP患者的骨吸收和附着丧失特别重，有时甚至有死骨形成，但牙龈指数和菌斑指数并不一定相应地高。换言之，在局部因素和炎症并不太重，而牙周破坏迅速，且有坏死性龈病损的特征时，应引起警惕，注意寻找其全身背景。有人报告 NUP 与机体免疫功能的极度降低有关，T 辅助细胞 ($CD4^+$) 的计数与附着丧失程度呈负相关。正常人的$CD4^+$ 计数为 600 ～ 1000 个 / 微升，而 AIDS 合并 NUP 的患者则明显降低，可达 100 个 / 微升以下，此种患者的短期死亡率较高。严重者还可发展为坏死性溃疡性口炎。

AIDS在口腔黏膜的表现还有毛状白斑、白色念珠菌感染、复发性口腔溃疡等，晚期可发生 Kaposi 肉瘤，其中约有一半可发生在牙龈上，必要时可做病理检查证实。

如上所述，LGE、NUG、NUP、白念感染等均可发生于正常的无HIV感染者，或其它免疫功能低下者。因此不能仅凭上述临床表征就做出艾滋病的诊断。口腔科医师的责任是提高必要的警惕，对可疑的病例进行恰当和必要的化验检查，必要时转诊。

治疗

NUG和NUP患者均可按常规的牙周治疗，如局部清除牙石和菌斑，全身给以抗菌药，首选为甲硝唑(metronidazole) 200 mg，每日 3 ～ 4 次，共服 5 ～ 7 日，它比较不容易引起继发的真菌感染。还需使用0.12% ～ 0.2%的氯已定(chlorhexidine)含漱液，它对细菌、真菌和病毒均有杀灭作用。治疗后疼痛常可在 24 至 36 小时内消失。线形牙龈红斑 (LGE) 对常规牙周治疗的反应较差，难以消失，常须全身使用抗生素。

思考题

1. Papillon - Lefèvre syndrome 的牙周、皮肤及其他主要特征。
2. 为何说牙周炎是糖尿病的第六并发症？
3. 糖尿病患者的牙周治疗原则。

参考文献

1. Newman MG, Takei H, Carranza FA. Carranza's Clinical Periodontology. 9th ed. Philadelphia. WB Saunders Co, 2002
2. Löe H. Periodontal disease. The sixth complication of diabetes mellitus. Diabetes Care. 1993, 16(Supp. 1):329
3. Grossi SG, Genco RJ. Periodontal disease and diabetes mellitus: A two-way relatoinship. Ann of Periodntol, 1998, 3:51
4. Grossi SG, Skrepcinski FB, DeCaro T, et al. Treatment of periodontal disease in diabetics reduces glycated hemoglobin . J Periodontol, 1997, 68:713
5. Soskolne WA, Klinger A. The relationship between periodontal disease and diabetes: an overview. Ann Periodontol, 2001,6:91
6. Emrich LJ, Shlossman M, Genco RJ. Periodontal disease in non-insulin dependent diabetes mellitus. J Periodontol, 1991, 62:123
7. Liu RK, Cao CF, Meng HX. et al. Leukocyte functions in 2 cases of Papillon-Lefèvre Syndrome. J Clin Periodontol, 2000, 27:69
8. Fardal O, Drangsholt E, Olsen I. Palmar plantar keratosis and unusual periodontal findings. Observations from a family of 4 members. J Clin Periodontol, 1998, 25:181
9. Glick M, Muzyka BC, Lurie D et al. Oral manifestations associated with HIV disease as markers for immune suppression and AIDS. Oral Surg Oral Med Oral Pathol, 1994, 77:344
10. Lamster IB, Grbic JT, Mitchell-Lewis DA, et al. New concepts regarding the pathogenesis of periodontal disease in HIV infection. Ann Periodontol, 1998,3:62
11. Papapanou PN. 1996 World Workshop in Clinical Periodontics. Periodontal Diseases: epidemiology. Ann of Periodontol, 1996, 1:1
12. Verma S, Bhat KM. Diabetes mellitus-a modifier of periodontal disease expression. J Int Acad Periodontol, 2004, 6:13

（曹采方）

13 根分叉病变 Furcation Involvement

13-1 **发病因素** Etiologic Factors

菌斑微生物 Plaque Microorganisms

殆创伤 Trauma from Occlusion

牙根的解剖形态 Anatomy of Roots

13-2 **组织病理学改变** Histopatholgy Changes

13-3 **临床表现** Clinical Features

13-4 **治疗原则** Treatment Principles

Ⅰ度病变 Class Ⅰ Furcation Defect

Ⅱ度病变 Class Ⅱ Furcation Defect

Ⅲ-Ⅳ度病变 Class Ⅲ-Ⅳ Furcation Defect

13-5 **手术治疗** Surgical Therapy

翻瓣术 Flap Surgery

引导性再生术 Guided Tissue Regeneration

截根术 Root Resection

分根术 Root Separation

牙半切除术 Hemisection

13-6 **根分叉病变的预后** Prognosis of Furcation Involvement

应知应会的内容：

1. 根分叉区的解剖形态特点
2. 根分叉病变的发病因素
3. 根分叉病变的两种分度标准
4. 不同程度根分叉病变的治疗原则

根分叉病变 (furcation involvement, FI; 或 furcation defect) 是指牙周炎发展到较重的程度后，病变累及多根牙的根分叉区，它可发生于任何类型的牙周炎。下颌第一磨牙患病率最高，上颌双尖牙患病率最低。发生率随年龄增大而上升。由于根分叉区的解剖形态复杂，给诊断和治疗带来一定的困难，其预后也较单根牙为差。

13-1 发病因素 Etiologic Factors

菌斑微生物 (plaque microorganisms)

本病是牙周炎发展的一个阶段，菌斑仍是其主要病因。只是由于根分叉区病变一旦成立而暴露于牙周袋内时，该处的菌斑控制和牙石的清除十分困难，使病变加速或加重发展。

𬌗创伤 (trauma from occlusion)

𬌗创伤是本病的一个加重因素。因为根分叉区是对𬌗力敏感的部位，当𬌗创伤区的牙龈存在炎症时，组织的破坏会加速进行，常造成凹坑状或垂直型骨吸收。尤其是病变只局限于一个牙齿或单一牙根时，更应考虑𬌗创伤的因素。

牙根的解剖形态 (anatomy of the roots)

1. 根柱的长度：多根牙的牙根由根柱 (root trunk) 和根锥体 (root cone) 两部分构成。根柱是指牙根尚未分叉的部分，其长度为从釉牙骨质界至两根分开处的距离 (图 13-1)。一般来说，第一磨牙的根柱长度大于第二磨牙和第三磨牙。在同一个牙齿上，各个牙面的根柱长度可以不同，也就是说分叉的位置可以在不同高度。以上颌第一磨牙为例，近中面的根柱约长 3mm，颊侧为 3.5mm，而远中面则约为 5mm。下颌第一磨牙的颊侧根柱比舌侧短。根柱较短的牙，根分叉的开口离牙颈部近，一旦发生牙周炎，较易发生根分叉病变；而根柱长者则不易发生根分叉病变，但一旦发生则疗效较差，例如 40% 的上颌第一前磨牙可有颊舌二根，其根分叉可以在近根尖 1/3 处。

2. 根分叉开口处的宽度及分叉角度：牙根之间相距较近或牙根融合者，不利于刮治器进入和清除牙石 (图 13-2)。牙根分叉的角度由第一磨牙向第二和第三磨牙依次减小。分叉开口处的宽度差异较大，Bower 报告有 58% 的第一磨牙根分叉开口处的宽度＜0.75mm，尤以颊侧为著，而一般龈下刮治器的宽度为 0.75mm，难以进入分叉区内。

3. 根面的外形：上颌磨牙的颊根和下颌磨牙的近、远中根均为颊舌径明显地大于近远中

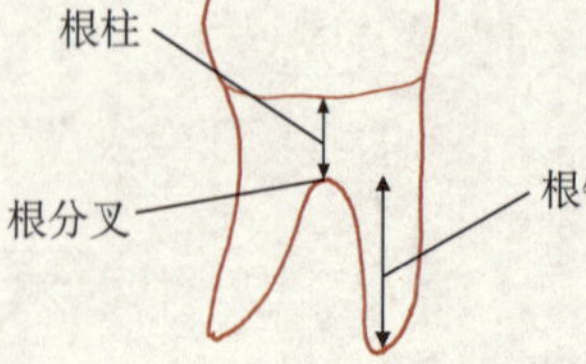

图 13-1　根柱和根锥体

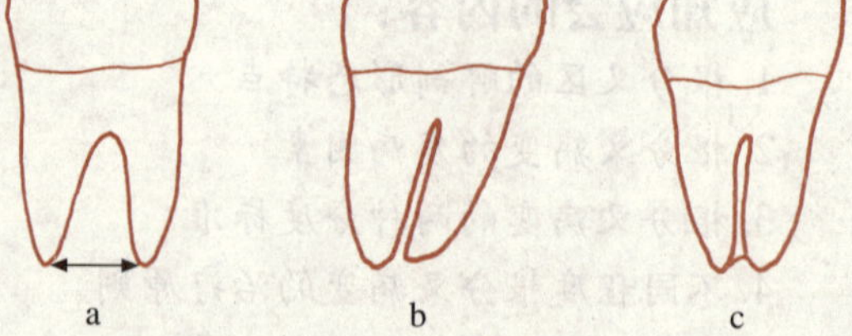

图 13-2　根分叉的角度

a.根分叉角度较大　b.牙根相互靠拢　c.融合根

径的扁根，它们向着根分叉的一侧常有沿冠根方向的犁沟状的凹陷 (图 13-3)，有时牙根的横断面呈“沙漏状”。其它牙根也可有程度不同的凹陷，一旦发生根分叉病变，沟状凹陷处较难清洁。

4. 牙颈部的釉质突起：约有 40% 的多根牙在牙颈部有釉突 (enamel projection)，多见于磨牙的颊面，约13% 的牙齿釉突较长，伸进分叉区甚至到达根分叉顶部 (彩图 13-4)。该处无牙周膜附着，仅有结合上皮，故在牙龈有炎症时，该处易形成牙周袋。有人报告患根分叉病变的磨牙中，59.2% 有釉突，而健康的对照牙中仅 9.8% 有釉突。

5. 牙髓的感染和炎症：磨牙牙髓的感染和炎症可通过髓室底处的副根管扩散蔓延到根分叉区，造成该处的骨吸收和牙周袋。有人报告下颌磨牙有根尖病变或做过根充者，其探诊深度大，发生根分叉病变≥ 3mm 者显著多于牙髓正常者。

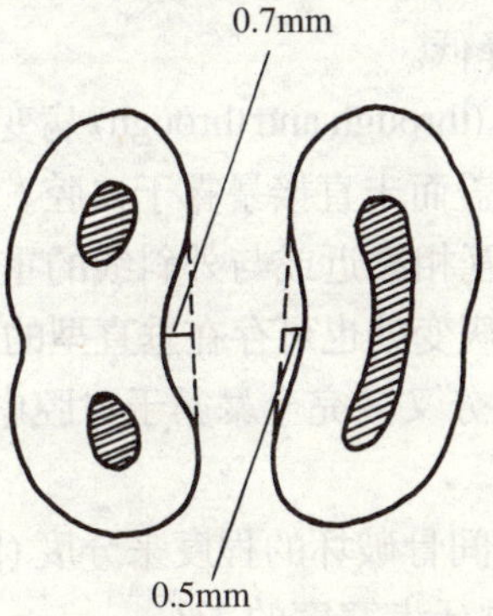

图 13-3 下颌第一磨牙的根面凹陷
近中根 100%有凹沟，平均深达 0.7mm
远中根 99%有凹沟，平均深达 0.5mm

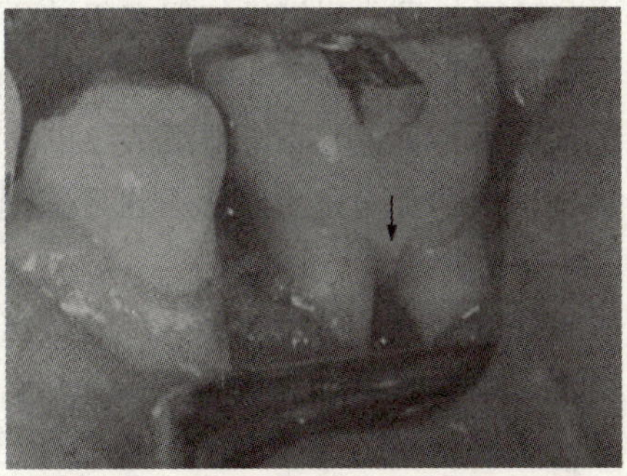

彩图 13-4 釉质突起深入到根分叉内

BOX 13-1 影响机械除石治疗的牙根解剖形态

* 根柱的长度
* 根分叉开口处的宽度
* 根分叉的角度 (根间距离)
* 牙根面的沟状凹陷
* 釉质突起伸入根分叉
* 与牙髓腔相通的副根管

13-2 组织病理学改变 Histopathology Changes

根分叉病变的组织病理学改变并无特殊性，与慢性牙周炎相同。牙周袋壁有慢性炎症，骨吸收可为水平型或垂直型，骨吸收的程度在同一牙的各根可不一致。牙根表面有菌斑、牙石，也可见到有牙根吸收或根面龋。

13-3 临床表现 Clinical Features

正常情况下，根分叉区被牙槽骨间隔充满着，从龈沟内是探不到根分叉区的，一旦牙周破坏波及根分叉区，便可从临床上探查到根分叉。主要根据探诊和X线片来判断根分叉病变的程度。Glickman 将其分为四度 (图 13-5)，此种分类法有利于指导治疗和判断预后。

Ⅰ度　属于病变早期。分叉区内的骨质吸收很轻微，虽然从牙周袋内已能探到根分叉的外形，但尚不能水平探入分叉内，牙周袋属于骨上袋。由于骨质吸收轻微，通常在X线片上看不到改变，主要靠临床探诊发现。

Ⅱ度　在多根牙的一个或一个以上的根分叉区内已有骨吸收，但因为分叉区内尚有未吸收的牙槽骨，使病变尚未与对侧相通。用牙周探针可从水平方向部分地进入分叉区内。X线片一般仅显示分叉区的牙周膜增宽，或骨质密度有小范围的降低。

Ⅲ度　根分叉区的牙槽骨全部吸收，形成“贯通性”(through and through) 病变，探针能水平进入分叉区与另一侧相通，但它仍被牙周袋软组织所覆盖而未直接暴露于口腔。下颌磨牙的Ⅲ度病变在X线片上可见完全的透影区，但有时会因牙根互相靠近或与外斜线的重叠而使病变不明显，上颌的病变则易与腭根影像重叠而不明显。Ⅲ度病变处也可存在垂直型的骨吸收。

Ⅳ度　根间骨隔完全破坏，且牙龈退缩而使病变的根分叉区完全暴露于口腔中。X线片所见与Ⅲ度病变相似。

另一种分类法是 Hamp 等提出的，它根据水平探诊根间骨破坏的程度来分度 (图 13-6)。

Ⅰ度　用探针能水平探入根分叉区，探入深度未超过牙齿宽度的 1/3。

Ⅱ度　根分叉区骨质的水平性破坏已超过牙宽度的 1/3，但尚未与对侧贯通。

Ⅲ度　根分叉区骨质已有“贯通性”的破坏。探针已能畅通。

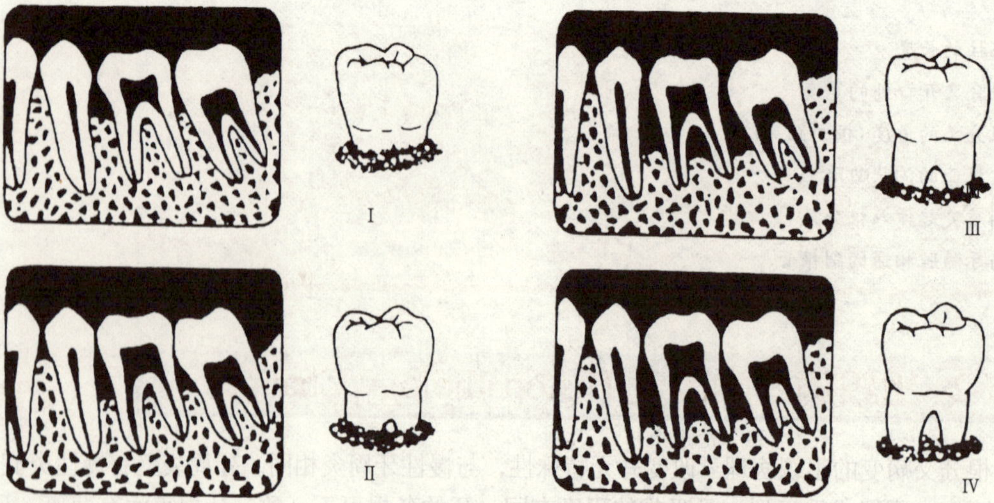

图 13-5　根分叉病变的分度 (Glickman)

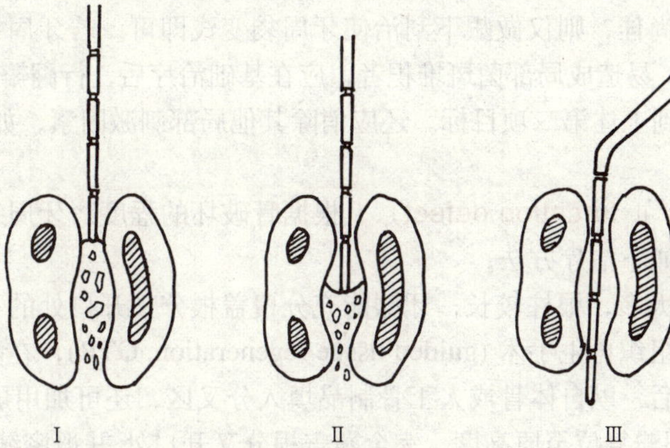

图 13-6 根分叉病变的分度 (Hamp)

上颌磨牙的颊侧以及下颌磨牙的颊、舌侧根分叉一般较易探查，但上颌磨牙邻面的根分叉病变 (FI) 较难探测，可用弯探针从上颌磨牙的腭侧进入，分别探测近中腭分叉及远中腭分叉。但临床探诊难以准确区分Ⅱ度和Ⅲ度病变，需在翻瓣术中确诊，X线片只能起辅佐作用。总的说来，X线片所见的FI病变总是比临床实际要轻些，这是因为投照角度、组织影像重叠所致。

根分叉区易于存积菌斑，故该处的牙周袋常有明显的炎症或溢脓，但也有时表面似乎正常，而袋内壁却有炎症，探诊后出血常能提示深部存在炎症。早期牙齿尚不松动，晚期可出现牙齿松动。当治疗不彻底或其它原因使袋内渗出物引流不畅时，易发生急性牙周脓肿。

当FI病变使牙根暴露或发生根面龋，或牙髓受累时，患牙常可出现对温度敏感直至自发痛等症状。

13-4 治疗原则 Treatment Principles

根分叉区病变的治疗原则与单根牙病变基本一致，但由于分叉区的解剖特点，如分叉的位置和角度，两根 (或三根) 之间如过于靠拢则妨碍刮治器械的进入，根面的凹沟，骨破坏形态的复杂性等因素，使分叉区的刮治难度大大提高，疗效也受到一定影响。治疗的目标有三：①清除根分叉病变区内牙根面的牙石、菌斑，控制局部炎症；②通过手术等方法，形成一个有利于患者自我控制菌斑，并长期保持疗效的局部解剖外形，防止病变继续加重或复发；③对早期病变，争取有一定程度的牙周组织新附着，这方面尚有一定难度。

BOX 13-2 根分叉病变的治疗目标

1. 清除病变处的菌斑、牙石，使牙周袋消除或变浅
2. 形成有利于菌斑控制和维持疗效的解剖条件
3. 争取不同程度的牙周组织再生

临床上应根据根分叉病变的程度制订治疗方案（Glickman 分度法）：

Ⅰ度病变（class Ⅰ furcation defect） 牙周袋一般不太深，且为骨上袋。如果根分叉相应处牙槽骨的外形尚佳，则仅做龈下刮治使牙周袋变浅即可。若牙周袋较深，且牙槽骨隆突，不符合生理外形，易造成局部菌斑堆积者，应在基础治疗后，行翻瓣手术以使牙周袋变浅和修整骨外形，以达到上述第二项目标。还应消除其他局部刺激因素，如不良修复体、龋洞、咬合创伤等。

Ⅱ度病变（class Ⅱ furcation defect） 根据骨破坏的程度、牙周袋的深度以及有无牙龈退缩等条件，选用如下治疗方法。

1. 对骨质破坏不太多，根柱较长，牙龈能充分覆盖根分叉开口处的下颌磨牙Ⅱ度病变，可以实施引导性牙周组织再生手术 (guided tissue regeneration, GTR)，在翻瓣术清除根面牙石及病变区的肉芽组织后，以自体骨或人工骨制品填入分叉区，还可加用屏障性生物膜 (barrier membrane)，然后将龈瓣复位至原高度，完全覆盖根分叉开口处,并严密缝合 (详见第二十四章GTR手术)。此法也可适用于上颌磨牙的颊侧病变，其目的是获得根分叉处的牙周组织再生 (新附着，new attachment)。虽然成功率和再生组织的量尚有待提高，但前景看好。

2. 对于根分叉区骨破坏较多，牙龈有退缩，术后难以完全覆盖分叉区者，可以做根向复位瓣手术 (apically repositioned flap) 和骨成形术 (osteo-plastic surgery)，使根分叉区充分暴露，有利于控制菌斑和炎症并防止进一步附着丧失。一般不宜只做牙周袋切除术，因为会使该区的附着龈变窄，而且切除后牙龈因保持生物学宽度而仍易重新长高，使牙周袋复发而再度覆盖根分叉区。

Ⅲ度和Ⅳ度病变（class Ⅲ - Ⅳ furcation defect） 当根分叉区的骨质已完全破坏，或是深Ⅱ度病变已涉及同一牙的数个分叉，此种情况很难用机械方法彻底清除根分叉处的菌斑、牙石，更难以使病变处形成牙周组织再生。此时的治疗目的是消除牙周袋和使根分叉区充分暴露，以利菌斑控制，常需用手术方法来完成。这些手术方法详见第二十四章。

13-5 手术治疗 Surgical Therapy

翻瓣术 (flap surgery)

翻开粘膜骨膜瓣后，在直视下刮净病变区的根面，修整骨缺损的外形，将龈瓣根向复位并缝合于牙槽嵴顶水平，使根分叉充分暴露。下颌磨牙的舌侧附着龈较宽，一般可行袋壁切除术。若颊侧牙龈有足够宽的附着龈，袋底不超过膜龈联合，且无须修整骨外形，则也可行袋壁切除术，暴露根分叉区。

引导性再生术 (guided tissue regeneration)

适合于二度根分叉病变，能有一定程度的骨再生 (bone fill) 充满病变处。但目前骨再生的程度不易预测，新生骨量也有限 (详见第二十四章)。

截根术 (root resection)

若多根牙仅有一个根的病变较重，该根有深牙周袋且骨吸收严重，其余牙根的病变较轻，患牙松动尚不明显，则可将严重的患根截除，使分叉区得以充分暴露和清洁，该处的深牙周袋也可消除，余留的牙冠和牙根得以继续行使功能。

1. 适应证：①多根牙的 III 度或 IV 度根分叉病变，较适用于上颌磨牙的远中颊根，根据病情可以截除一个或两个颊根，有时也可截除腭根而保留两个颊根；②磨牙一个根的纵裂或横断；③无法完善治疗的某一根的根尖病变；④只有一个牙根受累的牙周 - 牙髓联合病变。

2. 禁忌证：①余留的牙根太短，或剩余的支持组织不足；② 根柱太长则分叉部位接近根尖，所余支持组织不足；③牙根之间距离过近或与邻牙的牙根过近，则不宜截根；④牙齿松动超过Ⅱ度，截去一根后将更松动；⑤保留的牙根仍有深牙周袋，炎症不能控制；⑥患者不能认真实施菌斑控制，或截除患根后的形态仍不能有效地使用工具清洁病变区；⑦保留的牙根有不能治愈的根尖周病变。

3. 手术步骤：常规翻瓣后，用灭菌的涡轮手机安装细裂钻，从分叉的水平将患根截断，然后拔除或挺出断根。注意勿伤及邻根和邻牙。拔除断根后应仔细检查并修整截断根面的外形，从分叉区到牙冠接触区的外形要形成流线型的斜面，不可残留树桩状的残根和分叉 (图 13-7)。在断面的根管开口处用永久性的材料做倒充填，随后进行清创，必要时修整骨嵴外形。然后将龈瓣复位缝合。

在截根术前应先完成根管治疗，对牙冠做减径处理或调𬌗，以减轻患牙术后的负担。术后短期内患牙会有较明显的松动，应减少咬合负担，约 3 ~ 4 周后患牙会恢复到术前的稳固度。

截根后牙槽窝的愈合与拔牙窝愈合过程相同，粘膜骨膜瓣的愈合与翻瓣术后相同。

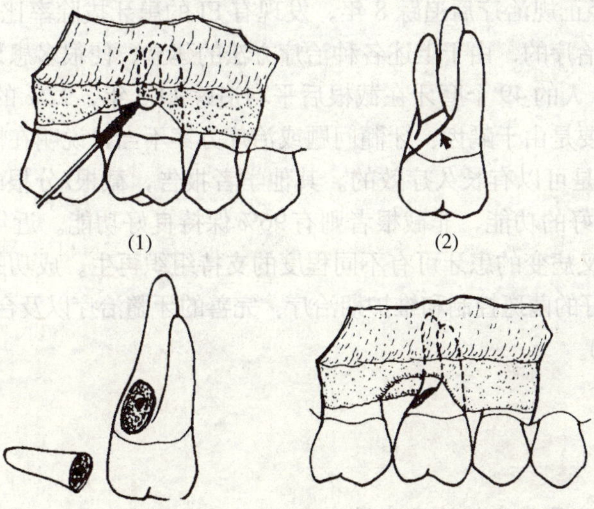

图 13-7　截根术

(1) 用高速细裂钻将患根截断；(2) 患根已截断，箭头示应修整的外形；
(3) 断面应呈流线形，消除根分叉处的倒凹；(4) 修整后的截根面

分根术 (root separation)

当下颌磨牙的根分叉病变严重，而近、远中根的邻面分别还有一定的支持组织时，可用分根术将患牙从牙冠到根部进行颊舌方向分割，形成近中和远中两个“单根牙”，然后分别做全冠修复。此法消除了根分叉的形态，使该处的牙周袋及炎症较易控制，也有利于菌斑控制。尤其适用于患牙有Ⅲ度或Ⅳ度根分叉病变，局部有深牙周袋，而近远中的牙槽骨尚有一定高度，不适于截根术者。

术前需做根管治疗，髓室内用合金或树脂充填。翻瓣切口时尽量保留分叉处的龈缘组织，以利于形成术后两个“单根牙”间的龈乳头。用细裂钻将牙冠分割为近远中两部分，直达根分叉区，并修整近中和远中两部分的外形。缝合龈瓣。伤口愈合期最好能制作暂时冠，以利形成牙间乳头。待 6 ～ 8 周后再做永久修复。

半牙切除术 (hemisection)

下颌磨牙若某一根的病变已严重到不能保留，而另一牙根尚好，并能进行根管治疗者，则可行半牙切除术，将严重的半个牙连冠带根一起摘除，保留病情较轻的另一半侧。此法尤适用于需要利用保留的半个牙作为基牙的患者。

在做截根术、分根术或半牙切除术前，均应先做完善的根管治疗，还应进行调㊣，以减轻患牙的咬合负担。大多数患牙在治疗后还要以冠、桥等修复，这些修复体应根据牙齿的特点设计，以符合保护牙周组织的要求 (详见第二十七章)。

13-6 根分叉病变的预后 Prognosis of Furcation Involvement

半个多世纪前，人们普遍认为根分叉病变的患牙由于疗效不佳，应予拔除。近年来也有学者对 24 名牙周炎患者经正规治疗后追踪 8 年，发现有 FI 的患牙拔除率比无 FI 者高 2.54 倍。但根分叉病变并非不能治疗的，由于上述各种治疗方法的建立，使很多患牙得以保存并长期行使功能。Basten 等对 32 人的 49 个磨牙在截根后平均追踪 11.5 年，92% 的患牙能保留平均 12 年。失败而拔除的牙主要是由于龋齿、牙髓问题或治疗方案不当，说明在恰当的牙周治疗和全口修复下，根分叉病变是可以有长久疗效的。其他学者报告，截根/分根的磨牙在术后8 ~ 12 年时，仍有 89% 保持良好的功能，非截根者则有 96% 保持良好功能。近年来牙周组织再生手术的发展，使一些根分叉病变的患牙可有不同程度的支持组织再生。成功的基础在于正确的诊断和治疗计划、患者良好的菌斑控制和维护期治疗、完善的牙髓治疗以及合理的修复体制作 (包括建立平衡的咬合关系)。

思考题

1. 如何选择 II 度根分叉病变的治疗方案。
2. 截根术的优缺点及术前术后的注意点。

参考文献

1. Basten CHJ, Ammons WF, Persson R. Long-term evaluation of root resected molars. A retrospective study. Int J Periodont Resto Dent, 1996, 16 : 207
2. Bower RC. Furcation morphology relative to periodontal treatment. Furcation root surface anatomy. J Periodontol, 1979, 50 : 366
3. Gher ME, Vernino AR. Root morphology: clinical significance in pathogenesis and treatment of periodontal disease. J Amer Dent Assn, 1980, 101 : 627

4. Ammons Jr WF, Harrinton GW. Furcation: The problem and its management. In: Newman MG, Takei H, Carranza FA. Carranza's clinical periodontology. 2003, Philadelphia：WB Saunders Co.
5. Hamp SE, Nyman S, Lindhe J. Periodontal treatment of multirooted teeth. Results after 5 years. J Clin Periodontol, 1975, 2 : 126
6. Langer B, Stein SD, Wagenberg B. An evaluation of root resections. A ten-year study. J Periodontol, 1981, 52 : 719
7. Svadstrom G, Wennstrom JL. Periodontal treatment decisions for molars: An analysis of influencing factors and long-term outcome. J Periodontol, 2000, 71 : 579
8. Wang HL, Burgett FG, Shyr Y. The influence of molar furcation involvement and mobility on future clinical periodontal attachment loss. J Periodontol, 1994, 65 : 25

(曹采方)

14 牙周－牙髓联合病变 Periodontal-Endodontic Combined Lesions

14-1 牙周组织和牙髓的解剖通道 Anatomical Inter-relations of Periodontium and Pulp

根尖孔 Apical Foramen

根管侧支 Lateral Root Canals

牙本质小管 Dentinal Tubules

解剖异常 Anatomical Abnormalities

14-2 牙周-牙髓联合病变的临床类型 Clinical Patterns of Periodontal-Endodontic Combined Lesions

牙髓根尖周病对牙周组织的影响 Influence of Endodontic Lesions on the Periodontium

牙周病变对牙髓的影响 Influence of Periodontal Disease on the Pulp

牙周病变与牙髓病变并存 Co-existence of Periodontal and Endodontic Lesions

14-3 治疗原则 Treatment Principles

应知应会的内容：

1. 牙周组织和牙髓的通道，何者最主要及其发生率
2. 牙髓感染和牙髓治疗对牙周组织的影响
3. 牙周状况对牙髓的影响

牙周炎的主要病理改变和临床表现为牙周袋形成和袋壁的慢性炎症、牙槽骨吸收和附着丧失。在此基础上，随着病情加重、不同的患牙部位、某些局部和全身因素的叠加(如特殊微生物、咬合创伤、内分泌改变、药物、全身疾病等)，还会出现一些伴发病变，如牙周-牙髓联合病变 (combined periodontal-endodontic lesions)、多根牙的根分叉病变 (furcation involvement, FI)、深牙周袋的急性或慢性脓肿 (abscesses)、牙龈退缩 (gingival recession) 牙松动 (tooth mobility) 和病理移位 (pathological migration) 等问题。它们可发生在任何一型牙周炎的基础上，但临床表现和治疗方法各有一定特点。本章介绍牙周-牙髓联合病变。其他伴发病变在第15章介绍。

14-1 牙周组织和牙髓的解剖通道 Anatomical Inter-relations of Periodontium and Pulp

牙髓组织和牙周组织在解剖学方面是互相沟通的，在组织发生学方面均来源于中胚叶或外

中胚叶。牙周炎和牙髓根尖周病的发病因素和病理过程虽不完全相同，但牙周袋内和感染的牙髓内都存在以厌氧菌为主的混合感染，它们所引起的炎症和免疫反应有相似之处。因此，二者的感染和病变可以互相影响和扩散，导致联合病变的发生。牙周-牙髓联合病变在临床上并非少见，诊断时要分清原发病变和继发病变往往比较困难。了解二者的相互关系和疾病的相互影响对临床诊断和治疗设计有重要意义。

牙周组织与牙髓组织之间存在着以下的交通途径：

根尖孔 (apical foramen)　是牙周组织和牙髓的重要通道，血管、神经和淋巴通过根尖孔互相通连，而感染和炎症也易交互扩散。

根管侧支 (lateral root canal)　在牙根发育形成过程中，Hertwig上皮根鞘发生穿孔，使牙囊的结缔组织与牙髓组织相通，形成根管的侧支(也称侧支根管)。这些侧支在牙齿成熟后，逐渐变窄或封闭，但仍有一部分残存下来，在乳牙和年轻恒牙中较多见，成年后也可有直径10～250μm的侧支，数目不等。De Deus (1975) 观察1140个离体牙，发现27.4%的牙根有根管侧支，以根尖1/3处最多，占总牙数的17%，根中部约9%，近颈1/3处仅占2% (图14-1)。故在深牙周袋到达近根尖1/3处时，牙髓受影响的机会就大大增加。另外，在多根牙的根分叉区也有约20%～60%的牙有侧支 (或称副根管，accessory canal)，有时同一个牙齿可有多个根管侧支 (彩图14-2)。在根管侧枝内充满着与牙髓相连的毛细血管、牙髓细胞和结缔组织纤维等。但也有学者报告在1000个重度牙周炎患牙中，仅2%的牙在牙周袋内有根管侧枝。

牙本质小管 (dentinal tubules)　正常的牙根表面有牙骨质覆盖牙本质，但约有10%～18%的牙齿在牙颈部无牙骨质覆盖，牙本质直接暴露，在前牙更可高达25%。此外，牙颈部的牙骨质通常很薄，仅15～60μm,很容易被刮除或当有牙龈退缩时，薄层牙骨质被硬牙刷磨除，使下方的牙本质暴露。在牙骨质 - 牙本质界 (cemento-dentin junction, CDJ) 处每平方米约有8000个小管，在髓腔侧约57 000个 / 平方米，牙颈部约15 000个 / 平方米。菌斑细菌的毒性产物、药物及染料等均可双向渗透而互相影响。

解剖异常 (anatomical abnormalities) 如上颌前牙的腭面畸形沟、牙骨质发育不良、牙根外吸收、根折裂等。

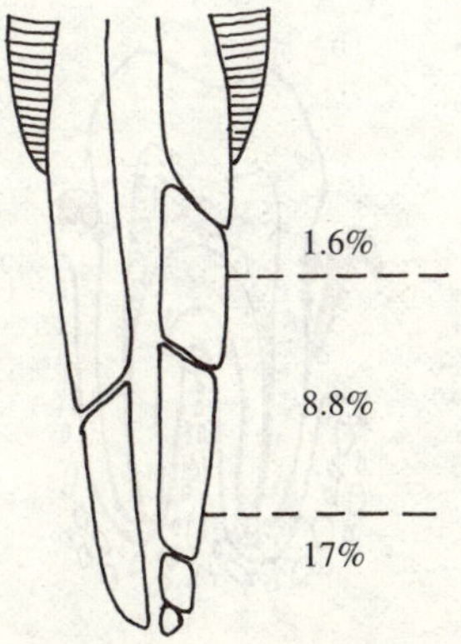

图 14-1　单根牙的根管侧支分布

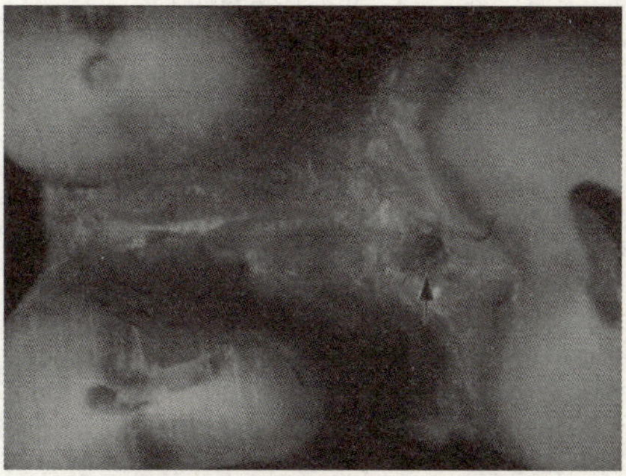
彩图 14-2　根分叉区的副根管开口

14-2 牙周 - 牙髓联合病变的临床类型 Clinical Patterns of Periodontal-Endodontic Combined Lesions

牙髓根尖周病对牙周组织的影响（influence of endodontic lesions on the periodontium）

生活的牙髓，即使有炎症，一般也不引起明显的牙周破坏，可能仅引起根尖周围的牙周膜增宽或局限的阴影。有少数的牙髓坏死是无菌性的，它们一般不会引起明显的牙周病变。但大多数死髓牙均为感染性的，其中的细菌毒素及代谢产物可通过根尖孔或根管侧支引起根尖周病变或根分叉病变，并进而形成牙周-牙髓联合病变。有人报告，有根尖病变或做过根管治疗的下颌磨牙，其牙周袋比牙髓正常者深，发生≥3mm水平骨吸收的根分叉病变者也多于牙髓正常者。临床所见如下：

1. 较常见的类型是根尖周感染的急性发作形成牙槽脓肿 (alveolar abscess)，脓液可沿阻力较小的途径向牙周组织排出，有人称之为逆行性牙周炎 (retrograde periodontitis)。脓液向牙周引流的途径有二：①沿牙周膜间隙向龈沟 (袋) 排脓，迅速形成单一的、窄而深达根尖的牙周袋 (图14-3-a)。多根牙也可在根分叉处形成窄而深的牙周袋，临床表现类似Ⅲ度根分叉病变；②脓液由根尖周组织穿透附近的牙槽骨到达骨膜下，掀起软组织向龈沟排出，形成较宽而深的牙周袋，但不能探到根尖。多见于唇颊侧骨板较薄处 (图 14-3-b)。

此型在临床上易被误诊为牙周脓肿，但仔细检查本病可发现如下特点：深牙周袋排脓是在短期内形成的，患牙无明显的牙槽嵴吸收，有时在X线片上还能隐约见到牙槽嵴顶的影像，邻

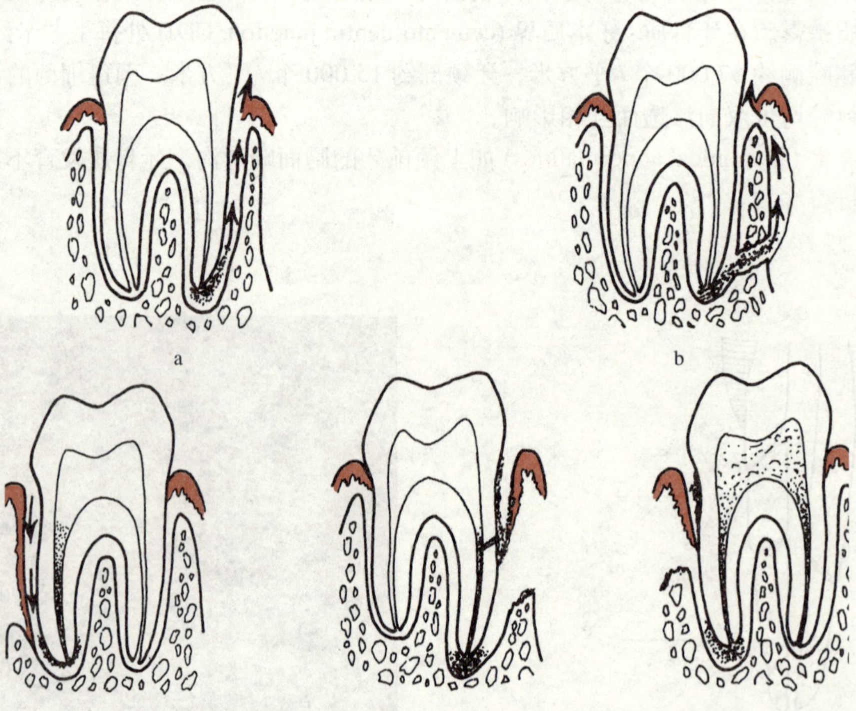

图 14-3　牙周－牙髓联合病变的类型

a. 根尖感染通过牙周膜向龈沟排脓；b. 根尖感染通过骨膜下向龈沟排脓；c. 逆行性牙髓炎；d. 牙周感染通过根管侧支影响牙髓和根尖周组织；e. 牙周病变与牙髓根尖感染并存。

牙一般也无严重的牙周炎；患牙多为死髓牙，有牙髓、根尖周病引起的急性炎症。

若患牙能及时得到牙髓治疗，除去感染源，则牙周病损能很快愈合，因为它只是一个排脓通道。但若根尖周病未得到彻底治疗且反复急性发作，则牙周排脓处有牙龈上皮向根方增殖形成袋上皮，并有菌斑长入龈下，则牙周炎病变成立，表现为深牙周袋、溢脓、牙槽骨吸收、牙松动，X 线片表现为根尖区阴影与牙槽嵴的吸收相连,形成典型的“烧瓶型”或“日晕圈”状病变，即阴影围绕根尖区并向牙槽嵴顶处逐渐变窄（彩图 14-4)。临床上见到有牙髓病变或不完善的牙髓治疗及修复体的牙齿，若有根尖区或根分叉区阴影及牙周袋，而其它部位无明显牙周病变者，也应考虑牙髓源性牙周病变的可能性。

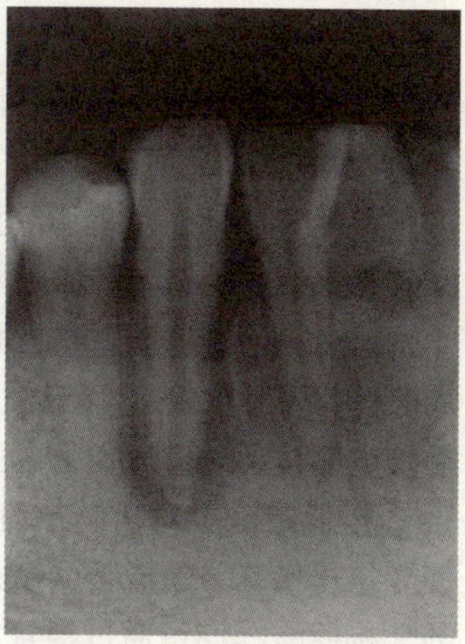
彩图 14-4 牙周牙髓联合病变 X 线片上的烧瓶形病变
（段清宇医师提供）

2. 牙髓治疗过程中或治疗后造成的牙周病变也不少见。如根管壁侧穿或髓室底穿通、髓腔或根管内封入烈性药 (砷制剂、戊二醛、塑化液、干髓剂等)，均可通过根分叉区或根管侧支伤及牙周组织。

根管治疗后的牙齿，有的可发生牙根纵裂 (vertical root fracture)，文献报告平均发生在根管治疗后 3.25 年 (3 天～14 年)。其原因多由于过度扩大根管、修复体的桩核不当、过大的𬌗力、死髓牙的牙体发脆等。还有不少发生于活髓牙的牙根纵裂，也可伴发局限的深牙周袋和牙槽骨吸收。临床表现患牙有钝痛、咬合痛 (尤其是局限于某一个牙尖的咬合痛)、局限的深牙周袋，X线片在早期可能仅见围绕牙根一侧或全长的牙周膜增宽，或窄的“日晕”状根尖阴影，活髓牙的根纵裂还可见到典型的根尖部根管影像变宽。患牙可反复发生牙周脓肿，出现窦道 (彩图 14-5)。

本类型的共同特点是：①牙髓无活力，或活力异常；②牙周袋和根分叉区病变局限于个别牙或患牙的局限部位；③与根尖病变相连的牙周骨质破坏，呈烧瓶型，邻牙的牙周基本正常或病变轻微。

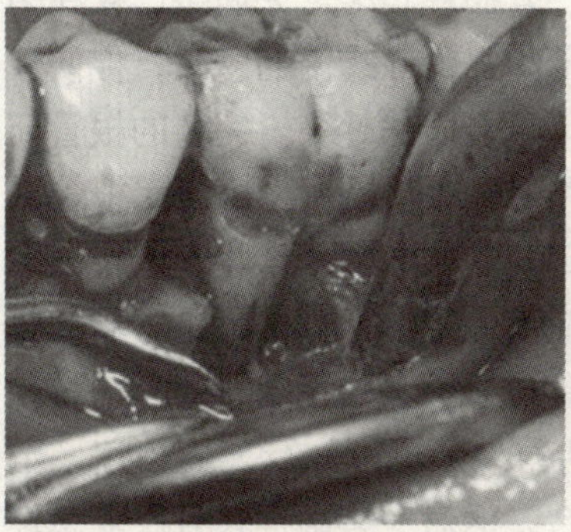
a

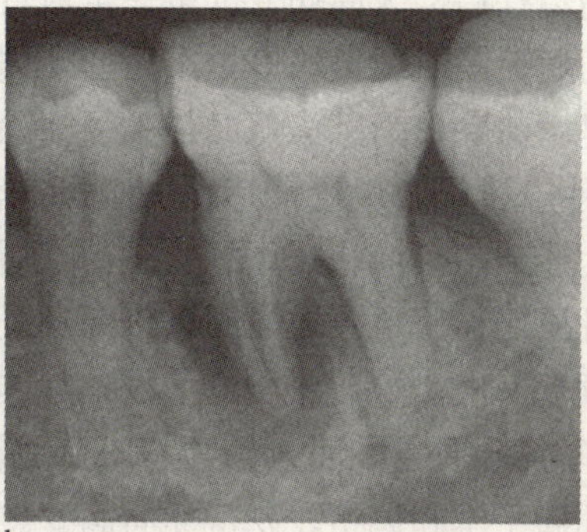
b

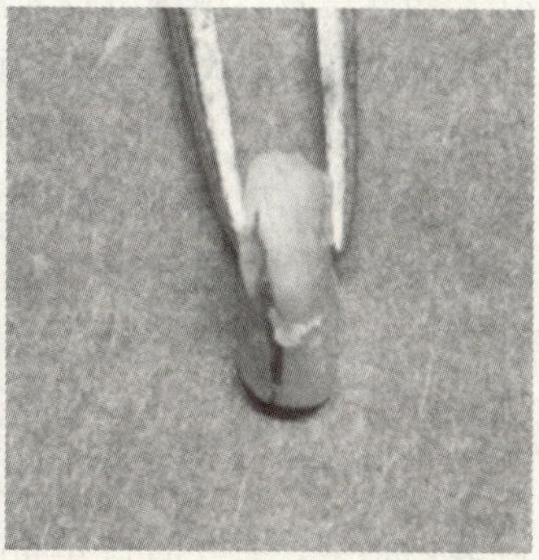
c

彩图 14-5 牙根裂
a. 裂根周围的牙槽骨吸收，形成深牙周袋；b. X 线片；c. 截下的近中根有纵裂。

牙周病变对牙髓的影响（influence of periodontal disease on the pulp）

1. 逆行性牙髓炎 (retrospective pulpitis) 是临床较常见的。由于深牙周袋内的细菌、毒素通过根尖孔或根尖 1/3 处的根管侧支进入牙髓，先引起根尖孔附近的牙髓充血和发炎，日久后，局限的慢性牙髓炎可急性发作，表现为典型的急性牙髓炎 (图14-3-c)。检查时可见患牙有深达根尖区的牙周袋或严重的牙龈退缩，牙齿一般松动达Ⅱ度以上。牙髓有明显的激发痛等，诊断并不困难。

2. 长期存在的牙周病变，袋内的毒素可对牙髓造成慢性、小量的刺激，轻者引起修复性牙本质形成，重者或持久后可引起牙髓的慢性炎症、变性、钙化甚至坏死 (图14-3-d)。国内有学者报告因牙周炎拔除的无龋牙中，64%有牙髓的炎症或坏死，牙髓病变的程度及发生率与牙周袋的深度成正比，其中临床表现牙髓活力迟钝的牙，80.6%已有牙髓的炎症或坏死，这些牙可能一时尚未表现出牙髓症状，但实际已发生病变。

3. 牙周治疗对牙髓也可有一定影响。刮治和根面平整时，将牙根表面的牙骨质刮去，常使牙本质暴露，造成根面敏感和牙髓的反应性改变。牙周袋内或根面的用药，如复方碘液、碘酚、枸橼酸等均可通过根管侧支或牙本质小管刺激牙髓，但这些情况下，牙髓的反应常较局限且为慢性，临床常无明显症状。某些含高浓度过氧化氢的牙齿漂白剂也可刺激牙髓引起症状和颈部牙根吸收。

牙周病变与牙髓病变并存（co-existence of periodontal and endodontic lesions）

这是指二者发生于同一个牙齿，各自为独立病变 (图 14-3-e)。当病变发展到严重阶段时，二者可互相融合和影响，有人将这种情况称为“真正的联合病变 (true combined lesions)”。

14-3 治疗原则 Treatment Principles

有牙周—牙髓联合病变时，应尽量找出原发病变，积极地处理牙周、牙髓两方面的病变，彻底消除感染源。牙髓根尖周病经彻底、正规的牙髓治疗，预后较好；而牙周病损的疗效预测性则不如牙髓病。因此牙周-牙髓联合病变的预后在很大程度上取决于牙周病损的预后。只要牙周破坏不太严重，牙不是太松动，治疗并保留患牙的机会还是不错的。

1. 由牙髓根尖病变引起牙周病变的患牙，牙髓多已坏死或大部坏死，应尽早进行牙髓治疗。病程短者，单纯进行牙髓治疗后，牙周病变即可完全愈合。若病程长久，牙周袋已存在多时，则应在拔髓和根管内封药后，同时或尽快开始常规的牙周治疗，消除袋内的感染，促使牙周组织愈合。较合理的顺序是：清除作为感染源的牙髓→清除牙周袋内的感染→完善的根管充填 (彩图 14-6)。应强调对此种患牙须做根管治疗，务求彻底消除感染源，并严密封闭根管系统，做完善的根管充填。在上述牙髓治疗和牙周的基础治疗后，可观察数月至半年，以待根尖和牙周骨质修复。若数月后骨质仍无修复，或牙周袋仍深且炎症不能控制，可再行进一步的牙周治疗如翻瓣术等。本型的预后一般较好，根尖和牙周病变常能在数月内愈合。

2. 有的患牙在就诊时已有深牙周袋，而牙髓尚有较好的活力，则也可先行牙周治疗，消除袋内感染，必要时行牙周翻瓣手术和调殆，以待牙周病变愈合。但对一些病程长且反复急性发作、袋很深、根分叉区受累的患牙，或虽经彻底的牙周治疗仍效果不佳者，应采用多种手段检测牙髓的活力，以确定是否须进行牙髓治疗。然而，应指出的是，牙髓活力测验的结果仅能作为参考依据，因为“活力测验”的结果实际上只反映牙髓对温度、电流等刺激的反应能力，而不一定反映其生活力。尤其在多根牙，可能某一根髓已坏死，而其它根髓仍生活，该牙对活力测验可能仍有反应；有些牙髓存在慢性炎症或变性，甚至局部发生坏死，但仍可对温度或电流有反应性。因此对牙周袋较深而牙髓活力虽尚存但已迟钝的牙齿，不宜过于保守，应同时做牙髓治疗，这有利于牙周病变的愈合。然而，也有的学者认为在单根的前牙若有X线片显示垂直吸收达根尖周围者，决定治疗方案的唯一依据是牙髓活力测验，若牙髓有活力，则只需做牙周治疗，包括翻瓣手术，而不做牙髓治疗。

3. 逆行性牙髓炎的患牙能否保留，主要取决于该牙牙周病变的程度和牙周治疗的预后。如果牙周袋能消除或变浅，病变能得到控制，则可先做牙髓治疗，同时开始牙周炎的一系列治疗。如果多根牙只有一个牙根有深牙周袋引起的牙髓炎，且患牙不太松动，则可在根管治疗和牙周炎症控制后，将患根截除，保留患牙。如牙周病变已十分严重，不易彻底控制炎症，或患牙过于松动，则可直接拔牙止痛。

总之，应尽量查清病源，以确定治疗的主次。在不能确定的情况下，死髓牙先做牙髓治疗，配合牙周治疗；活髓牙则先做系统的牙周治疗和调𬌗，若疗效不佳，再视情况行牙髓治疗。

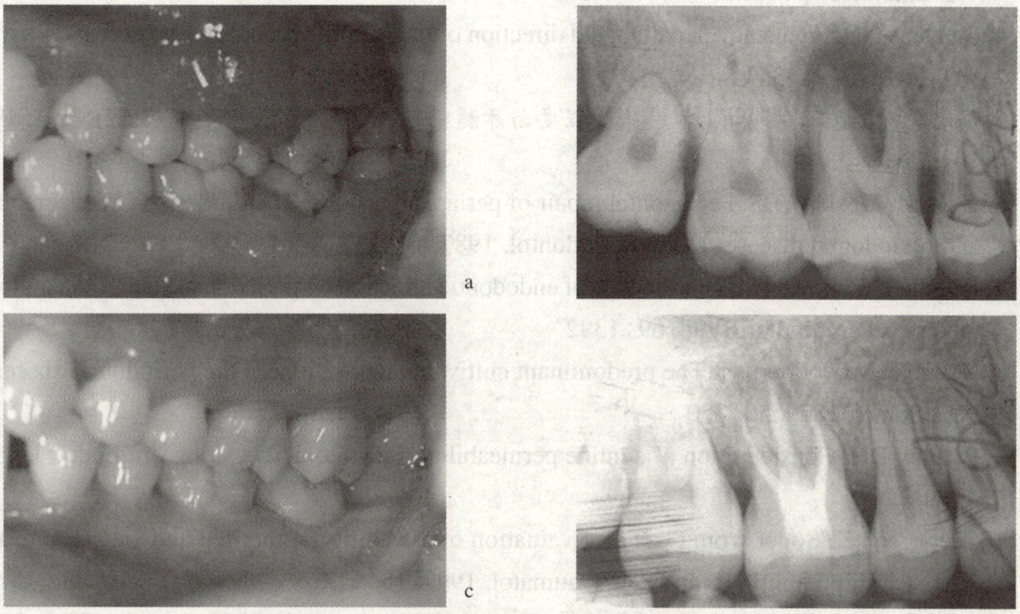

彩图 14-6 牙髓 - 牙周联合病变的疗效

a. 右上第一磨牙（#16 的镜子影像）急性脓肿，PD15mm，2° 松动，牙髓冷测一过性敏感。

b. X 线片示 #16 腭根尖和根分叉区弥漫阴影。

c. 牙周洁治、刮治，同时行根管治疗，牙髓有痛觉，但血暗而少。治愈后 10 个月时临床表现。

d. 根管治疗后 10 个月的 X 线片示病变愈合。

（韩劼医师提供）

思考题

1. 简述对"感染的生活牙髓对牙周组织的影响"的两种临床及治疗观点，各自的根据是什么？
2. 逆行性牙髓炎的处理原则。
3. 牙髓根尖周围急性炎症(牙槽脓肿)从牙周排脓的通道。

参考文献

1. Bender IB, Seltzer S. The effect of periodontal disease on the pulp. Oral Surg Oral Med Oral Pathol, 1972, 33:458
2. Bergenholtz G, Hasselgren G. Endodontics and periodontics. In:Lindhe J, Karring T, Lang NP, eds. Clinical Periodontology and Implant Dentistry, 3rd ed. Copenhagen:Munksgaard, 1997
3. Carranza Jr FA, Newman MG, eds. Glickman's Clinical Periodontology. 8th ed. Philadelphia: WB Saunders Co, 1996
4. De Deus QD. Frequency, location and direction of the lateral, secondary, and accessory canals. JADA, 1975, 91:353
5. 高志荣, 史俊南, 肖明振. 牙周病变程度与牙髓病理改变的关系. 中华口腔医学杂志, 1984, 19:196
6. Gold SI, Moskow BS. Periodontal repair of periapical lesions: The borderland between pulpal and periodontal disease. J Clin Periodontol, 1987, 14:251
7. Jansson L, Ehnevid H. The influence of endodontic infection on periodontal status in mandibular molars. J Periodontol, 1998, 69:1392
8. Newman MG, Sims TN. The predominant cultivable microbiota of the periodontal abscess. J Periodontol, 1979, 50:350
9. Pashley DH. Consideration of dentine permeability in cytotoxicity testing. Int Endod J, 1988, 4:49
10. Petersson K, Soderstrom C, et al. Evaluation of the ability of thermal and electrical tests to register pulp vitality. Endo Dent Traumatol, 1999, 15:127
11. Wong R, Hirsch RS, Clarke NG. Endodontic effects of root planing in humans. Endod Dent Traumatol, 1989, 5:193
12. Jansson LE, Ehnevid H. The influence of endodontic infection on periodontal status in mandibular molars. J Periodontol, 1998, 69:1392

（曹采方）

15 牙周炎的其他伴发病变
Other Secondary Lesions of Periodontitis

应知应会的内容：

1. 牙周脓肿的发病因素
2. 牙周脓肿与牙槽脓肿的鉴别
3. 牙龈退缩的原因及预防
4. 牙龈退缩的临床分度

牙周炎发展到晚期，出现深牙周袋和严重的牙槽骨吸收，所发生的伴发病变除了根分叉病变和牙周-牙髓联合病变以外，较常见的还有牙周脓肿和牙龈退缩。前者通常为急性过程，有明显的自发症状而就医；后者主要为慢性过程，当发生在前牙时，患者常因美观原因而就医。

15-1 牙周脓肿 Periodontal Abscesses

牙周脓肿(periodontal abscesses)并非独立的疾病，而是牙周炎发展到中、晚期，出现深牙周袋后的一个常见的伴发症状，可以发生于任何一型牙周炎患者。它是位于牙周袋壁或深部牙周组织中的局限性化脓性炎症，可引起周围胶原纤维和骨质的破坏。一般为急性过程，也可有慢性牙周脓肿。

发病因素 (causal factors)

1. 深牙周袋内壁的化脓性炎症向深部结缔组织扩展，而脓液不得向袋内排出时，即形成袋壁软组织内的脓肿。

2. 迂回曲折的、涉及多个牙面的深牙周袋，脓性渗出物不能顺利引流，特别是累及根分叉区时。

3. 洁治或刮治时，动作粗暴，将牙石碎片和细菌推入牙周袋深部组织，或损伤牙龈组织。

4. 深牙周袋的刮治术不彻底，袋口虽然紧缩，但袋底处的炎症仍然存在，并得不到引流。

5. 牙髓治疗时根管或髓室底侧穿、牙根纵裂等，有时也可引起牙周脓肿。

6. 机体抵抗力下降或有严重的全身疾患，如糖尿病等，易发生牙周脓肿。有人认为由于 PGE_2 过量生成，使 IL-8 增加 10 ~ 100 倍，IL-8 使大量中性粒细胞趋化至牙周袋壁而形成脓肿。对多发性或反复发作牙周脓肿的患者应注意排除糖尿病的可能性。

7. 一些毒力较强的牙周致病微生物在袋内定植和增殖，使感染加重和扩散。

病理改变 (histopathology)

在牙周袋壁内有大量生活的或坏死的中性多形核白细胞积聚。坏死的白细胞释放多种蛋白水解酶，使周围的细胞和组织坏死、溶解，形成脓液，位于脓肿的中心。在脓液周围有急性炎症区，表面的上皮高度水肿，并有大量白细胞进入上皮。有人报告在脓肿的组织中有 G^- 厌氧菌及螺旋体等入侵，优势菌为牙龈卟啉单胞菌、中间普氏菌、具核梭杆菌、螺旋体等。

临床表现 (clinical features)

牙周脓肿一般为急性过程，并且可自行破溃排脓和消退，但若不积极治疗，或反复急性发作，可成为慢性牙周脓肿。

急性牙周脓肿(acute periodontal abscess)发病突然，在患牙的唇颊侧或舌腭侧牙龈形成椭圆形或半球状的肿胀突起。牙龈发红、水肿，表面光亮 (彩图 15-1)。脓肿的早期，炎症浸润广泛，使组织张力较大，疼痛较剧烈，可有搏动性疼痛。因牙周膜水肿而使患牙有“浮起感”，

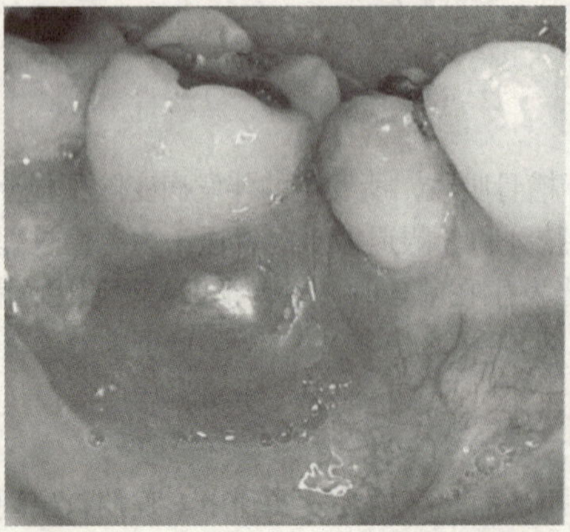

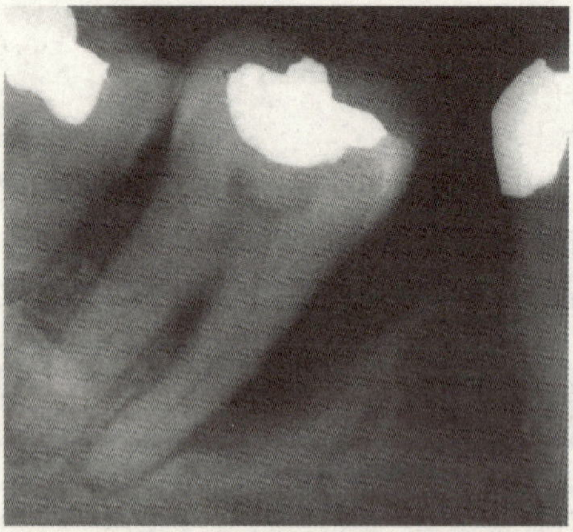

彩图 15-1　急性牙周脓肿

左：急性脓肿开始破溃流脓；右：该患牙近中有深牙周袋

叩痛，松动明显。脓肿的后期，脓液局限，脓肿表面较软，扪诊可有波动感，疼痛稍减轻，此时轻压牙龈可有脓液从袋内流出，或脓肿自行从表面破溃，肿胀消退。急性牙周脓肿患者一般无明显的全身症状，可有局部淋巴结肿大，或白细胞轻度增多。脓肿可以发生在单个牙齿，磨牙的根分叉处较为多见，也可同时发生于多个牙齿，或此起彼伏。此种多发性牙周脓肿的患者十分痛苦，也常伴有较明显的全身不适。牙周脓肿由于位置较浅(与根尖脓肿和牙槽脓肿相比)，多数能自行破溃引流，但在有全身疾病背景者，或存在其他不利因素时，也可有炎症范围扩散。

慢性牙周脓肿(chronic periodontal abscess)常因急性期过后未及时治疗，或反复急性发作所致。一般无明显症状，可见牙龈表面有窦道(fistula)开口，开口处可以平坦，须仔细检查才可见有针尖大的开口；也可呈肉芽组织增生的开口，压时有少许脓液流出。叩痛不明显，有时可有咬合不适感(彩图 15-2)。

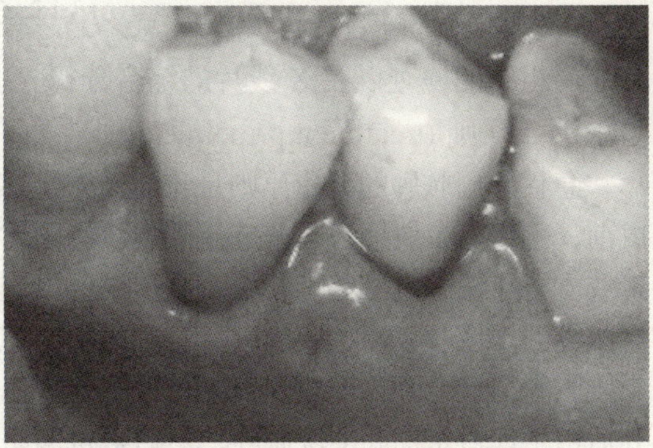

彩图 15-2 慢性牙周脓肿

诊断和鉴别诊断 (diagnosis and differential diagnosis)

牙周脓肿的诊断应联系病史和临床表现，并参考 X 线片。主要应与牙龈脓肿(gingival abscess)及牙槽脓肿(dento-alveolar abscess，或 alveolar abscess)相鉴别。

*牙周脓肿与牙龈脓肿的鉴别：*牙龈脓肿(gingival abscess)仅局限于龈乳头及龈缘，呈局限性肿胀。无牙周炎的病史，无牙周袋和附着丧失，X线片无牙槽骨吸收。一般有异物刺入牙龈等明显的刺激因素，在除去异物和菌斑牙石，排脓引流后不需其它处理。牙周脓肿则是牙周支持组织内的局限性化脓性炎症，有较深的牙周袋和附着丧失，X线片显示有牙槽骨吸收。在慢性牙周脓肿，还可见到根侧或根尖周围弥散的骨质破坏。

*牙周脓肿与牙槽脓肿的鉴别：*二者的感染来源和炎症扩散途径不同，因此临床上表现如下的区别(表 15-1)。

表 15-1 牙周脓肿与牙槽脓肿的鉴别

症状与体征	牙周脓肿	牙槽脓肿
感染来源	牙周袋	牙髓病或根尖周围病变
牙周袋	有	一般无
牙体情况	一般无龋	有龋齿或非龋疾病，或修复体
牙髓活力	有	无
脓肿部位	局限于牙周袋壁，较近龈缘	范围较弥散，中心位于龈颊沟附近
疼痛程度	相对较轻	较重
牙松动度	松动明显，消肿后仍松动	松动较轻，但也可十分松动。治愈后牙齿可恢复稳固
叩痛	相对较轻	很重
X 线相	牙槽骨嵴有破坏，可有骨下袋	根尖周围可有骨质破坏,也可无
病程	相对较短，一般 3 ~ 4 天可自溃	相对较长。脓液从根尖周围向粘膜排出约需 5 ~ 6 天

表15-1所列只是一般情况下的鉴别原则，有些时候二者容易混淆。如牙周-牙髓联合病变时，根尖周围的炎症可向牙龈沟内排脓；长期存在的深牙周袋中的感染，逆行性引起牙髓坏死；牙周炎症兼有殆创伤时，既可形成窄而深的牙周袋，又可影响根尖孔区的血运而致牙髓坏死；有的牙周脓肿可以范围较大，波及龈颊移行沟处，或因脓肿张力较大，探诊时疼痛严重，使牙周袋不易被发现和探入，易被误诊为牙槽脓肿；有些慢性牙槽脓肿形成的瘘口位于靠近龈缘处，易误诊为牙周脓肿，等等。总之，二者的鉴别诊断应依靠仔细地询问病史，牙体、牙髓和牙周组织的检查以及X线片的综合分析。

治疗原则 (treatment principles)

急性牙周脓肿的治疗原则是止痛、防止感染扩散以及使脓液引流。在脓肿初期脓液尚未形成前，可清除大块牙石，冲洗牙周袋，将防腐收敛药或抗菌药引入袋内，必要时全身给以抗生素或支持疗法。过早地切开引流会造成创口流血过多和疼痛。当脓液形成，出现波动时，可根据脓肿的部位及表面粘膜的厚薄，选择从牙周袋内或牙龈表面引流。前者可用尖探针从袋内壁刺入脓腔，后者可在表面麻醉下，用尖刀片切开脓肿达深部，以使脓液充分引流(drainage)。切开后用生理盐水彻底冲洗脓腔，然后敷抗菌防腐药物。切勿用过氧化氢溶液冲洗脓腔，以免因新生氧的气泡进入组织，引起剧痛。切开引流后的数日内应嘱患者用盐水或0.12%氯己定(chlorhexidine)溶液等含漱。

慢性牙周脓肿可在洁治的基础上直接进行牙周手术，根据不同情况，做脓肿切除术，或翻瓣手术除净根面的菌斑牙石。有人报告在急性阶段脓液引流后的短期内，可尽早进行翻瓣术，因急性炎症改变了组织的代谢，有利于骨的新生，此时进行手术有利于术后组织的修复和愈合，新附着的机会较高。McLeod(1997)对42名发生过牙周脓肿的中、重度牙周炎患者109个牙，经正规牙周治疗和维护治疗后，观察12.5年，其中60个牙(55%)仍保持良好功能，49个牙(45%)已拔除。拔除的牙多为根分叉病变或初诊时预后差者。其结论是：牙周脓肿患牙在正规治疗和维护下能保留多年。

15-2 牙龈退缩 Gingival Recession

正常成人的健康牙龈，其龈缘位置稳定地位于牙颈部，临床上从龈沟内不能探到釉牙骨质界，牙龈乳头充满牙间隙。牙龈退缩(gingival recession)是指牙龈缘(gingival margin)位于釉牙骨质界的根方，或同时有牙间乳头的退缩，致使牙根暴露，该处也发生牙槽骨相应的吸收，说明有附着丧失。此临床现象相当多见，有人报告50岁以上的人群中几乎100%有不同程度的牙龈退缩，因而过去认为这是生理性的增龄变化。但有证据表明一些牙周健康的高龄者并不发生牙龈退缩，而所谓老年性的牙龈退缩可能是由于牙周组织长期受到各种机械性损伤和炎症刺激的作用累积而造成的。

过去将它称为牙周萎缩(periodontal atrophy)，如“老年性牙周萎缩”，或发生于年轻人的“早老性牙周萎缩”。但所谓“萎缩”是指组织、器官或其细胞成分在达到正常成熟之后，又减退、缩小，并失去其应有的功能。而牙龈退缩并不属于此范畴，也不一定是增龄变化。

造成牙龈退缩的常见原因 (causes of gingival recession)

牙周炎治疗后： 患牙周炎时牙周袋壁有炎症和牙槽骨吸收造成牙周附着丧失，只是因牙

龈有炎症和肿胀，使牙根未暴露于口腔中。经过治疗后炎症消除，或牙周手术切除牙周袋，使龈缘退缩，牙根暴露，牙间隙增大。此种退缩常涉及多个牙。

解剖因素：牙齿的唇 (颊) 向错位使唇侧牙槽骨很薄，甚至存在骨开窗 (fenestration) 或骨裂开(dehiscence)，此种牙在受到𬌗创伤或正畸力时，骨板很容易吸收，并随之发生牙龈退缩。有人认为附着龈过窄、牙龈结缔组织太薄、和唇颊系带的高位附着也是牙龈退缩的原因之一，但也有人根据临床或动物实验的结果予以否认，这可能与牙龈是否同时存在菌斑所引起的炎症有关。牙根与骨之间的角度也有关系，如上颌磨牙的牙根分叉若很大，则易发生腭侧的牙龈退缩。

刷牙不当：使用过硬的牙刷、牙膏中摩擦剂的颗粒太粗、拉锯式的横刷法等。多见于牙弓弯曲处，如尖牙、前磨牙部位，因这些牙根较突出，唇 (颊) 侧骨板较薄，易因机械摩擦而发生牙龈及牙槽骨的退缩。不恰当地使用牙签也可损伤牙间乳头使之退缩。

正畸力与过大的𬌗力：当正畸过程中使牙齿在牙槽突范围内移动或向舌侧移动时，较少发生牙龈退缩；若向唇颊侧移动或倾斜，而且范围超出牙槽突时，常易发生牙龈退缩。在正畸治疗开始前，应仔细检查受力牙部位的牙龈组织及骨的厚度，以及牙齿在牙槽突中的位置。20世纪上半叶，普遍认为咬合创伤可引起牙龈退缩，如龈裂等，但从未得到科学的文献认证。

不良修复体：如低位卡环、基托边缘压迫龈缘等。有人报告全冠边缘进入龈缘以下者，比起冠缘位于龈缘以上者更易发生龈缘的炎症和牙龈退缩。

以上诸因素如果同时存在，可加重牙龈退缩的程度。

临床表现及后果 (clinical problems)

牙龈退缩可以发生在单个牙或多个牙，也可发生在全口牙；牙龈可以有炎症、肿胀，也可健康无炎症；可以有症状，也可无症状。临床出现的常见问题如下。

影响美观：牙龈退缩可累及个别牙或多个牙，甚至波及全口牙。轻度的牙龈退缩一般无临床症状，也不引起患者的注意。当病损位于个别前牙，使牙根暴露、龈缘高低不齐，则影响美观，患者常为此寻求治疗。

Miller(1995)对牙龈退缩的程度 (主要为前牙) 提出了分度法 (图15-3)，用以指导牙龈美容手术的适应证 (详见第二十五章)。

Ⅰ度：龈缘退缩未达到膜龈联合处，邻面无牙槽骨或牙间乳头的丧失。

Ⅱ度：龈缘退缩达到或超过膜龈联合，但邻面无牙槽骨或牙间乳头的丧失。

Ⅲ度：龈缘退缩达到或超过膜龈联合，邻面牙槽骨或牙间乳头有丧失，位于釉牙骨质界的根方，但仍位于唇侧退缩龈缘的冠方。

Ⅳ度：龈缘退缩超过膜龈联合。邻面骨丧失已达到唇侧龈退缩的水平。

牙根敏感：在牙周刮治过程中，常将根面的牙骨质刮除，治疗后牙龈退缩，使牙本质直接暴露于口腔内，会使温度、机械或化学刺激等直接通过牙本质小管传入牙髓，产生牙根敏感症状(root sensitivity)。这种疼痛是激发性的，且每次持续时间极短，刺激除去后，疼痛即消失。随着髓腔内相应部位的修复性牙本质形成，这种敏感症状大多能逐渐消失，时间约2周至1月不等。根据患者个体敏感性、刮治操作的程度，症状的轻重程度也不同。有的患者有咬合创伤或原本已有牙髓病变，则症状可能更明显些。

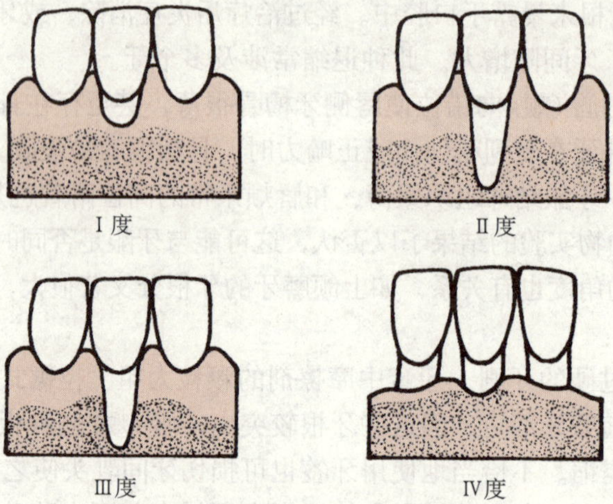

图 15-3 牙龈退缩的分度 (Miller，1985)

食物嵌塞和根面龋：当伴有牙龈乳头的退缩时，牙间隙增大，常导致水平型食物嵌塞(food impaction)。如果不及时取出食物或患者未进行适当的邻面菌斑控制，则暴露的牙根面容易发生根面龋，有时甚至是环状龋，多发生于口腔卫生不良的老年牙周炎患者。1995年我国第二次全国口腔健康流行病学调查的结果表明，35 ~ 44 岁人群中牙龈退缩的发生率为 82.12%，人均 15.05 个患牙，有根面龋 0.08 个；65 ~ 74 岁的人群患牙龈退缩者占 97.24%，人均患牙 16.98 个，有根面龋 0.45 个。

治疗原则 (treatment principles)

少量、均匀的牙龈退缩一般无症状，不需处理。如牙龈退缩持续进展，则应仔细寻找原因，并针对原因进行治疗，如改变刷牙习惯、改正不良修复体、调整咬合力或正畸力量等。无论有无明确的原因，一旦发生较广泛的牙龈退缩后，较难使其再生而恢复原有的高度，治疗主要是防止其加重。

一般情况下，牙周治疗后一过性的牙根敏感不需特殊处理，应向患者解释清楚；少数症状严重、影响进食者，可用氟化钠糊剂或含硝酸钾等成分的制剂等局部涂布、或用含氟矿化液含漱等，尽量避免使用烈性脱敏药物。

水平型的食物嵌塞没有特殊疗法，主要是指导患者及时清除食物，保持局部清洁，防止发炎和病情加重。根面龋的预防主要是良好的菌斑控制，可建议使用牙间隙刷、牙线、牙签等工具。此外医生在对深牙周袋治疗时应尽量采用保留牙龈高度、促使牙周组织再生的方法，减少牙根面的暴露，尤其是前牙。

对于个别或少数前牙的牙龈退缩而影响美观者，可用侧向转位瓣手术、游离龈瓣移植术、结缔组织瓣移植等手术来覆盖暴露的根面 (详见第二十五章)。牙槽骨板太薄或骨裂开者，也可用引导性骨再生 (guided bone regeneration, GBR) 手术来治疗。

15-3 牙的病理性移位 Pathological Tooth Migration

引起牙齿病理性移位的主要因素有二：

牙周支持组织的破坏

牙齿在牙弓中的稳定位置有赖于足够高度的牙周支持组织及其健康程度。当牙周炎使牙槽骨吸收，支持组织减少后，牙齿很容易受各种力的影响而发生移位。如继发性𬌗创伤，使牙齿向受力的方向发生移位；唇肌/舌肌的力量也可推动牙齿向唇侧移位，较典型的如上前牙向唇侧移位；牙周袋深部的病理性肉芽组织也会使患牙向𬌗方挺出或使患牙向着远离病变最重处的方向移位。

𬌗力的改变

正常的接触区、良好的牙齿形态及牙尖斜度、牙列的完整性、𬌗力与唇颊舌肌力的平衡等，都是保持牙齿正常位置的重要因素。若有上述因素的异常，会对牙周组织产生侧向的异常𬌗力，使牙齿发生移位。例如上前牙的骨吸收严重者，可因下唇和舌的压力，促使上前牙向唇侧移位。邻牙缺失后长期得不到修复也会使患牙向缺牙间隙倾斜，以及对颌的牙齿过长。这些都可导致食物嵌塞、龋齿和牙周炎等。

病理性移位好发生于前牙，也可发生于后牙。一般向𬌗力方向移位较多见，常伴有牙齿扭转。侵袭性牙周炎患者常在患病早期即可发生上、下前牙的唇向移位，出现较大的牙间隙，称为扇形移位。

治疗原则

病理性牙移位的治疗主要应先进行规范、彻底的牙周治疗，消除炎症，同时尽量找出导致移位的原因，针对性地消除这些因素。如安排合理的维护治疗，保持健康的牙周组织；纠正咬合创伤，建立平衡的咬合关系；改正不良习惯和不恰当的唇舌肌力等。对骨下袋可以采用手术植骨等方法促使骨修复 (bong fill)，增加支持骨。当炎症控制后，对有些移位的患牙可以用正畸方法，使移位牙排齐复位，也可使倾斜的患牙直立 (up-righting)，然后及时修复缺失牙。

有些牙周炎患牙在经过非手术治疗消除炎症和创伤后，移位的患牙可以自行复位。此种自动复位的机制尚不明确。有人推测可能是由于炎症消退后，牙龈中的胶原纤维和牙周膜越隔纤维的新生，重建起牙齿 - 牙周组织之间平衡的生物机械环境 (biomechanical environment)，使牙齿恢复到原位；治疗后建立了平衡的咬合关系，消除了使牙移位的异常力量；骨下袋内血块收缩的张力，可拉动移位牙向病变处复位。Gaumet 等报告 16 名中、重度牙周炎患者的 33 个移位牙在非手术治疗(SRP)后 6 周时，有 48.5% 出现不同程度的复位，36.4% 完全关闭；手术后 4 个月时，69.7% 有一定程度的复位，51.5% 完全关闭。对＜ 1mm 的缝隙，有 77.8% 可完全关闭。自动复位一般在治疗后 7 ~ 10 天开始，约 3 ~ 4 周完成，这与皮肤创口愈合的过程相似。

对于一些不易消除原因的移位牙，应教会患者处理和保护牙周及牙体健康的方法，如清除邻面的菌斑、嵌塞的食物等。

思考题

1. 急性牙周脓肿的处理原则。
2. 牙周脓肿和牙槽脓肿临床差别的病理学基础。
3. 为何称牙龈退缩而不称牙龈萎缩。

4. Miller 对牙龈退缩的分度标准。
5. 病理性牙移位的原因和处理。

参考文献

1. Dello Russo NM. The post-prophylaxis periodontal abscess. Etiology and treatment. Int J Periodont Restorative Dent, 1985, 5:29
2. Hafstrom CA, Wilkstrom MB, Renvert SN, et al. Effect of treatment on some periodontopathogens and their antibody levels in periodontal abscesses. J Periodontol, 1994, 65:1022
3. McLeod DE, Lainson PA, Spivey JD. Tooth loss due to periodontal abscess: A retrospective study. J Periodontol, 1997, 68:963
4. Miller Jr PD. A classification of marginal tissue recession. Int J Periodont Resto Dent, 1985, 5:9
5. Newman MG, Sims TN. The predominant cultivable microbiota of the periodontal abscess. J Periodontol, 1979, 50:350
6. Trope M, Tronstad L, Rosenberg ES, et al. Darkfield microscopy as a diagnostic aid in differentiating exudates from endodontic and periodontal abscesses. J Endod, 1988, 14:35
7. Sato S, Ujie H, Ito K. Spontaneous correction of pathologic tooth migration and reduced infrabony pockets following nonsurgical periodontal therapy: A case report. Int J Periodont & Restorative Dent, 2004, 24:457
8. Gaumet PE, Brunsvold MI, McMahen CA. Spontaneous repositioning of pathologically migrated teeth. J Periodontol, 1999, 70:1177

（曹采方）

16 牙周医学 Periodontal Medicine

应知应会的内容：

1. 牙周感染的本质和特点
2. 牙周病与全身疾病和状况的关系
3. 牙周感染影响全身健康的可能机制
4. 牙周医学的临床意义

16-1 牙周医学简史 A Brief History of Periodontal Medicine

一百多年前，人类就已认识到口腔疾病，尤其是牙周病不仅影响口腔健康，还会影响全身其它部位。换言之，口腔健康与全身健康是息息相关的。病灶 (focus) 指局部具有致病微生物感染的组织。当病灶内的微生物及其毒性产物通过血液循环向远隔器官或组织迁移而引起相应器官或部位的疾病，称之为病灶感染(focal infection)。19 世纪末及 20 世纪初期，口腔病灶感染学说在医学界及牙医学界很盛行。早在 1891 年，现代细菌学的开山鼻祖 Robert Koch 的得意门生、美国宾州大学牙医学院微生物学家 Willoughby D.Miller 就在其一篇题为 “The human mouth as a focus of infection” 的论文中提出了著名的“口腔病灶感染理论”，指出口腔病灶中的微生物及其产物可进入身体其它部位而导致多种疾患，如骨炎 (ostitis)、骨髓炎 (osteomyelitis)、败血症 (septicemia)、脓毒症 (pyemia) 等所谓的口腔脓毒病 (oral sepsis)。1899年，英国的内科医生 William Hunter 听了 Miller 在伦敦有关口腔病灶感染的演讲后，极力支持这一新观点。他在1900年出版的英国医学杂志上撰文，强调了口腔感染对全身系统的影响。1910年，他在加拿大 McGill 大学的一次公开演讲中，讽刺牙医用金冠修复患有龋坏、牙髓坏死或根尖脓肿的牙齿是“犹如用金棺来盛装腐烂的尸体”。他还把牙龈炎、牙周炎及口腔卫生不良列为导致许多系统性疾病的主要原因。

1911 年 Billings 将口腔脓毒病改名为病灶感染。在 20 世纪 40 年代以前，病灶感染学说在牙医界及医学界广为流行，以致大量拔除患牙周病、龋病及早期根尖感染的牙齿，以达到清除病灶感染源，防治关节炎、心脏病、肝病、肾病及胰腺病的目的。1940 年代以后，牙医学及医学界大量的研究表明，口腔病灶学说并不能完全解释许多全身疾病的发病原因，并提出三大疑问：(1)拔除病灶牙以后，并不能改善或治愈全身疾病；(2)口腔健康状况良好的人群也发生类似的全身疾病；(3)全口无牙的患者同样患有类似的全身疾病。1952年美国医学会杂志编辑部正式刊文对病灶感染是导致许多系统性疾病主要原因的理论加以否定，同时医学界也发现了许多系统性疾病的主要病因，口腔病灶感染学说因而逐渐受到冷落和否定。之后，牙医界在防止牙周病和龋病方面取得了巨大进展，提倡以良好的保存性治疗(conservative therapy)，如清除口腔感染等取代以前基于病灶感染理论的破坏性治疗。从而极大地推动了现代牙周病学及牙体牙髓病学的发展。

20世纪80年代后期，口腔感染与全身疾病的关系再次引起人们的兴趣和关注。1989年芬兰学者 Mattila 在英国医学杂志上发表了有关口腔感染与急性心肌梗死的研究报告，揭开了有关口腔病灶感染与全身疾病关系研究的新一页。此后，世界各地的学者们，运用现代科学方法及标准，并按照循证医学的原则进行了大量的横向及纵向流行病学调查及病例对照研究(case-control study)，采用科学的统计学分析手段，揭示牙周病与某些全身疾病及状况(conditions)存在一定的关系。1996年美国北卡罗来纳大学学者Offenbacher 提出了牙周病学中的一个新的分支学科，即为牙周医学(periodontal medicine), 以揭示牙周健康或疾病与全身健康和疾病之间的双向联系及其意义。1997 年 3 月在全美国最早的州立大学 - 北卡罗莱纳大学(UNC)，召开了具有重要意义的关于牙周医学的第一次国际会议。牙周医学的兴起具有重大的理论及临床意义，它不仅推动了相关的病因及致病机制的研究，同时也对如何重新评估和认识牙周感染与全身疾病二者之间的关系以及采用相应的临床诊治方法和策略提出了要求。再者，牙周医学分支学科的建立，也有助于促进口腔医师与通科医师之间加强沟通与合作，共同对相关的临床病例及课题进行探索，以期有效地控制及促进口腔健康和全身健康。

16-2 牙周感染的特点 Nature of Periodontal Infection

人类的口腔是一个非常复杂而特别的生态系统。据估计，大约有10^{14}的正常或共生微生物寄居在人体内各种界面上，包括牙齿、牙科修复体、义齿及种植体表面、口腔粘膜上皮、以及呼吸道、消化道和生殖泌尿道的粘膜上皮。令人惊讶的是，全身大约一半，高达60亿个包括300～500种不同的微生物寄居于口腔。

众所周知，口腔微生物生态环境具有高度易变性，在日常生活中不断受到全身及局部健康状况的影响，以致发生相应的机会性感染(opportunistic infections)。从某种意义上讲，牙周感染是人体内最不寻常的感染性疾病。这与牙周组织所处的特有的解剖和组织学结构有关。首先，牙根部分附着于牙槽骨内，而牙冠部分却暴露在口腔这个半开放的系统中。与身体其它部位不同的是，牙齿表面为口腔微生物提供了一个相对稳定、不脱落(non-shedding)[除非牙齿本身脱落]的生物学界面来集居和生存，同时该界面与牙周软组织保持紧密而又不直接相通的互动状态。另一方面，牙面上附着的菌斑以生物膜(biofilm)形式存在，浸润于龈沟液和唾液中。因此，定植于牙面的微生物并不能被局部的宿主防御机制及各种抗微生物治疗所完全控制。这对于认清牙周感染及牙周诊断的特点具有重要的启示。由此可见，菌斑生物膜具有高度稳定性。尽管通过机械手段，例如有效的刷牙、使用牙线及洁治和深刮，能有效地控制菌斑，但随着牙周病变加重和牙周袋变深，龈下菌斑生物膜结构变得更为复杂，以革兰阴性(Gram-negative)厌氧菌(anaerobic bacteria)为主的大量不同生物性状的微生物集聚，引起严重的局部炎症与免疫反应。促使宿主细胞释放大量的细胞因子和炎症介质，进而导致牙周组织的破坏。

16-3 牙周感染与全身健康的关联和可能的病理机制 Biological Plausibility and Pathobiology

如上所述，在发生中、重度牙周炎时(彩图16-1)，牙周袋内两边的界面，包括牙面及牙周袋壁上存在大量细菌集聚，加上牙周袋壁上皮变薄及表面结构完整性受损，致使袋壁通透性提高，因而大量细菌及各类细菌毒性产物得以进入牙周结缔组织及局部小血管。据估计，一个全口牙齿相对齐全而有重度牙周炎的患者，其受感染而又与龈下菌斑微生物直接接触的牙周袋壁表面积总和，可高达72cm^2，这大约相当于一个成人的手掌面大小。显然，对于一个重度牙周炎患者来讲，由此而引起的细菌感染对全身健康可造成潜在的不良作用。研究表明，牙周感染可通过三种不同的机制影响远隔器官或部位：细菌本身通过入血或淋巴等的迁移性感染，[如拔牙、牙周治疗、咀嚼等均可引起短暂的菌血症(bacteremia)]；细菌的毒性产物直接引起的损伤；以及细菌感染引起的免疫损伤。目前，经典的病灶感染学说又重新引起了口腔医学界及医学界的重视。其中主要原因是随着现代微生物学取样方法的改进，细菌检测手段的更新，如DNA探针、PCR和16SrRNA测序等方法，从身体它处多个受感染的病变部位检测到口腔寄居菌，这也为上述病灶迁移感染理论提供了有力依据。

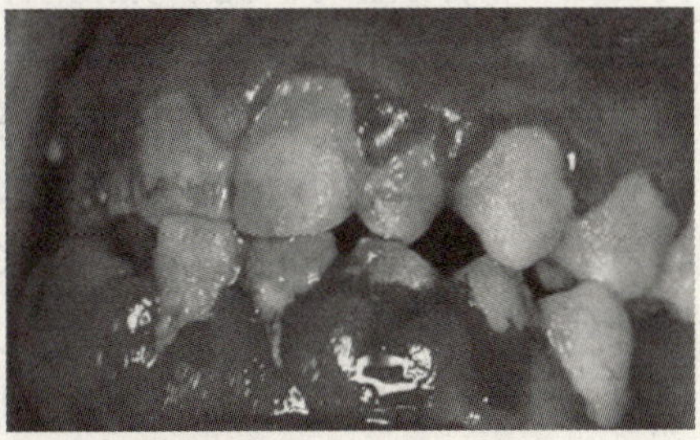
彩图16-1 重症牙周炎
(金力坚医师提供)

近十余年来的大量研究结果表明，牙周感染可能是某些重要的系统性疾病或异常状况的一个重要的潜在危险因素，包括心血管疾病（动脉粥样硬化、心肌梗死及脑中风等）、早产及低体重新生儿、糖尿病、呼吸道感染等。近来，也有初步研究表明，牙周感染与胃炎、胃溃疡及类风湿性关节炎等有关。人们现在认为，未经治疗的牙周袋及邻近的炎性组织可能是一个重要的感染病灶源，不断向牙周局部的小血管输送细菌，细菌的毒性产物及由细菌感染激活宿主细胞，产生大量的炎性细胞因子 (如IL-1, TNF-α等) 和各种炎性介质 (如 PGE_2)，这些反应不仅局限于牙周组织，也可泛发于整个免疫系统，进而影响远隔器官、组织及血管内皮细胞，造成相应的病理改变。此外，人们也认为牙周病和某些系统性疾病或状况具有共同的危险因素 (shared risk factors) (如吸烟，精神紧张及基因因素) 和相似的致病机制。

目前，国内外学者正致力于运用最新的分子生物学、基因学及蛋白组学等手段，来深入探讨牙周感染和系统性疾病或状况(conditions)之间存在的内在联系及相应机制，以建立相应的诊断指标，用于临床并探讨更有效的治疗。表 16-1 概括了牙周感染与全身疾病和状况的潜在关联和可能的致病机制。

表 16-1 牙周感染与全身疾病和状况的潜在关联和可能的致病机制

心血管系统疾病	早产 / 低体重新生儿	糖尿病	呼吸系统感染
◇ 慢性炎症导致血管内皮细胞病变 ◇ 脉管炎 ◇ 血小板集聚和粘附 ◇ 血管脂肪变性 ◇ 胆固醇沉积 ◇ 血栓形成 ◇ 动脉粥样硬化	◇ 胎膜慢性炎症 ◇ 影响胎儿生长 ◇ 炎性羊水增多 ◇ 炎症介导子宫肌收缩增加 ◇ 早产风险增加	◇ 慢性炎症导致胰岛素介导的血糖吸收减少 ◇ 糖基化终端产物(AGE)形成 ◇ AGE 受体介导的细胞表型改变 ◇ 机体对胰岛素敏感性降低 ◇ 胰岛素抵抗 ◇ 血糖控制不良	◇ 致病菌病灶源 ◇ 唾液蛋白膜降解，削弱其清除致病菌的能力 ◇ 致病菌吸入下呼吸道和肺 ◇ 肺炎和肺功能受损的风险增加

心血管系统疾病 (cardiovascular diseases)

心肌梗死 (myocardial infarction)，是指在冠状动脉粥样硬化病变的基础上，冠状动脉的血流中断，使相应的心肌出现严重而持久的急性缺血，最终导致心肌的缺血性坏死。据统计，目前在发达国家中 50% 的死因与动脉粥样硬化 (atherosclerosis)引起的并发症有关。其中，冠状动脉血栓形成 (coronary thrombosis) 和急性心肌梗死就占了一半。学者们发现动脉粥样硬化与牙周炎有许多类似之处。例如，这两种疾病的患者有许多共同的特征，包括吸烟、低教育水平、高血压和精神紧张等。提示动脉粥样硬化与牙周炎可能有相似的病变机制，其中，感染与炎症是两者主要的共同机制。

近年来，大量的科学证据显示感染和炎症是动脉硬化和冠心病的主要原因之一，促使人们重新评估牙周炎是否为冠心病的危险因素及其两者可能存在的关系。自芬兰学者Mattila 1989年发表具有科学依据的重要报告以来，先后有大量研究表明，牙周炎与动脉粥样硬化、急性心肌梗死及脑血管意外有潜在的关联。其中8项长期追踪观察报告，在校正了年龄、性别、种族、体重、身高、教育、婚姻、吸烟、酗酒、个人经济状况、血糖、血脂、血压及糖尿病等因素后，提供了进一步的证据表明牙周炎可能是心血管疾病的一个独立危险因素。此外，也有学者发现，牙周炎与非出血性脑中风 (non-hemorrhagic stroke)、外周性血管疾病 (peripheral vascular diseases) 及早期颈动脉粥样硬化 (carotid atherosclerosis)的发生有关。

尽管上述大量研究表明，牙周病与心血管疾病之间存在一定的相互关系，但鉴于这些研究的局限性，目前尚不清楚牙周病是否与心血管疾病的发生、发展存在直接的因果关系。今后，需要进行更多前瞻性、设计严格、大样本及采用更直接的生物学评估指标的研究，以证实上述问题。同时，临床干预性的研究，以阐明牙周治疗是否有利于预防心血管疾病，更为人们所普遍关注。

糖尿病 (diabetes mellitus)

多年来，已有大量研究表明，糖尿病 (包括 1 型 和 2 型) 是牙周病的一个重要危险因素。近年来已有研究显示，糖尿病和牙周病之间存在双向的关系，不但糖尿病会影响牙周病，牙周感染反过来也会影响内分泌代谢，从而影响血糖的控制及增加发生糖尿病伴发症的风险。Taylor 等(1996)报道，重度牙周炎与血糖控制不佳密切相关。Grossi等(1997)进行的干预性研究发现，与对照组相比，接受牙周治疗及辅助使用四环素的2型糖尿病患者的牙周状况明显好转，糖化血红素(glycated hemoglobin, HbA1c) 降低 10%。其它研究也显示，牙周治疗及辅助使用抗生素，通过减少牙周致病菌及控制炎症，有助于减少重度糖尿病患者的胰岛素抵抗，恢复对其的敏感性，从而改善血糖控制及患者的病情。可能的机制为抑制糖化蛋白，减少AGE的形成及降低基质金属蛋白酶 (MMPs)和其它炎症介质的活动。因此，预防和治疗牙周病是控制糖尿病的重要一环。

早产和低体重新生儿 (preterm low birth weight)

早产 (孕期＜37 周)和低体重新生儿(＜2500克)，是目前国内外妇产科临床上的重要问题。据临床资料报道，早产和低体重新生儿常伴发。目前已知的有关因素包括高龄(＞34岁)或低龄(＜ 17 岁)生育、胎儿护理不足、吸烟、酗酒、滥用药物、高血压、生殖泌尿道感染、糖尿病等。然而,上述因素并不能解释临床所有病例。25%～50%的病例甚至没有上述因素。近年来，人们认为孕妇的生殖泌尿道细菌感染可能是其中的一个重要因素。除了局部感染外，非局部的由远隔感染和细菌产物及其诱发产生的大量炎性细胞因子和炎性介质也起了重要作用。因此，牙周感染可能是妊娠意外的一个未被揭示的危险因素。牙周致病菌可引起胎膜的慢性炎症，细菌内毒素则刺激产生各种炎性因子和介质 (如 IL-1β、TNF-α 和 PGE_2)，增加早产风险。而牙周感染又可影响胎儿生长，导致炎性羊水过多，增加子宫肌收缩而诱发早产。

Offenbacher等人1996年首次报道，患有严重牙周炎的孕妇发生早产低体重新生儿的风险比牙周健康的产妇高 7.5 倍。那些在妊娠期间牙周病变加重的产妇，其风险甚至更可高达 10 倍。最近有干预性研究发现，产前得到良好的牙周治疗和维护的妇女，其早产低体重新生儿的发生率(1.84%)明显低于无牙周治疗的对照组(10.11%)，即降低了82%。美国医学会建议，妇女在怀孕前或至少一旦怀孕后，应尽快请牙医进行牙周检查并得到及时的牙周治疗与良好的维护，以期减少早产和低体重新生儿的风险。

呼吸系统感染 (respiratory diseases)

呼吸道疾病严重影响人们的健康。据1990年的全球统计，下呼吸道感染被列为常见死因的第三位，而慢性阻塞性肺病 (chronic obstructive pulmonary disease, COPD) 列为第六位。肺部感染常见的感染途径之一，是吸入口腔咽喉部的感染源，其中口腔内的细菌起着重要作用。人们认为，牙菌斑可能是引起肺部感染的致病菌的重要储存库。口腔咽喉部的细菌如牙周袋内的细菌，可被吸入下呼吸道和肺部，导致相应的呼吸道感染或加重原来的病情。1992年，美国学者Scannapieco的研究小组，首先提出口腔尤其牙周感染可能是细菌性肺炎及COPD的危险因素。近年来的研究表明，从长期住院的老年体弱病人的牙菌斑中，可检出典型的呼吸道致病菌。流行病学研究也显示，口腔卫生差的人群患慢性呼吸道疾病的几率比口腔卫生良好的人群高4.5倍。另一项长达25年的纵向研究发现，基线时牙周炎引起的牙槽骨吸收是COPD的独立预测因子(predictive factor)。有学者指出，与牙周炎相关的唾液蛋白酶可能损害口腔粘膜表层，促进致病菌的粘附与聚集，易被吸入肺部。同时，这些唾液蛋白酶也可降解与致病菌相附着的唾液蛋白膜，削弱其清除粘膜表面致病菌的能力。此外，牙周炎中产生的大量炎性细胞因子和各种炎性介质，加重了呼吸道上皮的炎症状态，促进呼吸道的感染。

到目前为止，还未有科学证据显示牙周病会直接引起上述呼吸道疾病。然而，学者们认为牙周病可能是肺部感染的一个危险因子，而两者又与潜在的宿主炎症性易感反应特质相关。

胃病 (gastric diseases)

慢性胃炎和胃溃疡是常见的消化道疾病。近年的研究已证实，幽门螺杆菌（Helicobacter pylori，Hp）是慢性胃炎和胃溃疡的致病菌。研究也显示Hp在牙周炎患者的龈下菌斑中的检出率远远高于牙周健康对照者。而且牙周袋内检出的Hp与同一患者胃病病变部位中发现的Hp具有相同的基因型及表型。甚至在家庭成员的口腔和胃中也可检出相同基因型的Hp。这些发现说明，牙菌斑和牙周袋很可能是Hp的一个储存库，增加发生胃病的风险，也可能是胃病复发的一个因素。因此，对慢性胃炎和胃溃疡等患者，定期的牙周检查、治疗和维护可望减少菌斑中的Hp水平，提高胃病的疗效，减少其复发率。

类风湿性关节炎 (rheumatoid arthritis)

类风湿性关节炎是一种常见的慢性炎症破坏性疾病，表现为关节滑膜部位持续性存在炎症性浸润，造成滑膜炎（synovitis）及其引发的关节组织破坏。在临床表现上，类风湿性关节炎和牙周炎有某种相似之处，两者均为慢性炎症性疾病，与炎性细胞因子和各种炎性介质水平升高有关。多数患者经治疗后一般病情较稳定，仅一部分患者表现为进展性的组织破坏。因此，两者之间是否存在某种潜在的相关性，近年来引起了人们的很大兴趣。

澳大利亚学者Mercado等2000年的调查发现,牙周炎患者自述有类风湿性关节炎病史的百分率高过牙周健康者4倍。在该类风湿性关节炎患者组中，62.5%患有重度牙周炎。该研究小组最近的研究进一步显示，与对照组相比，类风湿性关节炎患者的缺牙率及存在深牙周袋和严重牙槽骨吸收的百分比明显较高。同时还发现，牙槽骨吸收程度与类风湿性关节炎活动性密切相关的各类指标显著相关，包括关节肿胀（swollen joints），相关健康调查评分（HAQ），血清C-反应蛋白 (C-reactive protein, CRP) 水平和红细胞沉降率 (erythrocyte sedimentation rate, ESR)。2004年，香港学者金力坚及其合作者的初步研究发现，与普通人群相比，类风湿性关节炎患者的深牙周袋检出率明显较高，牙周破坏程度与血清类风湿因子(rheumatoid factor，RF)相关。这些研究说明，牙周病与类风湿性关节炎之间存在某种内在关系，同一个体可能存在某种潜在的炎症与免疫反应失调，这与牙周炎和类风湿性关节炎的发展有关。这一假设还需要进一步的研究来证实。

16-4 展望 Outlook for the Future

尽管本章阐述了牙周感染很可能是某些重要系统性疾病或状况之危险因素，包括心血管疾病、糖尿病、早产及低体重新生儿和呼吸系统疾病等。但大多数研究均分别采用牙周炎的不同临床指标(如探诊深度、附着丧失、牙槽骨吸收、失牙数等)，与系统性疾病病情的表现或严重程度相对照，有些研究甚至采用受访者的主观报告作为评估指标。因此，这类研究均存在某种不足之处，甚至得出相反的结论。由于所用的指标不同、量化的标准各异，不利于各项研究结果之间的比较和综合分析。

2001年美国牙周病学学会(American Academy of Periodontology, AAP)与美国国家牙科与颅面研究院（National Institute for Dental and Craniofacial Research, NIDCR）联合召开了一次有关牙周医学的重要会议，其主题为“Periodontitis-Systemic Connection”。会上重点讨论了今后牙周医学研究的方向和重点，以及用以评估牙周感染、炎症与系统性疾病或状况更确切和敏感的指标。与会学者们认为，今后应着重研究牙周感染和相应的宿主炎症与免疫反应，是如何成为影响上述系统性疾病或状况的危险因子及其病理机制。另外，今后牙周医学的重要发展方向之一，为开展更多设计严格的干预性研究，以阐明良好的牙周预防、治疗和维护是否有利于提高相关的系统性疾病的治疗效果，预防或减少有关疾病或状况的发生，促进全身健康。有关良好的牙周预防和治疗可减少早产低体重儿的发生，就是一个明显的例子。

回顾100多年来的历史，从1891年病灶学说的提出、20世纪40年代以前病灶感染理论的广为流行、50年代后被冷落、到80年代后期重新引起人们的关注、直至21世纪初的今天，人们对牙周医学的深入探讨、认识并揭示牙周感染与系统性疾病或状况之间存在的关系，经历了漫长的道路。随着今后研究的深入，人们有理由相信，口腔科医师将面临新的专业挑战和责任，他们不仅要为患者提供口腔专业服务，更可协助医科(physicians)和专科医师，为提高与改善患者的全身健康做出应有的贡献。在这个意义上讲，牙周医学的兴起应可促进口腔科医师与临床医师开展更多的沟通与团队合作，以期更有效地进行预防及综合临床诊断和治疗，使他们共同的患者得到更佳的口腔和医疗专业服务，提升与维护口腔健康和全身健康。

思考题

1. 牙周医学的生物学基础是什么？
2. 就牙周病与上述一种系统性疾病或状况之间存在的关系，阐述你自己的看法与观点。
3. 根据你自己的看法，谈谈牙周医学在临床实践中的意义。
4. 讨论你对如何开展口腔科医生与内科医生的沟通和合作的看法。
5. 扼要讨论今后牙周医学研究的方向和重点。

参考文献

1. Beck JD, Offenbacher S. The association between periodontal diseases and cardiovascular

diseases: A state-of-the-science review. Ann Periodontol, 2001, 6 : 9

2. Cohen DW. Periodontal medicine in the next millennium. Refuat Hapeh Vehashinayim, 2001, 18 : 6, 60
3. Cohen DW, Slavkin HC. Periodontal disease and systemic disease. In: Rose LF, et al. Periodontal Medicine. Hamilton (Canada): BC Decker Inc, 2000 : 1
4. Danesh J, Collins R, Peto R. Chronic infections and coronary heart disease: Is there a link? Lancet, 1997, 350 : 430
5. Darveau RP, Tanner A, Page RC. The microbial challenge in periodontitis. Periodontol 2000, 1997, 14 : 12
6. Garcia RI, Henshaw MM, Krall EA. Relationship between periodontal disease and systemic health. Periodontol 2000, 2001, 25 : 21
7. Grossi SG, Genco RJ. Periodontal disease and diabetes mellitus: A two-way relationship. Ann Periodontol, 1998, 3 : 51
8. Jin LJ, Chiu GKC, Corbet EF. Are periodontal diseases risk factors for certain systemic disorders? - What matters to medical practitioners? Hong Kong Med J, 2003, 9 : 31
9. Mercado FB, Marshall RI, Bartold PM. Inter-relationships between rheumatoid arthritis and periodontal disease. A review. J Clin Periodontol, 2003, 30 : 761
10. Miller WD. The human mouth as a focus of infection. Dental Cosmos, 1891, 33 : 689
11. Offenbacher S, Katz V, Fertik G. et al. Periodontal infection as a possible risk factor for preterm low birth weight. J Periodontol, 1996, 67 : 1103
12. O'Reilly PG, Claffey NM. A history of oral sepsis as a cause of disease. Periodontol 2000, 2000, 23 : 13
13. Oshowo A, Gillam D, Botha A. et al. Helicobacter pylori: The mouth, stomach, and gut axis. Ann Periodontol, 1998, 3 : 276
14. Page RC. The pathobiology of periodontal diseases may affect systemic diseases: Inversion of a paradigm. Ann Periodontol, 1998, 3 : 108
15. Page RC, Offenbacher S, Schroeder HE. et al. Advances in the pathogenesis of periodontitis: Summary of developments, clinical implications and future directions. Periodontol 2000, 1997, 14 : 216
16. Scannapieco FA. Position paper of The American Academy of Periodontology: Periodontal disease as a potential risk factor for systemic diseases. J Periodontol, 1998, 69 : 841
17. Scannapieco FA, Bush RB, Paju S. Associations between periodontal disease and risk for nosocomial bacterial pneumonia and chronic obstructive pulmonary disease. A systematic review. Ann Periodontol, 2003, 8 : 54
18. Scannapieco FA, Bush RB, Paju S. Periodontal disease as a risk factor for adverse pregnancy outcomes. A systematic review. Ann Periodontol, 2003, 8 : 70
19. Socransky SS, Haffajee AD. Microbiology of periodontal disease. In: Lindhe J, Karring T, Lang NP, et al. Clinical Periodontology and Implant Dentistry. 4th ed, Oxford: Blackwell

Munksgaard, 2003, 106

20. Söder Pö, Söder B, Nowak J, Jogestrand T. Early carotid atherosclerosis in subjects with periodontal diseases. Stroke, 2005, 36 : 1195
21. Soskolne WA, Klinger A. The relationship between periodontal diseases and diabetes: An overview. Ann Periodontol, 2001, 6 : 91
22. Stewart JE, Wager KA, Friedlander AH, Zadeh HH. The effect of periodontal treatment on glycemic control in patients with type 2 diabetes mellitus. J Clin Periodontol, 2001, 28 : 306
23. Umeda M, Kobayashi H, Takeuchi Y. et al. High prevalence of Helicobacter pylori detected by PCR in the oral cavities of periodontitis patients. J Periodontol, 2003, 74 : 129
24. Williams RC, Paquette D. Periodontitis as a risk for systemic disease. In: Lindhe J, Karring T, Lang NP, eds. Clinical Periodontology and Implant Dentistry. 4th edition, Oxford: Blackwell Munksgaard, 2003 : 366
25. Wu T, Trevisan M, Genco RJ, Dorn JP, Falkner KL, Sempos CT. Periodontal disease and risk of cerebrovascular disease: The first national health and nutrition examination survey and its follow-up study. Arch Intern Med, 2000, 160 : 2749
26. 胡文杰, 曹采方, 孟焕新等. 慢性胃炎患者口腔与胃内幽门螺杆菌的检测分析. 中华医学杂志, 2002, 82 : 1037

(金力坚)

17 牙周病的预后 Prognosis of Periodontal Disease

17-1 影响预后判断的因素 Factors to Consider When Determining a Prognosis

疾病严重程度 Disease Severity
牙槽骨吸收的类型 Type of Bone Loss
患者年龄 Patient Age
患者的依从性 Patient Compliance/Cooperation
全身健康状况 Systemic Disease/Condition
吸烟 Smoking
牙周炎的类型 Type of Periodontal Diseases
基因因素 Genetic Factors
局部因素 Local Factors
修复体因素 Prosthetic Factors
几种不同的预后标准

17-2 牙龈炎的预后 Prognosis of Gingivitis

菌斑性牙龈炎 Plaque- Induced Gingivitis
受全身因素影响的牙龈病 Gingival Diseases Modified by Systemic Factors
急性坏死性溃疡性龈炎 Acute Necrotizing Ulcerative Gingivitis, ANUG

17-3 牙周炎的预后 Prognosis of Periodontitis

慢性牙周炎 Chronic Periodontitis, CP
侵袭性牙周炎 Aggressive Periodontitis, AgP
基础治疗后对预后再评估 Re-evaluation

应知应会的内容：

1. 判断预后时应考虑的影响因素。
2. 菌斑性龈炎的预后及转归。
3. 基础治疗后对预后再评估的意义。

17-1 影响预后判断的因素 Factors to Consider When Determining a Prognosis

预后是指对患者所患疾病的未来发展过程和结局的估计，是基于医生对该病的知识(循证医学)、经验以及对现患者病情的了解、分析而得出的。它是在做出诊断之后、制定治疗计划之前由医生来做出预测和判断。医生需根据患者的病史、年龄、疾病类型、进展速度、牙周破坏程度、菌斑牙石量及局部刺激因素、全身健康状况和患者的依从性以及卫生习惯等因素全面考虑后做出初步判断。根据对患者牙周总体病情和各个患牙的病情作出预后判断，并据此制定相应的治疗计划。

影响预后判断的因素有牙周疾病的严重程度、全身状况及患者的年龄、是否吸烟、依从性、遗传因素及局部解剖因素等，需综合考虑。

Box 17-1 判断预后应考虑的因素

整体临床状况	局部因素	临床牙周检查	全身健康状况	环境和行为因素
牙周炎的类型	菌斑、牙石量及成分	探诊出血	糖尿病	患者的依从性(如菌斑控制，定时复查，用药，戒烟等)
牙周支持组织破坏程度	局部解剖因素	附着丧失程度	心血管疾病	吸烟
牙槽骨吸收的类型	牙松动情况	探诊深度	免疫系统疾病	精神压力及紧张心理因素
患者年龄	𬌗创伤	X线检查	血液系统疾病	
	食物嵌塞	GCF量	遗传基因及牙周病家族史	
	牙周－牙髓联合病变		HIV/AIDS	
	根分叉病变			

疾病严重程度 (disease severity)

应从牙周袋深度、附着水平、骨吸收程度、牙齿动度等来综合评价牙周炎的严重程度。已有不少研究结果表明患者既往的牙周病史和就诊当时的牙周破坏程度可作为其预后的参考指征。深牙周袋和严重的附着丧失部位，易发生新的破坏。反映牙周破坏的主要指征是附着丧失和牙槽骨吸收的程度，附着丧失比牙周袋深度更能准确地反映牙周组织破坏的程度。前者反映牙周膜已破坏的程度和范围，而牙周袋深度则受很多因素 (如炎症肿胀、退缩等) 的影响，有时与骨吸收等真正的牙周组织破坏并不一致。一个牙周袋深但附着丧失和牙槽骨吸收少的牙周炎患者的预后要优于袋虽不太深但附着丧失和牙槽骨丧失严重者。累及多个牙面的复杂牙周袋要比简单袋预后差。牙周炎的类型直接影响预后，如侵袭性牙周炎的预后一般较慢性牙周炎要差，而大多数慢性牙周炎经过系统治疗后一般疗效较好。

牙槽骨吸收的类型 (type of bone loss)

预后与余留牙槽骨的高度相关，当牙齿的一个面骨质丧失较多，其余各牙面的骨高度对考虑预后就很重要。若牙槽骨普遍吸收严重，则疗效较差。还需结合X线片所示的余留牙槽骨的形状、密度、骨硬板存在与否等综合考虑。骨吸收类型对预后评估也很重要。如果两个牙余留骨的高度相同，则角型骨吸收通过治疗很可能比水平吸收者新骨增加多。根分叉部位是否受累，对预后的影响较大，因为一旦受累，器械难以进入分叉病变区，此处的菌斑及炎症性肉芽组织不易清除，致使病变长期不愈。

患者年龄 (patient age)

对于牙周组织破坏程度相同的两名患者，年长者要比年轻者预后好。因为年轻患者的牙周组织破坏程度是在相对短时间内发生，而且往往伴有遗传因素或吸烟等不良嗜好或系统性疾病，对治疗的反应较差，这种情况多数发生在侵袭性牙周炎患者。另一方面，年轻者较年长者对复杂的牙周治疗如手术等的反应相对要好，愈合和再生能力强。

患者的依从性 (patient compliance/cooperation)

牙周疾患的预后很大程度取决于患者对保留自然牙的愿望，并同时具有保持良好口腔卫生的意愿和行为能力，是否能学会并坚持正确的口腔卫生措施，并能定期复查和复治，这些对预后有重要影响。复查的时间应根据病情，间隔3～12个月不等。研究表明对不能控制菌斑者，牙周手术和种植牙等的长期效果均不佳。

全身健康状况 (systemic disease/condition)

全身健康状况不但与牙周炎的发生、发展密切相关，同时也影响牙周炎的预后。全身健康而无系统性疾患者对牙周治疗的反应好。流行病学研究已明确证实：1型和2型糖尿病患者中的牙周炎患病率和严重程度比非糖尿病患者明显高，糖尿病与牙周炎之间的相互制约关系已获肯定，控制糖尿病和树立良好的口腔卫生习惯、及时治疗已有的牙周病并定期复查，对牙周炎病情的控制及预后有重要的影响，同样牙周炎的有效治疗也会使糖尿病获得良好的效果。

吸烟 (smoking)

流行病学研究表明吸烟是牙周炎发生、发展及预后的重要的环境影响因素。吸烟不仅影响牙周破坏的严重程度，还影响牙周组织的愈合潜力。吸烟者较从未吸烟者对牙周常规治疗的反应差，重度牙周炎伴吸烟者预后更差。吸烟者的牙面易堆积牙石、菌斑，其免疫功能降低并影响预后。戒烟可改善预后，轻、中度牙周炎患者戒烟后可获得良好的疗效，重度牙周炎者戒烟后再配合治疗，预后亦会有改善。

牙周炎的类型 (type of periodontitis)

慢性牙周炎的炎症多与局部刺激因素的强度相关，只要能彻底地控制局部刺激因素，其预后往往良好。一般的规律是对同样牙周破坏程度的患者来说，牙龈炎症重、牙石及菌斑堆积多的患者，其预后相对较好，因为其炎症和骨吸收在较大程度上是局部刺激因素所致，去除局部因素可有效地停止骨破坏，取得较显著的疗效。

侵袭性牙周炎大多表现为牙龈炎症轻，或表面颜色、形状基本正常，但已有明显骨破坏，而且发病年龄早，进展较快，如果有明显的全身背景及遗传因素则预后较差。如果全身健康状况良好，常规治疗配合用抗生素，预后相对较好，如果两位相同病情的侵袭性牙周炎者年龄相仿，均无明显全身背景，局部刺激因素明显者的预后要比局部刺激因素少者的预后好，因为后者有可能存在局部的免疫功能 (如白细胞的趋化及吞噬功能) 缺陷或还未明确的基因因素的作用等。

基因因素 (genetic factors)

牙周病是反映了入侵微生物与宿主防御功能之间的复杂的相互作用，遗传因素在宿主反应中起重要作用。Kornman (1997) 报道，在不吸烟的重度慢性牙周炎患者中，白细胞介素1 (IL-

1) 的基因多态性所导致的IL-1 β生成增多与其牙周炎症程度相关。遗传因素还影响血清IgG_2抗体滴度和中性粒细胞Fc-γ RII受体的表达。而两者均与侵袭性牙周炎有关。虽然目前关于遗传基因的研究很多，但牙周炎是多基因疾病，目前尚无明确的结论，也无法改变遗传因素，检测与牙周病相关的基因类型对预后判断有一定参考意义：首先，早期检测出有遗传因素使疾病风险增加的患者，可以对他们进行早期的预防和强化治疗。其次，对已患病或正在治疗中的患者，若能检测出遗传危险因素，可有助于调整治疗方案，如辅助使用抗生素、采取较彻底的(不太保守的)治疗措施，或增加复诊频率。还可对那些侵袭性牙周炎患者家庭中尚未罹患牙周炎的个体早期介入预防治疗。

局部因素 (local factors)

1. 菌斑牙石的清除情况

来自菌斑和牙石中的微生物的致病作用是牙周病发生、发展的最重要局部因素。多数情况下，良好的预后取决于患者和医生清除这些病源因素的能力。能否彻底清除菌斑及牙石是获得疗效的第一步，紧接着要看患者自身有效地控制菌斑保持疗效的能力，如果不能坚持自我清除菌斑及定期复查，病变将会复发和加重。另外不易清洁的根分叉病变预后较差。

2. 局部解剖因素

一些解剖因素容易使菌斑滞留、不易清除。

(1) 短的锥形根且牙冠相对较大的牙齿预后不佳。因为支持牙根的牙周组织表面积少，使牙周膜更易受到𬌗力的损害。

(2) 多根牙分叉区的釉质突起和釉珠。此处易发生病变，亦对治疗反应差，很难产生再附着。这些牙根表面的釉质突起妨碍了牙周膜的附着，影响再生性治疗的疗效。

(3) 根面凹陷的深浅不等的沟会影响刮治和根面平整的效果，这种根面凹陷常见于上颌前磨牙、上颌第一磨牙的近颊根，下颌第一磨牙的两个根。另外，任何牙齿都可有根面凹陷，也给医生和患者造成难以清洁的区域。

(4) 牙根距离过近使器械难以到达和清除菌斑滞留区，Bower (1979) 报告，有58%的第一磨牙的根分叉入口处的直径窄于常规的牙周刮治器的宽度(0.75mm)而影响治疗。

(5) 牙齿松动情况　牙齿松动的主要原因是牙槽骨丧失，牙周膜的炎症和咬合创伤。如果是因炎症所致的牙齿松动容易纠正，因咬合创伤所致松动经咬合调整可得到一定的改善；一些难以解除的咬合创伤，如重度深覆𬌗、反𬌗或其它严重错𬌗都会影响疗效。因牙槽骨丧失过多所致的牙齿松动不易消除。

修复体因素 (prosthetic factors)

对于有牙缺失者，通过对骨水平 (影像学评价) 和剩余牙的附着水平 (临床检查) 进行综合考虑，并结合修复的要求来确定是否可保留某些牙齿，以达到建立美观的、可行使功能或作为基牙。此时需将个别牙与总体牙的预后全盘考虑，往往一颗牙会决定其它牙齿的保留或修复体的种类(固定修复还是可摘义齿修复)。当判断失牙区的邻牙预后时，标准应更为严格，常需与修复科医生共同商议治疗方案。

几种不同的预后标准

大多数情况下，医生通过对以上影响预后因素的全面评价，并进行仔细分析后，可有以下几种不同的预后，它们可用于对个别牙的预后判断，也可用于对全口牙的总体预后判断。

1. 预后极佳(excellent) 无骨丧失，局部刺激因素可消除并能使牙周组织恢复健康。患者合作，无系统性疾患及环境因素的影响。

2. 预后良好(good/fair) 可控制局部病原因素。虽有少量骨吸收，但余留足够的支持骨。或个别牙有Ⅰ度根分叉病变。患者的依从性好，无系统性疾患及环境因素的影响，或虽有系统性因素但已得到良好的控制。

3. 预后较差(poor/questionable) 中、重度骨丧失。牙齿松动Ⅰ度以上，根分叉病变Ⅱ度以上。有或无系统/环境因素，患者依从性较差。

4. 预后极差(hopeless) 重度骨吸收和深牙周袋，牙齿松动Ⅱ～Ⅲ度。局部病变不能控制和维护，全身及环境因素难以控制，属拔牙指征。

17-2 牙龈炎的预后 Prognosis of Gingivitis

由于牙龈病只侵犯牙龈组织，没有支持组织的破坏，病损大多表现为炎症和增生。只要能彻底消除引起炎症的原因和恰当的治疗，就可完全恢复健康。

牙龈病有多种类型，各种类型的牙龈病预后不尽相同。需分析疾病的原因，依去除病因的难易程度而定。

菌斑性牙龈炎 (plaque- induced gingivitis)

1. 通过龈上洁治术彻底清除菌斑和牙石，并对促使菌斑积聚的食物嵌塞、不良修复体、牙列不齐、充填体悬突等局部刺激因素进行纠正，使炎症得以消退，同时教会患者长期控制菌斑的方法，患者依从性若很好，牙龈的色、形、质便可恢复正常，获完全治愈。

2. 治疗后，牙龈炎症消退，并恢复至健康水平。但若患者不能坚持维护，将导致菌斑性龈炎再次复发。

3. 如果长期反复发作的龈炎不及时治疗，有可能发展成牙周炎。

受全身因素影响的牙龈病 (gingival diseases modified by systemic factors)

1. 青春期龈炎 (puberty-associated gingivitis)：由于青春期的内分泌改变使牙龈组织对微量的局部刺激物产生明显的炎症反应，一般来说它比单纯性菌斑性龈炎的愈合慢，特别是病程长且牙龈伴肥大增生者，由于全身因素的存在，仍易复发，需定期复查并教会患者正确刷牙和控制菌斑的方法，重度牙龈增生可用手术方法纠正牙龈外形。随着青春期过去，可以完全治愈。

2. 妊娠期龈炎 (pregnancy-associated gingivitis 或 pregnancy gingivitis)：单纯的妊娠期龈炎经去除局部刺激因素，如菌斑、牙石、不良修复体等，牙龈可恢复健康。对于妊娠期龈瘤已妨碍进食者，可选择合适的妊娠阶段进行手术切除。经过这些治疗后均可恢复正常。

3. 药物性牙龈增生/龈炎 (drug-induced gingival hyperplasia) 其远期疗效取决于局部炎症控制情况及用药能否更换。不少患者在认真控制菌斑后，即使不停药，也能使增生的牙龈恢复健康。

急性坏死性溃疡性龈炎 (acute necrotizing ulcerative gingivitis, ANUG)

急性坏死性溃疡性牙龈炎仅侵及牙龈组织，主要的易感因素是菌斑。但是，患者常伴有急性心理应激刺激反应、吸烟、过度疲劳等全身因素；所有这些都可导致免疫反应降低，导致了ANUG的特征性疼痛和坏死性病损。若菌斑得到控制、戒烟、解除心理障碍、注意营养及休息，无全身性严重疾病，预后通常很好，病变可得到痊愈。

17-3 牙周炎的预后 Prognosis of Periodontitis

慢性牙周炎 (chronic periodontitis, CP)

慢性牙周炎大多是与局部因素相关的慢性进展性疾病，可表现为局限型和广泛型。对于轻、中度慢性牙周炎，通过良好的口腔卫生措施及去除局部菌斑滞留的因素，使炎症得以控制，预后通常较好。对于重度慢性牙周炎者，如果患者依从性差，又出现根分叉病变，而且临床松动度继续加重，则预后不佳。

侵袭性牙周炎 (aggressive periodontitis, AgP)

侵袭性牙周炎可表现为局限型和广泛型。局限型常发生于青春期，病变局限于第一磨牙和切牙。如能早期诊断，可通过口腔卫生指导，积极的牙周基础治疗以及局部和全身应用抗生素，适宜选择引导性组织再生手术，获得良好预后。广泛型侵袭性牙周炎表现为全口牙的附着丧失、牙槽骨吸收。虽然经过综合治疗，但部分患者预后仍欠佳。如果再伴有吸烟等不良习惯，其预后更差。

基础治疗后对预后再评估 (re-evaluation)

基础治疗后2～3个月，通过对患者的牙龈炎症、探诊后出血、牙周探诊深度、附着水平等的检查，来评估患者对治疗的反应。如果探诊深度变浅、探诊出血减轻或不出血，则预后可能较好；如果临床检查各项指标无明显改善，则总体预后不佳。再评估使医生有机会了解并与内科医生共同控制患者的全身疾病如糖尿病等，同时还可以对患者的口腔卫生习惯进行强化指导，督促戒除吸烟等不良习惯。根据再评价的结果，确定下一步的治疗计划，如手术治疗等。医生通过再评估也可检验和修改原先所做的预后评估，并据此对治疗计划做出必要和适当的调整。

小结

牙周炎的进展通常是以间断发作的方式进行，长的静止期中可有短的破坏期。目前还没有灵敏的方法判断静止期和活动期。复诊的间隔期越短，越有益于获得较佳的预后，更易捕捉到活动期并进行及时治疗。所以牙周炎要早治、常治，才能终生受益。

思考题

1. 确定预后时需考虑哪些因素？
2. 诊断与预后的关系。

参考文献

1. Newman MG, Takei HH, Carranza FA. Carranza’s clinical periodontology. 9th ed. Philadelphia：B Saunders Company, 2002, 475

2. 曹采方. 牙周病学. 第二版. 北京: 人民卫生出版社, 2003: 157
3. 郑麟蕃, 张震康. 实用口腔科学. 北京: 人民卫生出版社, 1993: 116
4. Armitage GC. Development of a classification system for periodontal diseases and conditions. Annals periodontol, 1999, 4 (1): 1
5. Bower RC: Furcation morphology relative to periodontal treatment-furcation root surcace anatomy. J Periotontol, 1979, 50 (7): 366
6. Claffey N, Polyzois I, Ziaka P. An Overview of nonsurgical and surgical therapy. Periodontol 2000, 2004, 36 (1): 35
7. Fleischer HC, Mellonig JT, Brayer WK, et al. Scaling and root planing efficacy in multirooted teeth. J Periodontol, 1989, 60 (7): 402
8. Isidor F, Karring T. Long term effect of surgical and non-surgical periodontal treatment. A 5-year clinical study. J Periodontal Res, 1986, 21 (6): 462
9. Kalkwarf KL, Kaldahl WB, Patil KD. Evaluation of furcation region response to periodontal therapy. J Periodontol, 1988, 59 (12): 794
10. Knowles JW, Burgett FG, Nissle RR, et al. Results of periodontal treatment related to pocket depth and attachment level. Eight years. J Periodontol, 1979, 50 (5): 225
11. Lindhe J, Westfelt E, Nyman S, et al. Long term effect of surgical/ non-surgical treatment of periodontal disease. J Clin Periodontol, 1984, 11 (5): 448
12. Petersilka GJ, Ehmke B, Flemmig T. Antimicrobial effects of mechanical debridement. Periodontol 2000, 2002, 28 (1): 56

（沙月琴）

18 牙周病的治疗计划 Treatment Plan of Periodontal Disease

18-1 牙周病治疗的目标 Goals of Periodontal Treatment

去除病因，消除炎症

恢复软组织及骨的生理外形

恢复功能,保持长久疗效

促进牙周组织的再生

18-2 治疗程序 Treatment Sequence

第一阶段：基础治疗 Phase Ⅰ：Initial Therapy

第二阶段：手术治疗 Phase Ⅱ：Surgical Therapy

第三阶段：修复及正畸治疗 Phase Ⅲ：Restorative and Orthodontic Therapy

第四阶段：维护期 Phase Ⅳ：Maintenance Therapy

18-3 有全身疾病患者的牙周治疗 Periodontal Treatment for Systemically Compromised Patients

心血管疾病 Cardiovascular Disease

糖尿病 Diabetes Mellitus

肝病、结核及其他传染性疾病 Hepatopathy, Tuberculosis and Communicable Diseases

出血性疾病 Hemorrhagic Diseases

应知应会的内容：

1. 牙周治疗的总体目标。
2. 牙周治疗四个阶段的相互关系。
3. 牙周治疗应注意的全身健康状况。

经过详细的临床检查，明确了诊断，并对该病的预后进行初步判断之后，应为患者制定出较全面的、个性化的 (individualized) 治疗计划。对牙龈炎的治疗相对简单，但需要找出病因，针对病因进行有效的治疗和口腔卫生指导。对牙周炎的治疗相对复杂，由于牙周炎已形成牙周组织的破坏和牙槽骨吸收，在制定治疗计划时不但要考虑消除局部刺激因素，同时要考虑全身健康状况；不但要消除病因，还要矫正疾病所造成的软、硬组织病损，促进修复和再生。因此，必须制定出有针对性的、有步骤的全面计划。使治疗最终达到牙周组织健康、行使功能良好、满足美观需要的目标。在治疗过程中还应根据患者对治疗的反应，随时对治疗计划进行调整和修改。

18-1 牙周病治疗的目标 Goals of Periodontal Treatment

去除病因，消除炎症

去除菌斑是消除炎症的关键，不但要在基础治疗阶段彻底清除菌斑、牙石及其它局部促进因子，还应在维护阶段定期进行专业洁治及必要的治疗，更重要的是让患者养成持之以恒地、彻底地清除菌斑的习惯。同时还应针对不同的局部因素进行纠正，才能消除牙周炎症，使牙周破坏停止并防止复发。

恢复软组织及骨的生理外形

因牙周炎造成的深牙周袋、牙龈退缩、骨缺损、牙齿移位、牙槽骨的外形改变等，应通过牙周非手术及手术治疗得到纠正。附着龈过窄、系带过短或其它影响牙周组织健康的状态可以考虑手术治疗。由各种原因造成的食物嵌塞、充填体悬突、不符合生理外形的接触点及边缘嵴应进行调整。

恢复功能，保持长久疗效

牙周治疗的最终目标是恢复健康的牙周组织，并能较长期行使良好的功能，不仅仅注重暂时保留的牙数，而应考虑长期稳定的功能。在进行修复治疗时应针对患者的牙周情况做出相应的设计，如基牙和余留牙的条件及预后等。

促进牙周组织的再生

牙周组织再生 (regeneration) 是指因牙周炎所造成的已丧失的牙周支持组织结构得以重建，有新的牙骨质、牙周膜及牙槽骨形成。通过再生性手术 (regenerative surgery)，如植骨术和引导性组织再生术，也可联合使用促进再生的生长因子等，可获得较理想的牙周治疗效果。

18-2 治疗程序 Treatment Sequence

治疗计划为牙周病的治疗制定了行动蓝图，它包括重建和维护口腔健康的一整套过程。比如决定患牙的去留；通过非手术或手术治疗消除牙周袋；咬合调整；牙周暂时固定；牙髓治疗；修复或正畸治疗；牙周美容手术等。这些多方面、多层次的治疗需要有先后次序，分阶段进行。

第一阶段：基础治疗 (phase Ⅰ：initial therapy)

牙周基础治疗适用于患牙周病的每位患者，它是最基本的治疗，也是其它治疗的基础。此阶段的任务是消除局部致病因素，让患者了解病因及建立良好的口腔卫生习惯的重要性，并掌握控制菌斑、维护牙周健康的具体方法，基础治疗结束后还要对疗效进行再评估。此阶段包括以下内容：

向患者解释治疗计划 (explaining the treatment plan to the patient)：告诉患者准确的诊断、病因、治疗计划、预后以及如不及时治疗的后果等。应针对患者的病情、本人意愿及其他条件(如时间、经济等) 设计出一至数套治疗方案，并与患者讨论，选择一个最合理可行的方案。

急症治疗 (treatment of emergencies)：牙周 - 牙髓或牙髓 - 牙周联合病变、急性龈脓肿、急性牙周脓肿、急性坏死性龈炎等急症，应根据情况在基础治疗前或基础治疗期间同时进行。

拔除无望保留的牙齿 (extraction of hopeless teeth)：牙周治疗要有长期计划，不能只求保留牙的数目，建立和维持长久的牙周健康对病人来说更有实际意义，保持较长时期的牙周健康比只考虑保留牙齿的数目更重要。应选择合适的时机拔除治疗无望或不利于整体治疗计划的牙。

洁治术及根面平整 (scaling and root planning)：其目的为清除龈上、龈下的菌斑、牙石及坏死的牙骨质。

清除局部刺激因素 (removal of local irritational factors) ：如去除充填物悬突、充填龋洞、纠正不良修复体、调𬌗、解除食物嵌塞、牙髓和根管治疗等。

纠正不良习惯 (correction of bad habits)：要告知病人吸烟与牙周炎的关系，继续吸烟将降低治疗的效果，戒烟者与非吸烟者的治疗效果几乎一致。应该劝导患者戒烟。

口腔卫生指导 (oral health instruction)：告诉患者清除菌斑的重要性及方法，教会患者正确的刷牙方法以及正确使用牙线、牙签、间隙刷等菌斑清除工具。

松牙暂时性固定 (temporary splinting)：经过牙周基础治疗，炎症消除并基本建立平衡𬌗后，可能还需对某些松动牙加以固定，即通过牙周夹板将松动的患牙连接，并固定在健康稳固的牙齿上，建立起一个新的咀嚼单位，当牙齿受力时可由多个牙的牙周膜纤维共同承担咬合力，减轻了患牙的负担，有利于牙周组织恢复健康。

调𬌗 (occlusal therapy)：应在洁治和根面平整后进行咬合调整，方法详见第二十章。

药物辅助治疗 (antimicrobial therapy)：如果经上述治疗病情仍不能控制或炎症消除不明显，可辅助药物治疗。包括口服药物及局部用药。

疗效再评估 (re-evaluation)：治疗结束后 8 周左右，对治疗反应及疗效进行评价，必要时重复以上治疗。经过第一阶段治疗后患者即应进入维护阶段 (maintenance phase)，部分患者需行手术治疗者可进入第二阶段。

注意全身健康状况 (evaluation of systemic health)：在局部治疗同时要尽可能了解全身健康状况，并与相关的专科医生取得联系，控制全身疾病。

强调再评估是基于以下原因：牙菌斑在不断地形成；较多患者难以持之以恒地使用保洁工具彻底清除菌斑，还未养成良好的口腔卫生习惯；基础治疗阶段可能因医生的技术熟练程度所限，或因为局部复杂的解剖条件 (如根分叉病变、畸形舌侧沟等) 使治疗不完善，这些遗漏问题在治疗后6～8周内，逐步会暴露出来；基础治疗未能对牙周组织内的细菌彻底清除，治疗后这些细菌可再定植于牙面并形成菌斑，出现病情的反弹。因此有必要于基础治疗后2个月内进行再评估。

评估的内容除了对牙周组织的炎症消除情况和口腔卫生状况进行评估外，还应了解患者的全身健康状况，如糖尿病等疾病的控制情况，是否已戒烟以及患者对控制菌斑和戒烟等的依从性等。

对牙周组织的评估包括牙龈的颜色、形状、质地，菌斑指数、探诊深度、附着水平、探诊出血、牙周袋溢脓、根分叉病变、牙齿松动度、咬合关系等、患者也可对治疗效果及行使功能状况进行评价。再评估后要将检查结果及病情评价向患者交待，并再次对口腔卫生保健知识进行强化教育和具体指导，然后即可进入维护期。

第二阶段　手术治疗 (phase Ⅱ：surgical therapy)

基础治疗后 2 ~ 3 个月对牙周组织状况进行再评估，包括牙周袋探诊深度、探诊出血情况、牙槽骨的形态、菌斑控制情况、附着龈的宽度、系带的位置进行全面评估。

如果某些牙位的探诊深度仍在5mm以上且探诊仍有出血，或根分叉病变Ⅰ ~ Ⅱ度，或牙龈及牙槽骨形态不良，则需进行手术治疗。牙周手术不但可在直视下进行彻底的根面平整、清除感染组织，还可以纠正不良的牙龈外形、不良的牙槽骨形态、根分叉病变，并可进行牙周组织的再生性手术。

第三阶段　修复及正畸治疗 (phase Ⅲ：restorative and orthodontic therapy)

修复和正畸治疗也是牙周炎治疗程序中的重要组成部分，但必须在牙周炎症得到控制的条件下施行。此阶段一般在治疗后 (手术后) 3 个月进行，此时牙龈的外形和龈缘位置已基本稳定。必要时在修复缺失牙时可同时固定松动的余牙。恰当的正畸治疗不但不会加重牙周病，还能有助于建立稳定的平衡𬌗。此阶段除了修复和正畸治疗外，还包括种植体修复 (要与修复、正畸、种植医生共同商议方案)。

第四阶段　维护期 (phase Ⅳ：maintenance therapy)

维护期 (maintenance phase) 又称牙周支持治疗 (supportive periodontal therapy SPT)。强调牙周炎患者经过治疗后，仍应终生自我维护牙周健康，养成良好的口腔卫生习惯，定期进行专业维护，以防止牙周炎的复发，此期应终生坚持。维护期有别于基础治疗，但两者又密切联系。手术期及修复期也需要对牙周情况进行复查和维护 (如图 18-1 所示)。

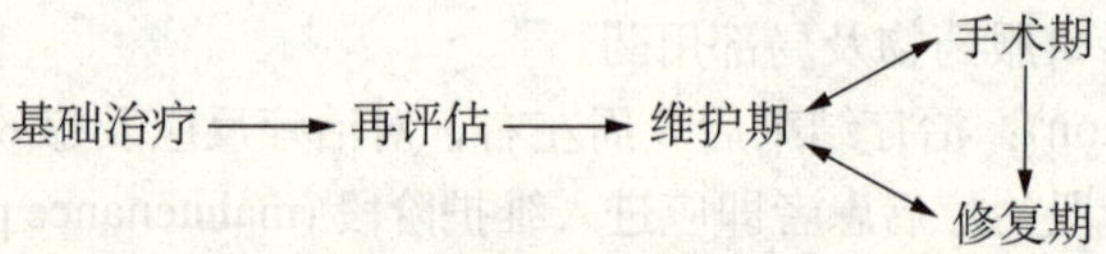

图 18-1　牙周病患者治疗流程图

终生应坚持 SPT 的原因在于：⑴控制牙周病最为有效的方法是机械去除牙菌斑，依从性再好的患者，也会有些残留的菌斑、牙石，需定期去医院进行洁治并接受口腔卫生指导；⑵大量的临床对照研究证明，定期进行维护治疗与不进行维护治疗有显著性差异，Nyman 等 1975 年报道，将牙周炎患者分为实验组和对照组，实验组每2周进行一次牙周维护治疗和口腔卫生指导，对照组仅每隔6个月进行一次洁治和刮治2年后实验组患者牙周状况稳定，无进一步临床附着丧失，而对照组患者则出现平均2mm的临床附着丧失，牙周探诊深度又回到治疗前水平。

关于复查的间隔期的确定，应根据牙周炎的类型、疾病的严重程度、患者的依从性、全身健康状况等综合因素确定，一般每6个月 ~ 1年复查一次。快速进展的牙周炎需比慢性牙周炎患者的间隔期缩短，依从性差者最好在基础治疗后的6个月内，每2个月复查一次，强化指导口腔卫生并专业清除牙菌斑。以下情况者应缩短复查的间隔时间，⑴牙石形成较快；⑵探诊后出血的位点 ≥ 20% 或某些部位多次检查始终有出血；⑶根分叉病变并较难清洁者；⑷探诊深度 ≥ 6mm；⑸正在进行正畸治疗；⑹吸烟者；⑺糖尿病患者或有明确家族史者。

Box18-1 牙周治疗的程序

急症处理 (Treatment of emergencies)

- 急性牙周脓肿
- 急性牙龈脓肿
- 急性坏死性龈炎

基础治疗阶段 (Initial therapy phase)

- 口腔卫生指导
- 洁治与根面平整
- 纠正不良修复体或充填体
- 调𬌗
- 暂时性牙周固定
- 药物辅助治疗 (局部应用或口服)

再评价 基础治疗后 (1.5 ~ 2.0 月) 对治疗的反应评价 (Evaluation of tissue response to initial therapy)

- 检查口腔卫生状况
- 临床检查 PD、BI、牙龈炎症
- 强化口腔卫生指导
- 危险因素评估

外科手术治疗阶段 (Surgical phase)

修复治疗阶段 (手术后 3 个月) (Restorative phase)

- 永久性修复治疗
- 种植修复治疗
- 正畸治疗

对修复后的牙周情况再评价 (Evaluation of response to restorative procedures)

- 进行牙周检查
- 找出并解除致病因素

维护期 (Maintenance phase)

- 定期复查和必要的治疗
- 针对性口腔卫生指导
- 根据个体情况确定复查间隔时间

18-3 有全身疾病患者的牙周治疗 Periodontal Treatment for Systemically Compromised Patients

一些牙周炎或牙龈病的患者可能会伴发系统性疾病，这些疾病不但影响牙周病的进程，而且会影响疗效。同样牙周的治疗也会对全身疾病产生正面或负面影响，因此在制定治疗计划时要针对患者的全身状况制定不同的治疗计划。

心血管疾病 (cardiovascular disease)

心血管疾病包括高血压、心绞痛、心肌梗死、心脏介入手术、脑血管意外史、佩戴心脏起搏器或除颤器、感染性心内膜炎等。对这些病人进行牙周治疗时，应与内科医生取得联系。佩戴心脏起搏器、除颤器者避免使用超声波洁牙机进行洁治。

高血压

高血压指收缩压≥140mmHg或舒张压≥90mmHg。对高血压患者进行牙周治疗时，局麻药中肾上腺素的浓度不应大于1∶100 000。肾上腺素可使血管收缩、血压升高，血压升高通过迷走神经和颈动脉压力感受器介导，反射性引起心率减慢、心动过缓，使血管灌流减少，甚至会影响生命。因此，含肾上腺素的局麻剂应谨慎使用，尤其对那些服用非选择性β受体阻滞剂患者，如必须使用，则应在心电监护下进行。

对有明显的高血压疾病的患者，只有正确地测量血压 (内科医生已做出诊断或3次就诊测血压均有血压升高表现) 和记录病史后才能开始牙周治疗。如果患者正在接受抗高血压治疗，应当与内科医生商讨，以便充分了解患者的健康状况。研究表明，血压在晨起时开始增高，上午10点左右达高峰，下午的血压则较低，所以较复杂的牙周治疗以下午为宜。对未经过治疗的高血压患者一般不进行牙周治疗，除非急症处理。在治疗过程中应避免患者在牙椅上的突然体位变化，出现体位性高血压。

心绞痛

当心肌的供氧不足时会产生心绞痛，致使心肌暂时性缺血。对于不稳定性心绞痛者 (心绞痛不定期地经常发生，无易感因素) 仅在急症时与内科医生商讨后予以处理。对于稳定性心绞痛 (心绞痛发作与劳累或压力相关，用药物或休息后易控制)，可选择性地进行牙周治疗，但应采取下列措施：① 预先使用镇静药 (安定或短效巴比妥类药物)；② 较复杂的牙周治疗，可服用一片硝酸甘油预防心绞痛；③ 硝酸甘油应放在治疗台易取到处，并注意药物的有效日期；④ 治疗中若患者感觉疲劳不适或心律突然变化，应停止治疗；⑤ 若治疗中心绞痛发作，应立即停止牙周治疗，舌下含服硝酸甘油片 (0.3～0.6mg)，让患者平卧，松开领口，必要时给氧。经上述措施后，如果症状和体征在3分钟内消退，尽早结束治疗；如果2～3分钟内体征未消除，可再含一片硝酸甘油，并通知内科医生。

心脏搭桥术后

心脏搭桥术后进行牙周超声治疗时应谨慎。6个月内若需牙周治疗应与内科医生会诊，以确定是否需预防性用抗生素。

脑血管意外

脑血管意外 (中风) 是局部缺血 (如脑血栓) 或出血的结果。高血压和动脉硬化是脑血管意外的易感因素。中风后病人的牙周治疗应注意以下几点：① 中风后6个月内除非急症，一般不做牙周治疗，因为此阶段复发率高；② 在6个月后可进行牙周治疗，但每次就诊时间要短，肾上腺素的含量不应超过1∶100 000；③ 对焦虑的患者可使用少量镇静剂；④ 中风患者常口服抗凝药物，在进行牙周刮治和手术时，应注意为了预防中风的再复发，应积极控制感染，因为感染可促使血液凝聚，引发栓子形成，导致脑血管栓塞。

糖尿病 (diabetes mellitus)

糖尿病分为1型 (胰岛素依赖型糖尿病) 和2型 (非胰岛素依赖型糖尿病)。如果已知患者患有糖尿病，在开始牙周治疗前必须了解血糖水平，可通过测量餐前血糖、餐后血糖和糖化血红蛋白 (HbA_1c) 了解血糖控制情况。HbA_1c 反映的是测量前 6 ~ 8 周的血糖水平，如果 HbA_1c <8%，说明血糖控制良好，可进行牙周治疗。如果血糖控制差，又必须进行手术治疗，应预防性给予抗感染类药。使用胰岛素的糖尿病患者在牙周治疗中可发生的并发症有低血糖症。如果出现低血糖症，可采取以下措施：1. 口服果汁或蔗糖，或静脉注射 50% 葡萄糖 20 ~ 30ml，或静脉 (肌内) 注射胰高血糖素 1mg，最好与内科医生一起拟定治疗计划。

肝炎、结核及其它传染性疾病 (hepatopathy, tuberculosis and communicable diseases)

引起肝脏疾病的原因有病毒感染 (如乙肝病毒和丙肝病毒)、药物毒性、肝硬化。

由于大部分的凝血因子由肝脏生成，严重肝病患者在牙周治疗时可出现过多出血，因此治疗时应注意：1. 与内科医生会诊，明确疾病的状况及出血的风险；2. 有活动性肝炎者不应进行常规牙周治疗；3. 乙肝表面抗原阳性或丙肝表面抗原阳性的患者，不应使用超声洁牙器械、气枪、涡轮机等，避免气雾引起周边污染；4. 医务人员注意防护，防止交叉感染，使用过的器械进行专门消毒或销毁。在牙周临床治疗中应按一致对待的原则预防交叉感染，即假设每位患者均具有传染性的原则进行操作。

出血性疾患 (hemorrhagic disease)

通过询问病史、临床检查和化验检查来减少牙周治疗过程中出血的风险。问诊包括：以前术后或创伤后的出血情况；现在和过去的用药史；有无自发性牙龈出血。化验检查应包括全血细胞计数、血小板计数、凝血酶原时间、出血时间和凝血时间、白细胞分类等。

凝血障碍

凝血障碍可见于凝血因子Ⅷ缺乏的血友病患者。如果凝血因子Ⅷ少于1%，为严重血友病患者，在轻微刺激下就会有严重出血；中度血友病患者，微小创伤就可引起持续出血；轻度血友病患者，严重创伤后就会有明显出血。为了防止牙周治疗过程中出现严重出血，凝血因子Ⅷ水平应高于 30%。

由于多数凝血因子是由肝脏合成，肝脏疾病可影响血液凝固的所有阶段。长期酗酒或慢性肝炎患者亦会有凝血障碍。另外，维生素 K 缺乏也会影响凝血，经常服用维生素 K 拮抗剂阿司匹林者可干扰正常血小板的聚集，导致出血时间延长。进行牙周手术前至少 7 至 10 天，应停用阿司匹林。非甾体类抗炎药物如布洛芬也可抑制血小板生成。

血小板减少性紫癜

外周血中血小板计数＜ 100×10^9 个 / 升为血小板减少症。紫癜是指血液渗入皮肤或粘膜下组织，形成瘀点或瘀斑。对这种患者的牙周治疗应以口腔卫生指导及龈上洁治、去除局部刺激物为主，尽量避免龈下刮治。进行根面平整术的患者外周血的血小板计数应＞ 60×10^9/L，尽可能不做牙周手术。

思考题

1. 维护期治疗的重要性及时机。
2. 再评价的时间及其内容。
3. 对伴有全身疾病的患者在牙周治疗时的考虑原则。

参考文献

1. Lindhe J, Nyman S. The effect of plaque control and surgical pocket elimination on the establishment and maintenance of periodontal health. A longitudinal study of periodontal therapy in cases of advanced periodontal disease. J Clin Periodontol, 1975, 2 (2): 67
2. Polson AM. Interrelationship of inflammation and tooth mobility (trauma) in pathogenesis of periodontal disease. J Clin Periodontol, 1980, 7 (5): 351
3. Christgau M, Palitzsch KD, Schmalz G, et al. Healing response to non-surgical periodontal therapy in patients with diabetes mellitus: Clinical, microbiological, and immunological results. J Clin Periodontol, 1998, 25 (2): 112
4. Cleveland JL, Gooch BF, Shearer BG, et al. Risk and prevention of hepatitis C virus infection. Implications for dentistry. J Am Dent Assoc, 1999, 130 (5): 641
5. Genco RJ, Offenbacher S, Beck J, et al. Cardiovascular diseases and oral infections. In: Rose LF, Genco RJ, Mealey BL, et al. Periodontal Medicine. Toronto, BC Decker Inc, 1999
6. Glick M. New guidelines for prevention, detection, evaluation and treatment of high blood pressure. J Am Dent Assoc, 1998, 129 (11): 1588
7. Johnson WT, Leary JM. Management of dental patients with bleeding disorders: Review and update. Oral Surg Oral Med Oral Pathol, 1988, 66 (3): 297
8. Newman MG, Takei HH, Carranza FA,(ed). Carranza's clinical periodontology. 9th ed. Philadelphia, London: W.B.Saunders Company, 2002
9. Carranza FA, Newman MG et al. Clinical periodontology. 8th ed. Philadelphia: WB Saunders Company, 1996
10. Lindhe J et al. Texbook of clinical periodontology. 2th ed. Copenhagen: Munksgaard, 1995

（沙月琴）

19 牙周基础治疗 Initial Therapy of Periodontal Diseases

19-1 菌斑控制 Plaque Control

机械法控制菌斑 Mechanical Plaque Control

化学法控制菌斑 Chemical Plaque Control

特殊人群的菌斑控制 Plaque Control for Special Individuals

19-2 洁治、龈下刮治和根面平整 Scaling and Root Planing

基本概念 Basic Concepts

洁治术 Supra-gingival Scaling

龈下刮治术及根面平整术 Sub-gingival Scaling and Root Planing

超声洁治和超声龈下刮治 Ultrasonic Supra-and Sub-gingival Scaling

19-3 清除菌斑滞留因素 Removal of Plaque Retention Factors

19-4 基础治疗后的组织愈合及效果评价 Healing and Evaluation after Initial Therapy

评价的时间和内容 Re-evaluation: Time and Measurements

基础治疗的效果 Outcomes of the Initial Therapy

应知应会的内容：

1. 牙周基础治疗的目的。
2. 菌斑控制的方法及在治疗中的意义。
3. 洁治、刮治及根面平整的概念、作用及方法。
4. 清除菌斑滞留因素在治疗中的作用。

牙周病的基础治疗 (initial therapy) 是牙周治疗的第一阶段 (phase I periodontal therapy)，目的在于消除牙周疾病的致病因素，从而控制炎症、终止疾病的进展。这一阶段的治疗还称为消除病因治疗 (cause-related therapy、etiotropic phase of therapy)，包括：口腔卫生指导、龈上洁治、龈下刮治和根面平整、菌斑滞留因素的去除等。这一阶段的治疗是牙周疾病非手术治疗的重要部分，此外，非手术治疗还包括咬合调整以消除咬合创伤、药物治疗、食物嵌塞的治疗、消除不良习惯、戒烟、治疗和控制全身疾病等，均应在第一阶段治疗中着手解决。牙周基础治疗各部分内容的目的及方法如图 19-1。

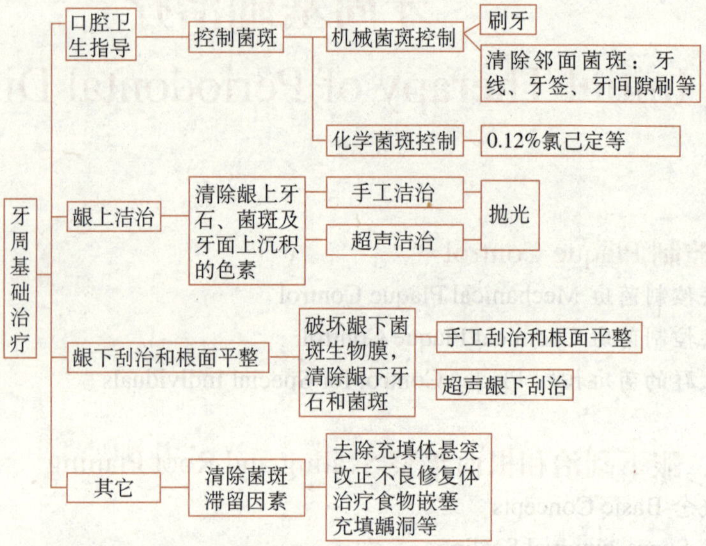

图 19-1 牙周基础治疗的内容、目的及方法

19-1 菌斑控制 Plaque Control

菌斑控制 (plaque control) 是日常清除牙菌斑并防止其在牙面及邻近牙龈表面上的继续形成，它是治疗和预防牙周疾病的重要方法，是保持牙周组织终生健康必不可少的措施。

牙菌斑是牙周病的始动因子，在除去之后还会不断地在牙面重新形成。通过菌斑控制，可以减少龈上菌斑，并能降低中等深度牙周袋内微生物的总量，大大减少牙周致病菌如牙龈卟啉单胞菌在龈下菌斑中的数量。在志愿者中进行的实验性龈炎结果表明，一旦牙龈炎形成后，单纯通过刷牙等菌斑控制措施，就能使牙龈的炎症消除。因此，菌斑控制是预防和治疗牙龈炎的一种有效方法。在牙周治疗中，彻底清除牙面上的菌斑、牙石之后，必须对患者进行口腔卫生宣教和指导，使患者能持久地进行自我菌斑控制，只有这样才能防止菌斑和牙石的继续形成，防止疾病复发，保持长期的治疗效果。关于牙周治疗长期效果的研究已经证实，长期维持良好的口腔卫生，可防止或减缓牙周炎的进展。例如，Axelsson 和 Lindhe 曾比较了每 2 ~ 3 个月复查一次进行口腔卫生控制组和出现症状才复查治疗组 (对照组) 在 3 年和 6 年后的牙周状况，结果显示，定期复查组患者的牙龈健康，没有进一步的附着丧失，而对照组的龈炎状况无改善，附着水平有进一步的丧失。

在牙周治疗中，要对每一个患者个体进行针对性的 (individualized) 口腔卫生宣教和口腔卫生指导 (oral hygiene instruction)，让患者了解菌斑的致病意义和菌斑控制的重要性，了解必须坚持每天彻底地清除菌斑，才能获得好的疗效，才能预防牙周病的发生和复发。通过反复的指导，调动患者的主动性和积极性。在对患者进行个别的指导时，可用菌斑显示剂 (disclosing agent) 进行菌斑显示 (方法见第8章)，并针对每一个患者的特点，教会其适合自己的菌斑控制的方法。多数患者在接受一次指导后常不能达到知、信、行的统一，医生在治疗过程中要反复强调和指导。还有很多患者在基础治疗期间能够按照所指导的方法进行菌斑控制，但往往在基础治疗阶段完成后不能坚持，长期依从性差，因此，菌斑控制不单纯是某一阶段的治疗任务，它应当贯穿在牙周治疗过程的始终，在治疗后也要终身实施，以保证牙周治疗的顺利进行并保持长期的疗效。

菌斑粘附于牙面，薄而无色，肉眼不易观察到，患者自己更难以看清。菌斑显示剂能将其染色，在口腔卫生指导过程中，让患者观察，有助于加深患者对菌斑的认识；在患者复诊时，检查并记录其菌斑控制程度，并将结果反馈给患者，可以鼓励并增强其控制菌斑的信心。

适合于患者在家中使用的菌斑显示剂常制成片剂，使用时将片剂嚼碎，用舌尖将碎片舔至牙齿各个面，漱口后对镜自我检查，可观察到着色的菌斑部位及菌斑量，据此患者可自我检查刷牙是否彻底，哪些部位还残留菌斑，便于患者更好地控制菌斑。

国际上广泛采用菌斑记录卡来记录菌斑的量（图 19-2），从而检查患者自我控制菌斑的效果。记录方法为：每个牙分4个牙面，凡显示有菌斑的牙面，可在卡的相应部位的格内做标记，然后计算有菌斑牙面占全部受检牙面的百分率，计算方法为：

$$\text{菌斑百分率}=\frac{\text{有菌斑的牙面数}}{\text{总受检牙面数}}\times 100\%$$

在首次菌斑染色记录时，患者的菌斑百分率通常较高，在接受口腔卫生指导后，如能认真地实行自我菌斑控制，菌斑百分率会明显下降。菌斑百分率如果小于20%，可认为菌斑基本被控制。

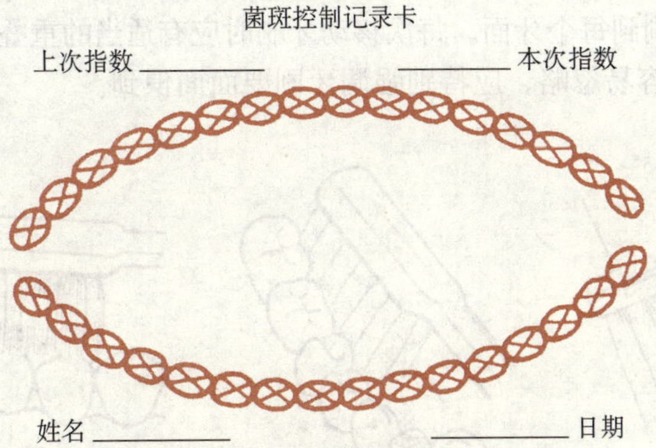

图 19-2　菌斑控制记录卡

机械法控制菌斑
Mechanical Plaque Control

控制菌斑的方法较多，有机械的方法和化学的方法。但目前仍以机械清除菌斑的效果最为确切。机械控制菌斑的主要方法如下所述。

刷牙 (tooth brushing)

刷牙 (tooth brushing) 是自我清除菌斑的主要手段，使用设计合理的牙刷并采用正确的刷牙方法，可以有效地清除菌斑。刷牙的次数不应被过分强调，如果刷牙方法正确，每天早晚各刷牙1次，每次刷牙2～3分钟即可，晚上睡前刷牙更为重要，也可每天刷牙3次。重要的是方法正确，刷得彻底。

设计合理的牙刷，刷毛由细尼龙丝制作，光滑而有弹性，易于保持清洁，刷毛的粗细可有不同，形成软、中、硬不同的规格，刷毛的毛端应加工磨圆，可减少对牙龈和牙齿的刺激；牙刷的规格很多，较小的牙刷头部在口腔内便于转动，可清洁到各个牙面的各个部位，一般成人牙刷的刷头长度为25～32mm，宽8～12mm，刷毛高度10～12mm，刷毛的直径0.18～0.2mm，毛束以3～4排为宜；牙刷柄应有足够长度，以利握持。我国在20世纪80年代曾制定过"保健牙刷"的行业标准。实际上近年来牙刷的形状、规格、材质等已有纷繁的变化。一般来说较强调对牙齿邻面的清扫作用、刷毛的直径及尖端处理、刷柄的可握持性及角度等。虽然五花八门，但至今没有证据表明何者为最佳、最有效。

刷牙的方法很多，从保护牙周组织健康的角度，龈沟附近和邻间隙处的菌斑是清除的重点，水平颤动法 (由 Bass 提出，又称 Bass 法) 最为适宜，本法应选用软毛牙刷，以避免损伤牙龈。

Bass 法刷牙的方法为：将刷毛放于牙颈部，毛束与牙面成45°角，毛端向着根尖方向，轻轻加压，使毛束末端一部分进入龈沟，一部分在沟外并进入邻面。牙刷在原位做近、远中方向水平颤动4～5次，颤动时牙刷移动仅约1mm，这样可将龈缘附近及邻面的菌斑揉碎并从牙面除去。刷上下前牙的舌面时，将牙刷头竖起，用刷头的后部接触近龈缘处的牙面，做上下的颤动。依次移动牙刷到邻近的牙齿，重复同样的动作。刷𬌗面时，刷毛垂直牙面略施压，使毛尖达到点隙窝沟，做前后方向颤动4～5次，再移至邻牙。(图 19-3)。全口牙齿应按一定顺序刷，勿遗漏，并保证刷到每个牙面。每次移动牙刷时应有适当的重叠以免遗漏牙面，尤其是牙列的舌、腭面一般人容易忽略，应特别强调牙刷要面面俱到。

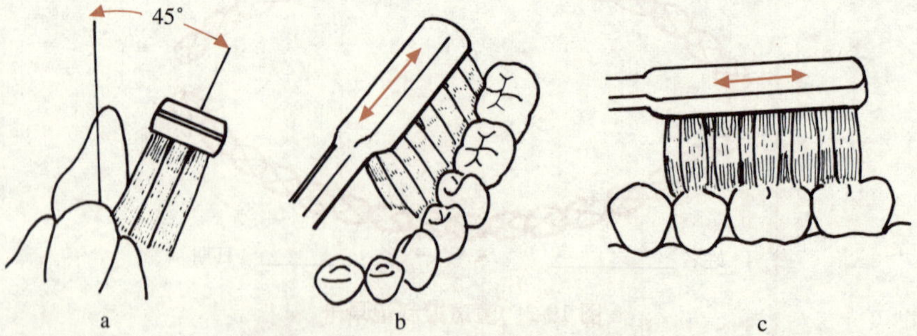

图 19-3 Bass 法 (水平颤动法) 刷牙

a. 刷毛以45°角指向根方，放在龈牙交界部位，轻加压使部分刷毛进入龈沟和邻间隙。
b. 以轻柔的压力将牙刷头在原位作近、远中方向的颤动，4～5次。
c. 在𬌗面，刷毛垂直于牙面略施力，使毛尖达到点隙窝沟，作前后方向颤动，4～5次。

有牙龈退缩者更适合选用竖转动法 (Rolling 法)。本法可选用软毛的牙刷，刷毛不进入龈沟，故牙刷不会损伤牙龈，而且去菌斑的作用较为有效。其方法为：刷毛先与牙齿长轴平行，毛端指向牙龈缘，然后加压扭转牙刷，使刷毛与牙齿长轴呈 45° 角，转动牙刷，使刷毛由龈缘刷向殆面方向，即刷上牙时刷毛顺着牙间隙向下刷，刷下牙时从下往上刷，每个部位转刷5～6 次，然后移动牙刷位置。

大量的文献表明各种刷牙方法之间没有明显的优势区别，关键是针对个人的情况，采用合理的牙刷，仔细地将牙列的各个面和部位尽量地刷到。也有资料表明刷牙后常有约30%～40%的牙面 (尤其是邻面和舌腭面) 残留牙菌斑。

牙膏可明显增加刷牙效果。牙膏的主要成分为摩擦剂 (abrasives)、洁净剂 (detergent)、发泡剂 (foaming agent)、甜味剂 (sweetening agents) 等。通过牙膏中所含的摩擦剂和洁净剂来加强机械清洁作用。近年来含药物的牙膏种类较多，就其作用而言，主要为防龋、抑菌、止血、脱敏及减轻口臭等。但药物仅起辅助作用，主要靠机械清扫作用。

一般的方法刷牙后，在牙齿的邻面常余留菌斑，需要用其它方法来补充，以清除邻面的菌斑，这些方法包括使用牙线、牙签、牙间隙刷等。

牙线 (dental floss)

牙线是最常推荐使用的清除邻面菌斑的方法，效果很好，适用于大多数人，尤其对龈乳头无明显退缩的牙间隙最为适用，但对于有牙龈退缩且根面呈凹陷外形时，牙线则不能彻底清除邻面的菌斑，因而不适用于这类患者。牙线是由多股细尼龙丝组成，有的表面涂腊 (waxed)，有的不带腊，但清除菌斑的效果无明显差别。

在使用牙线时，一般取长约 15 ～ 20cm 的一段牙线，两端并拢打结，形成一个线圈，用双手的示指和拇指将线圈绷紧，两指间相距约1 ～ 1.5cm，将此段牙线轻轻从殆面通过两牙之间的接触点。如接触点较紧不易通过时，可做颊、舌向拉锯式动作，即可通过。将牙线紧贴一侧牙面的颈部，并呈“C”形包绕邻面，使牙线与牙面接触面积较大。牙线贴紧牙面并进入龈缘以下，由龈沟向切 (殆) 方向移动，以“刮除”牙面上的菌斑，每个邻面重复3 ～ 4次。(图 19-4)。随后将牙线包绕该牙间隙中的另一侧牙面，重复前述“刮除”动作。将牙线从该邻间隙取出，再放入邻牙的间隙中，重复“刮除”动作。如此依次逐个将全口牙齿的邻面菌斑彻底清除，包括最后一个磨牙的远中面。每清除完一个区段的菌斑后，以清水漱口，漱净被“刮下”的菌斑。也可使用牙线夹来辅助牙线的应用。

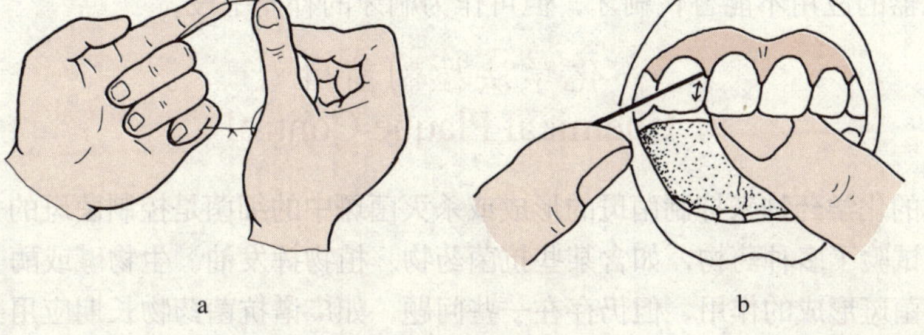

a　　b

图 19-4　牙线的使用方法

a. 将牙线形成圈形，用双手将线圈绷紧，使牙线在示指和拇指间相距约 1 ～ 1.5cm。
b. 牙线轻轻通过两牙接触点，进入龈沟内，包绕邻面，由龈沟向切 (殆) 方移动，以清除菌斑。

牙签 (toothpicks)

在牙周治疗后牙间乳头退缩或牙间隙增大的情况下，可用牙签来清洁邻面菌斑和根分叉区。应选用硬质木制或塑料的光滑无毛刺的牙签，将邻间隙两侧的牙 (根) 面上的菌斑“刮”净。注意勿损伤牙龈和强行进入牙间乳头完好处。对于无牙龈乳头退缩者，不宜使用牙签。民间有一种误传，认为使用牙签会使牙缝变大。其实这多是由于原来牙龈因炎症而肿大，似乎充满牙间隙，在治疗和正确使用牙签、清除邻面的菌斑后，龈乳头的炎症消退而表现出退缩，使牙间隙“变大”，牙缝变大是牙周炎组织破坏所致，并非牙签引起。关键是牙签的使用方法要得当。

牙间隙刷 (interdental brush)

龈乳头退缩导致邻面有间隙，牙齿邻面外形不规则或根面为凹面时，清除根面菌斑的最佳方法为使用牙间隙刷。另外，牙间隙刷还适用于根分叉处的菌斑清除。选用直径适宜的牙间隙刷，将牙间隙刷刷头顺牙间乳头方向伸入到牙间隙处或根分叉区，做颊舌向移动，刷除菌斑 (图 19-5)。一般在每晚睡前刷牙后使用牙间隙刷即可。

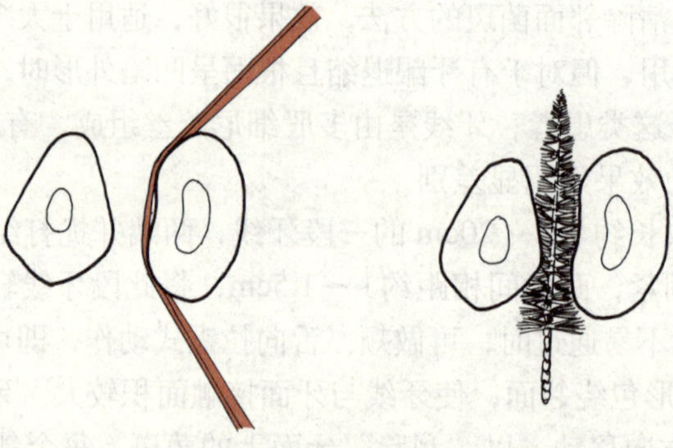

图 19-5 牙间隙刷清除菌斑

a. 邻面凹陷处的菌斑用牙线不能清除；b. 用牙间隙刷可清除

其他工具如锥形橡皮尖等均为清洁邻面和按摩龈乳头的良好工具。可指导患者选择应用。家用冲洗器 (water pick) 可产生一定压力的水流，用于日常的口腔冲洗，能清除非附着的菌斑和软垢，尤其有利于清除牙刷等措施不易到达的部位，如清除正畸装置、固定义齿等部位的软垢。家用冲洗器的应用不能替代刷牙，但可作为刷牙的补充手段。

化学法控制菌斑
Chemical Plaque Control

应用有效的化学药物来抑制菌斑的形成或杀灭菌斑中的细菌是控制菌斑的另一条途径。已有大量的研究试验了多种药物，如含某些抗菌药物、植物挥发油、生物碱或酶等的含漱剂，有些中药也有抗菌斑形成的作用，但仍存在一些问题，如广谱抗菌药物长期应用会产生耐药菌株及其他副作用，而一些酶制剂虽能减少菌斑的形成，但不稳定。比较成熟的为氯己定溶液 (chlorhexidine)，又称洗必泰溶液，它是一种广谱抗菌剂，为二价阳离子表面活性剂，可与细菌胞壁表面的阴离子结合，从而改变细菌的表面结构，提高细胞壁的通透性，使氯己定进入细胞浆内，杀死细菌。氯己定对真菌和某些病毒也有抑制和杀灭作用。使用0.12%～0.2%的溶液，每天2次，每次10ml，含漱1分钟，可以抑制菌斑形成。含漱后约有30%的氯己定吸附在口腔粘膜上，随后缓慢释出活性成分，因而作用能持续12小时以上。氯己定的化学结构稳定，毒性小，长期使用不易形成耐药菌株或造成对人体的损害。其主要缺点是长期使用会使牙面、舌背和树脂类修复体的表面着色；有苦味，并使味觉短时改变；对有些患者的口腔粘膜有轻度刺激等，停药后可以消失，牙面色素可用洁治器械清除；有报道指出长期应用可使牙石沉积增加。需要强调指出的是，尽管化学抗菌斑含漱液能一定程度地控制菌斑，但它仍然只能作为辅助性措施，因为药物的作用只限于一定的时间和部位，而且不易到达牙周袋内。只能在机械清除菌斑和牙石的基础上，必要时再辅以抗菌斑含漱剂。同时，还必须发现并纠正那些导致菌斑滞留的因素，如充填物的悬突、不良冠缘和食物嵌塞等。

特殊人群的菌斑控制
Plaque Control for Special Individuals

特殊人群是指因疾病或年龄幼小而缺乏生活自理能力的部分人群，需要有他人的帮助来控制牙菌斑。还有一些口腔内做过手术的患者，暂时不能按常规方法控制菌斑。因此，特殊人群应针对不同的情况酌情选用控制菌斑的方法。

1. 对于一些手的动作不方便或弱智的患者，或因疾病而卧床者，有条件时，最好选择电动牙刷。

电动牙刷在启动后，刷毛束作不同方向转动或前后颤动，代替了刷牙时手控制牙刷的颤动动作，因此尤其适用于残疾人动作不便者，或卧病在床需由他人代为刷牙者。

2. 对于昏迷患者或植物人，可由他人用棉签蘸化学抗菌剂如氯己定液、过氧化氢等擦洗牙面和口腔，每日2～3次。

3. 幼儿在乳牙萌出后即可由家长用棉签或软塑料刷为其擦拭牙面，稍长后即应养成良好的口腔卫生习惯。

4. 对于口腔内各种手术后的患者，如能张口者除用漱口剂含漱外，对手术区以外的牙面仍需用常规刷牙来控制菌斑。

19-2 洁治、龈下刮治和根面平整 Scaling and Root Planing

基本概念
Basic Concepts

龈上洁治 (supragingival scaling)：用洁治器械除去龈上牙石、菌斑和牙面上沉积的色素，并抛光牙面。在洁治时还应将龈沟内与龈上牙石相连的浅的龈下牙石一并清除。

龈下刮治 (subgingival scaling)：用龈下刮治器械除去附着于牙周袋内根面上的龈下牙石和菌斑。

根面平整 (root planing)：用龈下刮治器械清除附着和嵌入牙骨质内的牙石，并刮除牙根表面受到毒素污染的病变牙骨质，从而形成光滑、坚硬且清洁的根面，使根面为具有生物相容性的表面，有利于牙周组织的附着和新生。

这些治疗都是通过使用相应的器械来进行，因此也将这些治疗统称为机械治疗 (mechanical treatment 或 instrumentation)。

洁治、刮治和根面平整 (scaling and root planing，SRP) 的主要目的是彻底清除牙面上可引起牙龈炎症的刺激因素，如菌斑、牙石、内毒素等，破坏菌斑生物膜的结构，大大地减少龈下微生物的数目，并改变龈下菌斑的构成，由以革兰阴性厌氧菌为主，转变为以革兰阳性和兼性菌为主，形成与健康牙龈相一致的菌斑成分。彻底的SRP之后，螺旋体、能动杆菌和Aa、Pg、Pi 等可疑牙周致病菌明显减少，球菌比例显著升高。伴随着这些微生物学的改变，临床上牙龈的炎症会减轻或消失。

SRP是牙周序列治疗程序中的最初阶段，是针对病因因素中的牙石、菌斑微生物的治疗，通过治疗消除牙石、菌斑微生物的局部刺激，从而控制牙周组织的炎症，每一位牙周炎患者都需要经过这个阶段的治疗。后续治疗如咬合调整、牙周手术等都必须在这一阶段治疗的基础之上进行。

洁治术
Supra-gingival scaling

龈上洁治是对牙周病患者进行机械清除牙石、菌斑的第一步。龈上牙石可以附着在光滑的牙釉质表面或牙根面上 (当牙龈退缩、牙根暴露时)，其附着可以较为疏松，也可牢固。根据牙石的多少，龈上洁治可以一次完成或全口分区完成，务求彻底。龈上洁治后，还应使用安装在低速手机上的橡皮杯 (rubber cup) 和抛光膏 (polishing paste) 抛光临床牙冠。随即教会患者正确的刷牙方法，尽早地实现自我菌斑控制。

洁治术是牙龈炎的主要治疗方法。洁治术是否彻底，会影响牙龈炎的治疗效果，通过彻底的洁治术，约在1～2周内绝大多数慢性龈缘炎可以治愈。洁治术也是牙周炎治疗的最初阶段，是最基本的治疗方法，通过洁治术，使牙龈炎症消退或明显减轻，在此基础之上，再进行龈下刮治等其他治疗。洁治术还是牙周维护治疗阶段的重要手段，定期洁治，可防止牙周疾病的复发。同时，定期洁治，清除自我口腔卫生维护中未清除干净的菌斑、牙石，是维护牙周健康、预防牙龈炎和牙周炎发生的重要措施，可称为预防性洁治 (prophylaxis)。另外，洁治术还是缺失牙的修复之前、正畸治疗之前、口腔内手术及放疗前等其他口腔治疗前的必要准备内容之一。

洁治术的方法 (techniques of scaling)

龈上洁治可以使用手用器械或超声器械，在此主要介绍手工洁治。

手工洁治使用的器械称为洁治器 (scaler)，基本结构均由柄 (handle)、颈 (shank) 及工作尖 (blade) 构成。包括镰形洁治器 (sickle) 和锄形洁治器 (hoe)。

镰形洁治器 (sickle) 工作尖的顶端尖锐，横断面为三角形，有 2 个工作刃 (cutting edge)，2个刃之间的平面为工作面 (face) (图19-6)。镰形洁治器有用于前牙的直角形、用于后牙的一对弯镰刀形、还有大镰刀形洁治器 (图 19-7)。

锄形洁治器 (hoe)：只有1个刃，工作端与颈部成100° 角，刃面成45° 角。主要用于后牙颊、舌面牙石及色素的清除 (图 19-8)。

手工洁治的方法如下：

用改良握笔法握持洁治器 (图 19-9)，将洁治器的颈部紧贴中指腹，示指弯曲位于中指上

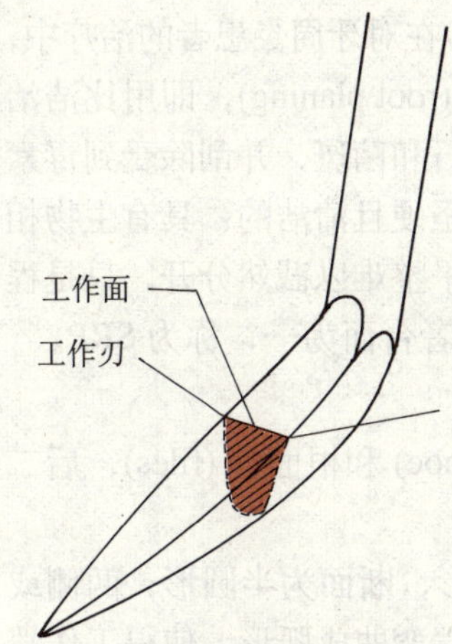

图 19-6 镰形洁治器的基本特征

断面为三角形，有两个工作刃，顶端为尖形

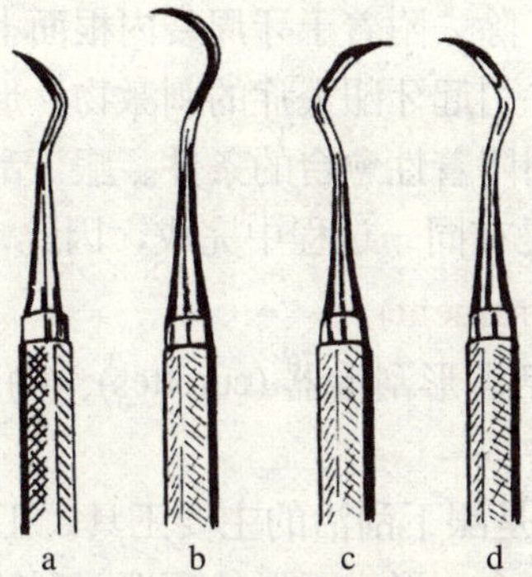

图 19-7 三种镰形洁治器

a. 直角形 (用于前牙)；b. 大镰刀形 (用于前牙和后牙)；c. d. 弯镰刀形 (左右成对，用于后牙)

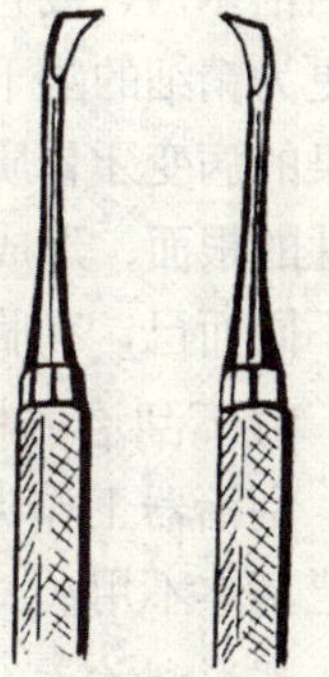

图 19-8 锄形洁治器

方，握持器械柄部，拇指腹紧贴柄的另一侧，并位于中指和示指指端之间约1/2处，使拇指、示指、中指构成一个三角形力点，从而稳固地握持器械，并能灵活转动器械。以中指与无名指贴紧一起共同作支点，或以中指作支点，将指腹支放在邻近牙齿上，应尽量靠近被洁治的牙齿，并随洁治部位的变动而移动。然后，将洁治器工作刃顶端1～2 mm的部分紧贴牙面，以探查的动作达到并放置于牙石的根方，调整洁治器工作面的角度，使之与牙面呈70～90°角，以80°左右为宜。去除牙石时，先向牙面施加侧向压力，然后转动前臂-腕部发力，通过手部以支点为中心的转动将力传至器械，将牙石整体向冠方刮除。应避免层层刮削牙石。必要时可辅以推力。单纯用指力拉动工作刃，虽动作精细易于控制，但易使指部肌肉疲劳，不能持久，一般只用于轴角处或窄根的唇舌面。用力的方向一般是向冠方，也可斜向或水平方向。还应注意的是一定要将工作刃的尖端紧贴牙面，避免用工作刃的中部贴牙面而尖端翘离，以免刺伤牙龈。

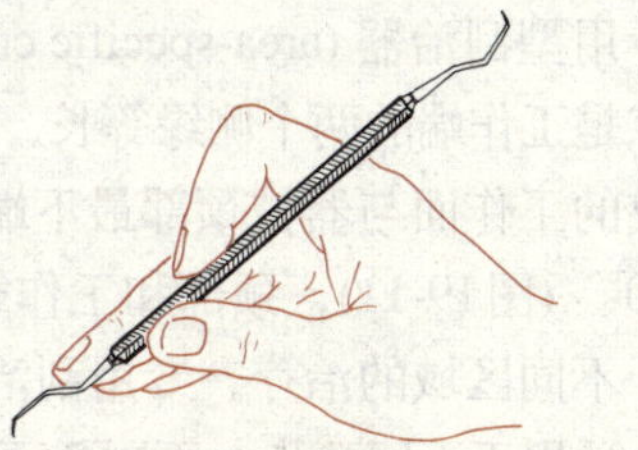

图 19-9 改良握笔法握持洁治器

完成一次洁治动作后，将器械移动至下一个部位，部位之间要有连续性，即每一次动作应与上一次动作的部位有所重叠。当洁治动作从颊 (或舌) 面移向邻面时，要用拇指推或拉的动作来转动洁治器柄，使工作端的尖端始终接触牙面，避免刺伤牙龈。

将全口牙分为上、下颌的前牙及后牙左、右侧六个区段，逐区进行洁治。对不同区域的牙齿及不同的牙面，需要选用不同的器械在不同的体位进行洁治。

与有效的菌斑控制相结合的龈上洁治是牙周炎治疗中最重要的措施。实际上，在掌握了正确的自我菌斑控制方法，养成良好习惯之后，许多患者通过龈上洁治就可以保持牙龈的健康。

龈下刮治术及根面平整术
Sub-gingival Scaling and Root Planing

牙周袋内的根面上存在龈下牙石和菌斑，研究证明，龈下牙石的一部分会嵌入到牙骨质的表层，而且龈下菌斑产生的内毒素还会侵入到表层牙骨质内，因此，在对牙周炎患者的治疗中，在洁治术后，要进行龈下刮治术 (subgingival scaling) 和根面平整术 (root planing)，即用比洁治器更为精细的龈下刮治器械，除去附着于牙周袋内根面上的龈下牙石和菌斑，并刮除受到毒素污染的病变牙骨质，从而去除引起牙龈炎症的刺激物，形成光滑、坚硬且清洁的、具有生物相容性的根面，形成有利于牙周附着性愈合的条件。龈下刮治与根面平整难以截然分开，只是程度不同而已，在临床上往往是在同一过程中完成，因此，往往将二者合而为一，称为 SRP。

龈下刮治器械 (SRP instrument)

刮治器工作尖的种类包括匙形刮治器 (curettes)、锄形刮治器 (hoe) 和根面锉 (files)，后二者已基本不用。

匙形刮治器 (curettes)：是龈下刮治的主要工具。工作端为匙形，断面为半圆形，两侧或单侧为刃缘，两侧缘在末端汇合，形成圆形的顶端。刮治器的工作端弯曲成弧形，使得工作端能更好的与根面贴合，能深入到牙周袋内，不会损伤软组织。(图19-10)。刮治器颈部的长度和角度以及工作刃的尺寸有多种，以适应不同的区域。

匙形刮治器包括通用型刮治器 (universal curettes) 和专用型刮治器 (area-specific curettes)。通用型刮治器的特点是工作端的两个侧缘等长，都是工作刃，两个工作刃构成的工作面与器械颈部最下端 (the lower shank) 的角度为90° (图19-11)，颈部和工作端弯曲成不同的角度，以利于不同区域的治疗。专用刮治器 (area-specific curettes) 是为适用于不同牙齿、不同牙面的形状而设计的，工作端的两个侧缘中只有一个是工作刃，工作面有一定的倾斜角度，与颈部最下端 (the lower shank) 的角度为70° (图19-11)，只适用于牙齿的某一特定区域。国际上普遍使用的是专用型刮治器——Gracey 刮治器，是以设计者 Gracey 命名的。通用型刮治器与专用型刮治器的特点见 Box 19-1。

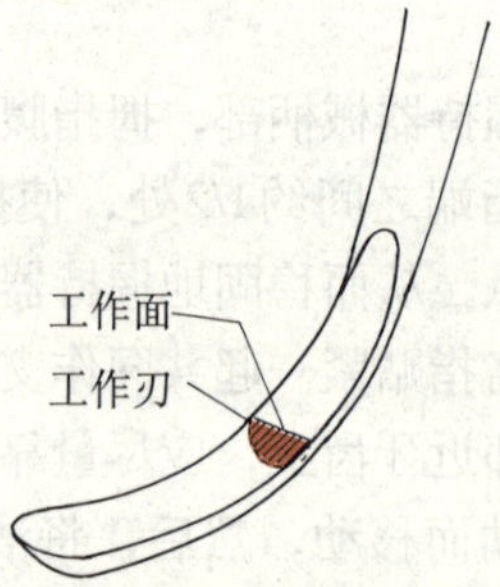

图 19-10　匙形刮治器的基本特征

工作端弯曲成弧形，顶端为圆形，断面为半圆形，工作面的一侧或两侧为工作刃

BOX 19-1　Gracey 刮治器与通用型刮治器的特点比较

	Gracey 刮治器	通用型刮治器
应用区域	有牙位和牙面特异性，适用于不同牙的不同面	用于前、后牙的设计不同，每支适用于牙的各个面
切刃角度	偏侧刃缘，刃面与颈部呈 70° 角	非偏侧刃缘，两侧缘等长刃面与器械颈部呈 90° 角
工作刃缘	只有一侧刃缘为工作刃，两侧边缘不平行且弯曲，长而凸的外侧缘为工作刃缘	两侧刃缘都是工作刃两侧刃缘平行

龈下锄型刮治器 (hoe)：喙部窄小，与颈部相交呈 100° 角，刀叶 (blade) 末端变薄，形

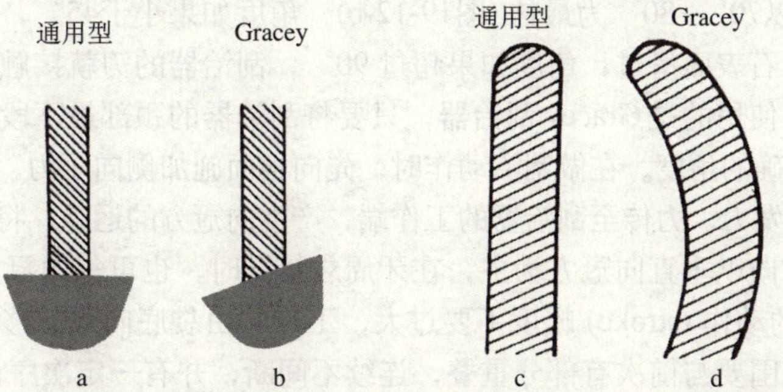

图 19-11　Gracey 刮治器 (专用型刮治器) 的特点及与通用型刮治器的不同点

工作端与器械颈部的角度：a. 通用型 90°；b. Gracey 刮治器 70°。工作端的侧刃形状：c. 通用型两侧刃等长，都是工作刃，d. Gracey 刮治器的两侧刃长度不等，只用外侧的长刃为工作刃

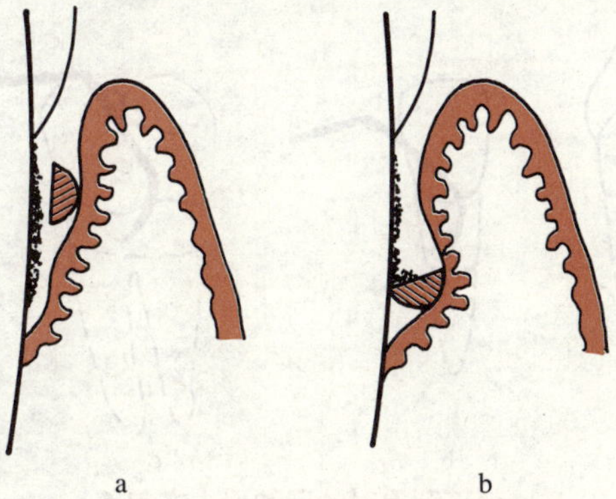

图 19-12　龈下刮治时器械的角度

a. 刮治器以 0° 角放入牙周袋
b. 刮治时刮治器与根面的最佳角度为 70° ～ 80° 角，向冠方用力，刮除龈下牙石

成线形刃缘。适用于深而松弛的牙周袋内牙石的刮除。

根面锉 (files)：工作端的一面有细锉，另一面光滑，前端圆钝。在刮除根面牙石后，可用锉伸入袋内，锉平根面，使根面平整光滑。临床上已很少使用。

龈下刮治和根面平整的方法 (techniques of SRP)

龈下刮治可以使用手用器械或超声器械，根面平整则需用手工操作完成。在龈下刮治开始之前，对于全口牙龈的炎症程度和范围以及牙周支持组织的破坏情况必须给予恰当的评定。通过牙周探诊明确牙周袋探诊深度 (pocket probing depth，PPD)、位置、形状、根面的解剖形态 (异常形态、根面沟、开放的根分叉等) 以及牙石的分布和量。对深牙周袋的刮治，一般需在局部麻醉下进行。

根据所刮治牙位区域的不同，正确地选择刮治器械，并注意检查器械的锐利度，如果刃缘变钝，会影响治疗效率和效果，应及时对器械进行磨锐。

操作时，用改良握笔法握持器械 (图19-9)，并建立稳固的支点。通常用口内支点，因为口内支点最稳固，以中指与无名指紧贴在一起作支点，或单用中指作支点，指腹支放在邻近牙齿上。将刮治器工作端轻轻放入袋底处牙石的基底部，放入时刮治器的工作面要与根面平行 (即 0° 角)(图 19-12-a)，然后使刮治器进入适当的“切割”位置，即将刮治器的工作面与牙面形成45°～90°角，以70°～80°为最佳(图19-12-b)，角度如果小于45°，刮治器的刃不能“咬住”牙石，会从牙石表面滑过；角度如果超过90°，刮治器的刃就接触不到牙面，而朝向了袋壁软组织。如果使用的是Gracey刮治器，只要将刮治器的颈部最下段与所刮治牙的牙长轴平行，即可获得正确的角度。在做刮治动作时，先向根面施加侧向压力，使刃紧贴牙面，借助前臂和腕部的转动发力，力传至刮治器的工作端，产生向冠方的运动，将牙石整体刮除，避免层层刮削牙石。方向以垂直向冠方为主，在牙周袋较宽时，也可斜向冠方或水平方向(图19-13)。每一下刮治的动作(stroke)幅度不要过大，工作端由袋底向冠方移动，不要超出龈缘。每一动作的刮除范围要与前次有部分重叠，连续不间断，并有一定次序，不要遗漏。

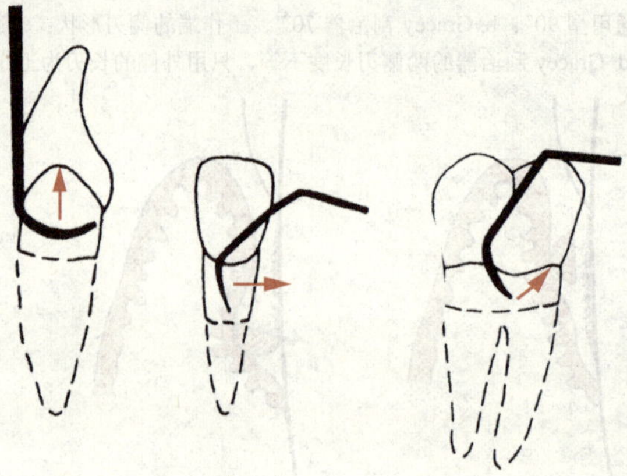

图 19-13 龈下刮治时的三种用力方向

a. 冠向(垂直向)；b. 水平向；c. 斜向冠方

因为牙骨质层表面有细菌内毒素的侵蚀，因此在刮除牙石后，要继续刮除软化的牙骨质层，进行根面平整，直到根面光滑坚硬为止，但也应注意不要过多刮除根面致使牙本质暴露，导致刮治之后出现敏感症状。刮治完成后，要用牙周探针或尖探针重新探查根面，检查龈下石是否已去净、根面是否已光滑坚硬。然而目前对于是否需要刮除软化的牙骨质有一些争议，有的学者认为不必对牙骨质根面进行刮治，也不必刮到根面光滑坚硬，认为这样对治疗后的临床效果无影响。

在刮除龈下石的同时，工作端的另一侧刃会将袋内壁炎症肉芽组织及残存的袋内上皮刮掉。注意不要遗漏残存的肉芽组织，否则易造成术后出血。

BOX 19-2 手工刮治和根面平整的方法要点

1. 牙周探针检查根面情况	8. 转动前臂和腕部发力，刮除牙石
2. 正确地选择刮治器械	9. 用力方向：直向冠方、斜向、水平方向
3. 改良握笔法握持器械	10. 刮治动作的幅度：器械不超出龈缘
4. 建立稳固的支点	11. 刮除范围连续，有部分重叠
5. 匙形刮治器工作端0°角进入袋底	12. 刮治有一定次序，不遗漏
6. 以45°～90°(80°最佳)角刮治	13. 刮除软化的牙骨质层，平整根面
7. 侧向加压紧贴根面	14. 用探针检查根面的光洁度

根据疾病的严重程度和操作者的技能，每次进行龈下刮治和根面平整的牙齿的数目是不同的，总的来说，对中、重度牙周炎患者每次治疗时最好不要超过1个象限。近年来也有人提出1次性或在24小时内分2次完成全口牙刮治的观点(one-stage full-mouth disinfection)，全口刮治的同时用氯己定冲洗牙周袋、刷舌背合并用氯己定含漱，认为这样可以彻底消除口内的牙周致病菌，避免致病菌在非治疗区与已治疗区之间的传播，提高治疗效果。然而也有一些研究结果显示，采取这种治疗方案与传统的分次刮治方案相比，并未显示出更好的结果。因此，对这一观点还需进一步的研究以证实其有效性。

影响龈下刮治疗效的因素 (factors that affect SRP)

1. 根面解剖形态：根面的凹陷、多根牙的根分叉区、畸形舌侧沟等形态的存在，使得器械难以进入，该处的菌斑牙石常不易被清除，随着探诊深度的增加，治疗难度进一步加大。

2. 操作者的技能：操作者的技术会影响机械性治疗的结果。Brayer (1989) 的研究证实，有经验的医生在SRP治疗中比没有经验者更为有效，在牙周袋探诊深度为4 ~ 6mm的部位，有经验者刮治后无牙石残留的根面达89%，而没有经验者为74%，二者的差异在深袋中(>6mm)更为显著，有经验者达91%，而无经验者仅为69%，这些差别有统计学显著性。

3. 治疗的时间：用手用器械进行龈下刮治和根面平整治疗，单个牙平均需要6～10分钟。治疗的时间过短，难以达到好的效果。

4. 器械的锐利度：手用器械必须有适当锐利的切刃缘，才能进行精细和有效的操作。使用钝的器械常不能彻底清除牙石，只是将牙石表面“抛光”。因此，应经常检查器械的锐利度，应适时进行器械的磨锐，并在磨锐过程中，保持器械的工作端形态。

超声洁治和超声龈下刮治 Ultrasonic Supra-and Sub-gingival Scaling

使用超声洁牙机(ultrasonic scaler)来清除龈上和龈下的菌斑、牙石、及牙面色素，具有省力、高效的特点。

超声洁牙机 (ultrasonic scaler)

由超声波发生器(主机)和换能器(手机)组成，发生器发出电磁振荡，并将功率放大，换能器将高频电能转换为超声振动，振动频率达2万至4.5万赫兹，通过换能器上工作头的高频震荡将附着于牙面上的牙石去除。超声器械有磁伸缩式(magnetostrictive)和压电式(piezoelectric)二种不同的类型，换能器的工作原理不同，且工作尖的振动模式不同，磁伸缩式工作尖的振动是椭圆形，而压电式工作尖的振动是线性。超声洁牙机的工作头有多种形状，如尖圆形和扁平形等，还有专门设计用于龈下超声刮治的细长的工作头，可根据牙石的大小、部位等来选择工作头。此外，超声洁牙机上还带有喷水系统，在启动工作头超声振动时，喷水系统同时向工作头喷水，形成雾状，一方面起到冷却工作头的作用，另一重要方面是形成空穴作用，即在喷雾的水滴内有细微的真空泡迅速塌陷而产生能量，对牙石、菌斑等产生冲刷作用，并将震碎的牙石和血污冲走。

超声洁治方法 (ultrasonic scaling technique)

开机后检查器械的工作情况，踩动开关，见工作头有水雾喷溅，说明已发生超声振动。然后调节功率和水量，功率的大小应根据牙石的厚薄而定，到能将牙石清除即可，如功率过高，会对牙面造成损害，在扫描电镜下可观察到较宽的刻痕，患者也会感到不适；水量应调节到在工作头的顶端产生薄雾且吸唾器能将口内的水吸走。

用握笔或改良握笔法轻持器械，用手指轻巧地支在口内或口外，将工作头的前端与牙面平行或小于 15° 角，轻轻接触牙石，不可用重的侧向压力，通过工作头的超声振动而将牙石击碎并从牙面上震落。遇大块且坚硬的牙石时，可将工作头放在牙石的边缘处移动，使牙石与牙面分离，也可采用分割法，将大块牙石先分割成多个小块，再逐一击碎、击落。

操作时工作头的动作要短而轻，并保持不停的移动，可采用垂直、水平或斜向重叠的动作，禁止将工作头的顶端停留在一点上振动，因这样会损伤牙面。

超声洁治后，要用探针仔细地检查有无遗漏的牙石，如果遗留一些细小的牙石和邻面的牙石，要用手用器械将其清除干净。

在洁治后应进行抛光处理，清除残留在牙面上的色素等细小的不洁物并抛光牙面，使牙面光洁，菌斑牙石不易再堆积。抛光的方法是用橡皮杯安装在弯机头手机上，蘸抛光糊剂，轻加压于牙面上低速旋转，从而抛光牙面。橡皮杯的边缘应略进入龈缘下方，使龈缘处的牙面光洁。

超声龈下刮治方法 (ultrasonic subgingival scaling technique)

基本要求与超声洁治相同，不同之处在于：

1. 治疗前要对欲治疗的部位进行详细的检查，了解牙周袋深度、探查牙石、根分叉、或根面凹陷等根面的解剖和外形。

2. 选取专门用于龈下超声刮治的工作头。这类工作头的特点是细而长，形状有细线形，也有左右成对有一定弯曲度的工作头。

3. 功率的设定：功率影响工作尖的振动幅度，大功率会形成明显的喷雾，使得到达牙周袋内工作尖处的液量减少，冷却作用降低，而且大功率并不能改善治疗结果，并可能造成不必要的去除过多根面组织，因此要尽可能将功率设定在低、中档水平。使用低功率和轻的压力会减少根面结构被去除的量和深度。

4. 水量的调节：水流保持在 14 ~ 23ml/min，使工作尖周围的组织保持在生理温度范围，防止工作尖过热对牙周袋内组织造成损害。

5. 器械的握持及支点：用改良握笔式握持器械，以获得最大的稳定性，口内或口外支点均可。

6. 放置工作头的方向及压力：龈下刮治时，工作头要与根面平行，工作头的侧面与根面接触，如使用的工作头有一定曲度，则使工作头的凸侧与根面接触，施加的压力要小，不超过 1N，因为它的工作机理是振荡，若用力太大，反而降低效率。

7. 龈下超声刮治的动作及方向：要以一系列快速、有重叠的水平迂回动作，从冠方逐渐移向根方，与手工刮治的重叠的垂直向动作不同 (图 19-14)。工作头不要在一处停留时间过长或用工作头尖端指向牙面，否则会在牙面形成凿孔和使根面粗糙，或使牙齿过热。像用手工器械一样，器械要适应根面的变化，工作端必须与根面的各个面

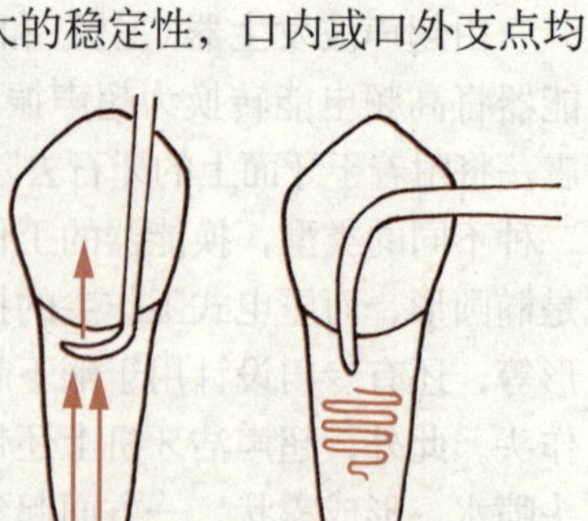

图 19-14 龈下超声刮治的动作及方向

a. 手工刮治：重叠的垂直向动作。

b. 超声刮治：快速有重叠的水平迂回动作，从冠方逐渐移向根方。

接触，以确保彻底清除全部根面上的菌斑和毒素。

8. 超声洁治过程中，应随时用探针检查根面，以评价清洁的彻底性。超声刮治后，一般还要用手用器械进行根面平整，并将袋内的肉芽组织刮除。

9. 全部完成后，用3%双氧水伸入龈缘下冲洗，将残余在袋内的牙石碎片、肉芽组织彻底清除。

超声洁治和龈下刮治与手工治疗相比，优点是省力、省时、具有冲洗作用、能产生空穴作用、去除的根面结构较少、易于进入根分叉区；但缺点是操作时手感不如手工刮治、具有喷雾污染。

Box 19-3 超声治疗的优缺点

优点	缺点
省力	触感差
易于操作	喷雾污染
省时	
冷却系统同时具有冲洗作用	
去除的根面结构较少	
易于进入根分叉区	

超声洁治和刮治的禁忌证及注意事项 (contraindications)

有传染性的患者如结核、乙肝抗原阳性、HIV感染等禁用超声洁牙机，因为它所产生带菌的喷雾会污染操作区及周围的环境。有呼吸系统疾病的患者不应使用超声洁牙机，如：呼吸抑制的患者、患慢性肺病 (chronic pulmonary disorders) 的患者等，超声治疗中的喷水、喷雾会给这些患者带来危险。一般戴心脏起搏器的患者禁用超声洁牙机，以避免因干扰起搏器的工作而造成患者心率紊乱等症状。新型起搏器具有屏蔽功能，不会受到超声洁牙机工作的干扰，戴用这类起搏器的患者不在禁用之列。

金属超声器械工作头不能用于钛种植体表面的洁治，因其会损伤钛种植体表面结构，也不能用于瓷修复体或粘着的修复体，因其会使修复体崩裂或是粘着松脱。可改用塑料工作头的超声器械、或表面覆盖聚四氟乙烯的超声工作头。

医师在临床上难以完全掌握每位患者是否患有传染病，为了防止交叉感染和医院内感染治疗过程中应按“一致对待 (universal precaution)”的原则来处理每位患者，遵循无菌操作原则。在使用超声洁牙机进行治疗时，要采取感染控制措施，如：操作者戴防护眼镜、口罩和手套，尽量使用强力吸引器，以减少气雾污染；治疗前让患者用3%双氧水或0.12%的氯已定等鼓漱1分钟，可减少喷雾中的细菌数量 ；在相关的操作台面等表面铺上一次性纸巾或在治疗后进行适当的表面消毒等；在使用超声器械之前，踩动开关，冲洗手柄和管路2分钟，以减少管路内的微生物量，如有可能尽量使用管路滤器或无菌水；将高压灭菌的超声手机安装好后，最好用塑料或乳胶屏障将手柄覆盖。

超声洁牙机产生的气雾 (aerosol) 可能含有潜在的致病菌。肺炎球菌、葡萄球菌、溶血性链球菌 (alpha

hemolytic streptococcus)、分枝结核杆菌 (Mycobacterium tuberculosis) 均在牙科喷雾中发现的细菌之列。喷雾也会带给牙科工作人员和患者许多病毒，包括：单纯疱疹病毒、肝炎病毒、流感病毒、通常的感冒病毒、EB病毒 (Epstein-Barr virus)和巨细胞病毒 (cytomegalovirus)。另外需注意的是那些并非来自患者而是来自牙科椅或超声洁牙机中污染水流中的致病菌，从牙科椅的水源中已分离出可疑致病菌，如假单胞菌属细菌 (Pseudomonas sp.) 和军团菌属 (Legionella pneumophilia)，超声洁牙机会将这些细菌随雾喷出。超声喷雾中总会含有血液，会在操作区的空气中滞留30分钟或更长时间。因此，为了减少超声喷雾的潜在危险，在治疗过程中也要求要采取预防措施，如：工作人员戴口罩、面罩、手套、眼镜和工作服，高速排空、治疗前患者用氯已定含漱、手柄和水管路的冲洗或自含无菌水源、环境表面的彻底消毒、充分的通风、用高效微粒空气 (high efficiency particulate air) 滤器过滤空气等。

19-3 清除菌斑滞留因素 Removal of Plaque Retention Factors

菌斑、牙石是牙周疾病的重要致病因素，治疗中对这些致病因素的清除，依赖于菌斑控制、洁治术和刮治术，然而，如果导致菌斑滞留的因素未被清除，则菌斑会很快再形成，影响治疗后的愈合，或者疾病很快复发。因此，清除菌斑滞留因素是基础治疗中的一项重要工作。充填体悬突等不良修复体、龋洞、食物嵌塞等这些菌斑滞留因素都应被清除。

临床上常见到牙齿邻面的充填体悬突 (restoration overhanging)，在悬突根方形成菌斑滞留区，相应部位常有深牙周袋及牙槽骨吸收，对这些部位的治疗，必须包括充填体悬突的清除。一般选用金刚砂钻，先放在充填体悬突的根方，踏动开关的同时将金刚钻向冠方提拉，从而将充填体悬突磨除，在磨除悬突时要注意不要磨除牙体组织，并注意修整充填体的外形。临床上还可见到其它部位的充填体悬突，如治疗楔状缺损的光敏树脂充填物的根方边缘悬突等，可用金刚砂钻磨除悬突部分，并修整充填体外形。充填体悬突去除后，菌斑失去了滞留区，易于被清除，加之形成了有利于自洁的牙齿外形，更有利于菌斑控制。

龋洞、食物嵌塞、不良修复体等都是菌斑滞留的因素 (plaque retention factors)，如果存在，就应进行相应的治疗。例如，充填龋洞，必要时进行牙髓治疗；通过调䄂或修复的方法解决食物嵌塞问题；对不良修复体进行修改，或重新制作一个边缘和外形恰当的修复体。

19-4 基础治疗后的组织愈合及效果评价 Healing and Evaluation after Initial Therapy

在龈上洁治过程中，沟内上皮和结合上皮可能有机械性损伤，但一般在数日内能迅速修复、再生。组织的愈合程度取决于牙石、菌斑是否彻底除净，以及患者自我控制菌斑的措施是否得力。

龈下刮治术或根面平整术后，牙周袋内壁上皮、结合上皮和结缔组织也受到波及或被部分刮除，袋内有出血。组织学观察表明，术后2小时见结合上皮撕裂，袋内有血块，袋壁表面有大量中性白细胞，袋壁血管充血扩张。术后2天袋内壁已开始有上皮从龈缘“爬向”袋壁并部分覆盖，4～5天后新结合上皮在根方开始形成。根据袋深度的不同及术前的炎症程度，上皮将在1～2周内完全修复。结缔组织的修复在术后2～3天时最活跃，并可持续约2至3周左右，深牙周袋的组织修复则需更长的时间。因此，在根面平整术后的6周内不宜探袋深，以免破坏组织的愈合。愈合多数以长结合上皮附着于根面，而不是结缔组织附着，也可有少量的新生骨形成。

再评价的时间和内容
Re-evaluation: Time and Measurements

在牙周基础治疗后，组织愈合需要一定的时间，因此，对牙周基础治疗后效果的评价，要在牙周基础治疗后一定的时间进行，一般是在基础治疗完成后的6～8周进行。基础治疗后牙槽骨也有一定程度的修复，要评价牙槽骨的变化，应在基础治疗后3～6个月复查。

在对基础治疗后的再评价时，应对患者进行全面的临床牙周检查，评价其口腔卫生情况、牙龈炎症情况、牙周探诊深度和附着水平、以及根分叉病变情况等，观察患者对治疗后的反应以及患者自我菌斑控制的态度和能力。

基础治疗的效果
Outcomes of the Initial Therapy

单纯口腔卫生指导的作用：严格的口腔卫生措施是消除牙龈炎症、防止牙周疾病进一步发展的基本条件。Loos等的研究表明，单纯向患者作口腔卫生指导，而不做其他治疗，在12周复查时，发现初诊时探诊深度在3.5mm以下的部位，其探诊后出血减少约28%，而探诊深度大于7mm的部位，其探诊后出血减少10%；探诊深度在浅袋约减少0.2mm，深袋减少了1.6mm，而附着水平基本无改善。对探诊深度6mm以上的龈下微生物学检测发现螺旋体的百分比没有下降。因此，单纯口腔卫生指导有一定的作用，但仍需做进一步的治疗。

口腔卫生指导与洁治联合治疗的作用：Listgarten等研究表明，若口腔卫生措施与洁治同时进行，与非洁治部位相比，洁治部位牙龈的炎症明显减轻，牙周探诊深度明显减少。慢性龈缘炎患者在经彻底的洁治术后，牙龈炎症逐渐消退，约在一周后牙龈恢复正常的色、形、质，龈沟变浅。牙周炎患者经过洁治术后，牙龈的炎症可以部分地减轻，龈缘的退缩使牙周袋略变浅，根面的部分龈下牙石将会暴露，有利于进一步刮治，且出血也会减少，但彻底的愈合则有待于龈下刮治术后。

SRP的作用：在临床上多数病例在刮治术后一周便可见到明显的效果，牙龈炎症消退，探诊出血减少或消失，2～4周后牙龈组织致密，牙周袋变浅，附着增加，而且深牙周袋变浅的效果尤为显著，这主要是由于消炎后的龈缘退缩和袋底附近的结缔组织内有胶原纤维的新生和修复，使探诊深度变浅，但对于≤3mm的位点，SRP治疗后会发生附着丧失。Listgarten等的研究表明，刮治术后龈下菌群的结构也发生很大的变化，细菌的数量明显减少，螺旋体及其他革兰阴性杆菌的比例显著降低，球菌的比例明显上升。但若刮治不彻底，炎症虽有一定程度的减轻，袋的深度也可减小，但残存的牙石、菌斑仍会导致深部牙周组织的低度、慢性炎症，使病变缓慢进展，有时因袋口变紧，深部的炎症不易引流，还会导致牙周脓肿。此种患牙的牙龈表面貌似正常，但探牙周袋时仍有出血，表明炎症仍然存在。复查时如果袋深仍大于5mm，且探诊出血，则需进一步治疗，如再次刮治、手术或使用药物等。Ramfjord等纵向观察了SRP、以及改良 Widman 翻瓣术等手术治疗后 5 年的临床效果，结果显示，对探诊深度≤ 3mm 的位点，不论是 SRP 还是各种手术治疗，都会导致附着的丧失；在中等深度牙周袋 (4 ~ 5mm) 部位SRP治疗的效果优于深袋 (≥7mm) 部位，而在深袋部位则手术治疗的效果好于SRP。因此，对于探诊深度≤ 3mm 的部位不应进行刮治和根面平整，中等深度牙周袋 (4 ~ 6mm) 部位适合进行 SRP 治疗，而对于深袋 (≥ 7mm) 部位，SRP 治疗后应考虑进一步的手术治疗。

近来的研究表明，评价根面平整的效果主要看其临床指标的改善，而不过分强调根面的完全光滑坚硬。龈下机械治疗的目标是通过去除牙周袋内的菌斑生物膜来消除牙龈的炎症，阻止牙周附着的破坏。近年来学者们对在根面平整中去除病变牙骨质的重要性提出质疑。Nyman等观察了牙周病手术治疗的结果，需治疗的位点在手术中暴露，这样得以进行广泛的根面平整去除所有的牙骨质和部分牙本质，而另一种做法是仅仅轻轻地去除菌斑，保留大多数的牙骨质。结果发现，具有适当的自我菌斑控制措施的患者，两种途径都可以达到良好的软组织愈合。这一结果也被Oberholzer等证实，他们从临床研究中得出结论，光滑和坚硬的牙根面的建立不是牙周治疗的决定性因素。

在 SRP 治疗中 使用超声洁牙机与手工治疗在清除菌斑、牙石和内毒素方面的效果无差别，因此，在减少牙周袋探诊深度、附着获得 (attachment gain)和减轻牙龈炎症方面的效果也是相同的。在根分叉部位，超声洁牙机细的工作头较手工方法更易进入病变区，因此超声治疗的效果要优于手工 SRP 治疗的效果。

SRP 与菌斑控制的作用：在龈下刮治后坚持自我菌斑控制，并定期接受简单的预防性洁治 (prophylaxis)，则牙龈既无炎症，也不发生新的附着丧失，疗效能长期巩固。但经过龈下刮治后，若不能坚持控制龈上菌斑，则短期内虽能使探诊深度减少1 ~ 1.5mm，但2个月后龈下菌斑和临床探诊深度又会回复到刮治前的水平，疗效短暂。Suomi等的研究表明，牙周炎治疗后坚持口腔卫生措施，加上每年做3 ~ 4 次洁治，3 年后复查时，与单纯施行口腔卫生措施的组相比，明显地减轻了牙龈炎症程度和明显地减少了附着丧失的发生。

总之，严格的口腔卫生措施加上认真的洁治和根面平整后，不但改善了患者的口腔卫生水平，更重要的是明显地消除了牙龈的炎症，牙周袋深度和附着丧失显著减少，改善的程度与治疗前的袋深度有关，因此说洁治和根面平整是消除牙周袋炎症的有效措施，且能不同程度地增加牙周临床附着水平。但在探诊深度小于3mm的位点，SRP会造成附着的丧失。超声与手工治疗的效果没有差别，超声治疗更省时，目前没有什么方法能替代机械治疗。

最后需提出注意的是，随着基础治疗后牙龈炎症的消退，可能会表现出牙龈退缩和根面敏感，应将这些现象在牙周治疗前告诉患者，以免引起患者对牙周治疗效果的误解。

思考题

1. 牙龈炎患者主要接受基础治疗的哪些治疗，能获得什么效果？
2. 对牙周炎患者的治疗需要采用的基础治疗方法是什么？效果如何？

参考文献

1. Axelsson P & Lindhe J. Effect of controlled oral hygiene procedures on caries and periodontal disease in adults. Journal of Clinical Periodontology, 1978, 5 : 133
2. Axelsson P & Lindhe J. The significance of maintenance care in the treatment of periodontal disease. Journal of Clinical Periodontology, 1981, 8 : 281
3. Pattison GL & Pattison AM. Scaling and root planing. In: Newman MG, Takei HH, Carranza FA. Carranza's Clinical Periodontology. 9th ed. Philadelphia: WB Saunders Co, 2002 : 631
4. Perry DA & Schmid MO. Phase I periodontal therapy. In: Newman MG, Takei HH, Carranza FA, Carranza's Clinical Periodontology. 9th ed. Philadelphia: WB Saunders Co, 2002 : 646
5. Perry DA. Plaque control for the periodontal patient. In: Newman MG, Takei HH, Carranza FA: Carranza's Clinical Periodontology. 9th ed. Philadelphia: WB Saunders Co, 2002 : 651
6. Rylander H & Lindhe J. Cause-related periodontal therapy. In: Lindhe J, Karring T, Lang NP eds: Clinical Periodontology and Implant Dentisty. 4th ed. Copenhagen: Blackwell Munksgaard, 2003 : 432
7. Echecerria JJ & Sanz M. Mechanical supragingival plaque control. In: Lindhe J, Karring T, Lang NP eds: Clinical Periodontology and Implant Dentisty. 4th ed. Copenhagen : Blackwell Munksgaard, 2003 : 449
8. Addy M. The use of antiseptics in periodontal therapy. In: Lindhe J, Karring T, Lang NP et al: Clinical Periodontology and Implant Dentisty. 4th ed. Copenhagen: Blackwell Munksgaard, 2003 : 464
9. Ramfjord SP, Caffesse RG, Morrison EC. Four modalities of periodontal treatment compared over 5 years. Journal of Periodontology 1987, 14 : 445
10. Brayer WK, Mellonig JT, Dunlap RM. Scaling and root planning effectiveness: The effect of root surface success and operator experience. Journal of Periodontology 1989, 60 : 67
11. Badersten A, Nilveus R, Egelberg J. Effect of nonsurgical periodontal therapy. II. Severely advanced periodontitis. Journal of Clinical Periodontology, 1984, 11 : 63
12. Oda S, Nitta H, Setoguchi T. Current concepts and advances in manual and power-driven instrumentation. Periodontology 2000, 2004, 36 : 45
13. Nyman S, Westfelt E, Sarhed & Karring T. Role of "diseased" root cementum in healing following treatment of periodontal disease. A clinical study. Journal of Clinical Periodontology 1988, 15 : 464
14. Oberholezer R & Rateischak KH. Root planing or root smoothing. Journal of Clinical Periodontology 1996, 23 : 326
15. Adriaens PA & Adriaens L. Effects of nonsurgical periodontal therapy on hard and soft tissues. Periodontology 2000, 2004, 36 : 121

16. Suvan JE. Effectiveness of mechanical nonsurgical pocket therapy. Periodontology 2000, 2005, 37:48

（欧阳翔英）

20 咬合创伤及殆治疗

Trauma from Occlusion and Occlusal Therapy

应知应会的内容：

1. 咬合创伤的概念和特点
2. 咬合创伤在牙周炎病变过程中的作用
3. 咬合创伤的常见指征
4. 松动牙的评估要点及处理原则

20-1 咬合创伤的概念及相关的名称 Definition and Terminology of Occlusal Trauma

咬合创伤 (occlusal trauma)——广义上指不正常的咬合关系或咀嚼系统的异常功能，造成咀嚼系统某些部分的病理性变化，如牙周组织破坏、牙体组织磨损、牙根吸收、牙髓病变、颞下颌关节病变、以及咀嚼肌群的疼痛等。在本章中，咬合创伤特指由于咬合力超越牙周组织本身所能承受的适应能力，而对其造成的损伤和破坏。如个别或多个牙早接触所引起的牙周创伤及磨牙症患者遭受的牙周创伤等。1999 年召开的世界牙周病分类研讨会提出咬合创伤的定义是：咬合力造成的损害所导致的附着装置内的组织改变 [Injury resulting in tissue changes within the attachment apparatus as a result of occlusal force (s)]，这里强调的是“组织对过大咬合力的反应和改变”，这种反应和改变可以是多种多样的，事实上，咬合创伤并不是一个临床诊断名词。咬合创伤相关的名词还包括殆创伤 (trauma from occlusion)、牙周创伤 (periodontal traumatism) 及创伤性殆 (traumatizing occlusion) 等。

一般来讲，咬合创伤可分为原发性 (primary occlusal trauma) 和继发性 (secondary occlusal trauma) 两类。前者指异常 / 过大的咬合力造成正常牙周组织的损伤，后者则指正常或异常的咬合力造成牙周支持组织高度降低了的牙的牙周破坏。因临床上难以准确区分原发性或继发性咬合创伤，而且两者造成的牙周创伤相似，近年来人们对这一分类提出了疑问，认为该分类并无实际意义。但两者重要的共同点是当牙周组织本身不能适应或承受咬合力时，则可发生牙周咬合创伤。在这个意义上来讲，高度降低的牙周组织遭受牙周咬合创伤的风险较大些。有学者提出急性咬合创伤 (acute trauma from occlusion) 和慢性咬合创伤 (chronic trauma from occlusion) 的概念，并具临床意义。急性咬合创伤指突发引起的过大咬合力 (如咀嚼硬物) 引起的牙周创伤，而慢性咬合创伤指持续的异常咬合力造成的牙周组织损害。后者发展相对缓慢，一般无明显症状，有时感觉咀嚼无力，或有时有隐痛或钝痛感。

20-2 咬合创伤与牙周炎的关系 Relationship between Occlusal Trauma and Periodontitis

人类尸检标本研究 (human autopsy materials)

自 1901 年 Karolyi 提出咬合创伤与牙槽脓漏 (alveolar pyorrhea) 的关系以后，人们即对咬合创伤与牙周病的关系引起了浓厚兴趣。20世纪30年代，人们利用人类尸检标本进行了有关研究，但因这些研究设计不够严谨，又无严格对照，结果并不令人信服。60 ~ 70 年代，以 Glickman 和 Waerhaug 为代表的两位学者，进行了较深入的研究。Glickman (1967) 认为，咬合创伤在菌斑引起的牙周破坏过程中起协同破坏 (co-destructive factor) 作用，往往造成临床上所见的角形骨吸收 (angular bony defect) 和骨下袋 (infrabony pocket)。然而，Waerhaug (1979) 根据尸检标本的研究提出了异议，他发现在没有咬合创伤的牙齿邻面也可发生角形 (垂直型) 骨吸收，而且吸收程度与龈下菌斑的范围一致。他认为牙周附着丧失和牙槽骨吸收主要是由于龈下菌斑引起的炎症性病变所致。角形骨吸收和骨内袋的形成是因患牙龈下菌斑引起的炎症性病变较与其邻近的牙槽骨更靠近根尖部位所致，同时也与局部牙槽骨的宽度有关。尽管这两派的观点大相径庭，但基于上述研究的本质缺陷 (尸体标本很难准确判定咬合关系)，其结果对于解释咬合创伤与牙周炎的关系，并无很大的价值。

动物实验研究 (animal experiments)

学者们在 20 世纪 60 ~ 70 年代开展了一系列实验研究来进一步探讨咬合创伤与牙周炎的关系。有关的实验设计特点、评估指标、牙周状况及主要结果列表如下：

表 20-1 牙周咬合创伤动物实验的主要结果概况

	正常牙周组织	健康但高度降低的牙周组织	伴有实验性牙周炎症
正畸加力 (单向)	牙松动度增加 牙齿移位 无附着丧失	牙松动度增加 牙齿移位 无明显牙周炎症 无进一步附着丧失	牙槽骨吸收 牙周附着丧失 牙龈退缩
多向摇晃力 (jiggling force)	牙周膜间隙增宽 牙松动度增加 (可逆性) 牙槽骨吸收 无附着丧失	牙周膜间隙增宽 牙松动度增加 (可逆性) 牙槽骨吸收 无明显牙周炎症 无进一步附着丧失	牙周膜间隙不断增宽 牙松动度不断增加 角形牙槽骨吸收 附着丧失的评估 见下文

一般来讲，咬合创伤本身并不引起正常或健康但高度降低 (healthy but reduced height) 的牙周组织的破坏，也不会形成牙周袋，不会使牙龈炎发展成为牙周炎。然而，人们探讨的一个焦点是在实验性牙周炎过程中，咬合创伤的存在是否会加快牙周破坏和附着丧失。较具争议的两组代表性的动物实验分别由瑞典学者Lindhe和美国学者Polson进行。前者以猎犬 (beagle dog) 为实验对象，持续时间较长；而后者以猴为对象，持续时间较短。Lindhe的研究显示，在有牙周炎的状况下，咬合创伤会加快牙周附着丧失。而Polson的研究结果则相反。这与两者的实验性牙周炎模型及实验设计有关。尽管如此，这些研究还是颇有价值并具启发性。

临床研究 (clinical trials)

这方面的临床研究并不很多，主要原因是缺乏临床评定咬合创伤的可靠指标，以及临床研究中多种相关因素的分析有很大难度。尽管如此，主要研究结果显示，有咬合干扰的牙，其牙周破坏程度与无咬合干扰的牙相比并无明显差别。这表明各种咬合干扰和早接触的存在并不意味一定发生咬合创伤，很大程度上取决于牙周组织本身适应咬合状态的能力。此外，松动的牙齿或X线片上呈现牙周膜间隙增宽的牙齿与对照牙相比，牙周袋探诊深度、附着丧失的程度及牙槽骨吸收相对较明显；而X线片上显示骨硬板模糊或消失的牙齿与骨硬板正常或增宽的牙齿相比，牙周破坏往往较明显。另有研究提示咬合创伤在牙周有炎症的状况下可能与牙周进一步破坏相关。关于牙齿松动与牙周愈合反应的关系，有人认为松动牙对治疗的反应不如非松动牙。但事实并非如此，牙周治疗反应取决于很多因素。从临床角度来讲，牙周治疗效果应经综合评估，以全面反应实际状况。

小结 (summary)

牙周炎的病因复杂，没有一个单一的因素能引起牙周组织破坏，以至牙齿脱落。牙菌斑是引起牙周病的始动因素，它受到全身防御机制的调控和各种全身及局部因素的影响。鉴于牙周咬合创伤临床研究设计的难点及局限性，各家报告的结果出入较大，现有的研究结果并不足以阐明咬合创伤与牙周炎进展的直接关系。但近几年来，人们开始关注牙周治疗中咬合创伤的处理问题，Harrel等认为在牙周炎症状况下咬合创伤的存在可能是牙周进一步破坏的局部因素之一，应加以控制，这也有利于改善患者的咬合功能。尽管如此，目前认为咬合创伤与牙周炎并非是一种简单的关系，临床上需要进行综合考虑。

20-3 咬合检查和咬合创伤的指征 Occlusal Examination and Indications of Occlusal Trauma

咬合关系检查 (examination of occlusal relations)

牙周患者的咬合关系检查主要包括：1) 正中殆 (centric occlusion) 及正中关系殆 (centric relation) 、殆类型、上下前牙中线的一致、覆殆及覆盖、反殆、对刃殆及锁殆；2) 牙齿拥挤、倾斜、移位及局部咬合紊乱；3) 早接触及咬合干扰包括前伸时后牙有接触和侧方咬合时非工作侧有接触等；4) 医生将食指放在患者上颌牙的颊面，令患者做咬合动作时，牙齿有震颤 (fremitus)，又称功能性牙齿动度 (functional mobility)。目前认为，牙周临床咬合检查应着重于牙尖与牙斜面的关系，因为由此引起的过大的侧向咬合力对牙周组织具有潜在的破坏作用。

咬合创伤的指征 (indication for occlusal trauma)

常见的临床咬合创伤指征包括患者持续性咬合不适、牙齿松动、移位、咬合时牙齿震颤和X线片见牙周膜间隙楔形增宽及骨硬板模糊或消失等 (彩图20-1)。一般来讲，咬合创伤并无单一独有的表征。目前，较多学者认为牙齿松动度持续增加及咬合时检出牙齿震颤为相对可靠且常见的咬合创伤临床指征。我国学者金力坚和曹采方于1992年首次提出了牙周咬合创伤指数 (trauma from occlusion index，TOI)，即“功能性牙齿动度增加 + 牙周膜间隙增宽”，和牙周适应性指数 (adaptability index，AI)，即“牙面有磨耗 + 骨硬板增宽”。研究显示，前者 (TOI) 与牙周破坏程度成正相关，后者 (AI) 与牙周破坏程度成负相关。而且，创伤组的牙槽骨低于对照组，两者之间的差别随着附着丧失程度的增加而更加明显。这两项综合指标对于临床评估牙周咬合创伤及牙周组织对过大咬合力的反应能力，具有一定的参考价值。

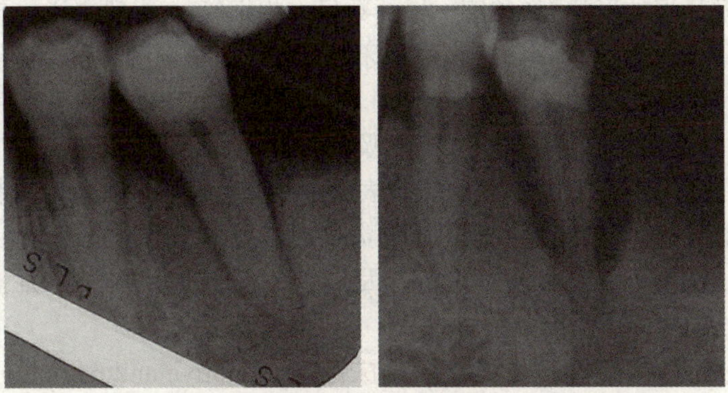

彩图 20-1 咬合创伤的 X 线片表现

左图：侧方咬合时有工作侧接触，牙周膜楔形增宽，硬骨板模糊。

右图：在伴有牙周炎的情况下，破坏显著加重。

20-4 松动牙的临床评估 Clinical Assessment of Tooth Mobility

生理性牙齿松动 (physical tooth mobility)

生理动度是一定的外力作用于完整健康牙周组织的结果。正常牙齿有一定的生理动度，主要是水平方向的。生理动度因牙而异，单根牙生理动度略大于多根牙，晨起时相对较大而日间相对较小。正常情况下，上述生理动度及细微的日常变化，并不能被个人所感知。牙齿受力时引起的松动分两个阶段，即初级或槽内动度 (initial or intra-alveolar tooth mobility，ITM) 和次级动度 (secondary tooth mobility，STM)。前者指牙齿在牙槽窝内的动度，为牙齿受力后由不同组的牙周韧带方向改变而产生的动度。通常100磅以下的外力使牙齿产生的动度为槽内动度 (约为 50 ～ 100μm)。后者则指牙齿受 500 磅左右的外力作用下由牙槽嵴顶弹性形变和挤压牙槽嵴冠方的软组织 (supra-alveolar soft tissue) 而产生的动度。

牙齿松动度的临床评估方法 (measures of clinical assessment)

牙齿松动度的检查是牙周综合检查的一个重要部分。一般情况下，可用牙科镊子夹住前牙切缘或闭合镊子用其尖端抵住𬌗面窝，分别向唇或颊舌向和近远中方向加以适当的摇晃力，目测牙齿移动的幅度。临床常用Miller 1950年提出的改良三度松动指数：I度——水平向松动度超过生理动度，但幅度≤1mm；Ⅱ度——水平向松动幅度＞1mm；Ⅲ度——明显的水平向和垂直向松动。也有人根据松动方向来评估动度，颊舌向松动为I度，近远中向为Ⅱ度，如有垂直向松动则为Ⅲ度。

值得一提的是，上述松动牙检查方法受主观影响很大，不同检查者之间差异可颇大。因此，在临床研究中，要加以注意并进行必要的重复性检测，以取得较可靠的资料。近年来，也有人利用动度计 (Periotest®) 较客观而准确地检测牙齿动度。

病理性牙齿松动的相关因素 (mobility-related factors)

决定一个牙齿临床松动程度的因素主要包括牙槽骨的高度、牙周膜间隙的宽度 (periodontal ligament space) 以及牙根的形状 (如长度、根的数目、粗细等)。一般来说，与牙齿过度松动有关的常见因素包括牙周炎症、牙周附着丧失和牙槽骨吸收、早接触和咬合创伤、根尖病变、牙外伤、牙根裂、牙根吸收、夜磨牙症 (bruxism) 和牙周手术后初期及正畸治疗过程中等。对于牙周病人来讲，牙周炎症、附着丧失及牙槽骨吸收对患牙的松动度有重要影响，其中牙周炎症是一个应首要考虑的重要因素。许多研究报告表明，牙周治疗可以有效地控制牙周炎症而使患牙松动度明显降低，这与牙槽嵴冠方软组织的炎症消退后组织结构重建 (reorganization) 有关。由于炎症是牙周炎患牙松动的主要原因之一，因此，临床上应特别重视炎症控制对患牙松动度的作用。

适应性牙齿松动及病理性牙齿松动的临床评估 (adaptive and pathologic mobility)

以前，人们认为临床探测到牙齿松动大于生理动度，即为病理性松动而必须加以处理，事实并非如此。一般情况下，判断牙齿松动的幅度是以靠近牙槽骨嵴顶的牙根面某点作为参考点的。牙齿动度基本上反映了该牙的功能状态，与其牙槽骨高度及牙周膜宽度直接相关。在牙槽骨高度降低时，该参考点相对移向根尖方向，以致所测到的牙齿松动幅度增加。但这只是反应了该牙的功能状态而并不一定代表病理性变化 (图 20-2)。

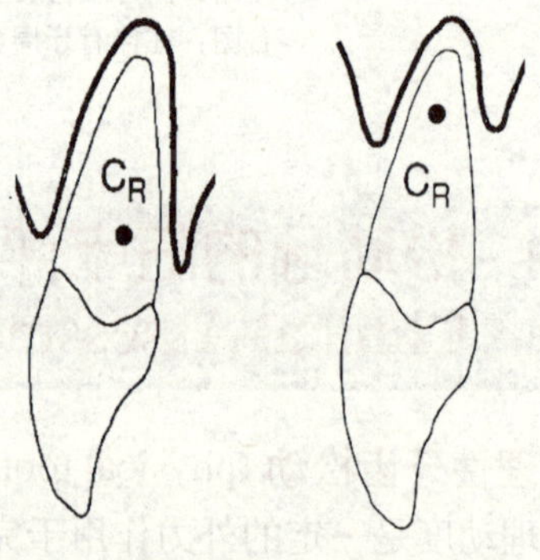

图 20-2 牙槽骨高度与松动度的关系

左图：健康牙周组织具生理动度，牙槽骨高度和牙周膜宽度正常，判断牙齿水平位移幅度的中心参考点 (C_R) 靠近牙槽骨嵴顶的牙根面。

右图：在牙槽骨高度降低时，因该参考点相对移向根尖方向，牙冠水平位移的幅度相对增加，但以 C_R 为参考点所测到的相当于牙槽嵴顶的水平位移幅度与左图的情形相似。

目前，临床上将探测到的牙齿松动分为“适应性牙齿动度”(adaptive tooth mobility) 和“病理性牙齿动度” (pathologic tooth mobility)。一般来讲，适应性牙齿动度包括以下三种状况：1) 牙槽骨高度正常，牙周膜间隙增宽；2) 牙槽骨高度降低，牙周膜间隙正常；3) 在一段时期内重复探测到的牙齿动度基本不变，但牙周膜往往增宽或伴有角形骨吸收，且无其它病理性病变，说明此种松动和X线改变是对过去曾承担的过大咬合力已经适应，病损不再加重，此即所谓“稳定性牙齿松动” (increased tooth mobility/stable mobility)。从生物学及临床角度来讲，评估牙齿松动度的着重点应为余留在牙槽窝内牙根的实际松动度，而非表面上检测到的因牙槽骨高度降低而致的牙冠水平位移的幅度，因后者受到牙槽嵴高度的影响很大。这一点对于临床正确评估及处理松动牙至为重要。人们认为，一般的稳定性牙齿动度若不伴有炎症是可以接收的，并不被认为是一种病理性的改变，若无症状则无须处理。而不断加重的进展性牙齿松动 (progressively increasing tooth mobility)，且伴有牙槽骨的进一步破坏的牙齿，则应及时进行综合评估，控制相应的牙周炎症，以及进行适当的咬合调整 (occlusal adjustment) 或牙周夹板 (splint) 等殆治疗，以达到维护健康、稳定而舒适的牙周状况，发挥良好的口腔功能。

20-5 殆治疗的原则与松动牙的处理 Principles for Occlusal Therapy and Management for Tooth Mobility

殆治疗旨在用各种手段建立平衡而稳定的功能性咬合关系，保持牙周状况的稳定及发挥良好的口腔功能。殆治疗的方法主要包括用选磨法 (selective grinding) 进行咬合调整 (occlusal adjustment)、咬合板 (occlusal template/occlusal bite guard)、正畸治疗和牙周夹板 (splint) 等。具体方法的选用应考虑患者的背景、心理状态、有无磨牙症、牙列状况、咬合关系及牙周状况等因素。总的来讲，由于咬合创伤并无特别客观的临床指征，以及其与牙周破坏关系的复杂性，临床上有关咬合调整的决策并非易事。

一般认为，咬合创伤在有牙周炎症存在的状况下可能与牙周组织的进一步破坏相关，但这并不意味着咬合创伤直接引起牙周炎。然而，从临床角度来讲，为了使患者维护健康而稳定的牙周状况及发挥良好舒适的口腔功能，人们不应忽视咬合问题。牙周炎患者咬合治疗基本上是在咬合评估的基础上，有选择地对患者进行适宜的咬合治疗，以建立平衡的咬合关系，消除过大的创伤性咬合力，保持牙周状况的稳定及发挥舒适的口腔功能。文献上，有关咬合治疗在牙周病治疗中的意义报道不多。有研究表明，通过咬合调整建立平衡咬合，有助于提高牙周治疗效果，降低患牙松动度，增加牙周附着的获得 (gain of attachment)。但现在并不支持进行所谓的预防性的咬合调整来预防牙周炎的进展，因这并无科学的依据。

松动牙齿的处理是临床的一个难点，应予以重视。如前所述，临床上牙齿松动的原因多种多样。对于每位患者不同的松动牙，应做综合而详细的评估，找出主要的因素以进行有序而适当的治疗。对于牙周炎患者而言，牙周组织的炎症是导致患牙松动的最常见因素。这主要是由于牙槽嵴冠方的牙周组织受到炎症性破坏之故。经牙周治疗控制炎症后，牙齿松动度可不同程度地降低，这与上述牙槽嵴冠方的牙周组织炎症消退后组织重建有关。此外，牙周治疗后，牙周组织恢复健康，牙松动度降低，可使上下咬合关系发生不同程度的改变。在此基础上再检查和记录咬合关系，有利于较准确地评估咬合关系，以便进行其它相关而必要的治疗，如咬合调整、正畸和修复治疗等。

临床上，牙周炎患者松动牙处理的一般程序如下：综合治疗计划建立后，在确定并拔除无保留价值的患牙之后，首先应控制菌斑、牙石及菌斑滞留因素，控制牙周组织炎症。有效地控制菌斑、消除炎症将使患牙松动度得到不同程度的改善。因此，治疗后3～6个月的复查至关重要。在炎症控制之后，复查时对仍余留的牙齿松动应作进一步临床观察，并根据以下不同状况进行相应的处理：

1) 牙齿松动度增加，牙周膜间隙增宽，但牙槽骨高度正常。这种情形一般多与早接触有关，为一种适应性的改变 (adaptive alteration)。一般可通过选磨进行咬合调整，建立平衡的咬合关系 (balanced occlusal relationship)，使牙槽骨进行良性改建 (remodeling)，牙周膜间隙可逐渐恢复正常，牙齿松动度降低。

2) 牙齿松动度增加，牙周膜间隙增宽，且牙槽骨高度降低。这与上述情形相似，也可能为一种适应性的改变。可通过咬合调整，建立平衡的咬合关系，牙周膜间隙可逐渐恢复正常，牙齿松动度也可降低。

3) 牙齿松动度增加，牙槽骨高度降低，而牙周膜间隙正常。这种牙齿动度主要是由于牙槽骨高度降低所致。一般来讲并不能通过咬合调整来降低松动度。但重要的一点是，应确定这种松动是否仍进行性地在加重。对稳定性的松动 (increased mobility)，而患者又无明显不适，不必进行咬合治疗。对于小部分患者，如感到这些松动牙引起明显的咀嚼不适或影响菌斑控制，可考虑制作良好的、便于菌斑控制的夹板固定。

4) 牙齿松动度持续性增加，牙周膜间隙不断增宽，这种进展性松动 (increasing mobility) 是病理性的。要仔细检查、明确原因，决定进一步的治疗方案。一般应作调 𬌗 或夹板固定等 𬌗 治疗。当然保证良好的菌斑控制及控制炎症是重要的前提条件。

20-6 食物嵌塞的临床处理 Treatment of Food Impaction

食物嵌塞在牙周患者中较为常见，其临床处理的关键是做详细检查，找出原因，以进行相应的治疗。具体方法包括选磨进行咬合调整、拔除涉及的牙齿(多半为保留价值不高的智齿等)、不良充填体或冠的改进及修复、正畸和修复治疗等 (详见第七章)。

思考题

1. 就咬合创伤与牙周炎的相互关系，谈谈你的观点。
2. 设计一个动物实验，以阐明咬合创伤是否会加快牙周炎的进展。
3. 阐述牙齿松动的生理及病理学基础。
4. 结合临床病例，讨论如何具体分析牙齿松动的各种因素并加以相应的处理。

参考文献

1. Burgett FG, Ramfjord SP, Nissle RR, et al. A randomized trial of occlusal adjustment in the treatment of periodontitis patients. J Clin Periodontol, 1992, 19 : 381
2. Davies SJ, Gray RJM, Linden GJ, et al. Occlusal considerations in periodontics. Br Dent J, 2001, 191 : 597
3. Ericsson I, Lindhe J. Effect of longstanding jiggling on experimental marginal periodontitis in the beagle dog. J Clin Periodontol, 1982, 9 : 497
4. Fleszar TJ, Knowles JW, Morrison EC, et al. Tooth mobility and periodontal therapy. J Clin Periodontol, 1980, 7 : 495
5. Glickman I. Occlusion and the periodontium. J Dent Res, 1967, 46 : 53
6. Hallmon WW, Harrel SK. Occlusal analysis, diagnosis and management in the practice of Periodontics. Periodontol 2000, 2004, 34 : 151
7. Harrel SK, Nunn ME. The effect of occlusal discrepancies on treated and untreated periodontitis. II. Relationship of occlusal treatment to the progression of periodontal disease. J Periodontol, 2001, 72 : 495

8. Harrel SK, Nunn ME. Longitudinal comparison of the periodontal status of patients with moderate to severe periodontal disease receiving no treatment, non-surgical treatment, and surgical treatment utilizing individual sites for analysis. J Periodontol, 2001, 72 : 1509
9. Jin LJ, Cao CF. Clinical diagnosis of trauma from occlusion and its relation with severity of periodontitis. J Clin Periodontol, 1992, 19 : 92
10. Lindhe J, Ericsson I. Influence of trauma from occlusion on reduced but healthy periodontal tissues in dogs. J Clin Periodontol. 1976, 3 : 110
11. Lindhe J, Ericsson I. The effect of elimination of jiggling forces on periodontally exposed teeth in the dog. J Periodontol, 1982, 53 : 562
12. Lindhe J, Nyman S, Ericsson I. Trauma from occlusion. In： Lindhe J, Karring T, Lang NP, eds. Clinical Periodontology and Implant Dentistry. 4th ed, Oxford： Blackwell Munksgaard, 2003 : 352
13. Lindhe J, Nyman S. Occlusal therapy. In: Lindhe J, Karring T, Lang NP, et al. Clinical Periodontology and Implant Dentistry. 4th ed, Oxford: Blackwell Munksgaard, 2003 : 731
14. Lindhe J, Svanberg G. Influence of trauma from occlusion on progression of experimental periodontitis in the beagle dog. J Clin Periodontol, 1974, 1 : 3
15. McGuire MK, Nunn ME. Prognosis versus actual outcome. III. The effectiveness of clinical parameters in accurately predicting tooth survival. J Periodontol, 1996, 67 : 666
16. Pihlstrom BL, Anderson KA, Aeppli D. Association between signs of trauma from occlusion and periodontitis. J Periodontol, 1986, 57 : 1
17. Polson AM. Trauma and progression of marginal periodontitis in squirrel monkeys. II. Co-destructive factors of periodontitis and mechanically produced injury. J Periodont Res, 1974, 9 : 108
18. Ramfjord SP, Ash Jr MM. Significance of occlusion in the etiology and treatment of early, moderate and advanced periodontitis. J Periodontol, 1981, 52 : 511
19. Waerhaug J. The infrabony pocket and its relationship to trauma from occlusion and subgingival plaque. J Periodontol, 1979, 50 : 355
20. Zachrisson BU. Orthodontics and periodontics. In: Lindhe J, Karring T, Lang NP, et al. Clinical Periodontology and Implant Dentistry, 4th ed, Oxford: Blackwell Munksgaard, 2003 : 744

(金力坚)

21 牙周病的药物治疗 Chemotherapy of Periodontal Diseases

21-1 药物治疗的目的和原则 Objectives and Principles for Chemotherapy

药物治疗的途径 Drug Delivery Routes

21-2 全身抗微生物的治疗 Systemic Antimicrobial Therapy

硝基咪唑类药物 Nitroimidazole

羟氨苄青霉素 Amoxicillin

四环素族药物 Tetracyclines

大环内酯类抗生素 Macrolides

抗生素的联合应用 Combined Antibiotic Therapy

全身抗生素治疗的效果 Effectiveness of Systemic Antimicrobial Therapy

影响药物疗效的因素 Factors Influencing the Outcomes of Antimicrobial Therapy

21-3 调节宿主防御反应的药物治疗 Host modulatory chemotherapy

小剂量多西环素的全身应用 Systemic use of low-dose doxycycline

二磷酸脂的应用 Bisphosphonate

非甾体类抗炎药物 Non-steroid-anti-inflammatory drugs

对宿主免疫和炎症反应的调节 Modulation of Host Immunologic and Immflammatary Responses

中药的应用 Traditional Chinese Medicine

21-4 局部药物治疗 Local Chemotherapy

局部用药方式 Types of Local Drug Delivery

常用的牙周局部用药 Local Delivery Agents for Periodontal Therapy

应知应会的内容：

1. 药物治疗的目的、适应证及在牙周病治疗中的地位。
2. 药物治疗的原则。
3. 全身药物治疗的种类、特点、及联合用药的原则。
4. 局部用药的方式及各种药物的特点。

菌斑微生物是牙周疾病的始动因子，其它的一些局部因素及宿主的防御反应对牙周病的发生、发展也产生重要影响。抗菌药物治疗能杀灭或抑制微生物，但不能去除牙石等其他局部因素，而且牙菌斑还会不断地形成，因此，单纯的药物治疗不是治疗牙周疾病的主要途径。对牙周疾病的治疗，主要是通过机械方法如洁治、刮治和根面平整 (SRP) 以清除病因因素，并通过患者的日常口腔卫生维护及定期的维护期治疗，防止新的菌斑沉积物形成，防止疾病的复发。通过这种方法，大多数牙周疾病患者可得到成功的治疗，其效果可以长期维护。但单纯的机械治疗对有些患者往往不能完全奏效，对这些患者来说，药物治疗将会具有重要的辅助治疗作用。

21-1 药物治疗的目的和原则 Objectives and Principles for Chemotherapy

目的 (objectives)

1. 药物治疗作为牙周机械治疗的辅助手段，杀灭或控制病原微生物。

牙周疾病是菌斑引起的感染性疾病，因此，成功的牙周治疗取决于对菌斑微生物、牙石等病因学因素的彻底清除以及防止或减缓菌斑的再形成。目前应用最为广泛、最行之有效的治疗牙周病的方法是采用机械的方法去除牙菌斑。然而，牙周机械治疗具有一定的局限性，在有些情况下，需要配合使用药物，以杀灭或控制病原微生物，起到辅助治疗、防止疾病复发的作用。

机械治疗的局限性主要如下：

(1) 器械难以到达某些部位：如深的牙周袋、尤其是窄而深的骨下袋、后牙的根分叉区病变、外形凹陷的根面等，单用刮治术难以清除这些部位的局部刺激因素及菌斑。

(2) 不能清除侵入牙周组织内的微生物：某些牙周致病菌能侵入牙周袋壁内，如伴放线放线杆菌 (Aa) 等，这些隐匿在牙周组织内的牙周致病菌，不能被机械治疗所清除，容易成为菌斑再定植的来源。

在上述2种情况下，辅助性的药物治疗有助于杀灭和控制机械治疗所不能达到部位的致病菌，从而有助于这些部位的病变控制，增强非手术治疗的效果，大大减少对手术治疗的需求。

(3) 存在于口腔内其它部位如舌背、颊黏膜及扁桃体等处的牙周致病微生物，在牙周治疗后会重新在牙面和牙周袋内定植，引起再感染，导致牙周炎症的复发。对于机械治疗后效果不佳，或炎症易于复发的患者，药物治疗有助于杀灭或控制这些微生物，以防止再感染。

2. 预防或减少菌斑的形成，巩固疗效，防止复发。

有些患者不能很好地掌握和实行长期的良好菌斑控制，尤其是残疾人、帕金森病患者等在自我菌斑控制方.面有困难，或者由于某些原因如口腔内手术后，暂时不能行使口腔卫生措施者，菌斑常迅速形成和堆积，影响组织愈合或导致疾病复发。药物性含漱剂的使用，可预防或减少菌斑的形成，有利于组织愈合。但要注意的是，用化学药物控制菌斑只能起辅助作用，或只能在某些条件下使用，不宜长期依赖药物。

3. 控制牙周组织的急性感染

在牙周组织的急性感染时，如急性坏死性溃疡性龈炎、多发性龈脓肿及多发性牙周脓肿等急性感染时，除局部应急处理外，全身或局部的辅助药物治疗，有助于急性感染的控制。

4. 预防性抗生素的应用。

伴有某些全身性疾病者，如风湿性心脏病、糖尿病、HIV感染等，在进行全面牙周检查和洁治、刮治术之前或同时，需要使用抗菌药物，以预防并发症的发生。

在牙周手术治疗前和手术后，预防性抗生素的使用有助于预防和减少术后并发症，主要是对于有全身疾病或体弱的患者，有应用的必要。

5. 调节宿主的防御机能，阻断疾病的发展，促进组织愈合。

宿主对微生物的免疫反应和防御功能也与牙周病的发生、发展有关。因此，近年来注重研究通过药物来调节宿主的防御机能，从而阻断疾病的发展，促进组织愈合。例如，调节宿主的免疫和炎症反应，抑制基质金属蛋白酶的产生、抑制花生四烯酸代谢产物的产生、抑制牙槽骨吸收等。中医药的应用，在宿主防御机制的调节中也将具有优势。这方面的研究是当前牙周病学研究的热点之一，但尚缺乏临床上有说服力的、长期疗效的证据。

表 21-1 牙周药物治疗的目的

1. 辅助牙周机械治疗，彻底杀灭或控制病原微生物
2. 预防或减少菌斑的形成
3. 控制急性感染
4. 伴有全身性疾病及手术后的预防性应用
5. 调节宿主的防御机能，阻断疾病，促进愈合

基本原则 (principles)

在牙周疾病的治疗中，药物治疗只是基础治疗和手术治疗的一种辅助手段，不能替代基础治疗。应遵循下述原则，避免药物滥用。

1. 遵照循证医学的原则，合理使用药物

在对牙周炎的治疗中，是否使用药物治疗以及选择何种药物，应以当前最佳的科学证据为基础。根据目前的研究结果，一般情况下，牙龈炎和轻、中度的牙周炎不需使用抗菌药物，彻底的洁治和认真的菌斑控制即可使牙龈炎痊愈，也可使大多数的牙周炎得到控制。在对机械治疗效果不佳的重度牙周炎或侵袭性牙周炎的治疗中，才需要配合药物治疗。

2. 用药前要清除牙石、破坏菌斑生物膜的结构

菌斑生物膜的结构对其内的微生物具有保护作用，使其免受抗微生物药物的作用，对药物的抵抗力大大增加。另外，牙周袋内大量微生物的存在，药物抗菌谱以外的微生物对药物也可能具有抑制、灭活或降解作用，进一步降低药物的作用。因此，在抗微生物药物治疗之前必须先进行机械治疗，清除大量菌斑牙石，破坏菌斑生物膜结构，以利于药物对细菌的作用，达到辅助治疗的目的。

菌斑生物膜保护细菌、增强细菌对药物抵抗力的可能的机制为：菌斑生物膜内的电荷分布不平衡，药物向生物膜内的侵入受到影响；抗微生物药物很难以有效浓度进入菌斑生物膜的深层；由于生物膜内获取的营养有限，细菌的代谢会降低，这就使得这些细菌对那些干扰细菌蛋白质、DNA或细胞壁合成的药物的易感性下降；最近的体外实验显示，细菌对组织表面的附着可能激活控制耐药机制的基因。

3. 尽量采用局部给药途径并尽量避免耐药菌的产生

在牙周炎的治疗中，对抗菌类药物，尽量采用局部给药方式，以避免和减少耐药菌株的产生和毒副作用。另外，尽量不用那些对全身严重感染有强效的抗菌药物，避免产生对这些药物的耐药菌，以保护这些药物在关键时刻治疗全身疾病的有效性。

4. 在选择抗生素时，尽量做细菌学检查及药敏试验

在选择药物时，往往根据医生的经验和偏好，但是，不同的牙周致病菌对药物敏感性不同，临床特征很少能提供准确的致病菌的信息，不适当的抗生素治疗对口腔微生态有不良的影响，并会引起重要致病菌产生耐药菌，因此，如有条件，应尽量做细菌学检查及药敏试验，以便有针对性地选择窄谱抗菌药物，必要时可以选择联合用药，以杀灭或控制病原微生物。在用药后继续进行细菌学检查，以观察菌群的变化，指导临床用药。患者的全身状况和抗生素的潜在副作用也是治疗中要考虑的重要方面。

药物治疗的途径
Drug Delivery Routes

对牙周病的药物治疗途径有两种：全身用药和局部用药。两种用药途径各有其优缺点，在选择牙周药物治疗途径之前，应对其有充分的理解。

全身用药的特点是药物分布广，可通过血液到达牙周组织内、牙周袋内、并能作用于器械不能到达和局部药物不能到达部位的细菌，还能抑制存在于舌、咽等其它口腔表面的牙周致病菌，从而延迟致病菌在龈下的再定植。多数学者主张在消除Aa等牙周致病菌中需要全身抗生素的应用。

因此，全身用药在治疗中的优点是：(1) 可杀灭侵入牙周袋壁的微生物。(2) 对全口受累牙数较多的牙周炎治疗效果较强，如多根牙受累较多，广泛型侵袭性牙周炎具有较多的深牙周袋位点等，对这类患者，选择全身药物治疗的效果好。(3) 可清除口腔中非牙周袋区域的病原微生物，如舌背、扁桃体及颊粘膜等处的伴放线放线杆菌和牙龈卟啉单胞菌等，防止病原菌在牙周袋内再定植。

但全身用药也存在着缺点，包括：(1) 药物广泛分布于全身，只有总量的一小部分到达牙周袋内，袋内的药物浓度相对较低；(2) 易产生药物不良反应，如胃肠道反应、全身过敏反应等；(3) 易诱导耐药菌株的产生；(4) 大剂量、长时间的全身使用抗菌药物，易引起菌群失调，造成继发感染 (secondary infection)，如白色念珠菌感染等；(5) 受患者依从性的影响。患者若不能坚持按医嘱服药，会影响疗效。

局部用药的特点是药物直接作用于病变部位，相应地，局部用药的优点是：(1) 牙周组织局部药物浓度高；(2) 用药量少；(3) 可避免全身用药的诸多副作用；(4) 对机械治疗效果不佳的个别位点，局部药物治疗的效果好；(5) 不易产生耐药菌；(6) 由医生将药物放入病变处，不受患者依从性的影响。

但局部药物治疗的不足之处是：(1) 作用范围窄，只对用药部位的感染有治疗作用，对于病变广泛的患者放置药物费时且相对昂贵；(2) 治疗部位会受到未用药部位残存微生物的再感染；(3) 不能杀灭进入牙周组织内和口腔其他部位的致病菌。

21-2 全身抗微生物的治疗 Systemic Antimicrobial Therapy

用于牙周炎的抗微生物药物，根据药物对微生物的作用机制分为以下主要三类：(1) 抑制DNA合成的药物：如甲硝唑；(2) 抑制细胞壁合成的药物，如羟氨苄青霉素；(3) 抑制蛋白合成的药物，如四环素族药物。

硝基咪唑类药物 Nitroimidazole

甲硝唑 (metronidazole，又名灭滴灵)

甲硝唑为硝基咪唑类 (nitroimidazole) 化合物，通过干扰 (disrupt) 细菌DNA合成而起到杀菌作用，在低剂量存在状态下即可发挥作用。是常用的治疗厌氧菌感染的药物。该药最初被用于治疗滴虫性阴道炎，1962年Shinn首先报道在用甲硝唑治疗阴道炎时意外地发现对患者的坏死性溃疡性牙龈炎也有效，随后，逐渐应用于牙周病的治疗。

甲硝唑对专性厌氧菌具有杀菌作用，能有效地杀灭牙龈卟啉单胞菌、中间普氏菌、具核梭杆菌、螺旋体及消化链球菌等。因此，对由这些细菌引起的牙周炎和坏死性溃疡性牙龈炎具有良好的治疗效果，能改善牙龈出血、牙周袋溢脓等症状。对 HIV 相关性牙周炎急性期症状的控制也有效。然而，单独用甲硝唑治疗的效果不如单独根面平整的效果，因此，甲硝唑在牙周治疗中，不应单独使用，而应与根面平整、手术等联合使用，也可与其他抗生素联合应用。

甲硝唑对兼性厌氧菌、微需氧菌感染无效，而当与羟氨苄青霉素 (阿莫西林) 等抗生素合用时，对伴放线放线杆菌 (为微需氧菌) 的感染也有效。因此在临床上，甲硝唑常与阿莫西林联合用于与伴放线放线杆菌感染有关的侵袭性牙周炎和对常规治疗反应不佳的病例。

甲硝唑高效价廉，不易引起菌群失调，也不易产生耐药菌株，无明显的毒副作用，与大多数常用的抗生素无配伍禁忌。

用法：治疗牙周炎的常规用量为每次口服200mg，一日 3 ~ 4 次，连续服用 5 ~ 7 天为一个疗程。

副作用：部分患者可出现恶心、胃肠道不适等症状，偶有发生腹泻、皮疹、口内金属异味等不良反应。一般使用不超过7天，因为长期服用可能出现一过性白细胞减少、周围神经病变等。有报道，大剂量使用对动物有致癌的倾向。妊娠或哺乳期的妇女禁用。因其大部分由肾脏排出，故有血液疾病或肾功能不全者慎用。

在服药期间应忌酒，因甲硝唑能抑制乙醇代谢，如果同时服用，可导致严重的腹部绞痛、恶心、呕吐。在治疗期间及治疗后至少 1 天内应避免用含酒精的产品。

甲硝唑与其他药物的相互作用：能抑制抗凝药（华法林）的代谢，延长凝血酶原时间 (prothrombin time)，因此，正在进行抗凝治疗的患者应避免服用甲硝唑。巴比妥类药物 (Barbiturates and hydantoin 巴比妥酸盐和乙内酰脲) 会降低甲硝唑的作用。正在服用锂 (lithium) 制剂的患者也应避免使用。

其他硝基咪唑类药物 (nitro-imidazole)

替硝唑 (tinidazole) 和奥硝唑 (ornidazole) 也是咪唑类衍生物。

替硝唑与甲硝唑相比，具有疗效更高、半衰期更长、疗程更短的优点，但其副作用的发生率也较高。主要不良反应仍是胃肠道不适、头痛等，与甲硝唑相似。用法：口服首日顿服2g，以后每日2次，每次0.5g，连续服用4日为一疗程。将首日顿服2g改为分2次各服1g，可取得同样效果，而副作用较少。

羟氨苄青霉素 Amoxicillin

羟氨苄青霉素的商品名为阿莫西林、阿莫仙，是半合成的青霉素，为β-内酰胺类抗生素，通过抑制细胞壁的合成而具有杀菌作用。抗菌谱广泛，对G^+菌及部分G^-菌有强力杀菌作用。口服后吸收好。在牙周治疗中与甲硝唑联合使用，用于治疗局限型和广泛型侵袭性牙周炎，可显著增强疗效。

但阿莫西林对一些能产生β-内酰胺酶的细菌如中间普氏菌、具核梭杆菌等无效，因为阿莫西林对某些细菌产生的β-内酰胺酶(β-lactamase)敏感，而β-内酰胺酶是一种青霉素酶，能破坏青霉素的环状结构，使药物失效。克拉维酸(clavulanic acid)能降解β-内酰胺酶，阿莫西林加上克拉维酸后，就能抵抗这些细菌产生的β-内酰胺酶，从而发挥对这些细菌的杀菌作用。阿莫西林(250mg)加上克拉维酸(125mg)形成的药物为阿莫西林克拉维酸钾片，商品名称为安灭菌(augmentin)。安灭菌对局限性侵袭性牙周炎和常规牙周治疗无效的牙周炎(曾称为难治性牙周炎，refractory periodontitis)治疗有效。Bueno等报告，安灭菌能停止牙周炎患者的牙槽骨吸收。

用法：阿莫西林口服剂量为每次500mg，每日三次，连续服用7天为一疗程。安灭菌每次口服750mg，每日三次。

阿莫西林的副作用少，偶有胃肠道反应、皮疹和过敏反应，用本品前须做青霉素皮肤试验，对青霉素过敏者禁用。

四环素族药物 Tetracyclines

牙周治疗中常用的四环素族药物有四环素(tetracycline)、米诺环素(minocycline，又名二甲胺四环素)、多西环素(doxycycline，原名强力霉素)。四环素族药物口服后在体内分布广，可存在于多种组织、器官和体液中，尤其对骨组织亲和力强，在龈沟液中的浓度也高，为血药浓度的2～10倍，利于在牙周治疗中发挥作用。这类药物具有以下三个方面的作用。

其一，具有抗菌作用。四环素族药物是一组自然产生或半合成的抗生素，通过抑制蛋白质的合成而抑制细菌繁殖，是抑菌药物，对快速增殖的细菌有效。抗菌谱广，对G^+菌、G^-菌及螺旋体均有效，能抑制多种牙周可疑致病菌，如牙龈卟啉单胞菌、具核梭杆菌、二氧化碳噬纤维菌及螺旋体等，特别是对伴放线放线杆菌(Aa)具有较强的抑制作用。

在临床上，四环素族药物常作为局限型侵袭性牙周炎治疗的辅助用药。Slots报告，局限型青少年牙周炎(现改为侵袭性牙周炎)患者常有Aa侵入牙周袋壁，单靠刮治术效果欠佳，刮治后口服四环素可有效地消灭组织内的细菌，取得较好的临床效果，并有牙槽骨修复。因此，一般与洁治、刮治、根面平整联合应用。在我国由于20世纪中期对四环素的滥用，在人群中对该药有耐药现象，因此四环素在我国对牙周炎的疗效欠佳。米诺环素是半合成的四环素族药物，抑菌谱广而强，同样可抑制 Aa，并可抑制螺旋体和能动菌，药效能保持 3 个月。多西环素抑菌效果与米诺环素相近，其在胃肠道的吸收不受钙离子或抗酸剂的影响，优于其他四环素族药物。

其二，具有抑制胶原酶及其它基质金属蛋白酶的作用，从而能抑制结缔组织的破坏，阻断骨的吸收，有利于牙周组织再生。该类药物是通过与胶原酶活化所必需的金属阳离子Ca^{2+}、Zn^{2+}螯合，从而起到抑制胶原酶活性的作用，对中性粒细胞所产生的胶原酶的抑制作用尤为明显。这种抑制胶原酶的作用不依赖于药物的抗菌性能，在将四环素的有效抗菌基团去除后，人工合成化学改性的四环素 (chemically modified tetracycline， CMT) 仍具有抑制胶原酶的活性。在四环素族药物中，多西环素 (强力霉素) 的抗胶原酶活性最强，用小剂量、长疗程 (每次 20mg，每天 1 次，3 个月为一个疗程) 的多西环素治疗牙周炎，可取得良好的临床疗效。有报道在根面平整后口服小剂量多西环素，可提高牙周炎的疗效，减缓疾病的进展。基于四环素族药物的这种作用，可将其作为调节宿主免疫功能的治疗方法 (见21-3 调节宿主防御反应的药物治疗)。

其三，四环素族药物由于其本身为酸性，且具有对金属离子的螯合作用，用这类药物处理已暴露于牙周袋内的病变牙根面，能使根面轻度脱矿，牙本质小管开放，胶原纤维暴露，从而有利于牙周膜细胞在根面上迁移 (migrate)，促进细胞在根面上的附着与生长。此作用依赖于局部药物浓度和作用持续时间。如果浓度过高、接触的时间过长，可能反会抑制成纤维细胞的生长。用于根面处理的四环素族药物，多与牙周手术治疗联合应用。

在抗微生物治疗中，四环素的口服剂量是每次 250mg，每日 4 次，连续服用 2 周为一疗程。因为每天要服用 4 次，故患者的依从性往往较低。米诺环素 (minocycline) 口服剂量是每次 100mg，每日 2 次，连续服用 1 周。多西环素 (doxycycline) 用法是首日每次 100mg，服用 2 次，以后每次 50mg，每日 2 次，共服用 1 周。

四环素族药物具有一定的副作用，如胃肠道反应，肝、肾功能损害，使发育中的牙齿着色等，在使用中应给予注意。孕妇及 6 ~ 7 岁以前的儿童禁用。

大环内酯类抗生素 Macrolides

用于牙周治疗的大环内酯类药物有螺旋霉素 (spiromycin)、罗红霉素 (roxithromycin)。通过与敏感细菌的50S核糖体亚单位结合而抑制蛋白合成，起到抑菌或杀菌作用，是抑菌还是杀菌取决于药物的浓度和微生物的性质。

大环内酯类药物对G^+菌抑菌力强，对G^-菌也有一定的抑制作用，它能有效地抑制粘性放线菌、产黑色素拟杆菌群 (black-pigmented Bacteroides，为产黑色素拟杆菌属 (Bacteroides melaninogenicus) 以及螺旋体等。罗红霉素还对衣原体和支原体有效。

螺旋霉素 (spiromycin)：进入体内后，可分布到龈沟液、唾液、牙龈和颌骨中，且在这些部位的浓度较高，龈沟液中的浓度为血清浓度的10倍，在唾液腺及骨组织中储存的时间长达3 ~ 4周，缓慢释放，非常有利于牙周炎的治疗。该药毒性小，副作用少，偶有胃肠道不适反应。用法为每次口服200mg，每日4次，连续服用5 ~ 7天为一疗程。与抗厌氧菌药物联合使用，具有协同作用。

罗红霉素 (roxithromycin)：作用与螺旋霉素相似，在临床应用中，对牙周脓肿、冠周炎等急性感染的治疗具有良好的效果。

红霉素 (erythromycin)：虽然也是大环内酯类药物，但其在龈沟液中的浓度低，对大多数牙周致病菌无效，因此，临床很少将红霉素用于牙周治疗中。

抗生素的联合应用
Combined Antibiotic Therapy

牙周感染是多种致病微生物混合感染所造成的，可包括厌氧菌、需氧菌和微需氧菌，同时有G^-和G^+菌，不同的致病微生物对不同的抗生素敏感，单一抗生素不可能对所有可疑牙周致病菌 (putative periodontal pathogen) 都有效，因此，临床上可采用具有不同抗菌谱抗生素的联合应用。抗菌谱的交叠可以增加药物治疗效果，并可减少细菌耐药性的发生。

然而，药物之间会产生相互作用，既可有协同作用，也可有拮抗作用。因此，在抗生素联合应用时，应尽量选用具有协同作用的药物联合应用。例如，甲硝唑与阿莫西林的联合应用，因为研究显示，甲硝唑及其羟基代谢物与阿莫西林在体外实验中具有抗Aa的协同作用。但应注意，抑菌药物如四环素会抑制细菌的细胞分裂，降低杀菌药物如甲硝唑或β-内酰胺类药物的作用，因为这些药物是对分裂期的细菌发挥杀菌作用。因此，应避免同时应用能产生拮抗作用的抑菌剂 (如四环素) 和杀菌剂 (如甲硝唑、青霉素类药物)。如确需利用其不同的抗菌谱时，可以考虑序列用药，即在不同的时间用药，如先用四环素等抑菌药物，之后再用甲硝唑等杀菌药物，从而避免同时使用所产生的药物拮抗作用，以达到共同抗感染的效果。另外，联合用药也有导致药物副作用增加的可能，对此也要加以注意。

在牙周临床治疗中，药物联合使用最多的是甲硝唑和阿莫西林的联合应用，这两种药物联合应用具有协同作用，可消除许多牙周致病菌，对较难杀灭的牙周致病菌Aa有效，因此，对机械治疗反应不佳的重度慢性牙周炎、对机械治疗和四环素治疗无效的侵袭性牙周炎，在机械治疗的同时联合应用甲硝唑和阿莫西林，可获得较佳的效果。目前甲硝唑和阿莫西林联合用药已经成为牙周治疗中首选的药物治疗。

全身抗生素治疗的效果
Effectiveness of Systemic Antimicrobial Therapy

对微生物的作用

全身抗生素的应用可以降低牙周致病菌的水平。单独应用抗生素治疗可以显著减少牙龈卟啉单胞菌 (Pg)、伴放线放线杆菌 (Aa)，但难以从龈下部位将其彻底消除。龈下刮治与甲硝唑联合治疗，能更有效地抑制牙周可疑致病菌Pg。对于侵袭性牙周炎患者，甲硝唑与阿莫西林联合应用对于Pg的消除更有效，并能使龈下菌斑中Aa降至不能检测到的水平，同时能消除口腔粘膜、舌背及扁桃体处的Aa，但往往2～3年后会复发。因此，要获得可靠和长期的效果，还应与机械治疗、手术治疗和局部抗生素治疗联合应用，更应坚持定期的维护治疗。

全身抗生素的应用可降低牙周袋内螺旋体的水平，但不能永久消除。甲硝唑、螺旋霉素、四环素、多西环素都能显著降低龈下菌斑中的螺旋体数目。中间普氏菌 (Pi) 是宿主寄生菌，药物治疗只能降低其水平，削弱其致病作用。甲硝唑能最有效地减少龈下 Pi 的水平。

全身抗生素治疗对其他牙周致病菌也有显著作用。如甲硝唑能显著减少总厌氧菌水平，减少梭杆菌属、侵蚀艾肯菌等可疑致病菌的水平；阿莫西林与克拉维酸合并应用能减少二氧化碳噬胞菌、具核梭杆菌、侵蚀艾肯菌、直弯曲菌的水平；四环素可以降低龈下具核梭杆菌等的水平。

此外，全身抗生素治疗也会使耐药菌水平增加，同时不敏感的细菌和有益菌水平也会增加，例如：甲硝唑应用 7 ～ 10 天后，血链球菌和便链球菌、几种放线菌的龈下比例升高。

临床效果

对菌斑量的作用：单独全身抗生素治疗不能显著减少龈上菌斑量，因此，应通过患者的口腔卫生控制，来减少龈上菌斑量。

对牙龈炎症的效果：甲硝唑、多西环素以及甲硝唑－阿莫西林联合应用有助于减少由龈下致病微生物造成的牙龈炎症。Watts 等观察了口服 7 天甲硝唑 3 个月后的结果，Ng 和 Bissada 观察了口服6周多西环素6个月后的结果，都显示牙龈炎症显著降低，牙龈出血位点的百分比显著减轻，效果优于安慰剂组。López 等报道，甲硝唑－阿莫西林联合治疗使牙龈出血减少，效果可达 12 个月。

对探诊深度的效果：甲硝唑、甲硝唑－阿莫西林联合应用能显著降低牙周袋的探诊深度，尤其对探诊深度6mm以上的位点效果更为明显。作为SRP的辅助治疗，全身应用甲硝唑或螺旋霉素能显著减少探诊深度。Noyan 等报告，机械治疗＋7天的甲硝唑治疗，6周后牙周袋的探诊深度平均减少了 1.91mm，效果优于单纯机械治疗组 (减少 1.31mm) 和单纯甲硝唑治疗组 (减少 1.01mm)，差异有统计学意义。Winkel 等显示，甲硝唑与阿莫西林联合应用 7 天，探诊深度减少的效果优于安慰剂组，6 个月后用药组探诊深度≥ 6mm 的位点从 80% 降到了 36%。

对临床附着水平的效果：单独全身应用甲硝唑可获得一定程度的附着水平的改善，当甲硝唑与其他药物联合应用时，临床附着水平的改善更显著，而与机械治疗联合应用时，临床附着获得的效果更佳。Loesche 等发现，7天的甲硝唑治疗使袋深4mm以上位点的附着水平显著改善 (0.79～1.69mm)，尤其是探诊深度7mm以上的位点，附着水平改善效果比安慰剂组更明显 (用药组改善 1.42mm，安慰剂组仅 0.23mm)。López 等报告甲硝唑－阿莫西林联合治疗，2 个月和4个月后发生临床附着获得 (attachment gain) 位点的比例 (91%) 显著多于安慰剂组 (43%～19%)。Aitken等报告，在口服甲硝唑治疗7天后，再口服用多西环素治疗3周，附着水平改善的效果优于单独甲硝唑治疗组，并能减少疾病的复发。

但研究结果也发现，药物治疗的效果维持较为短暂。Flemming等的研究显示，甲硝唑－阿莫西林联合治疗，用药后3个月时临床附着获得 (attachment gain) 位点的比例显著多于安慰剂组，但 12 个月后用药组与安慰剂组的差别无显著性。Ramberg 等的结果显示，在 3 周的非手术治疗期间全身应用四环素，在1年时临床附着获得比年龄、性别配对的不用药组多 (0.46mm 与 0.16mm)，但 3 年以后检查时用药与不用药组无差别。

对牙槽骨水平的影响：全身抗生素治疗可以使X线片上显示的牙槽骨水平改善。甲硝唑治疗 7 天和 10 天以及四环素治疗 12 天，骨丧失小于 25% ～ 30% 位点的比例显著增加。Söder 等发现，在非吸烟者中，7天的全身甲硝唑治疗，使牙槽骨高度比基线时有所增加。Novak等显示，在青少年牙周炎早期病损中，每天 1g 的全身四环素治疗 6 周，导致明显的临床附着获得，牙槽骨缺损几乎完全修复，临床结果维持稳定达抗生素治疗后 4 年。

其他方面的临床效果：全身应用抗生素治疗可使疾病活动性进展的位点减少。甲硝唑－阿莫西林联合治疗1周，与安慰剂比较，也可以显著降低牙周疾病的活动性。全身应用抗生素可以减少牙周手术的必要性。Loesche 等显示，在重度慢性牙周炎，口服甲硝唑7天，使需要手术牙齿的数目减少，这方面的效果优于使用安慰剂组和未使用安慰剂的对照组。口服螺旋霉素治疗 14 天或口服四环素治疗 14 天，可以使龈沟液流量减少。

尽管药物治疗具有上述效果，但对于大多数慢性牙周炎患者来说，机械治疗就能够取得良好的治疗效果，因而不需使用抗生素治疗，而对于侵袭性牙周炎患者和那些通过机械治疗后效果不佳的慢性牙周炎患者，辅助全身应用抗生素治疗，可以显著增加临床治疗效果。Slots 等曾报告，局限型侵袭性牙周炎 (以前称局限型青少年牙周炎) 患者在辅助全身应用四环素治疗后，牙龈炎症减少，临床附着获得、牙槽骨水平也有增高。但也有报道，25%的患者接受四环素治疗后仍可能再次复发。因此，对于重度类型牙周炎的治疗，不应完全依赖于全身应用抗生素，而应依赖于系统的联合治疗，包括SRP的机械清创治疗、手术、局部龈下抗菌剂的应用、患者的自我菌斑控制、定期的维护治疗以及有效且安全的全身应用抗生素治疗。需要特别注意的是药物作用时间有限，药物治疗效果维持的时间也相对短暂，因此，长期效果的维护仍需依赖于患者的自我菌斑控制和定期的维护治疗。

影响药物疗效的因素
Factors Influencing the Outcomes of Antimicrobial Therapy

抗菌药物在体内发挥效能，取决于其药代动力学和局部环境因素，体外药敏试验的结果不能完全反映体内的药物效能。影响临床疗效的因素包括：

1. 药物在组织中的吸附和分布：不同药物对不同组织的吸附力不同，有的药物对某些组织有较强的吸附力，如四环素可吸附于牙根面，然后缓慢释放于牙周袋内，可延长药物的作用时间。不同药物服用后在不同组织中的分布浓度也不同，能在牙周组织、龈沟液中有较高浓度分布的药物，则能获得较好的牙周治疗效果。

2. 感染的类型：在 G^+ 菌与 G^- 菌、兼性与专性厌氧菌混合感染的牙周袋内，微生态环境复杂，多种致病菌、非致病菌共同存在于其中，某些细菌会通过结合、降解、消耗和失活抗菌药物等机制，降低龈沟液中药物的浓度，致使主要致病菌不能被消除，从而影响疗效。例如，粪链球菌通过使甲硝唑失活，从而保护了脆弱拟杆菌等。

3. 耐药性：多种牙周可疑致病菌对牙周治疗中常用的抗生素 (四环素、羟氨苄青霉素等) 都可产生耐药性。如牙龈卟啉单胞菌、中间普氏菌、具核梭杆菌、直弯曲菌、侵蚀艾肯菌、链球菌等多种细菌都可产生β-内酰胺酶而使青霉素类药物失去活性。耐药菌株的产生，使抗菌药物的效能下降。

4. 菌斑生物膜：牙菌斑生物膜是一个多种微生物的生态群体，细菌凭借生物膜这一独特的结构，粘附在一起生长，细胞外基质中的多糖-蛋白质复合物及其他物质，使抗菌药物不易渗入和作用于致病微生物。

5. 药代动力学：根据药代动力学，抗菌药物可分为三类。一类为浓度依赖性，如硝基咪唑类药物。该类药物具有首次接触效应，药物浓度是决定药效的关键，而与药物作用时间无关，故应采用大剂量、间断给药的方式，以提高药效。另一类为时间依赖性，如青霉素类药物。只要血药浓度高于最小抑菌浓度 (MIC)，就能有效杀菌，进一步升高浓度并不增加杀菌能力，其疗效与药物作用时间长短有关，故这类药物的使用原则是尽量长时间地维持有效的血药浓度。第三类是具有抗菌后效应的抑菌剂，如四环素等。抗菌后效应是指血药浓度降至最小抑菌浓度后的一段时间内，仍具有抑菌作用，故给药的间隔时间宜长。

6. 药物的配伍：联合用药时，应考虑药物之间的相互作用，配伍得当，可使药物间的协同作用得以发挥，有利于提高疗效。应注意避免产生药物间的拮抗作用。杀菌剂 (如青霉素) 与抑菌剂 (如四环素) 同时应用会产生拮抗作用，因为杀菌剂只能作用于分裂期细菌，而抑菌剂抑制了细菌的分裂。但如果采用序列治疗，先用多西环素抑菌，再用甲硝唑杀菌，即可避免两者的拮抗作用。

21-3 调节宿主防御反应的药物治疗 Host Modulatory Chemotherapy

大量资料显示，细菌引起牙周疾病，主要是通过激活宿主的反应机制，导致牙周支持组织的破坏，在牙周炎的破坏过程中，大多数的细胞外基质和骨的破坏是宿主来源的酶、细胞因子和炎症介质等直接作用的结果。因此，近年来提出了各种调节宿主防御功能的治疗方法即宿主调节治疗 (host modulatory therapies， HMT)，以阻断牙周组织的破坏。宿主调节可作用于不同的目标：(1) 作用于使骨和结缔组织破坏的直接因子：阻断组织破坏的最直接的机会就是阻断破骨细胞破坏和阻断基质金属蛋白酶造成的结缔组织破坏，目前有二磷酸脂对骨代谢的调节、小剂量多西环素对过度产生的基质金属蛋白酶包括胶原酶的调节；(2) 作用于宿主对直接作用因子的调节机制：前列腺素是牙周组织破坏的一种重要作用因子，也是花生四烯酸代谢产物，对花生四烯酸代谢产物的调节也是目前宿主调节治疗的一个重要方面，非甾体类抗炎药物 (non-steroid-anti-inflammatory drugs，NSAIDs) 就对花生四烯酸代谢产物具有调节作用；(3) 作用于宿主防御的主要调节因子：对宿主免疫和炎症反应的调节。目前在这方面的研究大都还处于体外研究或动物实验阶段，只有少量的人类研究。尚需严密设计的临床研究来加以验证。另外，中医中药的应用也是宿主调节的重要治疗方法。

小剂量多西环素的全身应用 Systemic Use of Low-dose Doxycycline

四环素族药物因其具有抑制胶原酶和其他基质金属蛋白酶活性的作用，故作为调节宿主免疫功能的治疗方法之一，近年来受到学者们的关注。美国食品和药物管理局 (Food and Drug Administration，FDA) 批准的一项多中心、双盲、随机化、同期对照研究结果表明：口服小剂量 (10mg QD，20mg QD，20mg Bid) 多西环素辅助洁治和根面平整，在 9 ~ 12 个月的观察期中，与安慰剂组相比可使慢性牙周炎患者的探诊深度减少，临床附着获得 (clinical attachment gain) 增加，这一作用与其抗菌作用无关。长时间使用小剂量四环素族药物，调节宿主基质金属蛋白酶的产生而治疗牙周炎，其安全性及长期有效性尚需进一步证实。

二磷酸脂 Bisphosphonate

二磷酸脂 (bisphosphonates) 是目前用于骨质疏松 (osteoporosis) 治疗的药物，能抑制破骨细胞的活性而阻断骨的破坏。在牙周炎动物模型上已显示出具有抑制牙周炎过程中骨吸收的作用。阿仑磷酸盐 (alendronate) 是治疗骨质疏松的商品名称，临床研究显示能减缓与牙周炎相关的牙槽骨吸收，但它治疗牙周炎的临床疗效尚需经纵向的随机对照试验 (randomized controlled trial，RCT) 来证实。

非甾体类抗炎药物
Non-steroid-anti-inflammatory Drugs

牙槽骨吸收是牙周炎的重要病理改变，前列腺素是牙槽骨吸收最有力的刺激因子，在牙周炎病变进展过程中起着重要作用。在花生四烯酸代谢为前列腺素的过程中，需要环氧化酶的催化，而此酶的活性可被消炎镇痛类药物所阻断。在此基础上，Goldhaber等于1973年提出用非甾体类抗炎药物 (non-steroid-anti-inflammatory drugs，NSAIDs) 抑制前列腺素的合成，以阻止牙周炎时牙槽骨的吸收。后来的研究者根据这个假设进行动物实验，并有少量人类牙周炎的治疗试验，取得了一定的治疗效果。

1. 非甾体类抗炎药治疗牙周炎可能的机制

(1) 抑制环氧化酶和脂氧化酶的活性，降低花生四烯酸的代谢，减少前列腺素和白三烯等的产生，从而抑制炎症过程，减轻牙槽骨的吸收。

(2) 抑制炎症细胞释放前列腺素，减轻炎症反应和骨吸收。

(3) 减弱白介素 -1、TNF- α 等细胞因子对前列腺素合成的诱导作用，减少前列腺素的合成，从而减少骨吸收。

2. 用于治疗牙周炎的非甾体类抗炎药

将 NSAIDs 药物用于牙周炎治疗，近年来在国内外都有报道，主要的药物有风平 (flurbiprofen)、消炎痛 (indomethacin)、布洛芬 (ibuprofen)、芬必得 (fenbid) 等。有文献报道，全身应用NSAIDs后，牙龈组织和龈沟液内的前列腺素水平显著降低，牙龈炎症状况改善，牙槽骨吸收受到抑制。NSAIDs药物也可局部应用，在牙周基础治疗后的维护期使用消炎痛等含漱剂，龈沟液中的前列腺素水平降低，牙龈炎症显著低于对照组。但关于NSAIDs用于治疗牙周病的大样本的临床报告尚少，这些药物有明显的副作用，而且它们对牙周炎的实际疗效如何，有待于进一步的研究。

对宿主免疫和炎症反应的调节
Modulation of Host Immunologic and Immflammatary Responses

细胞因子受体拮抗剂能有效地减轻组织的炎症。动物实验已证实IL-1和TNF受体拮抗剂能抑制牙槽骨的吸收和牙周附着丧失，对减缓疾病的进展有一定的作用；给予一氧化氮 (NO) 抑制剂也能使骨吸收减少。其他一些抗炎的细胞因子用于调节宿主免疫以阻断牙周病的进展，如重组人IL-11，能抑制TNF- α 、IL-1和NO产生，在牙周炎的动物实验中也显示出能减缓疾病的进展，但应用于临床尚需进一步的研究。此外，接种疫苗产生保护性的抗体，不失为一种成功地预防牙周病的方法，但由于牙周病病原因素的多样性和菌斑生物膜中微生物的复杂性，要成功地构建牙周炎的疫苗是非常困难的。

中药的应用 Traditional Chinese Medicine

根据中医的理论，肾虚则齿衰，肾固则齿坚。用于治疗牙周病的中药主要由补肾、滋阴、清热等成分所组成，研究较多的中药主要有：以古方六味地黄丸为基础的补肾固齿丸、固齿膏等。据报道，固齿丸治疗牙周炎，尤其是青少年牙周炎有较好的临床疗效，可减缓牙槽骨的吸收，延迟复发；中药作为牙周病治疗中调节宿主免疫力的一个辅助方法，有待于进一步的研究和发掘。其有效性尚需大样本、多中心的随机化对照的临床研究结果来证实。

21-4 局部药物治疗 Local Chemotherapy

局部用药是牙周病药物治疗的重要方面，主要用于两个方面：一是预防或减少菌斑的形成；二是作为牙周炎的辅助治疗。作为牙周炎辅助治疗的局部用药，主要用于牙周脓肿等急性炎症以及经过机械治疗 (SRP) 后仍有 5mm 以上的牙周袋并有出血等未控制的部位等。

局部药物治疗的特点是药物直接作用于病变部位，但其疗效取决于：①药物能否到达病变区域，尤其是器械难以到达的部位；②到达病变部位的药物浓度是否足够高；③药物在病变部位作用的时间是否足够长。

局部用药方式 Types of Local Drug Delivery

牙周局部用药的方式包括：含漱、龈上和龈下冲洗、涂布以及牙周袋内缓释和控释药物的使用等（表 12-2）。

含漱 (mouth rinse)

药物含漱能减少口腔内细菌的数量，消除或减少牙面、舌背、扁桃体、颊粘膜等处的微生物，并抑制龈上菌斑的堆积，阻止致病菌重新在牙面和牙周袋内的定植，防止牙龈炎症的复发。但含漱药物在口腔内停留时间短，且药物进入龈下不超过 1mm，故对牙周袋内的菌群没有直接影响。用于含漱的常用药物有：0.12% ~ 0.2% 氯已定液、西吡氯烷 (cetylpyridinium chloride，CPC，又称西吡氯铵)、1% 过氧化氢液等。

冲洗 (irrigation)

使用水或抗菌药液对牙龈缘或牙周袋内进行冲洗，可以清洁牙周局部，改善局部微生态环境。冲洗具有一定的机械清洁作用，但药物停留时间较短，也不容易达到较高的浓度，因而疗效均是短暂的。冲洗方式包括龈上冲洗和龈下冲洗。

龈上冲洗：单纯用水进行龈上冲洗，只能去除口腔内的食物残屑，对牙菌斑无作用，使用抗菌药液进行龈上冲洗，也不能去除已形成的菌斑，只能抑制和减缓新的菌斑形成，因此不能替代刷牙的作用。在临床上，龈上冲洗常用于洁治术后，以除去已刮下的牙石碎片、稀释和减少残余细菌及毒素、清洁口腔、止血和减缓菌斑再附着的作用。

龈下冲洗：使用抗菌药物进行龈下冲洗，一般用于治疗牙周急性炎症、刮治术和根面平整术后的辅助治疗，也可用于维护期患者的疗效巩固。但药物在袋内停留时间短，需反复冲洗。

龈下冲洗后可使袋内的螺旋体、能动菌及厌氧菌等暂时减少，牙龈炎症略减轻，但效果短暂，1～8周之内微生物又反弹。有学者报告，由于龈沟液不断渗出，使药物在牙周袋内的半衰期只有数分钟。而菌斑生物膜的结构也使得冲洗的药物难以进入生物膜起抑制杀菌作用。

常用的冲洗器具及冲洗方法包括：(1) 注射用冲洗器：即注射针筒加弯曲的钝头针头。冲洗时针头进入龈下2～3mm，一般能将药物送至牙周袋深度的70%～90%及根分叉区。冲洗时应避免过大压力，保持针孔的通畅，应由专业人员操作。(2) 家庭用电动加压冲洗器：是用于个人口腔卫生保健的器具，由患者自行使用，该冲洗器工作头不能达到龈下，对龈下菌斑无作用。因为冲洗不能清除菌斑生物膜，因此不能替代刷牙，只能起到冲去软垢和一些细菌产物和内毒素、清洁口腔、略微减轻牙龈炎症的作用。因此，应在洁治清除了牙石、菌斑的基础上使用，并在刷牙后使用，先通过刷牙将菌斑生物膜破坏，再用加压冲洗器冲洗，起到辅助清除口内细菌的作用。(3) 带冲洗系统的超声洁牙机：这种超声洁牙机本身带有冲洗系统，可在超声洁治和刮治的同时，给予抗菌药物冲洗，延长了冲洗药物的作用时间，并可通过超声工作头，将药物送到牙周袋底。虽在临床的应用已有多年，但其优越性还有待于进一步的临床评估。

常用的冲洗药物有：3%过氧化氢液、0.12%～0.2%氯已定(洗必泰)、0.5%聚维酮碘等。

涂布

20世纪前半期，在洁治术或刮治术后，常在牙周袋内涂布消炎收敛药物，这类药物有较强的消毒防腐作用，有的可凝固蛋白质，腐蚀袋壁坏死组织，具有灭菌、除脓、止痛、收敛等作用。但其缺点是刺激性太强。大量研究已证实，彻底的洁治和根面平整已能使炎症消退，牙周袋变浅，因此，目前洁治和刮治术后已不需涂布药物，除非局部炎症很重，有肉芽增生或急性脓肿等，可适当涂药。常用的涂布药物有复方碘液、碘甘油等。

缓释系统 (slow-release system)

牙周药物缓释系统能使活性药物缓慢地从制剂中释放出来，直接作用于病变组织，使病变局部能较长时间地维持有效药物浓度。这种特定的药物剂型称为缓释剂 (slow-release preparation)。

根据药物载体的不同，牙周缓释抗菌药物可分为可吸收型和不可吸收型。可吸收型是药物置入牙周袋后，其基质遇龈沟液可缓慢降解，药物随之释放，在局部发挥作用，不需医生取出。不可吸收型是载体不能降解和吸收，在置入袋内一定时间后，需由医生取出。另外，牙周缓释抗菌药物还可根据药物在载体中的形态不同分为液态、固态和半固态。早期Goodson应用的纤维微管型制剂，是将液态四环素注入空心的管内，置入牙周袋，但由于95%的药物在短时间内即释放出，严格地说不属于缓释剂型，只是将液态药物放入载药的装置(carrier)。固态是指药物放入羧甲基纤维素钠、乙基纤维素等载体材料，形成固态的制剂，如各种药膜、药条，或实心纤维制剂等。半固态即凝胶 (gel) 或膏剂 (ointment)，基质材料为单酸甘油酯或三酸甘油酯，遇水后变硬呈高粘度凝胶状，不易从牙周袋脱落，其基质材料能被脂酶分解而逐渐排出，药物成分亦在此过程中缓慢释放。是目前使用较广泛的剂型。

缓释抗菌药物的优点是：牙周袋内药物浓度高；药物作用时间延长；用药剂量可显著减少，从而可避免或减少毒副作用；与其他局部用药方式相比，可减少给药频率，减少患者复诊次数；因为由医师局部给药，故依从性好。但缺点是：对已侵入牙周袋壁组织中的Aa、螺旋体等病原微生物效果较差；对舌背、扁桃体及颊粘膜等处的致病菌无作用；对于多个患牙，需要逐一放置药物，较费时；有诱导袋内耐药菌株产生的可能；另外，缓释剂的一个缺陷是药物释放速度不稳定，通常在缓释剂置入袋内2～3天内释放出80%～90%的药物，随后释放速度变慢，药物浓度明显下降，需要重复放置，致使牙周袋内药物浓度波动较大，仍不利于感染的控制。

牙周缓释抗菌药物主要适用于经龈下刮治后仍有较深的牙周袋，且探诊后出血的患牙；急性牙周脓肿引流后；有牙周瘘道形成的患牙；急性冠周炎；早期种植体周围炎；以及不宜全身用药的牙周炎患者。

20世纪80年代以来，国内外学者对缓释抗菌药物治疗牙周炎进行了大量研究，并已研制出多种疗效较好的牙周袋内缓释制剂，主要有：2%米诺环素软膏和不可吸收的5%米诺环素薄片、25%甲硝唑凝胶和22%甲硝唑药棒、四环素药线、四环素纤维及氯已定薄片(chip)、可吸收的多西环素凝胶等。

控释系统 (controlled release drug delivery system，CRDDS)

药物控释系统是指通过物理、化学等方法改变制剂结构，使药物在预定时间内自动按某一速度从剂型中恒速(零级速度)释放于特定的靶组织或器官，使药物浓度较长时间恒定地维持在有效浓度范围内。因此，控释系统的最大优势是能使药物在局部保持恒定的浓度。

但目前，牙周袋内控释系统尚处于研制阶段，属于控释系统的药物只有国外的两种药物：不可降解的四环素控释系统和可吸收型的10%多西环素凝胶。

不可降解的四环素控释系统由25%的盐酸四环素和75%的乙烯-醋酸乙烯(ethylene: vinyl acetate，EVA)共聚物组成，呈纤维状，直径约0.5mm，每1cm含药0.446mg。这种控释纤维能以相对恒定的速度释放四环素达9天。临床试验证明，该纤维放入牙周袋内10天后，龈沟液中四环素浓度仍较高。该纤维状制剂需由医生放置，从袋底至袋口呈反复折叠状紧贴牙面，填塞于牙周袋内，十分费时，且由于此纤维不可吸收，10天后再由医生取出。

上述各种局部制剂已有大量的临床疗效报告，观察期大多为6～9个月，主要是作为洁治和根面平整的辅助治疗，或在维护期复查中发现有炎症的牙周袋内施用。总的来说，局部用药比不用药的对照组能有略好的效果(牙周探诊变浅和附着增加的程度优于对照组)，但差别的幅度不大(大多在1mm左右)。因此，牙周局部缓释制剂的应用价值还需进一步长期观察。

表21-2 牙周局部用药的方式及相应药物

用药的方式	相应药物
含漱：	0.12%～0.2%氯已定
	复方氯已定含漱液(氯已定+甲硝唑)
	西吡氯烷(又称西吡氯铵)
	1%或3%过氧化氢
	0.05%或0.1%的氟化亚锡
龈上和龈下冲洗：	3%过氧化氢
	0.12%～0.2%氯已定
	0.5%聚维酮碘

（续表）

用药的方式	相应药物
涂布：	复方碘液、碘甘油等
缓释制剂：	2% 米诺环素软膏、不可吸收的 5% 米诺环素薄片
	25% 的甲硝唑凝胶、甲硝唑药棒
	四环素药线、四环素纤维、多西环素凝胶
	氯己定薄片等
控释制剂：	不可降解的四环素控释系统
	可吸收型的 10% 多西环素凝胶

常用的牙周局部用药
Local delivery Agents for Periodontal Therapy

氯己定 (chlorhexidine)

氯己定又名洗必泰 (hibitane)，是双胍类化合物，为广谱抗菌剂，能吸附于细菌表面，改变细胞膜的结构，破坏其渗透平衡从而杀菌，具有高效、广谱杀菌作用，对G^+及G^-细菌和真菌都有很强的抗菌作用，是目前已知效果最确切的抗菌斑药物。20世纪70年代Löe等就报道了0.2%氯己定具有强有力的抗菌及抑制菌斑形成的作用。此后众多学者对氯己定在口腔疾病的预防和治疗作用进行了大量的研究，用共焦聚显微镜观察到，用氯己定处理已形成的菌斑后24小时，其中的活菌数目减少，多中心、大样本的临床试验也充分证实了氯己定的安全性和有效性，已普遍应用于临床。

在用0.2%氯己定含漱后，药物能吸附于口腔粘膜上皮和牙面，并于8～12小时内以活化方式缓慢释放，作用时间长，能有效地抗菌及抑制菌斑的形成。该药不易产生耐药菌株，长期使用安全，全身副作用小。该药的缺点和副作用是味苦，长时间使用可使牙齿、修复体及舌背粘膜着色，有的患者含漱后有一过性的味觉改变，少数人可有口腔粘膜烧灼感，停药后均能自行消失，也有报道长期使用氯己定会使牙石增多。用浓度为0.12%的氯己定，可减少副作用的发生，保持同样疗效。对于牙面的着色和牙石的形成，可用洁治术清除。

临床使用：

(1) 0.12%～0.2%氯己定液含漱：是最常用的方法，经典方法为每日含漱2次，每次10ml，含漱1分钟。常用于牙周维护期治疗、牙周手术后以及因某些原因暂时不能行使口腔卫生措施者。通过氯己定含漱，减少菌斑的形成，防止牙周炎症的发生和疾病的复发，利于术后组织的愈合。

(2) 0.12% ～ 0.2% 氯己定冲洗：也是使用方法之一，但有报道，在牙周袋内有脓血的情况下会影响其作用的发挥。

(3) 缓释剂型氯己定薄片 (chip)：在国外已有应用，在国内也曾进行过临床应用研究，但目前国内尚无商品化药物供应。

过氧化氢液

过氧化氢是一种氧化剂，一旦与组织、血液或脓液中的过氧化氢酶接触，立即释放出新生态氧，产生大量气泡，有清创、止血、灭菌、除臭等作用，并可改变牙周袋内的厌氧环境，抑制厌氧菌的生长，因此对厌氧菌有良好的抑制作用。

临床应用：

(1) 3%过氧化氢液冲洗：用于治疗急性坏死性溃疡性龈炎和急性牙周感染有较好的疗效，洁治术及根面平整术后辅助用H_2O_2冲洗，有助于清除袋内残余的牙石碎片及肉芽组织。但不得用于急性牙周脓肿的脓腔冲洗，因气泡产生的压力和新生氧进入组织会引起剧痛。

(2) 3% 过氧化氢液鼓漱：在进行超声波洁治前嘱患者先用 3% 过氧化氢液 (或 0.12% 氯己定) 鼓漱 1 分钟，可大大减少洁治时喷雾中的细菌数，减少对诊室环境的污染。

(3) 1% 过氧化氢液含漱：在治疗急性坏死性溃疡性龈炎时，可以给患者使用 1% 过氧化氢液含漱，抑制厌氧菌，起到辅助治疗的目的。但要注意的是，该药不宜长期使用，因过氧化氢液为酸性液体，对白色念珠菌无效，且利于白色念珠菌生长，长期用药会导致白色念珠菌的继发感染。

甲硝唑

甲硝唑是咪唑类药物，对厌氧菌具有杀菌作用。该药的局部应用剂型主要是缓释剂，并有与氯己定形成的复方含漱剂。

(1) 缓释剂型：25%的甲硝唑凝胶和甲硝唑药棒。甲硝唑药棒是国内自行研制生产的一种牙周局部制剂，商品名为“牙康”，其载体是淀粉和羧甲基纤维素钠，已在临床应用多年，对牙周脓肿和深牙周袋的治疗效果良好，但牙周袋内有效药物浓度维持时间较短，约 2 ~ 3 天，从严格意义上讲，甲硝唑药棒能否作为缓释剂尚存有争议。

(2) 含漱剂：国内有一种含甲硝唑与氯己定的复方含漱剂，称为复方氯己定含漱液 (商品名为口泰)，利用这两种药物的抗菌作用而发挥作用。该药在牙周临床已应用多年，局部应用效果较好，多用于牙周脓肿、急性坏死性龈炎等急性牙周炎症的治疗。因含有甲硝唑成分，因此不能长期应用，避免产生继发感染。

四环素族药物

(1) 米诺环素：米诺环素的缓释剂型有可吸收的 2% 的米诺环素软膏和不可吸收的 5% 米诺环素薄片。含2%米诺环素的可吸收型软膏状缓释剂药物贮存于特制的注射器内，通过纤细的注射器头可将软膏导入牙周袋的深部，软膏遇水变硬形成膜状，可在牙周袋内缓慢释放其有效成分，并在较长时间内保持局部较高的药物浓度。有研究报道：在牙周袋内注入2%盐酸米诺环素软膏后，可维持有效抗菌浓度约1周，需每周重复放置共4次。同时，盐酸米诺环素还有抑制胶原酶活性的作用，辅助刮治和根面平整治疗牙周炎，其临床疗效稍优于单独使用洁治和根面平整。对急性牙周脓肿也有一定效果。

(2) 其它抗菌缓释剂：四环素药线、四环素纤维、多西环素凝胶等，均是国外常用的牙周局部缓释抗菌药物，但目前国内市场尚无销售。

西吡氯烷 (cetylpyridinium chloride，CPC)

西比氯烷又称西吡氯铵，是一种阳离子季铵化合物，可与细菌细胞壁上带负电荷的基团作用而杀灭细菌，其抗菌作用不如氯己定，但优势是副作用也比氯己定弱，且无牙面着色。剂型有0.05%～0.1%的西吡氯烷溶液，用于含漱。有报道用该药含漱后，可使菌斑的量减少25%～35%。市售的一些含漱液中含有此成分。

三氯羟苯醚(triclosan)

三氯羟苯醚又称三氯生，是一种非离子性的广谱抗菌剂，过去数十年用于肥皂、除臭剂等，近年来用于含漱剂中，或加入牙膏中，具有抑制菌斑形成及抗炎的双重作用。有报道用0.15%的三氯羟苯醚含漱4周后，患者的菌斑指数较对照组明显降低。含漱后在口腔内停留时间短，抗菌斑作用不如在牙膏中明显。

氟化亚锡液

长期以来，氟化物一直被用于龋病的防治，近年的研究表明，使用0.05%或0.1%的氟化亚锡液含漱，可以有效地抑制菌斑的聚集，起到减轻牙龈炎症的作用，可用于牙周疾病的预防和辅助治疗。但 SnF_2 不稳定，应使用新鲜配制的药液。

碘制剂

碘甘油：为刺激性较小的药物，含碘化钾、碘、甘油等，具有一定的抑菌、消炎收敛作用。用于牙周袋内涂布上药。

复方碘液：含碘化锌、碘片及甘油等，其收敛和杀菌作用比碘甘油强，需由医师将药涂布于牙周袋内。

碘伏：是一种低毒、安全、刺激性小的消毒剂，可涂布于脓肿引流后的牙周袋内，有较好的消炎作用。

聚维酮碘：是碘与表面活性剂的结合物，对各种G^+、G^-菌、病毒、真菌、螺旋体等均有杀灭作用。刺激性小，着色轻。剂型为0.5%聚维酮碘液，用于牙周冲洗。有报道，用聚维酮碘液冲洗牙周袋后，效果与洗必泰相似，可使龈下微生物组成向有益的方向转化，并可改善局部牙龈炎症的状况。

思考题

1. 对侵袭性牙周炎患者应如何选择药物治疗？
2. 对牙周脓肿患者应如何选择药物及用药方式？

参考文献

1. Jolkovsky DJ & Ciancio SG. Chemotherpeutic agents in the treatment of periodontal diseases. In: Newman MG, Takei HH, Carranza FA, et al. Carranza's clinical periodontology. 9th ed. Philadelphia: WB Saunders Company, 2002 : 675
2. Addy M. The use of antiseptics in periodontal therapy. In: Lindhe J, Karring T, Lang NP, et al: Clinical periodontology and implant dentistry. 4th ed. Copenhagen: Blackwell Munksgaard. 2003 : 464
3. Mombelli A: The use of antibiotics in periodontal therapy. In: Lindhe J, Karring T, Lang NP. et al. Clinical periodontology and implant dentistry. 4th ed. Copenhagen: Munksgaard, 2003 : 494
4. Research, Science, and Therapy Committee of the American Academy of Periodontology.

Modulation of the host response in periodontal therapy. J Periodontol, 2002, 73 : 460

5. Kornman KS & Williams KS. Host-modifying therapeutics. In: Wilson TG and Kornman KS. Fundamental of Periodontics. 2nd ed. Chicago: Quintessence publishing Co, 2003 : 455

6. Slots J and Ting M: Systemic antibiotics in the treatment of periodontal disease. Periodontology 2000, 2002, 28 : 106

7. 张举之, 樊明文. 口腔内科学. 第三版. 北京: 人民卫生出版社, 1995

8. 李德懿. 牙周病微生物学. 天津: 天津科技翻译出版公司, 1994

9. 欧阳翔英, Mombelli A, Lang NP. 甲硝唑棒在深牙周袋病损治疗中的作用. 口腔医学纵横, 2001, 17 (3) : 220

10. 孙昌州, 欧阳翔英. 消炎痛含漱液对牙周炎症的作用. 中华口腔医学杂志, 2002, 37 (2): 129

(欧阳翔英)

22 牙周手术治疗的总则 General Principles of Periodontal Surgery

应知应会的内容：

1. 牙周手术的目的和类型
2. 牙周手术适应证的选择
3. 牙周手术的基本原则和程序
4. 牙周塞治的作用

手术治疗是牙周病总体治疗计划的第二阶段，是牙周病治疗的重要组成部分。牙周炎发展到较严重阶段后，单靠基础治疗不能解决全部问题，需要通过手术的方法对牙周软、硬组织进行处理，才能获得良好的疗效，从而保持牙周组织健康、延长患牙在口腔内的寿命，维持牙列的完整性，促进全身健康。

牙周病的手术治疗始于19世纪末及20世纪初，在漫长的发展过程中，经历了切除性手术、重建性手术、再生性手术三个发展阶段。

1. 切除性手术 (resective surgery)：19世纪末 Robicsek 提出了牙龈切除术，20世纪初，Neumann (1912年)、Widman (1918年)、Cieszynski (1926年) 等提出了翻瓣术。这些手术的提出是基于当时对牙周病的认识，认为牙周袋和受到感染而坏死的牙槽骨必须清除，因而这类手术的目的在于切除“坏死感染”的组织，即切除“病变的牙龈”和炎症软组织，同时还要清除“感染和坏死的骨质”，从而消灭牙周袋。

Widman 在其提出的翻瓣术中，采用内斜切口大量切除牙周袋壁组织，在翻开粘骨膜瓣后，去除吸收不齐的牙槽骨，然后将软组织瓣复位在刚刚覆盖牙槽嵴顶处，达到消除牙周袋的目的。

对于附着龈窄而有深牙周袋、袋底超过膜龈联合的病例，采用一般消除牙周袋的手术会导致附着龈的丧失，Friedman (1962) 提出了根向复位瓣术，提出在翻瓣时尽量保留角化龈，在软组织瓣复位时，将瓣往根尖方向复位至刚刚覆盖牙槽嵴顶的水平，这样，既保存了软组织瓣表面的角化龈，又消除了牙周袋。

2. 重建性手术 (reconstructive surgery)：20 世纪中期，人们认识到牙周炎时牙槽骨并不坏死，而牙龈的炎症反映了机体的防御反应，在病因去除后，组织有相当好的愈合、修复能力，因而放弃了“彻底切除”的原则。手术的目的不再是消灭 (eliminate) 牙周袋，而是使袋变浅到可以维护的程度，重建牙龈和牙槽骨的生理外形，有利于菌斑控制。对翻瓣术的设计、操作进行了许多改进，例如：20 世纪 70 年代 Ramfjord 和 Nissle 提出了改良 Widman 翻瓣术，仅切除病变的袋内壁组织，保留并翻起外侧健康的组织瓣，彻底刮净根面牙石和感染的肉芽组织，再将软组织瓣原位复位，达到使牙周袋变浅、促进骨修复的目的。

3. 再生性手术 (regenerative surgery)：手术的理想目的是促使牙周附着结构的再生，即在病变部位的牙根表面形成新的牙骨质，有功能性排列的牙周膜主纤维束穿入附着其中，并与新生的牙槽骨相连，形成新的牙周附着装置 (periodontal attachment apparatus)。20 世纪 80 年代 Nyman (1982 年)、Gottlow (1986 年) 等提出了引导性组织再生术 (guided tissue regeneration)，使牙周手术为获得新附着的目的变为可能。但目前疗效的把握性及预期性仍不够确切，是正在研究中的一个热点。因牙周炎等原因造成的牙龈退缩、牙根暴露，通过手术使牙龈组织重新附着于根面，也是这一阶段研究的热点。

随着人们对牙周疾病的认识不断深入，针对不同问题所进行的手术治疗的目的也呈现多样化，关键在于针对不同的病例采用不同的治疗策略，根据不同的治疗策略，采用不同的手术方法，因此，上述三个阶段中所提出的手术方法在目前仍都有所应用。

22-1 牙周手术治疗的目的 Objectives of Periodontal Surgery

牙周手术治疗是为了解决基础治疗阶段未能解决的问题，主要包括两大方面，一是针对牙周袋的治疗，消除牙周袋壁的病理学改变，使袋变浅，创造一个稳定的易于维护的状态，并促进牙周组织再生；另一方面是改正解剖形态学缺陷，以避免这些外形缺陷导致的菌斑沉积、牙周袋的复发和对美观的影响，最终达到改善牙的预后和改善美观的目标。

经牙周基础治疗之后，深牙周袋如果还存在，提示单纯刮治和根面平整难于彻底清除深袋内的菌斑牙石等病原因子，往往需要通过手术的方法来解决。牙周手术过程中所涉及的组织包括牙周袋壁 (感染的炎症组织)、牙根面 (残留的菌斑、牙石和吸附的内毒素等)、牙槽骨 (吸收和不规则修复所形成的不良形状)以及附着龈 (角化龈的宽度、高度) (图22-1)。术前应针对这些方面进行恰当的设计。

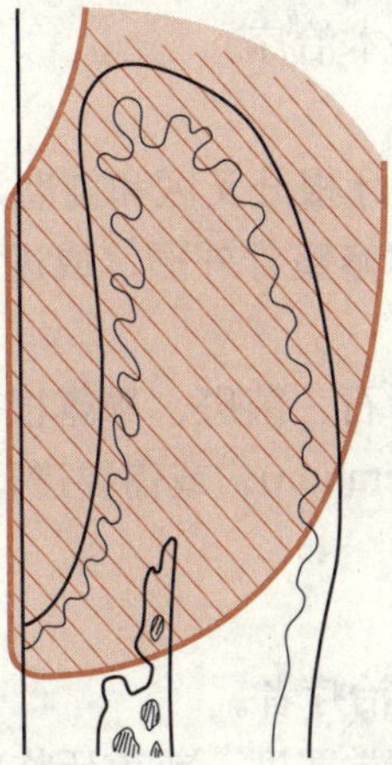

图 22-1　手术包含的区域

牙周手术所涉及的组织包括牙周袋壁、牙根面、牙槽骨以及附着龈

针对牙周袋的手术治疗，主要目的是消除牙周袋或使牙周袋变浅。为了达到这个目的，可以采用牙龈切除术，切除软组织袋壁，从而消除牙周袋；或者通过手术切除牙周袋内壁的病变组织，同时暴露病变的根面和牙槽骨，在直视下清除根面的菌斑、牙石和病变组织，从而使牙周袋变浅；还可以通过促进牙周组织再生的方法，使牙周袋变浅或消除。牙周袋消除或变浅后，能保持牙面和根面的清洁，防止疾病的复发。

牙周炎在通过基础治疗后，炎症可以得到控制，牙槽骨的吸收可以得到中止，但病变所造成的骨形态缺陷和不良外形如骨下袋、凹坑状吸收、反波浪型吸收等仍存在，牙龈也会跟随着硬组织形成不良的外形。这些不良外形常使菌斑易于在这些部位沉积，患者难于对这些部位进行自我菌斑控制，因而易引起炎症的复发。因此，牙周手术的另一个重要目的是修整软、硬组织缺陷和不良的外形，建立具有生理外形的、和谐的软硬组织形态，便于患者自我菌斑控制和口腔卫生的维护。

另外，促进牙周组织的再生，使吸收的牙槽骨及其他牙周组织新生，并建立新的牙周附着装置，恢复牙周组织原有的结构和功能，目前也成为牙周手术治疗的目的，并且是最理想的目标。

BOX 22-1　牙周手术目的

1. 暴露病变的根面和牙槽骨，在直视下彻底地清除袋壁和根面的菌斑、牙石和病变组织。
2. 消除牙周袋或使牙周袋变浅，使易于保持清洁，减少炎症的复发。
3. 修整软、硬组织缺陷和不良外形，建立具有生理外形的、和谐的组织形态，利于菌斑控制和口腔卫生维护。
4. 促进牙周组织再生，建立新的牙周附着关系。
5. 恢复美观和功能需要，利于牙齿或牙列的修复。如增宽附着龈，覆盖裸露的根面，改变系带附着的位置，延长临床牙冠等。

22-2　牙周手术治疗的时机及适应证 Indications for Periodontal Surgery

患者经过牙周基础治疗和一段时间的愈合后，要接受再评估 (re-evaluation)，一般在治疗后6～8周时进行全面的牙周检查，在治疗后3个月可进行必要的X线检查，评估患者对基础治疗后的反应，并了解患者能否良好合作，能否有效控制菌斑，吸烟者是否愿意戒烟，全身健康状况如何等。根据检查结果，才能决定是否需要进行牙周手术治疗，以及采取何种手术治疗方法。

另外，基础治疗后，牙周软组织的炎症状况能得到一定的控制，牙龈的外形和组织的质地有所恢复，使手术操作中能够对软组织进行准确的处理。

经基础治疗后口腔卫生良好，但仍具有下列情况者，应考虑手术治疗。

1. 经龈下刮治后牙周袋仍≥5mm，探诊后有出血或溢脓。

2. 基础治疗不能彻底清除根面刺激物者，常见于深牙周感、磨牙根分叉区和前磨牙区。

3. 牙槽骨外形不规则，有深的凹坑状吸收、骨下袋等，须手术修整骨外形，或进行植骨术，或进行引导性组织再生术。

4. 后牙的根分叉病变达2度或3度者，手术有利于彻底刮净牙石、菌斑，暴露根分叉，或进行引导性组织再生术使病损处有骨质修复 (repair) 或再生 (regeneration)，或需要进行截根、分根、半牙切除等。

5. 最后一个磨牙的远中骨袋，需手术治疗。

6. 存在附着龈过窄、个别牙牙龈退缩等问题，需采用膜龈手术治疗者。

7. 龋坏或牙折断达龈下而影响牙体修复，或修复体破坏了生物学宽度，或前牙临床牙冠短，笑时露龈过多，需手术延长临床牙冠，以利治疗、修复或改善美观者。

但应注意，如果在再评估时发现局部炎症和病因尚未消除，患者因不重视或由于残障不能进行良好的菌斑控制，则不应进行手术治疗，因为良好的菌斑控制是牙周手术治疗成功的决定性因素之一，有学者报告，菌斑控制不佳者，手术对其牙周情况有害而无利。另外，患有全身疾病且未得到控制的患者也不适宜手术，例如：糖尿病未得到控制、患有血液病、半年内曾发生心血管意外等，这些全身病情不能经受外科手术，手术可能导致出血、感染或具有危害全身健康甚至危害生命的危险，对这些患者不能进行手术。此外，还应注意，大量吸烟的患者术后愈合及疗效均差，对这类患者应当劝其戒烟，在戒烟后再进行手术治疗。文献表明在牙周手术前和术后停止吸烟者，可取得与不吸烟者相似的效果。

22-3 牙周手术的基本程序和原则 Basic Procedures of Periodontal Surgery

术前准备
Presurgery Preparation

术前一定要经过牙周基础治疗，只有通过牙周基础治疗将牙石、菌斑及其它局部激惹因素改正和去除后，才能消除或大大减少牙龈炎症所造成的水肿、充血及松软，评价出真正的牙龈外形和可能的袋深度；牙龈炎症减少，可使软组织坚韧、结实，利于手术处理，出血减少，术中视野清晰。通过基础治疗后的再评价，可了解患者口腔卫生维持状况，了解患者自我菌斑控制能力，为手术预后的评价提供线索。术前患者必须掌握控制菌斑的方法，术区牙面无或仅有少量菌斑，且能在术后坚持清除菌斑，否则会不利于术后愈合，影响手术效果和预后。

术前一定要了解患者的全身健康状况，并要做必要的化验检查，如血细胞分析、凝血功能、某些传染病的筛查等，以判断患者能否接受手术以及是否需要预防性用药。术前是否预防性使用抗生素，需综合考虑其可能所带来的益处、副作用及风险。

术前应向患者做好解释工作，使患者了解牙周手术的目的及术中、术后可能出现的问题，取得患者知情同意。

术前还应详细检查记录手术部位的牙周袋深度、附着水平、龈缘位置、附着龈宽度、牙齿动度等临床指标，以进行手术设计和手术操作。

感染控制 Infection Control

术前应清除患者术区的菌斑，并用0.12%氯己定含漱1分钟，减少和抑制口腔内的菌斑微生物，并用75%酒精对口腔周围的皮肤进行消毒处理，铺上消毒孔巾，以保证术区周围为无菌区域。

口腔虽然是有菌的环境，不能进行彻底的无菌处理，但应尽量保持牙周手术区的无菌状态，以利愈合，取得最佳的效果。术前和术中所有步骤均应遵循无菌原则。术后第一个月中防止术区的感染，对组织的如期愈合是至关重要的。应使用0.12%氯己定含漱一个月；拆线后即教会患者进行合理的菌斑控制方法。术后常规应用抗菌药预防感染的问题，有不同的观点，不宜作为常规，但对于较为复杂和再生性手术可以使用抗生素4～7天。

局部麻醉 Anesthesia

可采用局部浸润麻醉或神经传导阻滞麻醉，使手术达到无痛地顺利进行，必要时可使用镇静剂。一般多用4%复方阿替卡因局部浸润麻醉，或用2%普鲁卡因或2%利多卡因，上颌唇颊侧在手术区牙龈移行部作浸润麻醉，腭侧行切牙孔或腭大孔阻滞麻醉，下颌用翼下颌传导阻滞麻醉，在术区每个龈乳头处加局部浸润麻醉。

组织处理 Tissue Management

根据所做的手术种类要求和手术设计，进行相应的切口。在翻瓣术的基础上可进行牙槽骨的修整等的操作，有些手术种类需要截除某个病变牙的牙根、切除部分牙冠等，有些需要进行植骨和(或)引导性组织再生治疗的处理等。在进行手术中的组织处理时要注意下述原则：

1. 动作要仔细、轻巧、准确。这是手术操作中要遵循的重要原则，也是最有效的手术操作方法。手术操作要避免粗暴，以免造成组织损伤、术后不适和愈合延迟。例如，在翻开粘骨膜瓣时避免过度压迫软组织、避免龈瓣的撕裂；为保持术中视野清晰，术中使用吸引器而不使用干纱布擦拭，避免棉纤维留在伤口内；避免牙槽骨不必要的长时间暴露和损伤，保持骨的湿润；术中冲洗时要用无菌生理盐水，盐水的温度最好接近体温；缝合时要确保软组织瓣将骨面完全覆盖，张力不可太大等。

2. 在手术的全过程中要注意观察病人。术中要随时注意患者对手术的反应，如对疼痛的反应、焦躁的情绪等，要及时与患者沟通，并采取必要的措施。

3. 手术器械要锐利。锐利的手术器械才能保证手术操作的有效性，钝的器械在使用时会导致过度用力和反复切割，从而造成不必要的组织损伤。

清创和根面平整
Debridement and Root Planing

通过切口和翻瓣将病变区暴露后，要对病变区进行彻底的清创，彻底清除病理性的肉芽组织、根面上残留的牙石等，尤其注意原来的深牙周袋区和根分叉区等刮治时不易达到的部位，并要进行根面平整，清除受内毒素侵蚀的牙骨质表层，从而形成清洁的具有生物相容性 (biologically acceptable) 的根面，以利于组织的愈合。

缝合 Suturing

除牙龈切除术外，在其他牙周手术中，都需要对龈瓣进行复位缝合，将龈瓣固定在所希望的位置上，龈瓣要完全覆盖骨面，并与骨面和牙面贴合。牙周缝合技术详见第23章牙周基础性手术。

术后护理
Post-operation Care

术后护理的重要原则是防止出血、减轻组织水肿、控制菌斑、防止感染、促进组织愈合。

牙周手术后在术区伤口表面放置牙周塞治剂 (periodontal dressing 或 periodontal pack)，可以避免咀嚼时食物等与伤口的接触，防止对术区造成创伤。塞治剂具有止血、止痛、保护伤口、防止感染、固定软组织等作用。

应向患者说明术后可能出现的疼痛反应，并给予止痛剂备用。可给予患者冰袋，在24小时内尽量在术区相应面部作冷敷，以减轻术后组织水肿反应。

术后菌斑控制是手术成功的最重要因素，术后短期内疼痛和不适常影响自我口腔卫生的维护，因此，术后常规让患者使用抗菌剂漱口，如0.12% ~ 0.2% 氯已定含漱，每天2次，每次含漱1分钟，可有助于术后的菌斑控制。在拆线后仍要让患者复诊，对牙面进行清洁，这是术后第一个月内有效的机械性菌斑清除方法。

术后组织瓣的稳定是影响手术结果的另一个重要因素，除在术中采用适当的缝合技术外，在术后愈合最初的7天内尽量不用术区咀嚼食物，使牙龈组织免受机械性创伤。一般术后7天拆线，如果对术后伤口稳定有特殊要求，也可适当延迟拆线时间或再次放塞治剂。

拆线后可对术区用生理盐水或1% H_2O_2 冲洗。如果愈合满意，可让患者开始用软毛牙刷轻轻刷牙，用牙签轻柔地清洁牙邻面，注意在早期不要用牙间隙刷，以免对邻面组织造成损伤。此时可每 2 周复查 1 次，检查菌斑控制情况，以后复查间隔时间可逐渐延长。

BOX 22-2 牙周手术的基本程序

1. 术前准备
2. 局部麻醉
3. 消毒及交叉感染的预防
4. 切口、翻瓣等软组织处理
5. 清创和根面平整
6. 硬组织处理等其他手术处理
7. 缝合
8. 牙周塞治剂 (保护剂) 的应用
9. 术后护理

22-4 牙周敷料 Periodontal Dressing

牙周敷料 (periodontal dressing) 或牙周塞治剂 (periodontal pack) 是用于牙周手术后的特殊敷料，用牙周塞治剂覆盖术区表面，可以保护创面，并能起到压迫止血、止痛和固定龈瓣的作用。由于其具有止血作用，有时也可用于牙龈出血的止血处理。

塞治剂有含丁香油和不含丁香油两大类。

含丁香油的塞治剂：为粉、液两种成分调和后使用。粉剂成分包括氧化锌和松香各半，液体成分包括丁香油和麝香草酚。氧化锌略有杀菌作用和收敛作用，能保护组织；松香易溶于丁香油，与氧化锌固化后，具有粘附性和韧性；液体中的主要成分为丁香油，具有安抚镇痛作用，与氧化锌混合调拌，固化后塞治剂会变得比较坚硬；麝香草酚具有消毒防腐作用。粉剂成分中也可加入鞣酸、纤维素等其他成分，鞣酸具有较强的收敛作用，纤维素利于成形，因此使得塞治剂的收敛作用更强，更易于成形操作。具体成分及比例见 Box 22-3。

BOX 22-3 含丁香油塞治剂的成分

粉剂		液剂
氧化锌	42.9%	丁香油
松香	38.1%	麝香草酚
鞣酸	9.5%	
纤维素	7.1%	
高岭土	2.4%	
石棉	少量	

使用时分别取适量粉剂和液剂放于干燥无菌的玻璃板上，用调拌刀将粉剂分次小量逐渐加入与液体调匀，直至硬面团状，即可使用。在使用塞治剂时，先将术区止血、隔湿，再将塞治剂形成细长条状，贴压于术区表面，牵拉唇或颊部整塑成形，并让开系带，避免塞治剂硬固后妨碍系带的活动 (图 22-2) 。

为了达到更好的固定效果，也可用调刀将塞治剂搓制成多个小圆锥形，先从颊侧将锥形小块塞治剂逐个放入牙间隙内压住龈乳头，然后再用一长的细条放在颊面，将各牙面的塞治剂连成一体，舌侧按同法放置，此法可保证将龈乳头贴附于骨面，有利愈合。如手术包括最后一个磨牙，应注意塞治剂要包绕牙齿的远中

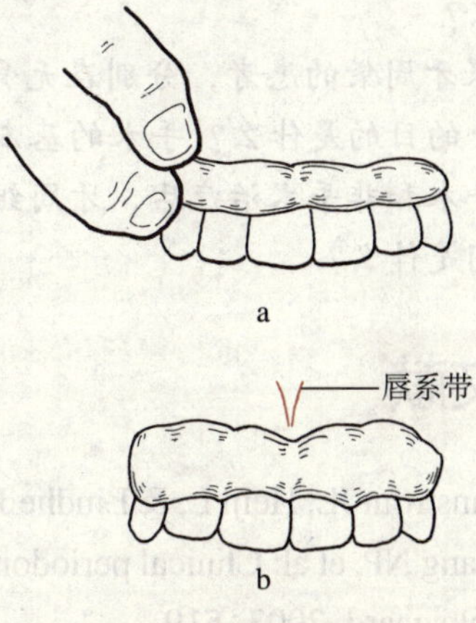

图 22-2 牙周塞治

a.放置塞治剂：将塞治剂形成细长条状，贴压于术区表面

b. 塞治剂覆盖术区，让开系带

端。放置塞治剂后应立即牵拉唇、颊进行整塑，并除去多余的、妨碍咬合的塞治剂。注意勿将塞治剂挤入龈瓣下方而影响伤口愈合。

由于丁香油具有浓郁的气味，偶有人对其过敏，且有人认为丁香油不利于组织愈合，因此，国外已使用不含丁香油的塞治剂。

不含丁香油的塞治剂：国外已商品化，分装在两个软管中，一管含氧化锌、油脂、胶类及制霉菌素等混合物，另一管含不饱和脂肪酸和抑菌剂。将两组份挤出等长，混合后使用。操作方便，对牙龈组织无刺激，固化后柔韧适度，患者感觉舒适。

术后使用塞治剂，可以避免进食时食物或其它外物对创口的刺激，防止食物滞留，起到保护术后创面的作用，并避免由于外界刺激带来的疼痛，塞治剂中的成分也具有安抚镇痛作用；由于塞治剂成分具有一定的杀菌作用，因此还能起到预防感染的作用；塞治剂中含有收敛剂的成分，具有止血作用，并且塞治剂固化后能压迫龈瓣，起到良好的止血作用。在颊舌面均使用塞治剂，固化后还能起到暂时性夹板的作用，对术后轻微松动的患牙有一定的固定作用。但也有人报告，术后不用塞治剂，只要能控制菌斑，伤口也能正常愈合。

BOX 22-4 牙周塞治剂的作用

保护作用：避免食物等外界对创口的刺激，保护术后创面

止痛作用：避免刺激带来的疼痛，塞治剂中的成分具有安抚镇痛作用

止血作用：塞治剂固化后可压迫止血，塞治剂中的成分具有收敛作用

固定作用：颊、舌面塞治剂固化后可起到暂时性夹板的作用

思考题

1. 对药物性牙龈增生患者采用手术治疗的目的是什么？如何选择手术方法？手术的基本程序是什么？

2. 有深牙周袋的患者，分别在无骨下袋、有2壁骨袋、有2度根分叉病变的情况下，采用手术治疗的目的是什么？手术的基本程序是什么？

3. 经手术和非手术治疗后，牙周组织的修复与再生有何区别(组织学和临床表现)？各自的英文名词是什么？

参考文献

1. Wennström JL, Heijl L, & Lindhe J. Periodontal Surgery: Access therapy. In: Lindhe J, Karring T, Lang NP, et al: Clinical periodontology and implant dentisty. 4th ed. Copenhagen: Blackwell Munksgaard, 2003 : 519

2. Takei HH & Carranza FA: The surgical phase of therapy. In: Newman MG, Takei HH, Carranza FA: Carranza's Clinical Periodontology. 9th ed. Philadelphia: WB Saunders Co, 2002 : 719

3. Klokkevold PR, Carranza FA & Takei HH: General principles of periodontal surgery. In: Newman MG, Takei HH, Carranza FA. Carranza's Clinical Periodontology. 9th ed. Philadelphia: WB Saunders Co, 2002 : 725
4. Wang HL & Greenwell H: Surgeical periodontal therapy. Periodontalogy 2000, 2001, 25 ： 89
5. Friedman N: Mucogingival surgery. The apically repositioned flap. J Periodontol, 1962, 33 : 328
6. Ramfjord SP & Nissle RR: The modified Widman flap. J Periodontol, 1974, 45 : 601
7. Nyman S, Lindhe J, Karring R, & Rylander H. New attachment following surgery treatment of human periodontal, disease. Journal of Clinical Periodontology, 1982, 9 : 290

(欧阳翔英)

23 牙周基础性手术 Periodontal Surgery：Access Surgery

23-1 **牙龈切除术和牙龈成形术 Gingivectomy and Gingivoplasty**

适应证及禁忌证 Indications and Contraindications

牙龈切除术的方法 Procedures of Gingivectomy and Gingivoplasty

牙龈切除术后的愈合 Healing after Gingivectomy and Gingivoplasty

23-2 **牙周翻瓣术的原则 Rationale for Periodontal Flap Surgery**

翻瓣术的适应证 Indications of Periodontal Flap Surgery

翻瓣术的切口设计 Incision Design for Periodontal Flap

龈瓣的种类 Classification of Flaps

龈瓣的复位 Reposition of Flap

龈瓣的缝合 Suturing

术后护理 Postsurgical Care

翻瓣术后并发症及处理 Postoperative Complications and Management

术后的组织愈合 Healing after Flap Surgery

翻瓣术后的临床效果 Clinical Outcomes of Flap Surgery

23-3 **不同种类的牙周翻瓣术 Various Flap Techniques**

改良 Widman 翻瓣术 The Modified Widman Flap

嵴顶原位复位瓣术 Undisplaced Flap

根向复位瓣术 The Apically Repositioned Flap

远中楔形瓣切除术 Distal Wedge Procedures

23-4 **牙周骨手术 Osseous Surgery**

牙周骨手术的适应证 Indications of Osseous Surgery

手术方法 Techniques of Osseous Surgery

应知应会的内容：

1. 牙龈切除术的适应证、手术方法及术后的组织愈合。
2. 牙周翻瓣术的适应证、切口和瓣的设计、术后的组织愈合和临床效果。
3. 改良 Widman 翻瓣术、嵴顶原位复位瓣术、根向复位瓣术、及远中楔形瓣切除术的适应证和特点。
4. 牙周骨手术的适应证。

在经过牙周基础治疗之后，如果还有深牙周袋存在并且伴有炎症，或仍有肥大增生的牙龈未完全消退，用非手术治疗难以解决这些问题时，就需要采用手术方法来治疗。牙周手术治疗最基本和最主要的目的，是消除牙周袋、或使牙周袋变浅，以利于保持牙面和根面的清洁，防止疾病的复发。为实现这一目的，可采用切除肥大增生的牙龈或软组织袋壁的方法，从而消除牙周袋；也可采用翻开牙龈瓣的方法，解决进入病变区的入路问题，在开放直视的情况下彻底清除根面的菌斑和牙石，清除残留的致病因素，从而使炎症彻底消除，牙周袋变浅，疾病得以控制。为实现这种最基本和最主要目的的手术，我们称之为牙周基础性手术(periodontal surgery: access surgery)，主要是牙龈切除术和牙周翻瓣术，它们是最基本的牙周手术方法，是其它牙周手术的基础。

23-1 牙龈切除术和牙龈成形术 Gingivectomy and Gingivoplasty

牙龈切除术 (gingivectomy) 是用手术方法切除增生肥大的牙龈组织，或后牙某些部位的中等深度的牙周袋，重建牙龈的生理外形及正常的龈沟。牙龈成形术 (gingivoplasty) 与牙龈切除术相似，只是其目的较为单一，是用手术方法修整牙龈形态，重建牙龈正常的生理外形。在临床实施过程中，常合并使用牙龈切除术和牙龈成形术，无法将它们彻底区分开。

牙龈切除术早在1884年由Robicsek首先提出，目的在于切除牙周袋壁，其切口外形为直线。1918年Zentler改进了手术方法，将切口外形改为扇贝状，更接近牙龈的生理外形。目前所采用的手术方法为 1951 年 Goldman 所描述的方法。

适应证及禁忌证 Indications and Contraindications

1. 牙龈肥大增生性病变

牙龈纤维性增生、药物性增生等，经基础治疗后牙龈仍肥大、增生，形态不佳，不利于清洁和菌斑控制；或有假性牙周袋，袋内有残留的牙石和菌斑，不利于疾病的控制，需采用手术方法，重建正常的牙龈外形。如果无附着丧失、或虽有附着丧失但牙槽骨为水平吸收、并且有足够的角化龈宽度的后牙，则可采用牙龈切除术来消除肥大、增生的牙龈。

如果牙龈肥大增生同时伴有牙槽骨垂直吸收、及角化龈过窄，则不适于用单纯的牙龈切除术，而应采用翻瓣术来治疗。

如果牙龈的肥大增生是由白血病所致，则禁忌手术切除。

2. 中等深度的骨上袋

牙周袋底不超过膜龈联合，有足够附着龈宽度者，可采用牙龈切除术切除袋壁，消除牙周袋或使袋变浅。但需向患者说明，术后会使牙根部分暴露，故只能在对美观影响小的后牙区考虑采用。

在前牙区的牙周袋，牙龈切除术后会影响美观，因此不宜采用龈切术。后牙的深牙周袋，袋底超过膜龈联合者，若切除牙周袋时会将袋壁的全部角化龈组织切除，导致角化龈结构丧失，在此情况下，不应采用牙龈切除术来消除牙周袋，而应采用翻瓣术。如果骨上袋同时还伴有牙槽骨病损及牙槽骨形态不佳，需进行骨手术者，也不适宜采用牙龈切除术，而应采用翻瓣术，同时进行骨修整手术。

3. 牙龈瘤及妨碍进食的妊娠瘤

牙龈瘤非真性肿瘤，可采用牙龈切除术将其切除。

妊娠瘤也并非真正的肿瘤，一般待分娩后再进行彻底治疗。如果严重妨碍了进食或出血较多，可采用牙龈切除术将其切除。要注意选择在妊娠的 4 ～ 6 个月期间进行手术。

4. 覆盖在位置正常的阻生牙船面的龈片

对此类龈片可以采用龈瓣切除术切除之，以利牙齿萌出。

还需注意的是，如果患者没有经过牙周基础治疗，牙周组织的炎症尚未消除，手术时无法进行准确的软组织处理，则不能手术，应该先进行牙周基础治疗，控制炎症和菌斑后，再进行手术治疗。

BOX 23-1　牙龈切除术和牙龈成形术的适应证

1. 基础治疗后仍存在的肥大、增生的牙龈
2. 后牙区中等深度的骨上袋，但袋底不超过膜龈联合，并有足够的附着龈宽度者
3. 牙龈瘤及严重妨碍进食的妊娠瘤
4. 覆盖在位置基本正常的阻生牙上的龈片

牙龈切除术的方法
Procedures of Gingivectomy and Gingivoplasty

手术前的准备

遵循牙周手术基本原则的要求，确认患者无全身疾病及情况 (体温、血压、血液化验等)。

局部麻醉：采用传导阻滞麻醉和局部浸润麻醉，保证无痛操作，局部浸润麻醉时使用含肾上腺素的麻醉剂，还可起到减少术中出血的目的。但需注意，不要将麻药直接注射入欲手术切除的病变牙龈组织内，以避免牙龈肿大变形而影响手术切除时的准确性。

消毒：术前让患者用0.12%氯己定含漱1分钟，以起到清洁口腔的作用，口腔周围皮肤用酒精消毒，铺消毒巾。

手术切口位置的标定

先标定出龈沟底或牙周袋底位置，再确定切口位置。

龈沟底或袋底位置的标定，有探针法和印记镊法两种。前者是用牙周探针探查龈袋的深度，在牙龈表面相当于袋底处用探针刺入牙龈，形成出血点，作为印记 (图23-1a，b)。印记镊法是使用专门的印记镊，将印记镊的直喙 (无钩的一端) 插入袋内并达袋底，弯喙 (有钩的一端) 对准牙龈表面，夹紧镊子，使两喙并拢，弯喙刺破牙龈形成一个出血点，作为标记点 (图23-2-a，b)。

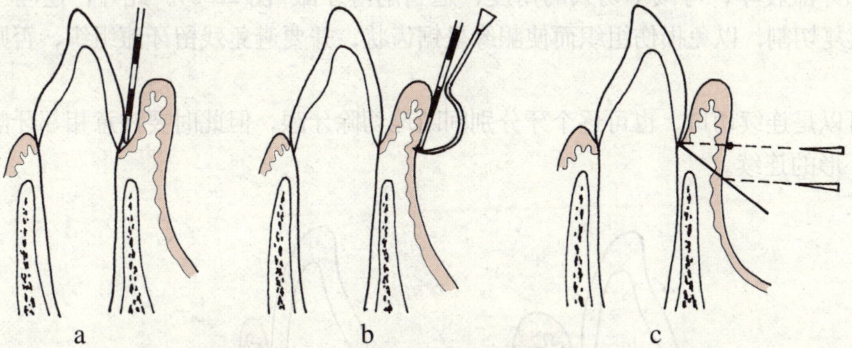

图 23-1　牙龈切除术的定点：探针法

a. 用探针测量袋深；b. 在牙龈表面测量，在相当于袋底处用探针刺入牙龈，标记袋底位置；c. 从定点的根方 1 ～ 2mm 处作切口，与牙面成 45° 角外斜。

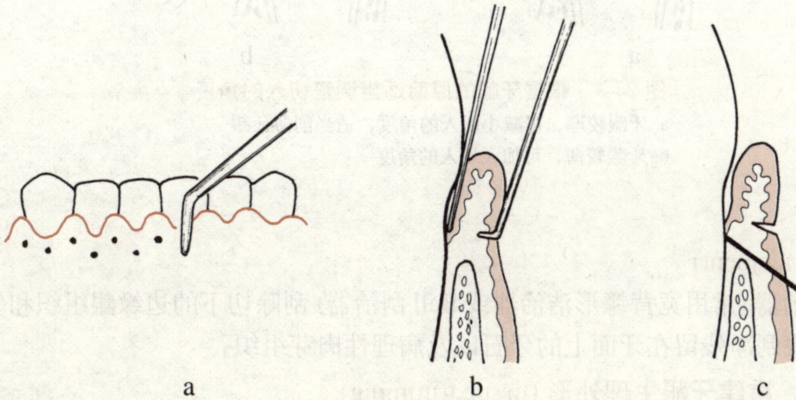

图 23-2　牙龈切除术的定点：印记镊法

a. 用印记镊将袋底定位；

b. 侧面观：印记镊平直端伸至袋底，带钩的一端从牙龈表面刺入；

c. 从定点的根方 1 ～ 2mm 处作切口，与牙面成 45° 角外斜。

在术区每个牙的近中、中央、远中处的唇 (或舌) 侧牙龈上分别做标记点，各点连线就是龈沟底或袋底位置，切口位置位于这一连线的根方 1 ～ 2mm 处 (图 23-1-c，图 23-2-c)。

切口 (incision)

使用 15 号刀片或斧形龈刀，在已定好的切口位置上切入牙龈，切入时，刀刃斜向冠方，与牙长轴呈45° 角，直达袋底与牙槽骨嵴顶之间的根面上 (图23-1-c，图23-2-c)。切除牙龈时要注意使术区的龈缘形成扇贝状外形。切口完成后，还要用11号尖刀或柳叶刀，在邻面牙间处沿切口处切入，并分别切向近中和远中牙面，将牙龈乳头切断。

由于所采用的切口切入时斜向冠方，形成的创面暴露在外，因此这种切口被称为外斜切口 (external beveled incision)，也被称为冠向切口 (coronally directed incision)。

做切口时应注意切入的位置和角度，避免暴露牙槽骨。切入的角度可以根据牙龈的厚薄适当调整，如牙龈较厚，可减小切入的角度，适当削薄牙龈 (图 23-3)。此外，还应一次切到牙面，切忌反复切割，以免损伤组织而使龈缘呈锯齿状，并要避免残留牙龈组织，否则不利于组织愈合。

切口可以是连续切口，也可逐个牙分别间断地切除牙龈，但此时要注意相邻牙龈切口的连接及牙龈外形的连续。

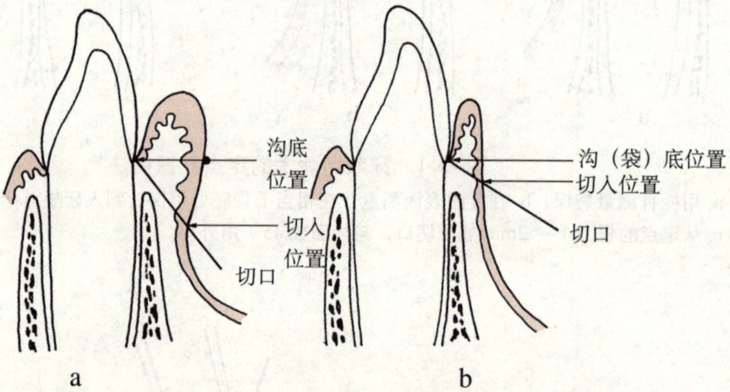

图 23-3 根据牙龈的厚薄适当调整切入的角度

a. 牙龈较厚，可减小切入的角度，适当削薄牙龈

b. 牙龈较薄，可加大切入的角度

清创 (debridement)

用龈上洁治器 (常用宽背镰形洁治器或 Ball 刮治器) 刮除切下的边缘龈组织和邻面牙间龈组织，然后彻底刮净残留在牙面上的牙石以及病理性肉芽组织。

修整牙龈，重建牙龈生理外形 (tissue trimming)

用小弯剪刀或龈刀，修剪创面边缘及不平整的牙龈表面，使牙龈外形与牙面呈 45° 角，并形成逐渐向边缘变薄、龈缘为贝壳状的正常生理外形。

用生理盐水冲洗创面，以用生理盐水浸湿的纱布压迫止血，然后仔细检查创面，如有导致出血的残留炎症肉芽组织，应将其彻底清除。

外敷牙周塞治剂 (periodontal dressing)

完全止血后，在创口表面放置牙周塞治剂 (periodontal dressing) (方法见 22 章中的牙周塞治部分)。

BOX 23-2 牙龈切除术的步骤

1. 标定袋底位置和手术切口位置
2. 外斜切口切除牙龈
3. 刮除残留的牙石及病理肉芽组织
4. 修剪牙龈，重建牙龈扇贝状生理外形
5. 冲洗创面并压迫止血
6. 外敷牙周塞治剂

术后处理 (post-surgery care)

给0.12%氯已定含漱剂，每日2次，每次15ml含漱1分钟。24小时内手术区不刷牙，可进软食。一般不用抗菌药物。5～7日复诊，除去牙周塞治剂。若创面较大，尚未愈合，可再放置牙周塞治剂1周。

在牙龈切除的方法中，除外科手术外，还有其他的方法，使用高频电刀 (high frequency electrotome，简称电刀 electrotome) 切除牙龈就是方法之一。电刀牙龈切除术的优点是可进行充分的组织外形修整，并且能控制出血。但其有一定的局限性和缺点：如果患者戴有心脏起搏器，并且起搏器无屏障功能或屏障功能差，使用电刀会干扰起搏器的功能，因此电刀不能用于此类患者；电刀使用过程会产热，如果电极过于靠近或接触了骨组织，则会损伤组织并导致骨质局部坏死和牙周支持组织的丧失；如果电极触及根面，会灼伤根面的牙骨质。因此，电刀只能适用于表层肥大增生牙龈的切除，并且要极为小心地避免电极接触牙面和骨组织。

用电刀切除牙龈时，一般使用针形电极去除肥大牙龈和成形，使用小卵圆环形电极和钻石形电极进行细致修整，在重建牙龈外形时，电极的移动要精确地以“剃须”样移动。在使用电刀止血时，先压迫止血，然后调至凝结电流后，使用球形电极轻轻接触，可控制点状出血。

牙龈切除术后的愈合
Healing after Gingivectomy and Gingivoplasty

在牙龈切除术后，最初有血凝块覆盖并保护创面，血凝块下方的组织表现为急性炎症反应，大量中性多形核白细胞移出，并伴有一些坏死。

上皮细胞在术后12～24小时开始从创口边缘向创面爬行，1～2天时上皮的分裂活动达到高峰，2～5天时上皮以每天0.5mm的速度生长，约5～14天时薄层上皮可将创面完全覆盖，但需约4～5周才能完成上皮的角化和完全修复。

新结缔组织在术后24小时于血凝块及炎症坏死层下方开始生成，血凝块逐渐被含新生毛细血管的肉芽组织所替代，第3～4天时结缔组织增殖达高峰并向冠方生长，约5～7天时形成新的游离龈和龈沟。

在结缔组织形成新的游离龈和龈沟后，上皮开始向龈沟内生长，形成沟内上皮，约在术后4～5周时形成新的结合上皮，以半桥粒体和基底板的方式与牙面牢固地结合。此后结缔组织仍在不断地改建和修复，组织学上的完全愈合需6～7周。

在临床上，约在术后2周时牙龈外观正常，有正常的龈沟建立，但此时组织尚未完全愈合。龈沟液的量在术后1周内增加，1周时达最高量，在约5周时恢复正常。如果手术时将原有的结合上皮完全切除，则愈合后附着水平略有丧失，牙槽嵴顶也有轻微的吸收。牙龈切除术后的愈合过程虽然一样，但愈合时间的长短受手术创面大小、局部刺激因素及感染等因素的影响。

23-2 牙周翻瓣术的原则 Rationale for Periodontal Flap Surgery

翻瓣术 (flap surgery) 是应用最广泛的牙周手术，是采用不同的手术切口使牙龈与下方的组织分离，形成牙龈组织瓣 (一般情况下为牙龈骨膜瓣)，暴露病变区的根面和牙槽骨，提供清创的入路和可视性，在刮除病变组织和菌斑牙石后，将牙龈瓣复位在合适的位置上并缝合，达到消除牙周袋或使牙周袋变浅的目的，也为骨成形术和骨切除术、组织再生性手术、截根术等其他手术提供基本方法。

翻瓣术的主要治疗对象之一是牙周袋，通过以下三个方面来达到治疗牙周袋的目的：增加根面清创的入路，在直视下刮净根面牙石、彻底清除感染肉芽组织、并进行根面平整，清除含有内毒素的表层牙骨质，然后复位、缝合；通过手术切除部分袋壁，从而消除或减少牙周袋深度；通过手术暴露病变的牙槽骨，以便进行修整和再生性处理。

根据手术的目的及患者条件的不同，适用的具体手术设计也会有所不同，主要的翻瓣术有下列几种：改良Widman翻瓣术 (the modified Widman flap)、嵴顶原位复位瓣术 (the undisplaced flap)、根向复位瓣术 (the apically displaced flap)、远中楔形瓣术 (distal wedge procedure)以及适于牙周骨手术和适于组织再生治疗的翻瓣术。尽管这些翻瓣术的目的不尽相同，具体的手术设计有所差异，但手术的基本方法是一致的，在本章中将介绍翻瓣术中最基本的一些概念和方法。

翻瓣术的适应证
Indications of Periodontal Flap Surgery

1. 经基础治疗后仍有5mm以上的深牙周袋或有复杂性牙周袋，袋壁有炎症，牙周探诊后有出血。

2. 袋底超过膜龈联合的深牙周袋。治疗这类牙周袋不适宜采用牙龈切除术，而宜采用翻瓣术。

3. 牙槽骨缺损需作骨修整或进行植骨、牙周组织再生性治疗。

4. 根分叉病变伴深牙周袋或牙周-牙髓联合病变患者，需采用翻瓣术，在直视下进行根面平整，暴露根分叉、或截除某一患根达到治疗根分叉病变的目的。

5. 范围广泛的显著肥大增生的牙龈，单纯牙龈切除术会形成过大的创面，此时可采用翻瓣术，或翻瓣术与牙龈切除术联合应用。

翻瓣术的切口设计
Incision Design for Periodontal Flap

翻瓣术的切口应根据手术目的、需要暴露牙面及骨面的程度、瓣复位的位置等因素来设计，还要考虑到保证龈瓣的良好血液供应。

翻瓣术的切口分为水平切口和纵行切口（或称垂直切口）。水平切口 (horizontal incision) 是指沿龈缘附近所做的近远中方向的切口，使牙龈与牙根面分离，形成龈瓣。垂直切口 (vertical incision) 是为了减小组织张力，更好地暴露术区，纵行松弛切口做在水平切口的近中端或在近、远中两端。

翻瓣术的水平切口

水平切口一般包括术区患牙，并向近中和远中各延伸1～2个健康牙。水平切口包括以下三个步骤 (图 23-4)。

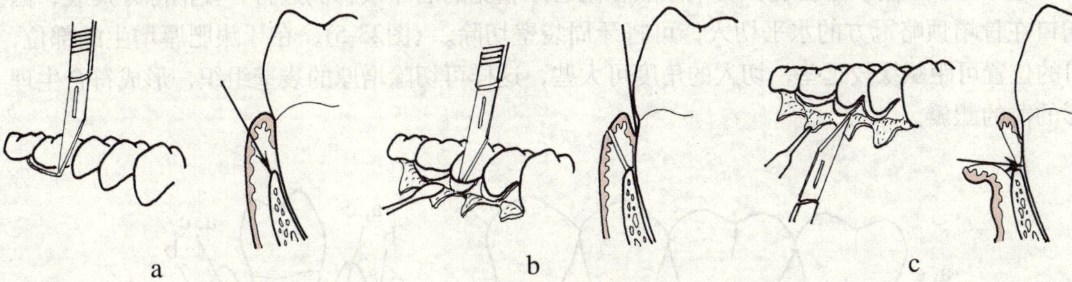

图 23-4 翻瓣术水平切口的步骤

a. 第一切口：内斜切口 b. 第二切口：沟内切口 c. 第三切口：牙间切口

内斜切口 (internal bevel incision)

切口是从近龈缘处切入，刀尖指向根尖方向，切至牙槽嵴顶或其附近，将牙周袋内壁切除，形成创面朝向根面的龈瓣。此切口称为内斜切口 (internal bevel incision) (图23-4-a)。有别于牙龈切除术的外斜切口 (external bevel incision)。内斜切口是翻瓣术中首先进行的切口，因而又称第一切口，有了此切口之后，才能进行翻瓣，它是翻瓣术的基础，是翻瓣术最关键的切口。

内斜切口要达到三个目的：将袋内壁的上皮和炎症组织切除，同时也可切除部分袋壁，使袋变浅；保留相对完好的袋外侧面的角化牙龈；形成边缘较薄的龈瓣，从而易于贴附牙面和骨面，愈合后形成良好的牙龈外形。这也是内斜切口的三个优点。因此，内斜切口既可消除病变，又能在术后保留良好的牙龈外形，不会造成大量的牙龈退缩和根面暴露。

BOX 23-3 内斜切口的优点

1. 在切除部分牙周袋的同时，将袋内壁的上皮和炎症组织切除。
2. 保留了相对完好的袋外侧面的角化龈。
3. 形成的龈瓣边缘薄，易于贴附牙面和骨面，愈合后牙龈外形良好。

在进行内斜切口时，可选用 11 号或 15 号刀片，一般在距龈缘 0.5 ～ 2mm 左右进刀，刀片与根面成 10° 角左右，切向根尖方向，直达牙槽嵴顶或其附近；以提插方式移动刀片，每次均切至牙槽骨嵴顶；从术区唇面（或舌面）的一端开始，沿龈缘的外形切向术区的另一端；

刀片的方向要随着牙龈的扇贝状外形而变化，尤其在到达龈乳头部位时，刀片的方向要转向邻面，在邻面中央将颊舌侧龈乳头断开，保留牙龈乳头的外形，避免因刀片方向未转变而将龈乳头切除。

内斜切口完成后，将保留的龈瓣组织与根面和骨面分离，而需切除的袋内壁部分仍包绕着牙齿，这部分组织主要是牙周袋软组织壁的感染炎症中心部位，包括袋内壁上皮和炎性肉芽组织、结合上皮以及袋底与牙槽骨嵴顶之间的肉芽组织，在手术中应被彻底清除。

切口与龈缘的距离及切入的角度应根据手术目的而定，并根据牙龈的厚度及龈瓣将要复位的位置水平等情况做适当调整。改良Widman翻瓣术和根向复位瓣术要尽量保留附着龈，因而切口靠近龈缘；而嵴顶原位复位瓣术一般在附着龈较宽的后牙或腭侧进行，要消除牙周袋，因而切口在骨嵴顶略冠方的水平切入，可将牙周袋壁切除。(图23-5)。在牙龈肥厚增生的部位，切口的位置可距龈缘较远些，切入的角度可大些，这样可切除增厚的袋壁组织，形成符合生理外形的薄的龈瓣。

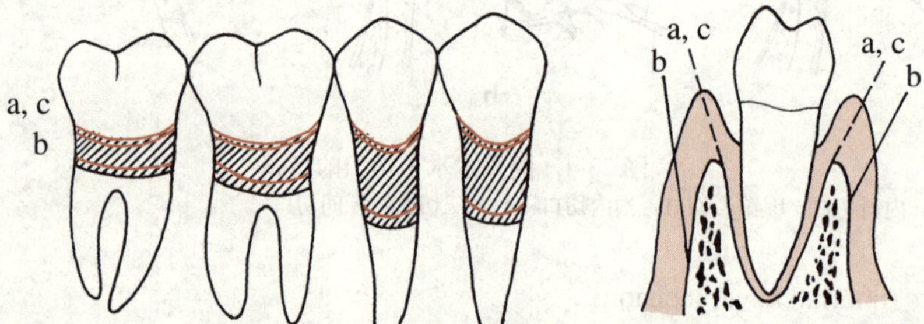

图 23-5 内斜切口的不同水平

a. 改良 Widman 翻瓣术的内斜切口：在龈缘或靠近龈缘处

b. 嵴顶原位复位瓣术的内斜切口：在骨嵴顶略冠方处切入，将牙周袋壁切除

c. 根向复位瓣术的切口水平在龈缘处，但复位至骨嵴顶略冠方处，保存角化龈

沟内切口 (crevicular incision)

完成第一切口后，刀片从袋底切至牙槽嵴顶或其附近，将袋壁组织与根面分离，为第二切口。围绕牙齿的一周均做此切口。与内斜切口联合应用时，沟内切口的作用就是切断领圈组织与根面的连接，以便清除袋壁组织。(图23-4-b)

牙间切口 (interdental incision)

在内斜切口和沟内切口之后，用骨膜起子将牙龈骨膜瓣从骨面略作分离，暴露内斜切口的最根方，然后再做这一切口，因此这一切口又称为第三切口。将刀片与牙面垂直，在骨嵴顶的冠方水平地切断袋壁组织与骨嵴顶的连接。此切口除了在沿颊、舌面进行外，重点是在相邻牙齿之间的邻面进行，刀片伸入邻间隙，从颊舌方向将欲切除的组织从骨嵴顶和牙面彻底断离。(图 23-4-c)

翻瓣术的纵行切口

指在水平切口的近中或近、远中端作的纵行切口，从龈缘开始，经过附着龈，越过膜龈联合，直达牙槽粘膜或达颊侧移行沟处，也称垂直切口 (vertical incision)。目的是减小组织张力，

松弛龈瓣，以便更好地暴露术区。根据局部解剖条件及病变的范围，来考虑纵切口的长度以及是仅在近中作一个纵切口还是近、远中均作纵切口。

纵行切口应作在术区近、远中侧比较健康的牙龈组织上，位于牙的颊面轴角处，一般将龈乳头包括在龈瓣内，以利于术后缝合，切忌位于龈乳头中央、或颊面中央处，否则会影响愈合及外观。在近、远中侧均作纵切口时，应使龈瓣的基底部略大于龈缘处，略呈梯形，以保证龈瓣的血供。尽量避免在舌、腭侧作纵切口，以免伤及血管、神经。(图23-6)

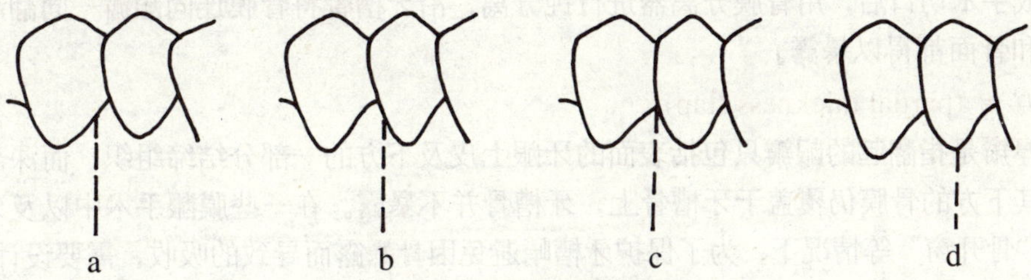

图 23-6　纵切口位置

a. 和 b. 正确的纵切口位置：在牙的近中线角或远中线角处。

c. 和 d. 错误的纵切口位置：在龈乳头中央处、在颊 (舌) 面的中央处。

是否作纵切口取决于手术目的和瓣的设计。若要进行根向或冠向复位瓣术，必须在近、远中两侧都作纵切口，且切口应达到移行沟处，使龈瓣充分松弛而能整体向根方或冠方移位。在进行牙槽骨手术时，需要充分暴露骨面，可作单侧或双侧的纵切口。单纯的改良Widman翻瓣术，一般不作骨修整，因而通常不作纵切口，如果翻瓣后龈瓣有张力，可以将水平切口延长1～2 个牙，以消除张力并充分暴露牙根。

保留龈乳头切口 (papilla preservation incision)

在龈乳头的近远中径较宽时，为了植骨术等再生性手术的需要或为了前牙美观需要，在做水平切口时，将整个牙龈乳头保持在某一侧 (唇颊或舌腭侧) 的龈瓣上，而不是将龈乳头分为颊、舌两部分。这种切口称为保留龈乳头切口。优点是能严密覆盖邻面植骨处，以避免植入物脱落或感染，还能减少术后龈乳头的退缩，有利于美观。

方法是围绕术区的每个患牙作环行的沟内切口，在邻面不要将颊舌侧牙龈乳头切断，而在腭侧或颊侧距龈乳头顶端至少 5mm 处作一弧形切口，贯通近、远中邻牙的轴角，再用柳叶刀切断龈乳头与根方牙槽嵴顶的连接，从而将龈乳头从牙间隙翻至另一侧 (颊侧或舌侧) 的龈瓣上。(图23-7)

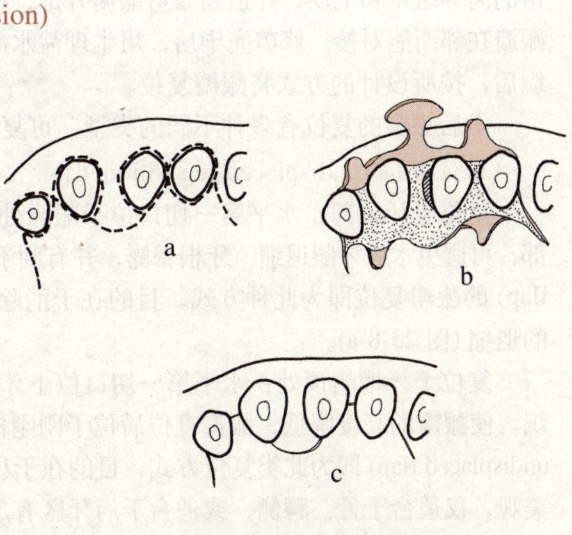

图 23-7　保留龈乳头切口

a. 虚线为切口，将龈乳头保留在颊侧 (或舌侧) 的瓣上。

b. 龈乳头被翻起至颊侧，下方的骨质暴露出。

c. 龈瓣和龈乳头复位。

龈瓣的种类
Classification of Flaps

龈瓣的种类包括全厚瓣和半厚瓣。

全厚瓣 (full thickness flap)

翻起的软组织瓣包括牙龈组织全层及下方的骨膜，使骨面暴露，这种软组织瓣称为全厚瓣，也称为粘膜骨膜瓣 (mucoperiosteal flap)。全厚瓣用于大多数的翻瓣术中。在手术操作中，是在完成手术切口后，用骨膜分离器进行钝分离，沿牙槽骨将骨膜连同龈瓣一同翻起，使术区的根面和骨面都得以暴露。

半厚瓣 (partial thickness flap)

半厚瓣是指翻起的龈瓣只包括表面的牙龈上皮及下方的一部分结缔组织，而深部的结缔组织连同其下方的骨膜仍覆盖于牙槽骨上，牙槽骨并不暴露。在一些膜龈手术中以及牙槽骨板很薄或有“骨开窗”等情况下，为了保护牙槽嵴避免因骨暴露而导致的吸收，需要设计为半厚瓣。做切口时，切口深度仅达结缔组织层即可，不要切透骨膜达骨面，然后用锐利的11号或15号刀片将龈瓣与下方的结缔组织和骨膜锐分离。半厚瓣的方法需要一定的技巧，并只适用于牙龈较厚处。

龈瓣的复位
Reposition of flap

在龈瓣复位之前，必须先彻底除去致病因子，清创，彻底刮除病变区内的肉芽组织，并仔细检查根面，在直视下刮净牙根表面的牙石，进行根面平整，刮除含有内毒素的表层牙骨质，然后复位、缝合。在龈瓣复位前，还可对龈瓣进行必要的修剪，用小弯剪刀清除龈瓣内侧面残留的肉芽组织和上皮，并适当修剪龈瓣外形，使之与骨的外形相适应并能覆盖骨面，颊、舌侧龈瓣在邻面能对接。修剪完毕后，用生理盐水冲洗创口并仔细检查，确认无残留牙石及肉芽组织后，按所设计的方式将龈瓣复位。

术后龈瓣的复位有多种不同的类型，可复位在不同的位置水平上，取决于手术的目的。

原位复位 (undisplaced repositioned)

复位于牙颈部：水平第一切口位于龈缘处，术后龈瓣仍复位于原来的位置上，位于牙颈部，可避免术后牙龈退缩、牙根暴露，并有利于美观。改良Widman翻瓣术 (the modified widman flap) 的龈瓣复位即为此种方式，目的在于消除袋壁的炎症，使牙周袋变浅，但尽量减少龈缘的退缩 (图 23-8-a)。

复位于牙槽嵴顶处：水平第一切口位于牙槽嵴顶稍向冠方的水平，即切除了部分袋壁组织，使龈瓣的高度降低，龈瓣复位后位于刚刚覆盖牙槽嵴顶处的水平。嵴顶原位复位瓣术 (the undisplaced flap) 即为此类复位方式，目的在于尽量消除牙周袋。但愈合后牙根暴露较多，影响美观，仅适合于舌、腭侧，或适合于后牙区有足够附着龈宽度的部位。(图23-8-b)

根向复位 (apically repositioned)

水平第一切口位于龈缘处，但术后龈瓣复位时，不是在原来水平上，而是向根方移位，复位在刚刚覆盖牙槽嵴顶处的水平。为了使龈瓣松弛能根向复位，需要在水平切口两端作垂直切

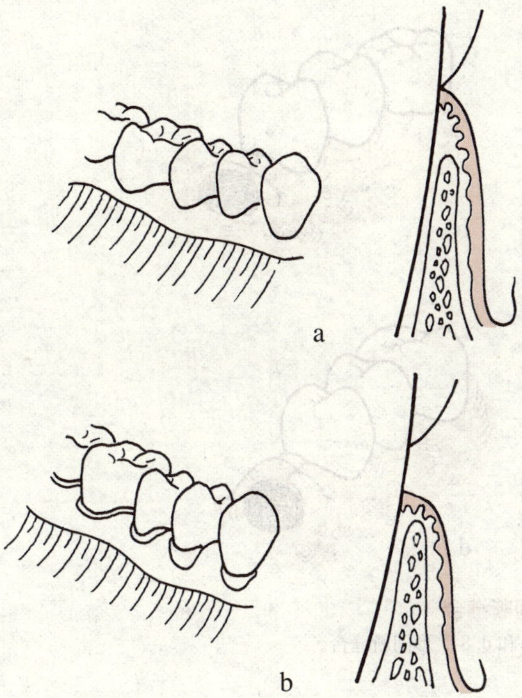

图 23-8 龈瓣复位的不同水平

a. 龈瓣复位于原来水平，常用于前牙

b. 龈瓣复位于牙槽嵴顶处，以消除牙周袋

口。根向复位瓣术 (the apically repositioned flap) 的目的在于既消除了牙周袋，又保留了角化龈。适用于袋底超过膜龈联合的深牙周袋以及附着龈窄的牙周袋。(图23-8-b)

其他 (others)

有时需将龈瓣作冠向复位、或侧向复位等，应用相对较少，主要用于膜龈手术中。

龈瓣的缝合 Suturing

在翻瓣术中，龈瓣复位后要进行缝合。使用弯针，针缘两侧有刃的是三角针，无刃的是圆针。缝合全厚瓣时通常使用三角针，而膜龈手术中，缝合半厚瓣时常使用细的圆针，以减小对较薄的龈瓣组织的损伤。

龈瓣缝合使用的缝线有多种，有不可吸收材料和可吸收材料的缝线，有单纤维线和多纤维拧编的缝线。目前我国最常用的缝线是丝线，丝线是不可吸收的拧编的缝线，价格低、易于使用，但缺点是口腔内的细菌会沿着缝线拧编的缝隙进入伤口深部，并且需要拆线。因此，单纤维线和可吸收线的应用在逐渐增多，呈现渐占优势的趋势。聚四氟乙烯线是合成的不可吸收的单纤维线，被认为是最好的不可吸收缝线。可吸收缝线有肠线和合成材料线，肠线又有普通肠线和经过铬盐处理的肠线，铬盐处理可以使肠线抵抗酶的作用，从而延长吸收时间。合成的可吸收缝线目前也被较为广泛的应用，有polyglycolic、polyglecaprone、polyglyconeate等不同的缝线。目前，有些线可直接固定在针上，即针带线，并且已作无菌处理，使用这种针带线缝合，可减小对组织的创伤。

对龈瓣的缝合方法有多种，如：牙间间断缝合、悬吊缝合、褥式缝合、锚式缝合等。在此介绍常用的缝合方法。

牙间间断缝合 (interrupted interdental suture)

在牙齿邻间隙处将颊、舌侧龈乳头瓣直接拉拢缝合。唇、舌两侧龈瓣的张力相等、高低一致时适用此类缝合。可进行直接环行间断缝合 (图23-9a，b)，在颊、舌侧龈瓣相距有些距离时可采用 8 字形间断缝合 (图 23-9c，d)。

悬吊缝合 (sling suture)

在缝合时利用术区的牙齿来悬吊、固定龈瓣。悬吊缝合不易发生松脱，龈瓣的张力也不会过大。

悬吊缝合包括：

单个牙的双乳头悬吊缝合 (single sling suture)　利用术牙来固定其近、远中的两个龈乳头，单侧翻瓣或双侧翻瓣均可采用 (图 23-10)。

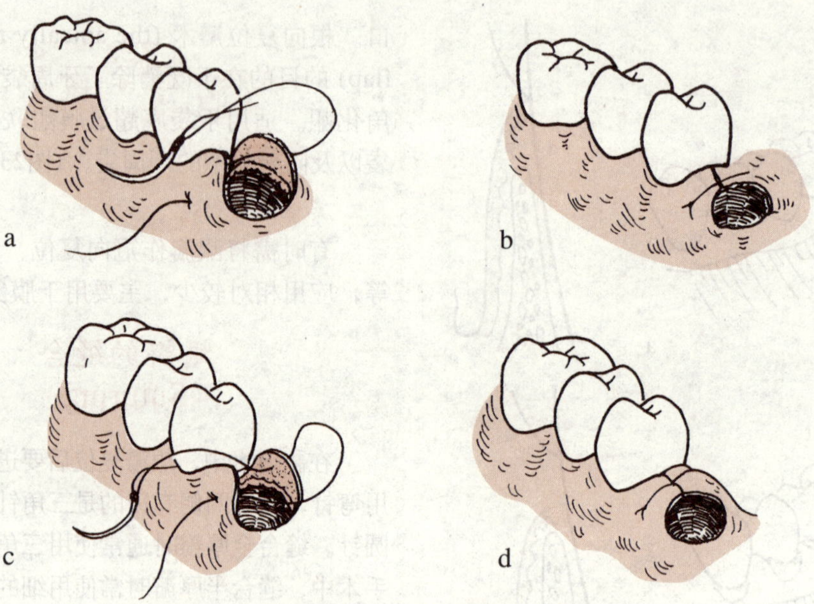

图 23-9 牙间间断缝合

a. 和 b. 直接环行间断缝合。 c. 和 d. 8 字形间断缝合。

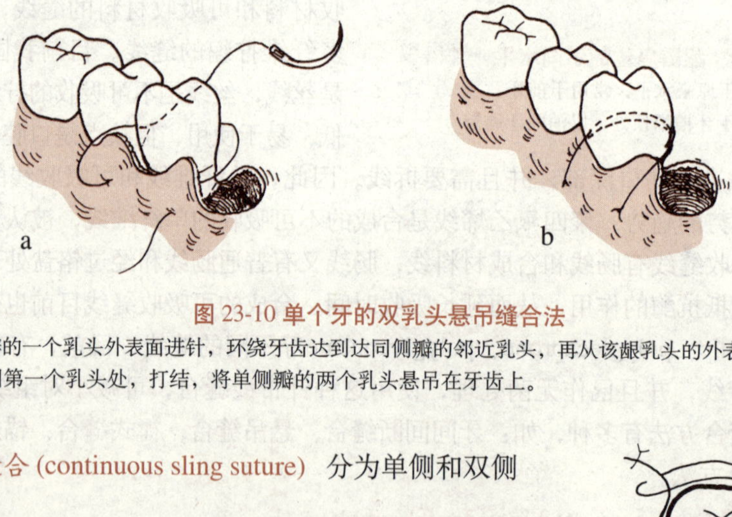

图 23-10 单个牙的双乳头悬吊缝合法

a.从瓣的一个乳头外表面进针，环绕牙齿达到达同侧瓣的邻近乳头，再从该龈乳头的外表面进针。
b.返回第一个乳头处，打结，将单侧瓣的两个乳头悬吊在牙齿上。

连续悬吊缝合 (continuous sling suture) 分为单侧和双侧连续悬吊缝合。

单侧连续悬吊缝合：适用于只需要缝合单侧龈瓣 (颊侧或舌侧) 时，如只作了单侧的翻瓣时；还适用于涉及多个牙的颊、舌两侧龈瓣复位高度不一致时，此时可分别在颊、舌侧作单侧连续悬吊缝合，将颊、舌侧龈瓣分别固定于各自的水平。(图23-11)

双侧连续悬吊缝合：适用于颊、舌侧龈瓣高度一致时。缝合时先进行一侧的单侧连续悬吊缝合，之后在远中端的牙上环绕一周，再进行另一侧的单侧悬吊缝合，在近中端的牙上再环绕一周，拉紧后打结。在近、远中端牙齿上环绕一周，

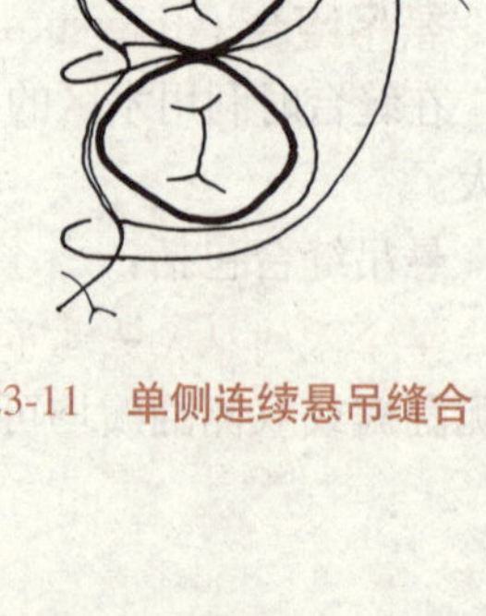

图 23-11 单侧连续悬吊缝合

目的在于加强悬吊作用，避免拉扯对侧的龈瓣 (图 23-12)。

褥式缝合 (mattress suture)

适用于两牙之间有较大缝隙或龈乳头较宽时，为了使龈瓣能更好地贴合骨面，可在该乳头处做一水平褥式缝合。此法可与连续悬吊缝合联合应用 (图 23-13)。

锚式缝合 (anchor suture)

将最后一个磨牙远中的龈瓣或缺牙间隙处的龈瓣以锚样的固定方式固定在邻近的牙齿上。因而适用于最后一个磨牙远中楔形瓣的缝合，或与缺牙间隙相邻处的龈瓣闭合 (图23-14)。在缝合时进针应尽量靠近牙齿，以使龈瓣紧贴牙面，避免愈合后在牙齿邻面的牙龈形成一V形缺口。

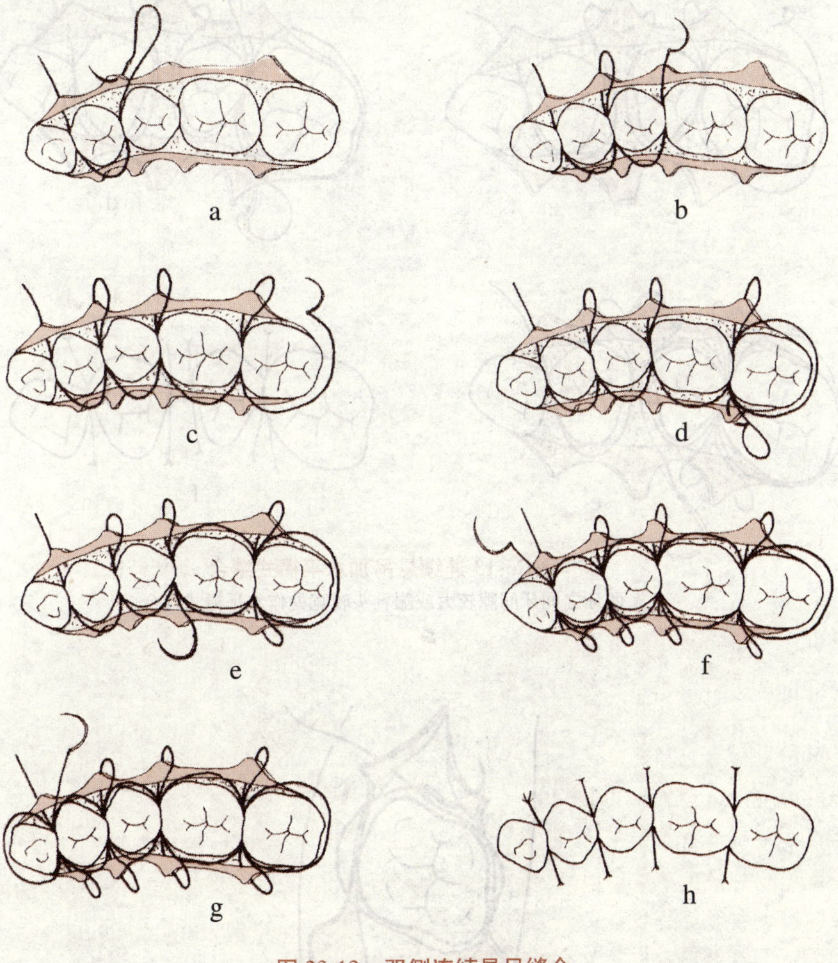

图 23-12　双侧连续悬吊缝合

a. 从最近中端的颊侧乳头进针后，通过牙的舌侧绕着颊侧第 2 个乳头处进针。
b. 依次缝合颊侧乳头。
c. 到最远中时从远中绕至颊侧。
d. 再从近中绕至舌侧，即在最远中端的牙上绕圈，然后从舌侧最远中乳头进针。
e. 从牙的颊侧绕至舌侧。
f. 依次缝合舌侧乳头。
g. 达术区的最近中处时，缝线要在邻近的牙上绕圈，在两端邻牙上绕圈的目的是为了加强颊、舌侧龈瓣的固定。
h. 拉紧缝线、打结，颊、舌侧龈瓣被悬吊固定在牙齿上。

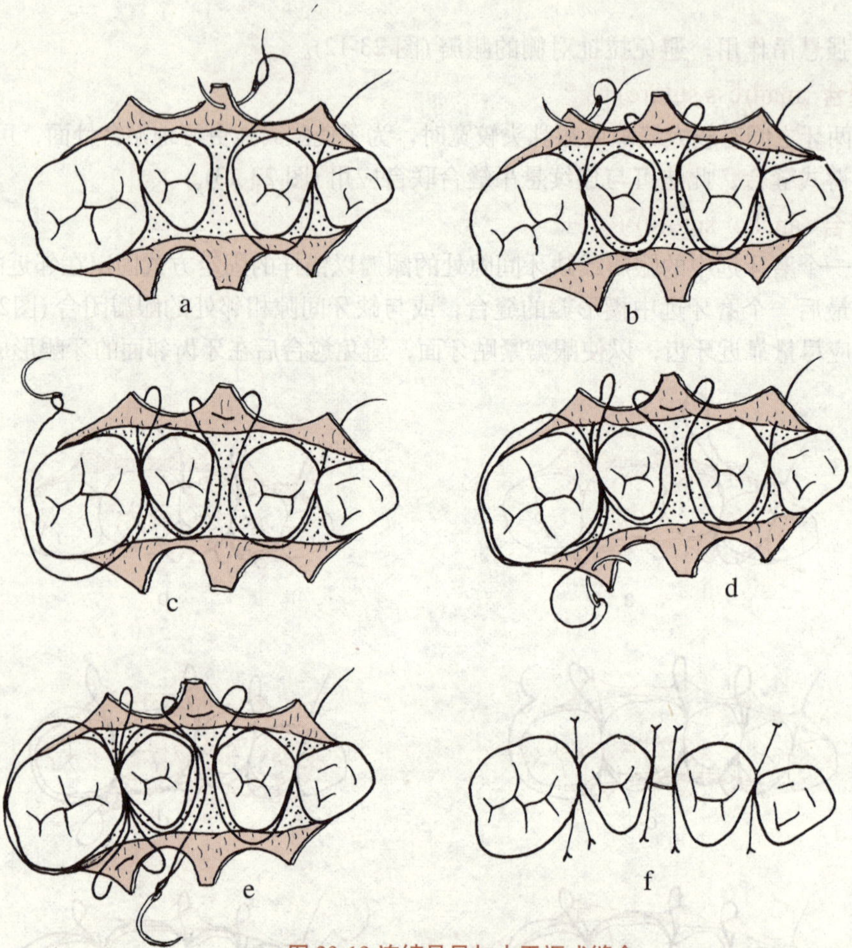

图 23-13 连续悬吊加水平褥式缝合
两牙之间牙间隙较大或龈乳头较宽处作水平褥式缝合

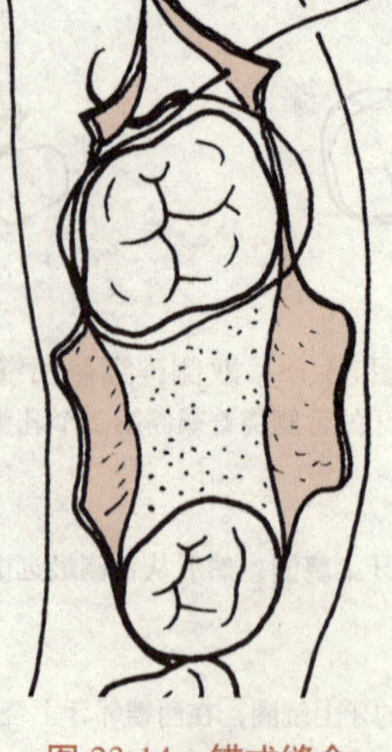

图 23-14 锚式缝合

缝合完毕后，应仔细检查，观察龈瓣是否密贴骨面，龈缘有无卷曲，骨面是否被完全覆盖，张力是否适中等。如果发现牙龈发白，表示张力过大，应给予改正。在轻压龈瓣片刻后，检查创口有无渗血。在放置牙周塞治剂之前，用湿纱布在表面轻压2～3分钟，由根方压向冠方，挤压出多余的血液及空气，使瓣与骨面、牙面紧贴，其间仅有一薄层血块，从而避免术后形成死腔和感染，利于术后愈合。然后放置牙周塞治剂（方法见22章中的牙周塞治）。

术后护理
Post-surgical Care

翻瓣术后的护理同样要遵循防止出血、减轻组织水肿、控制菌斑、防止感染、促进组织愈合的原则。术后24小时内手术相应部位的面部尽量冷敷，不剧烈运动；手术当天可刷牙，但不刷手术区；局部使用0.12%或0.2%氯己定液含漱；告诉患者术后第一个月内保持口腔卫生是预防感染、利于组织愈合的重要保证；如果手术范围广，或进行了骨成形、植骨、牙周组织再生术等，可预防性口服抗生素4～5日。术后一周复诊，除去塞治剂并拆线，如为植骨术或牙周组织再生术，可10～14天拆线。如创口愈合欠佳，可再敷塞治剂一周。

塞治剂去除后，常见到在局部牙龈表面有一层白膜或灰膜，是食物及脱落上皮细胞等构成，用盐水或氯己定液可将其冲洗掉，也可用湿棉球轻轻除去。此时术区创口处组织仍会有轻度水肿，碰触后会出血，应注意避免损伤，切忌探诊。此时还要注意检查根面上有无残留的牙石及菌斑，尤其注意邻面和根分叉区，如有残留应轻轻地去除，否则可能会导致局部炎症，愈合延迟。有些患者术后会出现根面敏感，一般数周后会渐渐消失。术后短期内牙齿动度也会增加，一般术后4周可恢复至术前水平。愈合过程需要至少6周时间，因此，术后6周内不要探测牙周袋。

翻瓣术后并发症及处理
Postoperative Complications and Management

翻瓣术后可能会出现一些并发症，应将这些可能的并发症事先告知患者，一旦发生应给予及时的处理，处理原则如下：

术后持续出血

应去除塞治剂，找出出血部位及原因，进行相应的处理。可通过压迫法止血，必要时可采用电烧灼法止血。止住出血后重新放置塞治剂。

术后疼痛

手术中只要遵循基本原则，术后疼痛和不适会非常轻微。术后疼痛的一个常见原因是牙周塞治剂过度伸展，越过了膜龈联合或妨碍了系带的活动，造成局部粘膜水肿甚至溃疡，这种疼痛常出现在术后1～2天，只要除去塞治剂的过度伸展部分，疼痛即可消失。手术过程中骨暴露及骨面干燥的面积过大和时间过长，也会引起术后较严重的疼痛，可服用非甾体类抗炎镇痛药物，但对同时服用降血压药的患者需慎用，因为此类药会干扰抗高血压药物的效果。如果术后疼痛严重，需局麻下去除塞治剂，仔细检查原因。与感染有关的术后疼痛常伴有局部淋巴结肿大和（或）低热，应服用抗生素和止痛剂。

肿胀

在术后2天内，有些患者术区相应面颊部可能会出现肿胀，一般质软、无痛，淋巴结也可能肿大，但术区局部并无异常表现，这是对手术过程的非感染性炎症反应，一般在术后3～4天会逐渐消退。如果肿胀持续存在或加重，或出现疼痛，则应使用抗生素，如阿莫西林(500mg，3次/日，连续服用一周)，并可告知患者在肿胀区做间断热敷，以有利于肿胀消退。对某些较复杂的手术，术后预防性使用抗生素有助于防止感染和肿胀的发生。

术区牙齿咬合痛

可由不同的原因所致。塞治剂过多，干扰咬合会引起咬合痛，通过检查即可发现，去除多余的塞治剂即可。术前调殆不够，存在咬合高点，术后可能出现咬合痛，调殆有助症状消除。术后炎症反应扩展至牙周韧带，也可能导致咬合痛，一般会随着术后时间的延长症状逐渐消退，但如果症状逐渐加重，则应去除塞治剂，检查有无术区感染及残留牙石等局部刺激物，如果术区有脓肿形成，则应切开引流，并彻底清除残留的牙石。

全身性反应

患者偶尔会在术后24小时内感觉虚弱，或有低烧，这可能是手术过程引起短暂菌血症的全身反应。术前24小时开始服用抗生素，如阿莫西林(500mg，1次/8小时)，并连续服用至术后数天，可防止这种症状的发生。

塞治剂脱落

应及时复诊，重新放置塞治剂。也有学者认为，只要能保持口腔及术区清洁，良好地控制菌斑，术后不放置塞治剂，同样可达到良好的愈合。

术后的组织愈合
Healing after Flap Surgery

组织学过程 (histology)

翻瓣术后24小时内： 血凝块将龈瓣与牙面或骨面相连接，血凝块主要由网状纤维蛋白及大量中性多形核白细胞构成，还含有红细胞、损伤细胞碎屑，组织损伤导致的渗出液也增多。

术后1～3天： 血块收缩，龈瓣与牙或骨面之间的间隙缩小，上皮向创口爬行，越过龈瓣边缘达到牙面。

术后第4天： 巨噬细胞进入血凝块，在多种生长因子的作用下，来自牙龈结缔组织、骨髓或牙周膜的成纤维细胞和血管内皮细胞增殖并向血凝块内生长，毛细血管长入血块内，肉芽组织开始形成。

术后1周： 上皮附着于牙根面，通过半桥粒和基底板与牙面结合，血凝块被来自牙龈结缔组织、骨髓或牙周膜的肉芽组织所替代。如果术后即刻龈瓣与牙或骨面贴合不紧，形成的血凝块较厚，则愈合过程中肉芽组织会较多，炎症较重，愈合也慢。因此，在术中龈瓣复位后要轻压片刻，使其密贴牙面，减少血块厚度，还要注意防止术后感染，防止龈瓣从牙面剥离或撕裂，从而有利于组织愈合。

术后2周： 胶原纤维形成并与牙面平行。牙龈外观已接近正常，但此时胶原纤维尚不成熟，故龈瓣与牙面的连接仍较脆弱。

术后3～4周：龈沟内已有上皮衬里，结合上皮已形成，牙槽嵴以上的牙龈纤维已开始有功能性排列，此时上皮和结缔组织的重建基本完成。

牙槽骨的变化：手术后牙槽骨的愈合过程取决于手术当时骨的暴露程度、是否做骨成形、及术后骨面是否严密覆盖等因素。

全厚瓣会使骨面暴露，术后1～3日骨表面会有浅的坏死，随后有破骨细胞性骨吸收，术后4～6天时吸收达高峰，之后骨吸收渐少，这可导致约0.5～1mm (平均0.64mm) 的骨吸收。如果骨板较薄，会有更多的骨吸收。在邻面的牙槽间隔区，骨吸收处日后可以修复；而颊、舌面的骨为皮质骨，骨板薄而无松质骨支持，因而边缘骨难以修复，最终会有少量骨丧失。

半厚瓣法虽然将骨膜和一部分结缔组织留在骨面，但若该结缔组织太薄或骨膜直接暴露，则其后果与全厚瓣无异。只有在牙龈较厚时，半厚瓣的愈合过程才能比全厚瓣缩短。

如果进行了骨成形术，骨的坏死和炎症较重，骨嵴高度降低，此后渐有新骨形成及骨的改建，骨改建在术后3～4周达高峰，骨嵴顶的最终外形主要取决于骨的改建。如果单纯翻瓣术后龈瓣未能严密覆盖骨面，骨的变化会类似于骨成形术。

因此，术中应尽量少暴露骨面，或缩短其暴露时间，手术结束时应尽量将龈瓣覆盖骨面，以减少骨吸收，从而有利于组织愈合。

不同的愈合方式

在翻瓣术后的愈合过程中，在曾暴露在牙周袋内的病变根面上，龈瓣与根面之间先由血凝块连接，之后牙龈上皮、牙龈结缔组织、牙周膜、牙槽骨4种来源的细胞先后向根面生长贴附(图23-15a，b)，最终的愈合方式取决于上述4种细胞的生长速度及条件。一般情况下，上皮生长速度最快，首先占据根面，形成长结合上皮 (long junctional epithelium) 愈合，并阻止了其他组织与根面贴附，这是最常见的愈合方式。牙龈结缔组织细胞的生长速度仅次于上皮细胞，如果这类细胞有条件首先接触根面，则可形成与根面平行的胶原纤维，而且容易发生牙根吸收。骨髓细胞生长速度最慢，若有条件接触根面，则较容易发生骨固连 (ankylosis) 或牙根吸收。但少量的牙根吸收和骨固连在临床上不易发现。牙周膜细胞的生长速度慢于上皮和结缔组织，只有在袋底附近的牙周膜细胞能优先占据根面，但机会很少，如果牙周膜细胞能够优先向冠方生长，占据根面，其中的前体细胞 (progenitor cells) 能分化出成牙骨质细胞、成骨细胞和成纤维细胞，在根面沉积新的牙骨质，形成新的牙周膜纤维埋入其中，胶原纤维的另一端埋入新形成的牙槽骨中，形成新附着 (new attachment) 性愈合，也就是牙周附着组织的再生 (regeneration)，这是最理想的愈合方式，然而在临床上常规翻瓣术后很少获得新附着。

概括而言，牙周翻瓣术后的愈合方式如下：

长结合上皮 (long junctional epithelium，LJE)性愈合：原来暴露于牙周袋内的牙根表面有一层长而薄的结合上皮，直达原来的袋底上皮附着位置，与牙根面之间以半桥粒体和基底板的方式连接。这种愈合方式称为长结合上皮性愈合。(图23-15-c)。这是翻瓣术和龈下刮治术后最常见的愈合方式。

长结合上皮性愈合在临床上表现为牙周探诊深度变浅或消失。有研究证明，在菌斑控制良好的情况下，该处牙龈可以长期保持健康，临床上牙龈无炎症，龈沟也浅，临床探诊有附着获得 (attachment gain)，或称附着增加，牙槽骨也可有一定程度的修复，尤其是垂直骨吸收处 (bone fill) (彩图 23-16)。但组织学观察证明，由于根面有上皮覆盖，新附着不能形成，在长

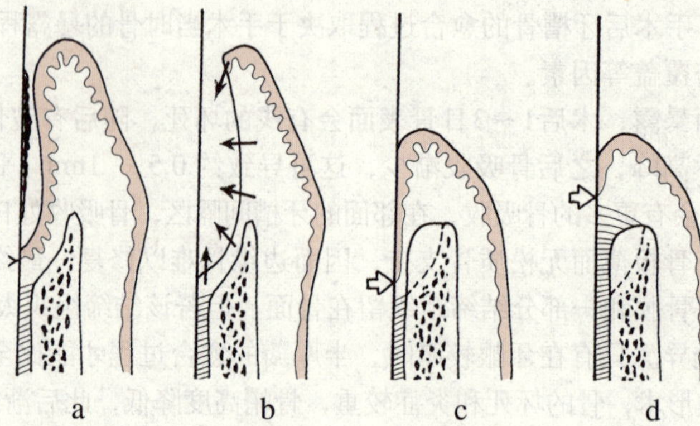

图 23-15 术后愈合方式

a.术前有骨下袋，箭头示术前上皮附着的水平；
b.术后愈合过程中来源于上皮、结缔组织、骨、牙周膜的细胞向创口处生长；
c.长结合上皮愈合，箭头示结合上皮仍位于术前水平，虽有部分新骨形成，但无新牙周膜；
d.有部分新附着形成，箭头示结合上皮附着位于术前的冠方。

结合上皮下方的结缔组织中只有与牙根面平行走向的胶原纤维，却无功能性排列的牙周膜纤维，并非真正的附着获得 (attachment gain)。

新附着 (new attachment)：在原来已暴露于牙周袋内的病变牙根面上有新的牙骨质形成，其中有新的牙周膜纤维埋入，这些纤维束的另一端埋入新形成的牙槽骨内，形成新的生理性排列、有功能性的牙周支持组织，新形成的结合上皮位于治疗前牙周袋底的冠方（(图 23-15d)。这是理想的愈合方式。它不同于再附着 (re-attachment)。

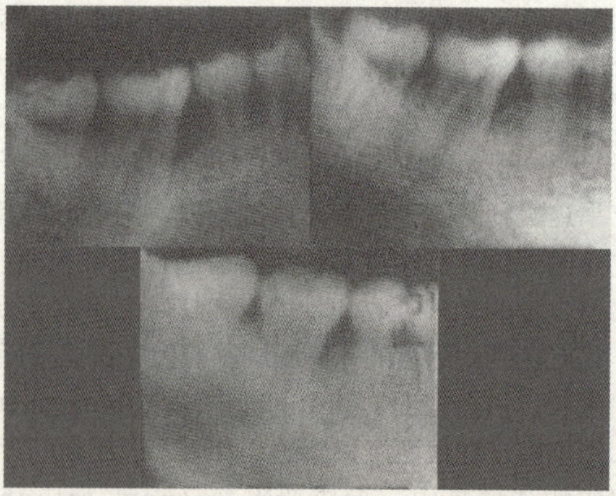

彩图 23-16 翻瓣术前、术后一年和术后 9 年的 x 线片显示垂直骨内袋修复(Bone fill)

(曹采方教授提供)

再附着 (re-attachment)：在未暴露于牙周袋内的正常牙根面上，以及术区邻近被翻瓣的健康牙根上，原来具有正常的牙周附着结构，手术中这种附着结构被急性破坏，在翻瓣术后的愈合过程中，龈瓣与正常的牙根面重新结合，上皮附着在原来的水平，胶原纤维也与牙根面的牙骨质、与牙槽骨重新附着。这种愈合称为再附着 (re-attachment)。简单地说，是在原来并未暴露于牙周袋内的正常牙根上，因手术或创伤等使正常的牙周附着结构被急性破坏，胶原纤维与牙骨质、牙槽骨重新附着的过程。

在翻瓣术中，为了扩大视野和操作，常需将切口延伸到正常的邻牙，当龈瓣复位后的愈合过程中，这些原本正常的邻牙处可发生再附着，但牙槽嵴顶也会有少量吸收。

翻瓣术后的临床效果 Clinical Outcomes of Flap Surgery

牙龈退缩 (gingival recession)

手术中牙周袋壁被切除、或龈瓣被根向复位、术后牙龈组织的炎症水肿消退，这些都会使龈缘位置向根方移位，牙根面暴露，造成牙龈退缩。

临床探诊深度减少 (reduction of clinical probing depth)

翻瓣术后大多数病例会呈现临床探诊深度减少，其原因又有多种，常见的如下：

牙龈退缩：会使牙周袋变浅或消失，临床探诊深度减少。

长结合上皮愈合：长结合上皮与原暴露于牙周袋内的病变牙根面之间以半桥粒体和基底板的方式连接，临床上袋底的位置向冠方移位，使牙周探诊深度减少，但结合上皮的最根方仍位于术前的位置，并未发生附着增加。

新附着：有功能性的牙周支持组织形成，新形成的结合上皮的最根方位于治疗前牙周袋底的冠方，牙周袋变浅或消失，临床探诊深度减少。

炎症消退，组织对探诊的阻力加大：结缔组织内的炎症浸润消退，胶原纤维新生，使组织致密，探针不再能穿透结合上皮而进入结缔组织内，另外，组织致密也使袋壁变紧，探针不易探入，这些都使得临床探诊深度减少。

临床附着水平的变化 (clinical attachment level changes)

临床附着获得 (clinical attachment gain)：在翻瓣术后临床探诊检查时，很多病例呈现出与治疗前相比有临床附着获得，在术前深牙周袋的部位临床附着获得更多。虽然长结合上皮愈合、新附着愈合、炎症消退所致的探诊时探针不易探入都可表现为临床附着水平改善，但只有新附着才能形成真正的组织学上的附着获得。

临床附着丧失 (clinical attachment loss)：在术前探诊深度浅 (1 ~ 3mm) 的部位，由于手术后牙槽骨会有少量的吸收，手术常常造成临床附着水平的少许丧失。

牙槽骨的变化 (alveolar bone changes)

有些角形骨吸收在术后常常会有一定程度的修复 (repair)，即原来的垂直骨吸收处有新骨形成 (bone fill)，表现为骨嵴顶高度略有降低，但骨袋变浅或变窄。然而骨是否修复及修复的量，很大程度取决于术后是否定期牙周维护，如果患者能遵从医嘱，定期复诊进行牙周维护，则能获得较多量的骨的修复，并且维持的时期较长，否则，骨修复的量少或没有修复，有些甚至会出现牙槽骨的继续破坏。

23-3 不同种类的牙周翻瓣术 Various Flap Techniques

牙周翻瓣术有多种不同的种类，如改良Widman翻瓣术、嵴顶原位复位瓣术、根向复位瓣术等，都可用于牙周袋的治疗，但有的手术目标在于消除牙周袋，而有的在于提供根面清创的入路，通过手术使牙周袋变浅，以控制疾病，因而它们的适应证也有所不同，某些操作要求也不尽相同。

改良 Widman 翻瓣术
The Modified Widman Flap

1918年Leonard Widman 首次描述了消除牙周袋的翻瓣术，描述了粘膜骨膜瓣的设计，切除袋上皮和部分牙龈结缔组织，以进行根面的彻底清洁，术中进行骨修整，龈瓣复位至牙槽骨嵴顶的水平，这被称为原始的 Widman 翻瓣术 (the original Widman flap)。Ramfjord 和 Nissle 于 1974 年提出了改良 Widman 翻瓣术 (the modified Widman flap)，也被认为是开放的翻瓣刮治技术 (the open flap curettage technique)，与原始 Widman 翻瓣术不同的是，不作骨修整，龈瓣也复位至原来的位置上，尽量将邻面骨覆盖，不使骨质暴露。目的不在于完全消除 (eliminate) 牙周袋，而是使牙周袋变浅，使疾病得以控制。改良Widman翻瓣术是目前最常用的牙周手术方法。

适应证 (indications of the modified Widman flap)

经基础治疗后前牙和后牙仍有中等或深牙周袋，牙周探诊后有出血，但不需做骨成形者。

手术特点 (techniques of the modified Widman flap procedures)

手术的基本步骤和方法同前述的翻瓣术方法，其特点主要如下：手术切口的目的是要彻底切除袋内壁上皮及炎症组织，第一切口内斜切口的位置应尽量靠近龈缘，切口可向两侧牙延伸，通常不做纵行松弛切口。利用第二切口 (沟内切口) 和第三切口 (牙间切口)，或用刮治器，将第一切口切下的袋内壁上皮及炎症组织清除。粘骨膜瓣的翻瓣仅达牙槽嵴顶水平即可，一般不做骨修整，仅在骨外形妨碍了龈瓣与牙颈部贴附时，才适当进行骨修整。在经过彻底清除肉芽组织、牙石和根面平整后，将龈瓣原位复位，尽量将邻面牙槽骨完全覆盖，避免骨质暴露，以减少骨的吸收。手术结束时，健康的牙龈结缔组织能与牙面紧密贴合，利于愈合，且愈合后牙龈退缩少。

BOX 23-4 改良 Widman 翻瓣术的特点

1. 内斜切口位置尽量靠近龈缘，主要切除袋内壁上皮及炎症组织；
2. 翻瓣仅达牙槽嵴顶处，一般不做骨修整；
3. 龈瓣复位后将骨面完全覆盖，以减少骨吸收；
4. 龈瓣复位在原来水平，愈合后牙龈退缩少。

嵴顶原位复位瓣术
The Undisplaced Flap

嵴顶原位复位瓣术 (the undisplaced flap) 的目的是消除牙周袋，与改良 Widman 翻瓣术不同，在手术中要切除牙周袋的软组织袋壁，它与牙龈切除术不同之处是采用内斜切口切除牙周袋的内壁，保留外侧壁。

适应证 (indications of the undisplaced flap)

1. 后牙中等深度及深牙周袋的消除。

2. 需修整骨缺损者。

3. 适用于因根分叉病变而需暴露根分叉者。

但上述3种情况下均必须有足够的附着龈宽度，才能避免手术切除袋壁时将附着龈全部切除。

4. 腭侧牙周袋的消除：也是此手术的适应证。

手术特点 (techniques of the undisplaced flap procedures)

手术步骤与改良 Widman 翻瓣术基本相同，而该手术不同于其他手术的特点如下：内斜切口的位置是从接近袋底和牙槽嵴顶略冠方处切入 (图 23-17)，切除部分袋壁的牙龈组织，降低牙龈瓣高度，同时削薄龈瓣。在龈瓣较厚时，通过此切口削薄龈瓣最易做到，与翻瓣后再修剪削薄龈瓣相比要容易得多，能达到事半功倍的效果。将龈瓣原位复位，因已切除了部分牙龈组织，龈瓣复位后边缘位于刚刚覆盖牙槽嵴顶的水平上，与牙槽嵴顶处的根面贴合，手术愈合后牙周袋消失或变浅，但牙根暴露较多。

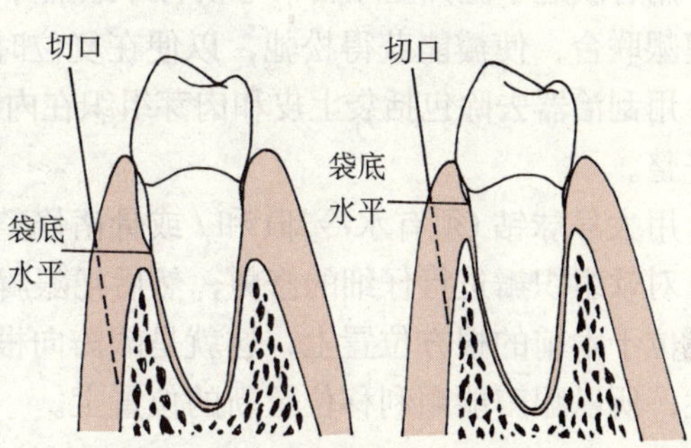

图 23-17 嵴顶原位复位瓣术的切口位置

内斜切口从接近袋底和牙槽嵴顶略冠方处切入，当龈瓣原位复位时能刚刚覆盖牙槽嵴顶

BOX 23-5 嵴顶原位复位瓣术的特点

1. 内斜切口从接近袋底和牙槽嵴顶略冠方处切入；
2. 切除一部分袋壁牙龈，降低龈瓣高度，并削薄龈瓣；
3. 龈瓣复位于刚刚覆盖牙槽嵴顶的水平上；
4. 愈合后牙周袋消失或变浅，但牙根暴露较多。

根向复位瓣术
The Apical Repositioned Flap

上世纪 50 ~ 60 年代开始注重手术治疗中保留足够的附着龈宽度。1954 年 Nabers 描述了保存附着龈的翻瓣术方法，1962 年 Friedman 建议将其定义为根向复位瓣术 (the apically repositioned flap)，并强调在这种手术中，龈瓣根向复位时，不单单是牙龈根向移位，而是将牙龈和牙槽粘膜在内的软组织复合体整体复位至根向的位置。

适应证 (indications of the apically repositioned flap)

1. 适用于牙周袋底超过膜龈联合界者；

2. 适用于因根分叉病变需暴露根分叉而角化龈过窄者。

根向复位瓣术可应用于上、下颌的颊侧和下颌的舌侧。上颌腭侧没有可移动的牙槽粘膜，无法进行根向复位，因此不适用此种手术。

手术特点 (techniques of the apically repositioned flap procedures)

选用此种手术的患者一般牙龈薄且角化龈窄，因此内斜切口应尽量靠近龈缘，一般距龈缘不超过1mm，尽量保留牙龈组织；切口应呈扇贝状外形，以保证在瓣复位后，能对邻面牙槽骨达到最大的覆盖。

必须在水平切口的两端作纵切口，切口要超过膜龈联合达移行沟处，以便于能将瓣向根方复位。

用骨膜起子翻开全厚瓣，不仅将牙龈翻开，牙槽粘膜部分也要翻开，即全厚瓣的翻瓣要超过膜龈联合，使瓣能获得松弛，以便在复位时能使软组织根向移位。

用刮治器去除包括袋上皮和肉芽组织在内的领圈组织，对暴露的根面进行仔细的洁治和根面平整。

用大号球钻 (须有水冷却) 和 / 或骨凿修整牙槽骨嵴外形，形成生理的形态。

对软组织瓣进行仔细的修剪，然后把龈瓣边缘复位于恰能覆盖修正过的牙槽嵴顶的水平，实际位于术前的根方位置上，这就是龈瓣向根方移位 (图23-18)，因为牙槽粘膜部分的组织有让性，所以龈瓣能顺利移位至新的位置上。

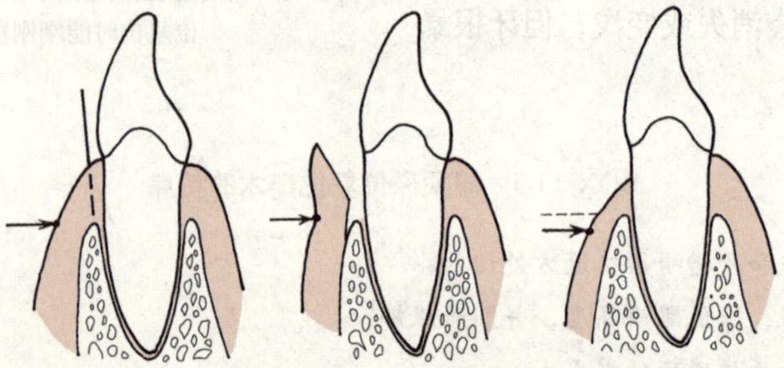

图 23-18 根向复位瓣术

龈瓣向根方移位，复位于恰能覆盖修正过的牙槽嵴顶的水平。

在龈瓣根向复位的位置上，先对纵切口进行间断缝合，纵行切口处组织的相对关系较术前发生了变化，龈瓣上的膜龈联合位置位于邻近组织膜龈联合的根方，因此，对纵切口的缝合实际上是一种错位缝合，将龈瓣在冠根方向的位置固定；然后进行悬吊缝合，将瓣悬吊并固定在期望的位置上。

止血并压迫龈瓣后，要放置牙周保护剂，协助龈瓣的固位，防止龈瓣向冠方移位，并且在软组织对邻面牙槽骨不能完全覆盖时，能起到保护暴露牙槽骨的作用。

根向复位瓣术的优点是可保留整个膜龈复合体，术后有足够的附着龈宽度，并且可以控制边缘龈的位置，术后袋的深度可达到最小，如果能获得理想的软组织对牙槽骨的覆盖，术后骨丧失最小。其主要缺点是由于骨切除会造成牙周支持组织的丧失，根面会暴露，从而出现美学和根面敏感问题。

BOX 23-6 根向复位瓣术的特点

1. 内斜切口距龈缘不超过 1mm，尽量保留牙龈组织；
2. 必须作纵切口，切口超过膜龈联合达移行沟处，以便于瓣的根向复位；
3. 龈瓣根向复位于刚刚覆盖牙槽嵴顶处；
4. 纵切口做错位缝合，选用悬吊缝合将龈瓣悬吊并固定在期望的位置上；
5. 选用牙周保护剂协助固位，防止龈瓣冠向移位。

远中楔形瓣切除术
Distal Wedge Procedures

上、下颌末端的磨牙远中常有垂直性骨吸收及窄而深的牙周袋，病损常与磨牙后垫相连，组织较松软，形成不规则的突起，为了消除牙周袋和过度增生的龈组织，并进行骨外形的修整，需采用远中楔形瓣切除术 (distal wedge procedure)。该手术是 Robinson 于 1966 年提出的，这种手术在治疗最后一个磨牙远中的深牙周袋、或治疗邻近缺牙隙的牙周袋，尤其伴有骨下袋时，可消除过厚的软组织，保存足够的角化龈，易于进行骨修整，还能获得对骨组织的完全覆盖。如果病变区的颊、舌侧有一些附着龈，则效果较好。如果为第二磨牙远中深袋，术前必须拍 X 线片，以确定远中有无低位阻生的第三磨牙，如有第三磨牙则不是适应证。

手术方法特点

在牙齿的颊、舌面按常规方法做内斜切口，两切口到达磨牙远中后再向远中延伸，汇合形成楔形切口，切口直达骨面。通过楔形切口，形成三角形瓣，底边在最后磨牙的远中面，尖朝向磨牙后垫的远中端 (图23-19)。切口之间的宽度和长度取决于袋的深度、角化龈宽度以及该牙远中面至磨牙后垫的距离等。袋越深则两切口间的距离越大。

如果磨牙远中增生的组织较多而厚，又有足够的角化龈，颊、舌两切口在向远中延伸时，也可为平行的切口，在最远端通过一颊舌向切口将其相连，从而在磨牙远中形成矩形瓣 (图23-20)，更利于暴露和处理远中的深骨袋。

在完成切口后，将楔形或矩形病变组织与下方骨组织分离，用组织镊或止血钳夹持已切除并分离的组织垫，稍提起后用手术刀将其整块切除，直达骨面。彻底刮除炎症肉芽组织及袋上皮，并进行根面平整。

远中的垂直骨吸收常宽而深，必须对骨外形进行修整，使远中骨变得平坦 (图23-21)，这样才能在术后消除牙周袋。若不修整骨外形，会在术后又形成深牙周袋。

对颊、舌侧瓣进行修剪、削薄，使其复位在覆盖牙槽骨面的水平上，如果颊、舌侧瓣有重叠，则进一步修整龈瓣的边缘，使龈瓣与骨面紧密贴合后，颊、舌侧瓣恰好对接。在此位置上进行缝合固定。

远中常采用的缝合方式为锚式缝合，可将龈瓣牢牢地固定在牙齿的远中骨面上，避免颊舌龈瓣裂开。更远中位置的切口可间断缝合，以关闭伤口。常放置牙周保护剂，以利于固位，但要注意避免将保护剂压入创口内。

一般在术后一周时除去保护剂，并拆除缝线。

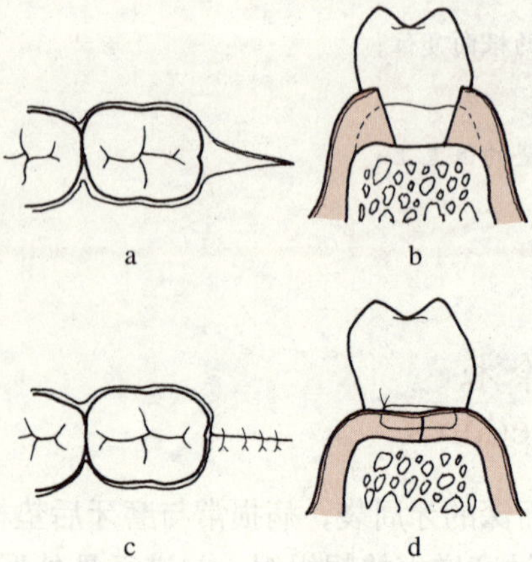

图 23-19 远中楔形瓣切除术

a. 在最后一个磨牙的远中做楔形切口。
b. 切除楔形组织并削薄龈瓣。
c和d. 将龈瓣复位于骨嵴顶处，用锚式缝合将远中瓣缝合。

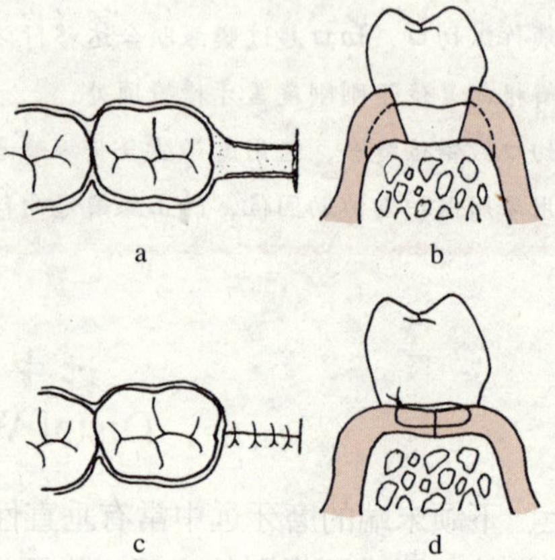

图 23-20 远中楔形瓣切除术——矩形瓣法

a. 在下颌最后一个磨牙的远中做颊、舌侧二个平行切口，在二切口的远端再做一横切口，形成矩形切口。
b. 切除矩形切口内的组织并削薄龈瓣。
c 和 d. 将龈瓣复位于骨嵴顶处，用锚式缝合将远中瓣缝合。

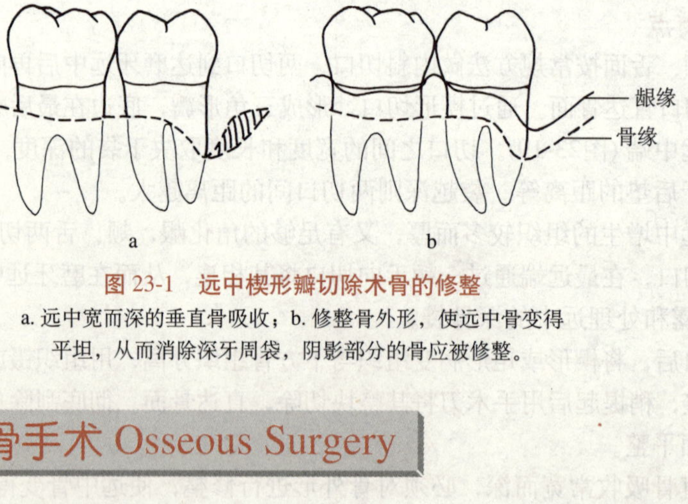

图 23-1 远中楔形瓣切除术骨的修整

a. 远中宽而深的垂直骨吸收；b. 修整骨外形，使远中骨变得平坦，从而消除深牙周袋，阴影部分的骨应被修整。

23-4 牙周骨手术 Osseous Surgery

牙周炎会导致牙槽骨的吸收破坏，使得骨高度降低、骨形态改变，有些部位会有代偿性的骨质异常增生，会加重牙槽骨的外形改变，失去其原有的生理外形，而骨的形态与牙龈的形态直接相关，由于骨的畸形，使牙龈往往失去正常的生理外形，增加菌斑的堆积。因此要恢复牙周软、硬组织的正常生理外形，必须在翻瓣术中同时纠正骨病损和畸形，为良好的牙龈外形创造条件。对牙周炎患牙实施的骨手术包括切除性 (resective) 和再生性 (regenerative) 两大类，有些病例可植骨或植入骨替代品 (bone grafting)。本章主要介绍切除性骨手术。

在翻瓣术的基础上，修整或切除部分病变区的牙槽骨，使之恢复正常的形态和生理功能。这类手术包括骨成形术 (osteoplasty) 和骨切除术 (ostectomy)。二者的目的都是对牙槽骨的外形和边缘进行修整，从而建立或恢复牙槽骨正常的生理外形，只是骨成形术强调修整骨外形而不除去任何起支持作用的牙槽骨，而骨切除术则是在骨修整中需要切除一部分起支持作用的牙槽骨。在临床上，这两种方法往往需同时使用，很难严格区分。这类手术的缺点是要牺牲一些骨质，优点是能有效地消除牙周袋，并在术后改善牙龈外形。

牙周骨手术的适应证
Indications of Osseous Surgery

1. 牙周炎患牙的牙槽骨嵴顶变为圆钝肥厚呈平台状、或骨嵴边缘突出呈壁架状，或颊侧骨面牙根之间的纵沟外形消失，对这些骨外形要进行修整 (图 23-22-a)，使牙槽骨嵴顶形成正常的菲薄外形，并为逐渐移行状，恢复颊侧骨面牙根间逐渐移行的波浪形的纵沟外形。

2. 浅的一壁骨袋或浅而宽的二壁骨袋难以有新骨修复者 (图 23-22-b)。骨袋缺损的形态决定着应采用的手术方法，如果骨袋为三壁骨袋、或窄而深的二壁骨袋，用再生性手术治疗成功的可能性大，应尽量采用再生性治疗；而一壁骨袋和浅而宽的二壁骨袋，植入的骨或骨替代材料难以固位、成活和形成新附着性愈合，因此通常需用骨成形术来修整牙槽骨的外形，以消除骨袋。

3. 邻面凹坑状骨吸收，骨再生的可能性较小时，可采用切除性骨手术，切除较薄而低的一侧骨壁，形成斜坡状，出于美观考虑，常切除舌 (腭) 侧骨壁，保留唇 (颊) 骨壁；或将颊、舌两侧壁均除去，消除凹坑状外形 (图 23-22-c)。

4. 骨边缘线高低不齐呈不规则状，或邻面骨嵴低于颊、舌面骨缘线，使嵴顶呈反波浪形者，需要进行骨的修整成形，必要时还需要切除少量支持骨，以建立正常的外形，即形成邻面骨嵴较高、颊舌面骨嵴较低、相邻牙齿的骨嵴顶高度较一致的扇贝状骨缘外形。 (图23-22-d)

5. Ⅲ度根分叉病变、或Ⅱ度根分叉病变但有牙龈退缩且附着龈窄，再生性治疗难以成功者，就需要通过牙周手术将分叉区暴露，常采用的手术是根向复位瓣术合并骨成形手术，术中修整分叉区的根间骨缘，形成薄而有根间纵沟的外形，使牙龈附着后具有良好的外形，以利于菌斑控制和良好口腔卫生的维护。

6. 邻近缺牙区的牙齿如果向缺牙区倾斜，在缺牙侧常形成窄而深的骨下袋，对此情况的治疗有两种方法，一是正畸治疗，将倾斜牙竖直 (uprighting)，以消除骨袋；二就是牙周骨手术，将骨修整成逐渐移行的长斜面，以消除牙周袋 (图 23-22-e)。

手术方法
Techniques of Osseous Surgery

骨手术是在翻瓣术的基础上进行，内斜切口的位置取决于瓣的设计中对龈瓣复位的要求，如设计为根向复位瓣，则切口尽量靠近龈缘，尽可能多地保留牙龈组织，如设计为原位复位瓣，则切口应位于未来牙槽骨嵴略冠方的水平，在瓣复位后刚刚将牙槽骨覆盖。完成切口后，翻开粘膜骨膜瓣 (mucoperiosteal flap)，彻底刮除根面的菌斑、牙石及肉芽组织，充分暴露骨的外形。

根据骨病损的种类和形态，即根据不同的适应证，进行相应的骨成形和 / 或骨切除处理。例如：修整肥厚的骨嵴顶或不齐的骨缘，形成薄的扇贝状的骨缘外形；消除一壁或浅而宽的二壁骨袋；将倾斜牙的骨袋修整成移行的斜坡状；在牙间和根间的骨面应形成生理性的纵沟；修整邻面凹坑状的骨缺损等(图 23-22)。

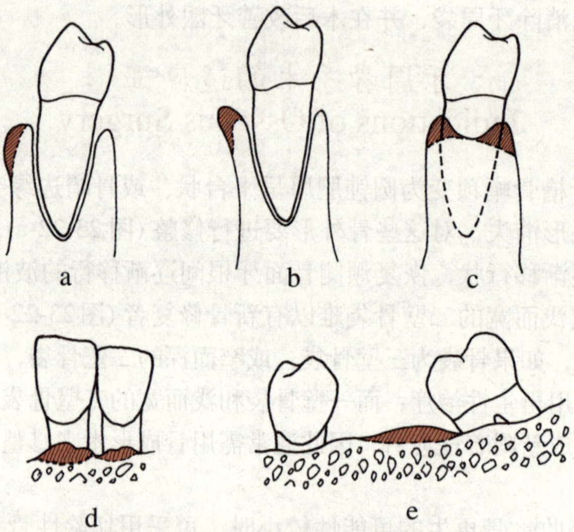

图 23-22 骨成形术和骨切除术

a. 修整肥厚呈壁架状的骨嵴顶；b. 除去浅的一壁骨袋或宽而浅的二壁骨袋；c. 修整邻面凹坑状的骨缺损，d. 切除高低不齐的骨缘，修改出扇贝状外形；e. 修整倾斜牙的深骨下袋。阴影部分的骨应修整。

骨修整使用的工具为涡轮手机上的圆钻或使用骨凿。使用涡轮时，常使用大的8号圆钻，动作要轻巧，断续地磨除骨质，在去骨过程中必须有冷却水，以免因温度升高引起骨坏死，并且要注意避免损伤牙齿。

完成骨修整后用生理盐水冲洗，仔细检查骨的形态，观察是否到达要求，必要时再进行适当的补充修整。

对龈瓣进行修剪后，将龈瓣复位时，应将骨面完全覆盖，避免牙槽骨的暴露，减少日后的骨吸收。

其余方法和步骤同翻瓣术。

思考题

1. 服用抗高血压药物的患者，同时伴有慢性牙周炎，在牙周基础治疗后，牙龈仍肥大增生，需要进行手术治疗，如何选择手术方法？应考虑哪些问题？手术后的组织愈合和临床效果如何？

2. 翻瓣术的目的、原理？翻瓣术切口的种类和用途？

3. 翻瓣术后组织愈合的方式及影响临床效果的因素？

4. 各种翻瓣术在适应证和手术方法的异同？

参考文献

1. Goldman HM. Gingivectomy. Oral Surgery, Oral Medicine and Oral Pathology, 1951, 4 : 1136
2. Ramfjord SP & Nissle RR. The modified Widman flap. J Periodontol, 1974, 45 : 601
3. Friedman N. Mucogingival surgery. The apically repositioned flap. J Periodontol, 1962, 33 : 328
4. Friedman N. Periodontal osseous surgery: Osteoplasty and ostectomy. J Periodontol, 1955, 26 : 257
5. Carranza FA: The gingivectomy technique. In: Newman MG, Takei HH, Carranza FA. Carranza's Clinical Periodontology. 9th ed. Philadelphia: WB Saunders Co, 2002 : 749
6. Takei HH & Carranza FA. The periodontal flap. In: Newman MG, Takei HH, Carranza FA. Carranza's clinical periodontology. 9th ed. Philadelphia: WB Saunders Co, 2002 : 762
7. Carranza FA & Takei HH. The technique for Pocket therapy. In: Newman MG, Takei HH Carranza FA. Carranza's clinical periodontology. 9th ed. Philadelphia: WB Saunders Co, 2002 : 774
8. Sims TN & Ammons Jr WF. Resective osseous surgery. In: Newman MG, Takei HH, Carranza FA. Carranza's clinical periodontology. 9th ed. Philadelphia: WB Saunders Co, 2002 : 786
9. Wennström JL, Heijl L, & Lindhe J. Periodontal Surgery: Access therapy. In: Lindhe J, Karring T, Lang NP, et al. Clinical periodontology and implat dentisty. 4th ed. Copenhagen: Blackwell Munksgaard, 2003 : 519
10. Laurell L, Gottlow J, Zybutz M, & Persson R. Treatment of intrabony defects by different surgical procedures. A literature review. Journal of Periodontology, 1998, 69 : 303
11. Lang NP: Focus on intrabony defects - conservative therapy. Periodontaology 2000, 2000, 22 : 51

(欧阳翔英)

24 牙周再生性手术 Periodontal Regenerative Surgery

24-1 **引导性组织再生术** Guided Tissue Regeneration

GTR 的适应证 Indications of Guided Tissue Regeneration

用于再生性手术的屏障膜材料 Barrier Materials for Regenerative Surgery

手术方法和步骤 Procedures of Guided Tissue Regeneration

影响 GTR 疗效的因素 Factors Affecting Clinical Outcomes of GTR

24-2 **植骨术** Bone Graft Procedures

植骨用材料 Graft Materials

牙周植骨术的适应证 Indications of Bone Graft Procedures

牙周植骨术的步骤 Techniques of Bone Graft Procedures

24-3 **促进牙周组织再生的其他方法** Other Techniques to Promote Periodontal Regeneration

根面处理 Root Surface Conditioning

釉基质蛋白 Enamel Matrix Proteins

多肽生长因子的应用 Application of Polypeptide Growth Factors

联合应用 Combined Applications

24-4 **牙周再生治疗的评价** Evaluation of Periodontal Regeneration

牙周组织再生的评价方法 Methods for Evaluation of Periodontal Regeneration

牙周再生治疗的效果 Outcome of Periodontal Regenerative Therapy

应知应会的内容：

1. 牙周组织再生的基本概念
2. 牙周植骨术及引导性组织再生术的适应证
3. 引导性组织再生术的原理
4. 牙周植骨材料及膜材料的性能及种类
5. 牙周组织再生治疗的评价方法

牙周炎除表现为牙龈的炎症外，还造成牙周支持组织的丧失(附着丧失和牙槽骨吸收)。前面所述的非手术治疗和牙周基础性手术治疗的主要目标是控制炎症，使牙周袋变浅，终止疾病的进展，这些方法在治疗后往往会导致牙周袋壁软组织的减少和降低，或形成长结合上皮性愈合，从而使牙周袋变浅，但却并不能使已丧失的牙周组织恢复至原来的水平，也不能完全恢复其原有的功能。牙周组织再生性治疗的目的则在于使牙周炎所造成的已破坏的牙周组织得以重建，恢复其结构和功能。

牙周组织再生 (periodontal tissue regeneration) 是指经过正规而系统的牙周治疗后，牙周袋消除，已破坏的牙周组织得以重建，即有新的牙骨质和牙槽骨形成，其间有新的牙周膜纤维将其连接，形成有功能性的牙周附着结构，这是牙周治疗的理想结果。

为了获得牙周组织的再生，人们进行了大量的尝试和努力，以前的努力主要集中在使牙槽骨再生，对骨下袋、Ⅱ度根分叉病变等骨缺损的病例进行自体骨或骨替代品的植入，以期获得骨的再生。但这些治疗的结果往往看似有骨的增高，但组织学上常为长结合上皮附于根面，或伴有骨固连和根吸收，并非真正的牙周组织再生。这主要是由于牙周手术后伤口愈合的生物学所决定的。在第23章中已经提及，在牙周手术后的愈合过程中，龈瓣与根面之间先由血凝块连接，之后有4种来源的细胞向根面生长贴附，分别来自牙龈上皮、牙龈结缔组织、牙周膜和牙槽骨 (见第23章)。其中上皮细胞生长速度最快，首先占据根面，阻止了其他组织与根面的贴附，从而形成长结合上皮 (long junctional epithelium) 性愈合。而要想获得真正的新附着，必须使牙周膜细胞能优先、较多量地向冠方“爬行”并附着于牙根面，其中可分化的细胞分别形成牙骨质、胶原纤维和牙槽骨。

根据最新进展的组织工程学原理，组织再生的三要素是种子细胞、支架材料和生长因子。牙周再生的种子细胞应是具有繁殖和分化能力，能形成牙骨质、牙槽骨和牙周膜组织及结构的干细胞 (stem cell)。然而，在牙周组织伤口愈合的4种来源细胞中，究竟哪种细胞具有牙周组织再生的能力？学者们对此进行了研究，结果显示，只有牙周膜来源的细胞具有这种能力。植骨材料和骨的替代品的应用，主要起到的是支架材料的作用，引导细胞在缺损部位的生长，以促进组织再生。而生长因子起到的是调节细胞生长和分化的作用。实际上，目前的牙周组织再生治疗都离不开在这三方面的努力。到目前为止，应用于临床的牙周组织再生治疗都依赖于手术治疗过程，因此，将目的在于获得牙周组织再生的手术治疗方法称为再生性手术 (regenerative surgery)。本章主要介绍引导性组织再生术、植骨术及其他一些促进再生的方法，如：根面处理、釉基质蛋白的应用、生长因子的应用等，以及这些方法的联合应用。

24-1 引导性组织再生术 Guided Tissue Regeneration

以Nyman、Lindhe、Karring、Gottlow 等为代表的学者在20世纪70年代末80年代初进行了一系列的研究。Nyman 等 (1980) 在狗的动物实验中，研究了牙龈结缔组织产生新结缔组织附着的能力，将牙根植入颌骨的颊侧，一半在牙槽骨内，一半面向牙龈结缔组织，结果显示，来源于牙龈的结缔组织缺乏产生新附着的能力。Karring等 (1980) 也用狗进行了动物实验，观察来自骨组织的细胞产生新附着的能力，将牙周炎患牙的牙根拔除，并植入在无牙区牙槽骨内人工形成的窝内，用组织瓣完全覆盖，结果显示，来源于骨的组织也缺乏具有形成新附着能力的细胞，形成的愈合为骨固连 (ankylosis) 和牙根吸收。Gottlow 等 (1984) 在用猴进行的研究中，在愈合期用屏障膜 (barrier membrane) 阻挡牙龈上皮和牙龈结缔组织与根面接触，而让来源于牙周膜的细胞在根面生长，首先占据根面，结果证明，在牙周膜内存在能形成新结缔组织附着的前体细胞 (progenitor cells)。这些结果证明，在牙周手术后的愈合过程中，来自于牙龈上皮、牙龈结缔组织、牙周膜、牙槽骨的细胞分别向附有血凝块的根面生长，在这四种来源的细胞中，牙龈上皮生长最快，在数天内即可从创缘爬行到牙面，并沿牙根面向根方生长，形成长结合上皮，使得根面不能形成新的牙骨质，妨碍了新附着的形成。而只有牙周膜细胞具有牙周组织再生的潜能，牙周膜细胞是多源性的，其中只有一部分前体细胞可分化为有矿化能力的成牙骨质细胞、成骨细胞等，进一步形成新的牙骨质、牙槽骨和将它们相连接的牙周膜纤维，从而形成新附着，牙周组织获得再生。但牙周膜细胞的来源有限，有再生能力的细胞更少，且牙周膜细胞向根面生长的速度要慢于牙龈上皮细胞和牙龈结缔组织，因此，在以往的牙周治疗中所获得的牙周组织再生非常有限。随后，作者们提出了阻挡上皮细胞、而引导牙周膜细胞向根面生长的手术方法，即引导性组织再生术 (guided tissue regeneration，GTR)。Nyman 等于1982年首次报道了GTR在人类牙齿实施的结果。牙周组织的再生治疗从此得到快速发展和广泛应用。

引导性组织再生术 (GTR) 是在牙周手术中利用膜性材料作为屏障，阻挡牙龈上皮和牙龈结缔组织在愈合过程中向根面的生长，并提供一定的空间，引导具有形成新附着能力的牙周膜细胞优先占领根面 (图 24- 1)，从而在曾暴露于牙周袋的病变根面上形成新的牙骨质，并有牙周膜纤维埋入，形成新附着 (new attachment) 性愈合。

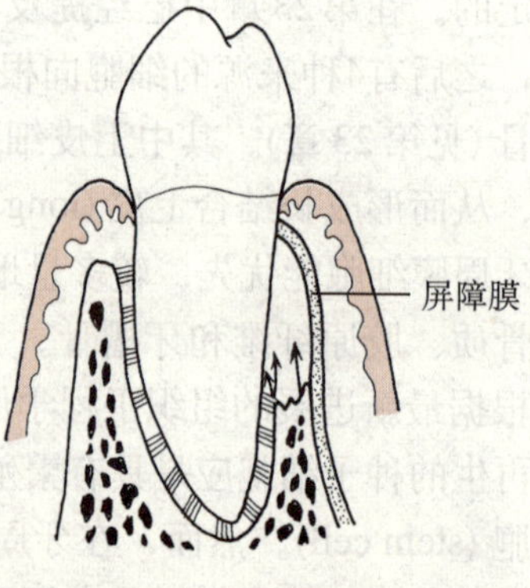

图 24-1 引导性组织再生术

利用屏障膜，阻挡牙龈上皮和牙龈结缔组织向根面生长，并提供一定的空间，引导具有形成新附着能力的牙周膜细胞优先占领根面，从而形成新附着

GTR 的适应证
Indications of Guided Tissue Regeneration

GTR 是靠引导病损区邻近的牙周膜细胞向病损处生长，因此，那些能提供较多牙周膜细胞来源的病损才适于采用GTR治疗，如果还能同时有利于在根面形成和保持一定空间结构的病损如骨下袋、Ⅱ度根分叉病变等，则更适于GTR治疗。并非所有的牙周炎病损都是GTR的适应证。GTR 的适应证主要包括下列方面：

1. 骨下袋：垂直骨吸收形成的骨下袋为GTR的适应证，窄而深的骨袋效果好，过宽的骨袋效果差。其中，三壁骨袋和窄而深的二壁骨袋，牙周膜细胞来源丰富、且易于提供牙周膜细胞生长的空间，因此效果最好，是较好的适应证。

2. 根分叉病变：Ⅱ度根分叉病变为GTR的适应证，但牙龈瓣应能完全覆盖术区。下颌磨牙的根分叉结构较上颌磨牙相对简单，影响因素少，因此，下颌磨牙的Ⅱ度根分叉病变用GTR治疗的效果好。有人报告，用 GTR 治疗早期Ⅲ度根分叉病变有一定的疗效，但结果不确定。

一般认为，Ⅲ度根分叉病变不是GTR的适应证。

3. 局限性牙龈退缩：牙龈退缩如果仅涉及唇面，且邻面无牙槽骨吸收、龈乳头完好者，即Miller分类的Ⅰ度和Ⅱ度，也是GTR的适应证。局限性龈退缩病损都伴有骨的开裂，在骨开裂的周边可有较丰富的牙周膜细胞来源，具有GTR治疗的条件。但对这类病损的GTR治疗，难度在于膜与根面之间的空间常不够，故对膜材料有一定的要求。目前国外有在不可吸收性膜材料内加入钛支架，将膜撑起以防塌陷，可提供下方一定的空间供新附着形成。

符合上述适应证者，需首先进行牙周基础治疗，包括口腔卫生指导、洁治、根面平整、调𬌗等治疗，将牙周感染控制之后，才能进行GTR术。如果患者吸烟，会影响术区的愈合，手术效果差，最好在患者戒烟后再进行GTR，至少在GTR的术前和术后愈合期的一段时间内，患者应停止吸烟。

用于再生性手术的屏障膜材料
Barrier Materials for Regenerative Surgery

引导性组织再生术(GTR)的关键是在手术中放置屏障膜以阻挡上皮向根面的生长，并在膜与根面之间形成一定的间隙，以利于牙周膜细胞的生长，因此，膜材料是GTR治疗至关重要的因素之一。

用于GTR的屏障膜材料应具备的标准(Criteria of barrier materials)

满足下列标准的膜材料才可用于GTR(BOX24-1)：

1. 具有生物相容性(biocompatible)：材料应具有生物相容性，不会引起免疫反应和慢性炎症等，不会给患者带来损害。

2. 具有屏障作用(barrier)：材料应能够阻挡不利于牙周组织再生的上皮和牙龈结缔组织细胞向根面生长，但不妨碍营养物质的通过，并能在愈合过程中持续存在，一般要求能保持6~8周时间。

3. 具有组织整合能力(tissue integration)：组织能够长入屏障膜中，但不能穿过它，这样可以使覆盖在膜材料表面的龈瓣稳定，并可阻止上皮在膜的外表面向根方生长。

4. 能够在牙根面形成和保持一定的空间(space maintaining)：膜应有一定的韧性，不易塌陷，能够在膜和牙根面之间形成和保持一定的空间(图24-1)，以利于来自牙周膜的细胞向冠方的根面生长。如果膜材料太软，会塌陷入缺损内，无法形成组织再生性生长的空间(图24-2)。

5. 具有临床可操作性(easy to manipulate)：最好有适用于不同类型缺损外形的成形的膜材料，或膜材料适于进行外形的修剪(trim)，以贴合创面。膜材料还应利于放置。

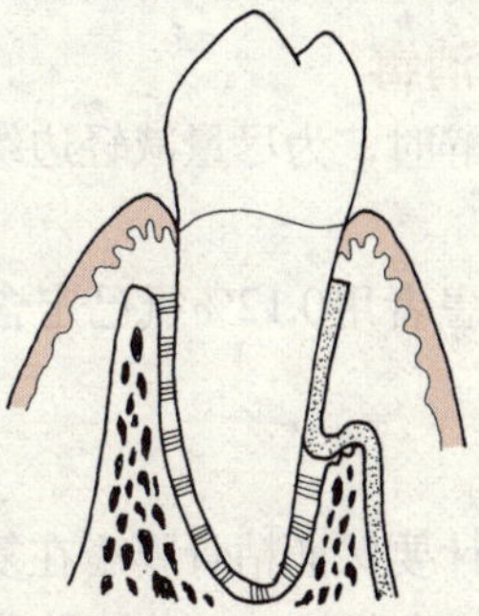

图24-2 膜材料太软，塌陷入缺损内，无法形成组织再生性生长的空间

BOX 24-1 用于GTR的膜材料应具备的标准

1. 具有良好的生物相容性
2. 能维持足够时间的屏障作用
3. 具有组织整合能力
4. 能够在牙根面形成和保持一定的空间
5. 临床易于操作

膜材料的种类 (types of barrier materials)

分为两类：不可吸收性膜和可吸收性膜。

不可吸收性膜 (non-absorbable materials)：这类材料在植入人体内后不能被降解吸收，需要在手术后6～8周时进行第二次手术，将膜取出。不可吸收性膜的代表性产品为聚四氟乙烯膜 (polytetrafluoroethylene，PTFE)，商品名 Gore-Tex。其分子结构稳定，不引起任何组织反应，是临床应用最多最早的膜材料，临床效果肯定，缺点是需要二次手术取膜。

可吸收性膜 (absorbable materials或bioabsorbable materials)：在植入体内后的组织愈合过程中可在6周左右被逐渐降解吸收，不需要第二次手术取出。这类膜的产品有胶原膜 (collagen membrane)、聚乳酸膜 (polylactic acid membrane)、聚乙醇酸 (polyglycolic acid) 与聚乳酸和碳酸三甲烯 (trimethylene carbonate) 共聚膜 (copolymer) 等，胶原膜的国外商品化产品有BioGuide、BioMend 等，聚乳酸产品有 Atrisorb 等，国内也有用牛腱提取出的胶原膜产品。

除上述膜材料外，近来有人将自体骨膜移植用于GTR，但尚需更多的长期临床对照研究来证实其临床效果，并需组织学研究来证实其作用。

手术方法和步骤
Procedures of Guided Tissue Regeneration

GTR的手术是在翻瓣术的基础上，加入膜的放置。用于再生性手术的翻瓣术，除遵循翻瓣术的总原则外，又有其自身的特点。膜的放置则是GTR所要求的特殊步骤和方法。具体如下：

麻醉与消毒

局部麻醉时，为尽量减轻边缘组织的局部缺血，应注意不要在龈缘及龈乳头处过度浸润麻醉。

术前让患者用0.12%氯已定含漱1分钟，以减少口腔内的微生物。然后进行常规的口周消毒和铺巾。

切口

切口设计要保证粘骨膜瓣在复位后能完全覆盖伤口，因此应尽量保存牙龈组织。内斜切口切入的位置应在龈缘处，仅切除袋内壁上皮部分，邻面较宽时可做保留龈乳头切口，以便在龈瓣复位后能将邻面严密覆盖。另外，水平切口应向患牙的近、远中方向延伸1～2个牙，以充分暴露骨病损。在需要增加瓣的移动性时，可在颊侧作垂直切口，切口超过膜龈联合，以达到松弛目的。翻起全厚瓣，充分暴露骨缺损，并要暴露缺损邻近的骨质3～4mm，以便于膜的放置。

清创及根面平整

清除缺损区内所有的肉芽组织，彻底刮净根面的牙石等刺激物，平整根面，清除其中的内毒素，这对于新附着的形成至关重要。此后还可用四环素或EDTA、枸橼酸等处理根面，有助于新附着的形成 (本章 24-3 中的根面处理部分)。

膜的选择和放置

根据骨缺损的状况，选择大小、形状合适的屏障膜，必要时可对膜进行适当修剪。

将修剪好的膜放置至骨缺损处，要把骨缺损完全覆盖，并且要超过骨缺损边缘至少 2 ~ 3mm。膜材料要在冠方与根面贴合，并与缺损周围的骨质紧密贴合，避免折叠，还应注意防止膜向骨病损内塌陷，在膜的下方缺损处要保留一定的间隙，以便给具有形成新附着能力的组织提供生长的空间。

通过悬吊缝合将膜材料固定于牙齿上，并保证膜在冠方与牙根面紧贴，以阻止上皮向根面生长，同时保证膜位置的稳定。不可吸收性膜——聚四氟乙烯膜必须进行缝合。有些可吸收性膜材料如胶原膜，因与根面具有良好的贴合性，在放置后能与根面紧密贴合，起到阻挡上皮细胞沿根面生长的作用，在产品的应用说明中并未建议进行缝合。但未见到相关的对照研究的证据。

瓣的复位与缝合

在膜放置固定后，将龈瓣复位，龈瓣必须将放置的膜完全覆盖，避免膜的暴露，同时，复位后龈瓣的张力不能过大。如果龈瓣不能将膜完全覆盖，则应将龈瓣做冠向复位，若冠向复位后龈瓣的张力大，则应延长垂直切口，使龈瓣充分松弛后，再冠向复位。

缝合时应在龈乳头处做垂直褥式缝合，以保证邻面颊、舌侧瓣的闭合。在龈瓣复位缝合后，一般使用牙周保护剂，以保护术区部位的稳定。

术后护理

术后 1 ~ 2 周内全身使用抗生素预防感染。用 0.12% 氯己定含漱 4 ~ 6 周，以控制菌斑，防止感染。一般在术后 10 ~ 14 天拆线。

术前应教会患者用软毛牙刷刷牙，术后 2 ~ 3 周可恢复刷牙和邻面清洁措施 (牙线、间隙刷等)。术后 8 周内每 1 ~ 2 周复查一次，简单洁治 (prophylaxis)，清除菌斑。并在长时期内定期复诊，进行常规的牙周维护。

二次取膜手术

若手术采用的是不可吸收性膜，在术后 6 ~ 8 周应做第二次手术将膜取出。

进行取膜手术时，切口的范围仅限于治疗牙，将软组织轻轻翻起，用锐切除法将膜分离，如果膜的外表有袋形成，则必须去除袋上皮。然后龈瓣复位、将创面完全覆盖，缝合。

膜下方的新生组织在此后的愈合过程中将会形成再生的牙周组织，因此，在第二次手术取膜的过程中，一定不要损伤新生组织，并且龈瓣复位时要将这些新生组织完全覆盖，避免暴露。

二次取膜手术后，仍要用 0.12% 氯己定含漱 2 ~ 3 周，以控制菌斑，防止术后感染。

影响 GTR 疗效的因素
Factors Affecting Clinical Outcomes of GTR

在GTR的术前、术中、术后有许多影响GTR疗效的因素 (BOX24-2)，必须对这些因素加以注意，才能最终获得理想的疗效。

1. 患者因素：患者的自我菌斑控制；吸烟习惯；牙列中有无残存的牙周感染；患者的年龄、全身状况、牙周维护阶段的依从性等。

自我菌斑控制水平对GTR结果具有极为重要的影响，具有理想菌斑控制的患者与口腔卫生不佳的患者相比，术后临床附着获得 (attachment gain) 更多。吸烟会影响疗效，吸烟的患者，尤其是吸烟 10 支 / 天以上的患者，术后的新附着显著少于不吸烟者。牙列中残留牙周感染的水平会影响GTR的效果，残存感染的牙越多，术后的新附着就越少。因此，患者的选择对于 GTR 治疗的成功至关重要。

2. 病损因素：存留牙槽骨的高度、牙齿及骨缺损的解剖形态、牙齿的稳定性等会影响GTR的治疗效果。其中缺损的形态在GTR治疗骨袋后的愈合中起重要作用，如：骨袋的深度和宽度、根分叉病变的部位及程度、牙龈的厚度、器械是否易于进入缺损区进行彻底的清创、缺损是否利于膜与根面之间间隙的保持等。

Tonetti等的研究曾证实，骨袋的深度和宽度影响术后1年时临床附着获得的量和骨修复的量，缺损越深，临床改善的量越多，缺损越窄，附着获得和骨获得的量也越多。但若以改善量占术前缺损深度的百分比来评价的话，则在浅袋和深袋中的改善量是相似的。

根分叉病变的部位和程度影响GTR治疗效果，下颌磨牙Ⅱ度根分叉病变的GTR治疗效果较好，而上颌Ⅱ度根分叉病变和上、下颌Ⅲ度根分叉病变 GTR 治疗的效果不具有可预测性。下颌根分叉病变，不论是第一磨牙还是二磨牙，不论是颊侧还是舌侧，对GTR治疗的反应是相同的，即下颌磨牙的牙位和颊、舌侧不影响GTR的效果。根分叉病变术前的水平探诊深度与根分叉区附着获得和骨形成的量直接相关，基线时水平探诊越深，水平附着获得和骨获得的量越多，而分叉的解剖即高、宽、深和量不影响临床结果。

牙龈的厚度直接影响术后龈退缩的发生，继而影响GTR的结果，有报道，牙龈厚度＞1mm的部位术后龈退缩比＜1mm的部位要轻。因此，GTR治疗时必须考虑到将膜覆盖的牙龈组织厚度，才能将术后龈退缩减到最小或避免其发生。

3. 与手术技术及愈合期的状态有关的因素：这类因素包括：瓣的设计与处理、膜的放置、膜与根面间隙的形成与保持、根面的预备与处理、伤口的关闭、术后菌斑控制、术后龈退缩、术后膜的暴露、可吸收膜的过早降解 (理想的膜应能存在6～8周以上)、取膜手术后龈瓣对新生组织的完全覆盖、牙周支持治疗 (supportive periodontal therapy) 等因素。

手术中瓣的设计应能将膜完全覆盖，达到术后伤口的完全关闭，这样才能尽量避免术后膜的暴露及随之而来的细菌在膜上堆积，一旦膜暴露，极易引起术后感染。术后菌斑控制不佳，也易导致感染，一旦发生术后感染，则新附着性愈合难以形成，从而导致GTR治疗失败。因此，成功的GTR需要精确的瓣设计、材料的正确放置、良好的伤口闭合及理想的术后菌斑控制。

若应用的是不可吸收性膜，在取膜手术后对再生组织的覆盖是影响临床结果的重要因素。如果再生组织暴露于口腔中，会增加机械损伤和感染的风险，影响再生组织的成熟，从而影响新的结缔组织附着的形成。二次手术时再生组织的不完全覆盖，会使术后附着获得和骨修复的量减少。

根面的生物相容性在新附着性愈合中也是一个重要因素，术中要进行彻底的根面平整，以消除根面的污染。另外，有学者提出为了促进新附着，可进行根面处理 (root surface conditioning)，以提高根面的生物相容性。

GTR术后，来自牙周膜的细胞生长而占据缺损区及根面，需要一定的时间，一般认为需要4～8周，如果可吸收膜材料的吸收时间过短，对上皮的阻挡作用消失，则上皮就会向根面生长，从而大大影响GTR的效果，甚至导致GTR的失败。

1996年临床牙周病学国际循证研讨会 (Evidence-based World Workshop in Periodontics) 上对影响GTR结果的不良因素进行了讨论。认为主要的不良因素包括：(1) 菌斑控制不佳；(2) 牙周维护治疗的依从性差；(3) 患者吸烟；(4) 其它因素，如：龈瓣的设计、骨缺损和牙根形态、所应用的材料、瓣的位置、术后处理等。因此，在进行GTR治疗时要注意上述影响因素，避免不良因素，以保证获得最佳的GTR治疗效果。

BOX 24-2 影响引导性组织再生术疗效的因素

1. 患者因素：
   - 患者的自我菌斑控制
   - 吸烟习惯
   - 牙列中残存牙周感染的牙位数
   - 患者的年龄及全身状况
   - 牙周维护阶段的依从性等
2. 病损因素：
   - 存留牙槽骨的高度
   - 骨缺损的解剖形态：骨袋的深度和宽度
     - 根分叉病变的部位及程度
     - 牙龈的厚度
   - 牙齿的稳定性
3. 与手术技术及愈合期有关的因素：
   - 龈瓣的设计与处理
   - 屏障膜的放置
   - 膜与根面间隙的形成与保持
   - 根面的预备与处理
   - 伤口的关闭
   - 术后菌斑控制
   - 术后龈退缩
   - 术后膜的暴露
   - 可吸收膜的过早降解
   - 取膜手术后龈瓣对新生组织的完全覆盖
   - 牙周支持治疗

24-2 植骨术 Bone Graft Procedures

牙槽骨的再生能力是较强的，尤其在骨下袋、轻度根分叉病变等病损处，在感染控制、空间维持良好的条件下，是可以发生骨再生的。为了提高骨再生性修复的机会，可施行牙周植骨术 (bone graft procedures)，即采用骨或骨的替代品等移植材料以促进新骨形成，恢复牙槽骨的解剖形态，甚至发生部分的骨再生和少量的新附着性愈合。但是实际上在单纯的植骨术后虽可见到新骨形成，但在新骨与牙根面之间往往有长结合上皮伸入，只在骨袋底附近有少量的新附着性愈合，因为如前面所述，多数植骨材料只起到支架材料的作用。而某些含有骨形成蛋白、具有骨诱导能力的材料如脱矿冻干骨植入后，因这些成分具有促进细胞生长或分化的作用，所以获得的新附着性愈合相对较多些。因此植骨材料对植骨手术的结果起着至关重要的作用。

植骨用材料
Graft Materials

牙周植骨材料的生物学性能 (biological properties of bone graft materials)

牙周植骨材料需要具有成骨 (或生骨、或骨生成) 能力 (osteogenic potential)、或骨诱导能力 (osteoinductive potential)、或骨引导能力 (osteoconductive potential)。

成骨 (osteogenesis)：是指植骨材料中含有的细胞能形成新骨。

骨诱导 (osteoinduction)：是一种化学过程，在这个过程中植骨材料中的分子 (例如骨形成蛋白，BMPs) 能诱导邻近的细胞转化为成骨细胞，从而形成新骨，此种材料最后被置换或吸收。

骨引导 (osteoconduction)：是一种物理作用，植骨材料的基质形成支架以利于邻近组织中的细胞进入植骨材料，从而形成新骨。

除具有上述性能外，植骨材料还要具有生物相容性和临床可操作性，在应用过程中形成的手术损伤小、术后并发症少、术后效果具有可预测性，并且患者能够接受。

牙周植骨材料的种类 (categories of graft materials)

目前用于牙周植骨的材料有下列四类 (BOX 24-3)：

1. 自体骨 (autogenous grafts)：植骨材料来源于患者自身。可在患者口腔内的拔牙创、上颌结节、无牙区的牙槽嵴、磨牙后区及颏部等部位采取植骨用的骨质，也可从骨成形和骨切除术中获得骨碎片用于植骨。也可从髂骨取骨，但痛苦较大，且有研究报道，取自髂骨的骨质植入后易引起牙根吸收，因此现已不用。

自体骨的优点是具有骨生成能力 (osteogenic potential)，移植至牙周骨缺损处，可以获得新的结缔组织附着，但结果不易预测。缺点是增加了患者供区的手术创伤。

2. 异体骨 (allogeneic grafts 或 allografts)：植骨材料来源于同一物种的不同个体。然而，异体骨的提供者必须经过严格的健康筛选，异体骨必须经过冷冻、辐射或化学方法处理，消除抗原性，消除可能存在的病毒感染等，以免造成疾病传播的危险。这类材料有健康捐献者的新鲜冷冻骨和骨髓、冻干骨 (freeze-dried bone grafts，FDBA)、脱钙冻干骨 (decalcified freeze-

dried grafts，DFDBA)，国外已有商品化产品。

异体骨的优点是骨源丰富，因不必进行自体取骨而使手术简化，还免除了患者因取骨造成的创伤和痛苦。冻干骨具有骨引导 (osteoconduction) 作用；脱钙冻干骨在脱钙处理后暴露了骨基质中的骨形成蛋白 (bone morphogenetic protein，BMP)，因而具有骨诱导 (osteoinduction) 作用，有临床研究显示其骨再生效果优于冻干骨。缺点是仍不能完全排除抗原性及疾病传播的危险性。

3. 异种骨 (xenogeneic grafts 或 xenografts)： 植骨材料来源于不同的物种。在植骨术发展历史上曾有过不少异种骨材料，但多数已不再应用。近年来在临床应用的异种骨材料，是对小牛骨进行特殊处理后，除去所有有机成分，只留下骨的无机骨基质，具有自然、多孔的无机骨支架结构，如Bio-Oss，研究显示，临床应用后在多孔结构内有新骨形成。目前应用的这种异种骨材料只具有骨引导 (osteoconduction) 作用，而无成骨和骨诱导作用。

4. 骨替代品 (alloplastic materials)： 合成的材料或无机材料，作为骨的替代品用于植骨术中，并非来源于骨组织。这类材料有许多种，如：磷酸钙生物材料 (calcium phosphate biomaterials)，珊瑚来源的材料 (coral-derived materials)，生物活性玻璃 (bioactive glass) 等。

磷酸钙生物材料自20世纪70年代至今一直用于临床，具有良好的生物相容性，不引起任何炎症反应和排异反应，这类材料具有骨引导性，而不具有骨诱导性。代表性的材料为羟基磷灰石 (hydroxyapatite，HA)、β- 磷酸三钙 (β-tricalcium phosphate，β-TCP)。可制成颗粒状、多孔的块状等。羟基磷灰石 (HA) 中钙磷的比例为 1.67∶1，与骨相似，植入后一般不能被吸收。β- 磷酸三钙 (β-TCP) 中钙磷的比例为 1.5∶1，植入后能被部分吸收。

珊瑚来源的材料 (coral-derived materials) 具有较好的生物相容性，已应用于牙周临床，这类材料有自然珊瑚材料和由珊瑚材料制成的多孔羟基磷灰石。自然珊瑚材料被吸收得较慢，需数个月，而多孔羟基磷灰石不吸收或经数年才被吸收。

生物活性玻璃 (bioactive glass) 由钠盐、钙盐、磷酸盐和二氧化硅组成，应用于牙周植骨术的生物玻璃材料颗粒不规则，颗粒大小为 90 ~ 170μm (PerioGlass) 或 300 ~ 350μm (BioGran)。在植入体内与组织液接触后，颗粒的表面发生化学变化，可吸引成骨细胞，从而形成新骨。

其他的一些骨替代材料也曾被研究，如膏状硫酸钙等。膏状硫酸钙具有生物相容性和多孔性，植入后1 ~ 2周可被完全吸收，一项动物实验显示，将其植入三壁骨袋中，获得了显著的骨和牙骨质的再生。(BOX24-3)

BOX 24-3 植骨材料的种类

自体骨 (autogenous grafts)	成骨作用
异体骨 (allogeneic grafts 或 allografts)	骨引导或骨诱导
异种骨 (xenogeneic grafts 或 xenografts)	骨引导
骨替代品 (alloplastic materials)	骨引导，部分有骨诱导作用

牙周植骨术的适应证
indications of Bone Graft Procedures

由于目前可用于牙周植骨术的材料大多只具有骨引导能力，且只在一定形态的骨缺损中才能引导骨的形成，因此，牙周植骨术只适用于有限的几种牙周骨缺损病损中。

1. **骨下袋：** 植骨术适用于垂直骨吸收形成的骨下袋病损，尤其适用于二壁及三壁骨缺损。

2. **Ⅱ度根分叉病变：** Ⅱ度根分叉病变且根分叉区有牙龈覆盖者适于植骨术治疗。对于牙龈有退缩而不能将Ⅱ度根分叉病变的分叉口完全覆盖以及颊舌侧已贯通的Ⅲ度根分叉病变，则不适于植骨术治疗。

具有上述骨缺损的患者，经过牙周基础治疗，炎症得以控制且患者能够良好地控制菌斑后，方可进行牙周植骨术治疗。

牙周植骨术的步骤
Techniques of Bone Graft Procedures

在常规消毒和局部麻醉下进行翻瓣术，只是在术中加入取骨 (只限于自体骨移植) 和植骨的操作。翻瓣术的要求与引导性组织再生术中翻瓣术的要求相同。

切口 (incision)

切口设计与引导性组织再生术相同，要保证粘膜骨膜瓣在复位后对受骨区的完全覆盖，尽可能多地保留龈瓣组织。内斜切口的位置应尽量靠近龈缘，仅切除袋内壁上皮部分。很多文献在描述植骨术方法中，使用的切口为沟内切口，而不用内斜切口，以避免切除龈瓣组织。在邻面较宽的部位，常采用保留龈乳头切口，以便在龈瓣复位后能将邻面植骨区严密覆盖。

清创及根面平整 (debridement and root planing)

翻开全厚瓣，超过牙槽嵴顶，充分暴露病变的牙槽骨病损区。

在直视下清除牙石，刮净骨袋内的病理性组织及结合上皮，平整根面。在清创中还要注意的是，如采用的切口是沟内切口，必须修剪龈瓣内壁的袋内上皮和肉芽组织。彻底清创的目的，是清除可能导致感染和妨碍牙周组织再生的因素。

生理盐水冲洗后，观察骨缺损的形态、大小及类型。

骨或骨替代材料的植入 (grafting of bone or alloplastic materials)

将采集的骨组织或其它植入材料送入骨缺损 (骨袋或根分叉病损) 内。注意植入材料的量要适当，不可过多，一般以平齐骨袋口即可。如果植入的材料过多，超出骨袋的移植材料往往不能稳定固位，难以形成新骨，还会给龈瓣的严密覆盖带来困难。

软组织瓣的复位及缝合 (flap reposition and suturing)

龈瓣复位后，一定要将植入的材料严密覆盖。如不能严密覆盖，植入材料将会脱落并因创面暴露而带来感染，导致治疗失败。因此，要保证龈瓣复位后对术区的封闭，必要时将龈瓣做冠向复位。为加强龈瓣的贴合，在缝合时还可配合使用水平褥式缝合或垂直褥式缝合。术后放置牙周保护剂 (见第 22 章)。

术后护理 (postoperative care)

植骨术后的护理极为重要，一是要保证龈瓣的稳定性，二是要预防术后感染。为预防感染，术后给予抗生素，口服一周；并给予0.12%氯已定含漱液，每日含漱2次，每次含漱1分钟，至少4周，以控制口腔内菌斑。

一般术后10～14天拆线。拆线后仍要密切观察，可根据患者情况确定复查时间，在术后3个月内最好每1～2周复查一次，进行专业护理，彻底清除菌斑。

24-3 促进牙周组织再生的其他方法 Other Techniques to Promote Periodontal Regeneraton

牙周引导性组织再生术和植骨术是目前临床最常用的牙周组织再生治疗方法，由于众多因素的影响，很少能达到完全的组织再生，一般仅为1～2mm。因此，学者们仍在不断地进行研究，并不断提出新的方法，以促进牙周组织的再生。有些方法已进行临床应用试验，例如，根面处理，生长因子的应用，釉基质蛋白的应用等，另外，将多种牙周组织再生方法联合应用，也呈现出良好的趋势。最新进展是组织工程学 (tissue engineering) 研究，已将组织工程学的概念引入到牙周组织再生治疗的研究中，原理是通过种子细胞、载体材料和生长因子三方面的共同作用，以促进组织再生，就是将体外扩增培养的种子细胞接种到三维结构的生物载体支架上，经过培养后形成有一定结构的细胞支架复合体，然后植入牙周病损部位，使牙周组织的结构和功能得以重建，从而获得牙周组织的再生。这方面是未来发展的方向，但目前仍处于研究阶段，仅有个别报道，把从患者体内获得的干细胞 (骨髓基质干细胞) 经培养后用于牙周组织的再生治疗中。

根面处理 Root Surface Conditioning

牙周炎患牙的根面上有菌斑、牙石的沉积，并有内毒素侵入牙骨质，使牙周膜细胞在根面上的附着和生长受到抑制，妨碍新结缔组织附着的形成，因此将这些有害成分去除，对于新附着的形成极为重要。另外，Stahl等曾提出，根面脱矿后根面的胶原纤维暴露，会诱导邻近组织的间充质细胞 (mesenchymal cells) 分化为成牙骨质细胞，利于新牙骨质的形成。根面胶原纤维的暴露也会有利于血凝块在根面的附着，从而利于成纤维细胞的迁移。因此提出了在手术中进行根面处理 (root surface conditioning) 的方法，以提高根面的生物相容性，促进新附着的形成。曾经和目前用于根面处理的有枸橼酸 (citric acid)、四环素、纤维连接蛋白 (fibronectin)、乙二胺四乙酸 (EDTA) 等。组织学观察证明，根面处理能促进组织再生，但在临床对照研究中，临床的改善并不显著优于对照组。在临床上，根面处理曾单独用于翻瓣术中，也曾与引导性组织再生术或与植骨术联合使用，目前根面处理主要与釉基质蛋白联合应用，或用于软组织移植治疗牙龈退缩时。

枸橼酸 (citric acid)：在根面处理的试剂中，对枸橼酸的研究较早且较多。体外研究的结果显示，用饱和枸橼酸液 (pH＝1) 处理根面1分钟，可除去根面平整时所形成的玷污层 (smear layer)，降解病变根面的内毒素，使根面轻度脱矿，Sharpey纤维暴露，从而有利于内源性纤维连接蛋白与根面的连接，促进新牙骨质的形成。动物实验的结果显示，用枸橼酸处理根面，具有促进新附着形成的效果。但在人体的临床应用研究结果中，使用枸橼酸处理组与不使用的对照组相比，并未见到更多的新附着形成。且近来发现，由于枸橼酸的pH值低 (pH = 1)，使周围的健康组织发生坏死，会延迟早期组织愈合，影响牙槽骨的形成，并且易发生骨固连。因此，目前在临床中已很少应用。

纤维连接蛋白 (fibronectin)： 是一种糖蛋白，是成纤维细胞附着于根面所必需的物质。研究显示，用纤维连接蛋白处理根面可促进早期伤口愈合中的组织反应，防止瓣的分离，利于止血和结缔组织再生，促进新附着。

四环素 (tetracycline)： 用四环素处理根面，具有去除玷污层、降解内毒素、使根面脱矿、暴露胶原纤维的作用，同时还具有抗菌作用及抑制胶原酶的作用。应用时多是用蘸有2.5%溶液的棉球在根面涂擦2分钟，来处理根面。盐酸米诺环素是四环素族药物，用于处理根面，与四环素的作用相同，体外实验表明能促进牙周膜细胞在牙根面的贴附和增殖。临床研究显示，用四环素族药物处理根面，具有增加结缔组织附着的倾向。目前临床应用主要用于结缔组织移植治疗牙龈退缩的手术中。

乙二胺四乙酸 (EDTA)： 乙二胺四乙酸 (ethylenediaminetetracetic acid，EDTA) 是一种螯合剂，在pH值为中性的条件下，能与羟基磷灰石中的钙离子络合，使根面脱矿，能有效去除根面玷污层，选择性地去除矿化组织，暴露根面胶原纤维。动物实验显示，EDTA根面处理组的结缔组织附着情况优于枸橼酸处理组。有扫描电镜研究证实，24% 的 EDTA 去除牙本质表面的玷污层和暴露胶原纤维的效果比其他浓度的效果好。因此，在临床上使用 24% 的 EDTA 处理根面。临床应用中，EDTA常常与釉基质蛋白联合应用，先用EDTA处理根面，再将釉基质蛋白应用于牙周缺损处，可促进牙周组织的再生。

釉基质蛋白
Enamel Matrix Proteins

釉基质蛋白 (enamel matrix protein) 是牙齿发育过程中 Hertwigs 上皮根鞘所分泌的蛋白，主要是成釉蛋白 (amelogenin)，在牙骨质形成前分泌于根面上，能诱导无细胞牙骨质的形成，因而被认为有利于牙周组织的再生。在国外已有商品化产品：Emdogain，是从猪牙胚中用纯酸提取出的釉基质提取物 (enamel matrix derivatives，EMD)。临床应用研究显示，用釉基质蛋白组与不用的对照组相比，有更多的新骨形成。动物实验和近来的人类组织学研究显示，术中在骨袋内应用釉基质蛋白，术后有新牙骨质、牙槽骨和牙周膜的形成，即有牙周组织的再生。因此，釉基质蛋白在牙周再生治疗中具有较好的应用前景。

釉基质蛋白一般与 EDTA 联合应用。应用方法如下：

1. 切口及翻瓣：与植骨术和引导性组织再生术的翻瓣处理相同。
2. 清创及根面平整：彻底清除肉芽组织以及根面牙石和菌斑，彻底的根面平整。
3. 完全控制缺损内的出血。
4. 用 24% 的 EDTA 处理根面 15 秒，然后用大量生理盐水冲洗干净。可去除玷污层，使根面脱矿，有利于釉基质蛋白的附着。
5. 将胶状的釉基质蛋白注入缺损区内，完全覆盖裸露的根面，注意避免血液和唾液的污染。

6. 龈瓣复位、缝合，关闭创口。颊、舌龈瓣要在邻面对接完好，以保证创口的完全闭合。

7. 放置牙周保护剂，以利保护术区。

8. 术后护理：与其他牙周组织再生治疗相同，并建议术后全身使用抗生素，有助于术后的感染控制。

多肽生长因子的应用
Application of Polypeptide Growth Factors

炎症区内细胞分泌的多肽生长因子在创口的愈合过程中具有调节作用。可调节结缔组织细胞的移动、增殖、蛋白和其他细胞外基质的合成。这些生长因子包括：血小板衍生生长因子 (p1atelet derived growth factor，PDGF)、胰岛素样生长因子 (insulin-like growth factors，IGF)、骨形成蛋白 (bone morphogenetic proteins，BMP)、碱性成纤维细胞生长因子 (basic fibroblastic growth factor，bFGF)、转化生长因子 (transforming growth factor，TGF) 等。将这些生长因子应用于牙周组织再生治疗中，可促进牙周膜中的细胞移动、增殖及胞外基质蛋白质的合成，使其沿根面向冠方生长，利于牙骨质和骨的形成。已有应用IGF、PDGF和两种生长因子联合应用的临床试验研究，但目前尚未在临床中推广使用。近来，有将富血小板血浆用于牙周组织再生治疗的报告，富血小板血浆含有多种生长因子，因此可以认为是自身来源的生长因子。临床结果显示，富血小板血浆具有促进牙周组织再生的作用。

联合应用
Combined Applications

单一的牙周组织再生治疗方法都有其各自的优点，但也有其局限性，从组织工程学的原理出发，将细胞、支架材料和生长因子联合应用，会获得更好的结果。因此，已呈现出将多种方法联合应用的趋势。

将植骨术与引导性组织再生术 (GTR) 联合应用，植入的骨材料可防止 GTR 术中膜的塌陷，并作为支架利于再生细胞的生长，发挥植骨术和引导性组织再生术的共同优势，进一步提高再生治疗的效果 (见彩图 24-3)。在应用中，除翻瓣、清创等处理外，先将植骨材料植入，再放入 GTR 的膜材料，膜材料要将植骨材料完全覆盖，然后再将龈瓣复位缝合，关闭创口。其他手术的要求、注意事项及术后护理与植骨术和 GTR 相同。

前述提及的其他促进牙周组织再生治疗的方法，如生长因子，可与植骨术或GTR术等联合应用，共同发挥促进组织再生的作用，提高治疗效果。

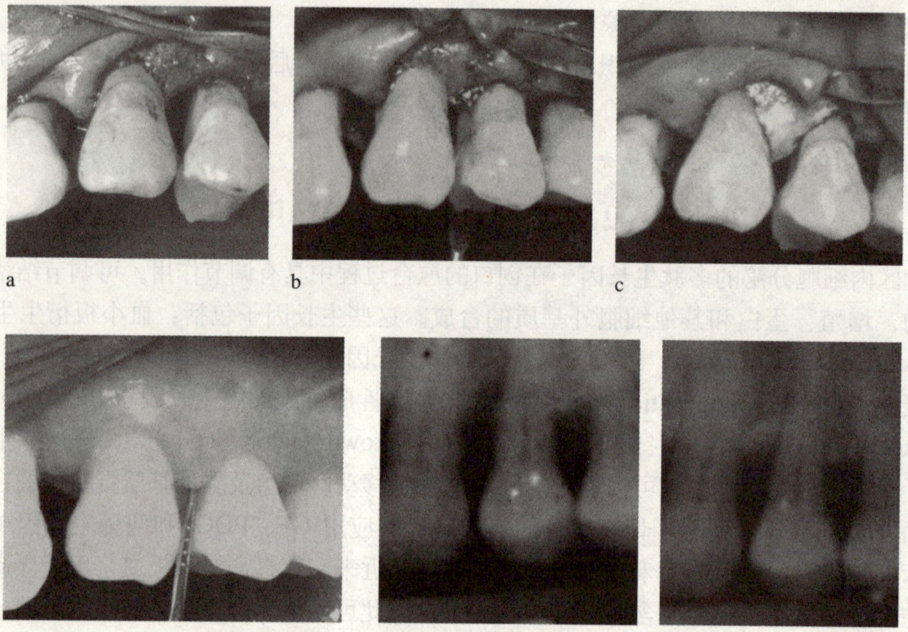

a b c d e f

图 24-3 GTR 与植骨术联合治疗

a. 治疗前袋深 7mm，术中可见垂直骨吸收；b. 采用植骨术与 GTR 联合治疗，植入骨粉；c. 放置屏障膜 (胶原膜)，然后龈瓣复位缝合；d. 术后 1 年探诊深度 3mm；e. 术前 X 线片显示垂直骨吸收；f. 术后 X 线片显示骨袋修复，牙周膜连续。

(欧阳翔英医师提供)

24-4 牙周再生治疗的评价 Evaluation of Periodontal Regeneration

牙周组织再生的评价方法 Methods for Evaluation of Periodontal Regeneration

牙周组织再生治疗后，需要对治疗后的效果进行评价，对牙周组织再生的评价主要包括下述方法：

1. **临床牙周探诊** (periodontal probing)：通过牙周探诊方法，比较术前和术后的牙周探诊深度、附着水平以及骨高度的变化，可检测出术后的临床效果。临床附着水平的变化是最常用的指标。但要注意，临床附着获得并不能准确反映结缔组织的新附着，有长结合上皮性愈合时，临床附着水平也改善，但却没有新附着 (图 24-4)。另外，探诊的准确性受探诊力量、探诊位置、探诊角度、牙龈炎症状况等因素的影响，会有一定的误差，因此，在用探诊方法进行评价时，要注意控制这些影响因素，提高探诊的准确性。控压探针的使用有利于消除探诊压力对探诊准确性的影响，探诊定位装置则可使探诊位置和探诊角度相对固定，大大提高探诊的准

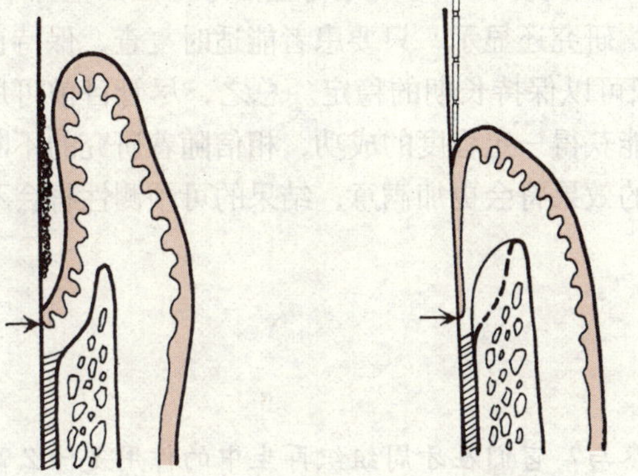

图 24-4 长结合上皮性愈合时，临床附着水平改善，但却没有新附着

确性和重复性。

2. 放射学评价：在临床上，骨的水平需要用X线片来显示，而评价骨的再生，则需要标准投照技术，最好能进行定位投照，使术前、术后的X线片一致，才能进行术前与术后的比较。但仍会有一些误差，有研究显示，常常会低估术前的骨吸收量以及术后骨增加的量。采用术前、术后X线片的计算机数字减影分析，可提高准确性，并可反映出骨密度的变化。

3. 再次手术翻开观察 (re-entry)：在手术后的一定时间，通过手术翻瓣，直接观察术后骨的修复情况，直接测量骨的变化，能准确地反映牙槽骨的再生。但不能确定是否有新附着形成。在骨高度增加时，上皮也可深入根面，形成长结合上皮性愈合，在新生骨与牙根面之间没有功能性排列的牙周膜的连接。另外的缺点是，需要进行对患者来说不必要的手术，给患者带来一定的手术痛苦，患者常难以接受，只能用作临床研究的评价方法，不宜作为临床常规检查方法。

4. 组织学评价：从手术后的愈合区获取牙齿及组织块，进行组织学分析和测量。只有这种方法才能准确确定术后形成的附着类型，提供明确的证据证明是否有牙周附着的再生。但这种方法需在治愈后拔除牙齿并切除其周围的牙周组织，临床上不可能实施。

在上述这些评价方法中，只有组织学评价能最准确地确定新附着的形成，但无法用于临床，再次手术翻开观察能提供牙槽骨再生的证据，然而患者也往往不愿接受再次手术，因此，在临床工作中主要依靠的是牙周探诊和X线检查方法。医生应对这些不同检查方法所获得的结果有清醒的认识。

BOX 24-4 牙周组织再生的评价方法

1. 临床牙周探诊
2. 放射学评价
3. 再次手术翻开观察 (Re-entry)
4. 组织学评价

牙周再生治疗的效果
Outcomes of Periodontal Regenerative Therapy

到目前为止，人类临床研究及组织学研究显示，GTR 在治疗骨下袋和下颌牙Ⅱ度根分叉病变中能获得一定程度的牙周组织再生，在对这两种病损的治疗中，GTR 治疗所获得的临床效果明显优于单纯翻瓣术。而对Ⅲ度根分叉病变和上颌的Ⅱ度根分叉病变，GTR 治疗的效果不能肯定，有些效果好，有些则效果差，结果难以预测。GTR与其他再生治疗方法如植骨术、根面处理等的联合应用，能提高再生治疗的效果。研究还显示，只要患者能适时复查，保持良好的口腔卫生，通过GTR所获得的再生牙周组织可以保持长期的稳定。总之，尽管目前可用于牙周再生治疗的病变类型依然有限，但毕竟已能获得一定程度的成功，相信随着研究的不断展开和深入，新方法的不断提出，牙周再生治疗的效果将会更加满意，结果的可预测性将会不断提高，应用范围也将会更加广泛。

思考题

1. 在牙周组织伤口愈合中有哪些来源的细胞参与？它们在牙周组织再生中的作用是什么？
2. 促进牙周组织再生的方法有哪些？
3. 要获得满意的牙周组织再生治疗效果，需考虑哪些因素？

参考文献

1. Nyman S, Karring T, Lindhe J. Healing following implantation of periodontitis-affected root into gingival connective tissue. Journal of Clinical Periodontology, 1980, 7 : 394
2. Karring T, Nyman S, & Lindhe J. Healing following implantation of periodontitis affected roots into bone tissue. Journal of Clinical Periodontaology, 1980, 7 : 96
3. Gottlow J. Nyman S, Karring T. New attachment formation as the result of controlled tissue regeneration. Journal of Clinical Periodontology, 1984, 11 : 494
4. Nyman S, Lindhe J, Karring T. New attachment following surgical treatment of human periodontal disease. Journal of Clinical Periodontology, 1982, 9 : 290
5. Ellegaard B, Karring T, Listgarten M. New attachment after treatment of interradicular lesions. Journal of Periodontology, 1973, 44 : 209
6. Ellegaard B, Karring T, Davies R, & Löe H. New attachment after treatment of intrabony defects in monkeys. Journal of Periodontology, 1974, 43 : 368
7. Karring T & Cortellini P. Regeneration therapy: Furcation defect. Periodontology 2000, 1999, 19 : 115
8. Cortellini P & Tonetti M. Focus on intrbony defects: Guided tissue regenaration (GTR). Periodontology, 2000, 22 : 104
9. Karring T, Lindhe J, & Cortellini P: Regenerative periodontal therapy. In: Lindhe J, Karring T, Lang NP, et al. Clinical periodontology and implant dentistry. 4th ed. Copenhagen: Blackwell Munksgaard, 2003 : 650
10. Carranza FA, McLain PK, & Schallhorn RG. Regenerative osseous surgery. In: Newman MG, Takei HH, Carranza FA. Carranza's Clinical Periodontology. 9th ed. Philadelphia: WB Saunders Co, 2002 : 804
11. 欧阳翔英，张刚，耿素芳，曹采方，张万林. 引导性组织再生术治疗Ⅱ度根分叉病变. 中华

口腔医学杂志, 1999, 34 (5): 272
12. 贯惠梅, 欧阳翔英, 曹采方. 用米诺环素处理病变牙骨质的体外效果. 现代口腔医学杂志, 2002, 16 (4): 292
13. Tonetti M, Pini-Prato G & Cortellini P. Factors affecting the healing response of intrabony defects following guided tissue regeneration and access flap surgery. Journal of Clinical Periodontology, 1996, 23 : 548
14. Pontoriero R, Lindhe J, Nyman S. Guided tissue regeneration in degree II furcation-involved mandibular molars. A clinical study. Journal of Clinical Periodontology, 1988, 15 : 247
15. Machtei E, Cho M, Dunford R. Clinical, microbioloical, and histological factors which influence the success of regenerative periodontal therapy. Journal of Periodontology, 1994, 65 : 154
16. Machtei E, Dunford R, Norderyd J. Guided tissue regeneration and anti-infective therapy in the treatment of Class II furcation defects. Journal of Periodontology, 1993, 64 : 968
17. Anderegg C, Metzeler D, Nicoll B. Gingival thickness in guided tissue regeneration and associated recession at facial furcation defects. Journal of Periodontology, 1995, 66 : 397

(欧阳翔英)

25 牙周成形手术 Periodontal Plastic Surgery

应知应会的内容：

1. 生物学宽度的概念。
2. 牙冠延长术的适应证、禁忌证、手术方法及术后修复时机。
3. 膜龈手术的目的。
4. 各种膜龈手术的适应证。

随着牙周病学的发展，牙周手术治疗的适用范围也有了很大的扩展，除了适用于治疗牙周疾病，维护牙周组织健康外，还用于解决与美容和修复有关的问题。目前对这类手术的临床需求不断增加，手术方法在不断地改进和完善，并不断有新的方法提出。1957 年 Friedman 最初提出了膜龈手术 (mucogingival surgery) 的概念，是多种软组织手术的总称，指用于保存牙龈、纠正异常系带或肌肉的附着、增加前庭深度等的手术。随着手术种类和范围的不断扩大，膜龈手术的定义已不足以概括。1993 年 Miller 建议称为牙周成形手术 (periodontal plastic surgery)，除原有膜龈手术的内容外，还包括了改正牙槽嵴形态和软组织美学的内容。1996 年牙周病学世界研讨会对牙周成形手术所下的定义为：用于防止或改正因解剖、发育、创伤或疾病引起的牙龈、牙槽粘膜或骨的缺损的手术。

牙周成形手术主要是解决牙周软、硬组织结构的缺陷，及其带来的与美学和/或修复有关的问题。概括起来，可以大致分为两个方面，一方面是仅涉及附着龈、牙槽粘膜、系带或前庭沟区等牙周软组织的手术，例如：通过各种软组织移植术治疗牙龈退缩，解决龈缘外形不协调、根面暴露及随之带来的美观和牙齿敏感问题；通过手术进行龈乳头重建以解决牙间乳头缺失所造成的不美观的“前牙黑三角”问题；通过系带切除术而解决系带附着异常问题等。另一方面则是牙周软、硬组织均涉及，主要目的是解决美观问题和/或利于修复。例如：可通过牙冠延长术暴露牙齿固有结构，延长临床牙冠从而利于修复；通过牙冠延长术解决“露龈笑”等美观问题；通过软组织或硬组织移植来增宽缺牙区的牙槽脊，以解决因牙槽脊塌陷带来修复后不美观和功能问题；通过软或硬组织移植等手术解决牙种植体周围的美观缺陷等。本章中仅介绍牙冠延长术和一些膜龈手术。

BOX 25-1 牙周成形手术

涉及软组织	
软组织移植术	增加附着龈宽度 覆盖因牙龈退缩所造成的裸露根面
龈乳头重建术	消除前牙间隙区的“黑三角”
系带切除（成形）术	纠正系带及肌肉附着异常
涉及软、硬组织	
牙冠延长术	暴露临床牙冠，以利修复 改正露龈笑
牙槽脊增宽（增高）术	改善前牙修复体的美观问题 改善后牙修复体的功能 改善种植体的功能和美观

25-1 牙冠延长术 Crown Lengthening Surgery

牙冠延长术 (crown lengthening surgery) 是通过手术的方法，降低龈缘位置、去除相应的牙槽骨以暴露健康的牙齿结构，使过短的临床牙冠加长，从而利于牙齿的修复或解决美观问题。

生物学宽度 (biological width) 是指从龈沟底到牙槽嵴顶的距离，约为 2mm 左右，包括结合上皮的长度 (平均0.97mm) 和牙槽嵴顶冠方附着于根面的牙龈结缔组织的宽度 (平均1.07mm)。这一距离基本上是恒定的。牙冠延长术正是基于生物学宽度的原理，通过手术降低牙槽嵴顶和龈缘的水平，在龈沟底与牙槽嵴顶之间建立起符合生物学宽度的距离。

当对牙齿进行修复时，修复体边缘距牙槽嵴顶的距离必须大于生物学宽度的距离，才能保证牙周组织的健康。如果修复体边缘侵犯了生物学宽度，就会出现牙龈红肿等炎症表现及牙槽骨吸收。因此，在解决修复问题而施行牙冠延长术时，要充分考虑到生物学宽度，并同时考虑形成龈沟的深度和修复体边缘放置的位置。(图25-1)

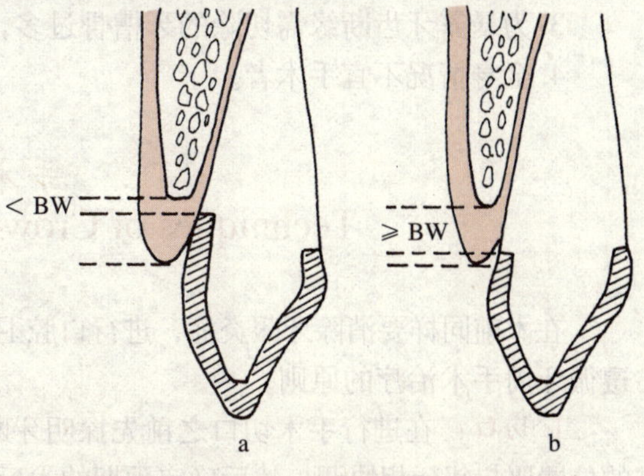

图 25-1 修复体的龈端位置与牙周健康

a. 修复体的龈端到牙槽嵴顶的距离小于生物学宽度(biological width，BW)，出现牙龈红肿等炎症表现和牙槽骨吸收；b. 修复体龈端应位于龈沟中部，距牙槽嵴顶的距离符合生物学宽度

适应证
Indication of Crown Lengthening Surgery

1. 因牙齿折裂、龋坏等原因形成的残根边缘达龈下，影响牙体预备、取印模及修复，需将牙根断缘暴露者。

2. 龋坏达龈下、根管侧穿或牙根外吸收在牙颈1/3处，而该牙尚有保留价值者，需将其暴露出来，以利治疗。

3. 破坏了生物学宽度的修复体，需手术重建生物学宽度，并暴露出一定的牙齿结构，以重新修复。

上述都是残根边缘位于龈下，原本无法修复和修复后导致牙龈炎症，可以采用牙冠延长术将位于龈下的牙断缘暴露，使修复得以进行，同时保持牙龈的健康。当然，有些牙通过正畸牵引也可使残根暴露出来，但需要的时间较长，有些病例会复发。

4. 临床冠过短，修复体难以固位，或无法粘贴正畸装置者。通过牙冠延长术可使临床冠延长，解决修复体的固位问题。

前述的几种适应证中，患牙牙根都需有一定的长度，在手术切除部分牙槽骨后，仍能保证足够的牙周支持。

5. 因牙齿被动萌出不足或牙龈过长而引起的露龈笑 (gummy smile)，需改善美观者，通过牙冠延长术可得以解决。

禁忌证
Contraindications of Crown Lengthening Surgery

1. 牙根过短，冠根比失调者。

2. 牙齿折断达龈下过多，为暴露牙齿断缘而做骨切除术后，剩余的牙槽骨高度不足以支持牙齿行使功能者。

3. 为暴露牙齿断缘需切除的牙槽骨过多，从而导致与邻牙不协调或明显地损害邻牙者。

4. 全身情况不宜手术者。

手术方法
Techniques of Crown Lengthening Surgery

在术前同样要消除牙龈炎症，进行口腔卫生指导，患者能较好地控制菌斑。术前准备工作遵循牙周手术治疗的原则。

1. 切口：在进行手术切口之前先探明牙断端的位置及范围，在前牙，还应考虑术后龈缘的位置要与邻牙相协调，然后确定预期的术后龈缘的位置，根据术后龈缘的新位置而确定内斜切口的位置，即位于未来的龈缘处。若附着龈宽度不足，则需采用根向复位瓣术。

如果为解决露龈笑的前牙美容性牙冠延长术，切口位置应遵循牙龈的生理外形，龈缘应与

上唇的笑线一致，中切牙与尖牙的牙龈缘位置相同，而侧切牙的龈缘位置则偏向冠方1mm。(图 25-2)

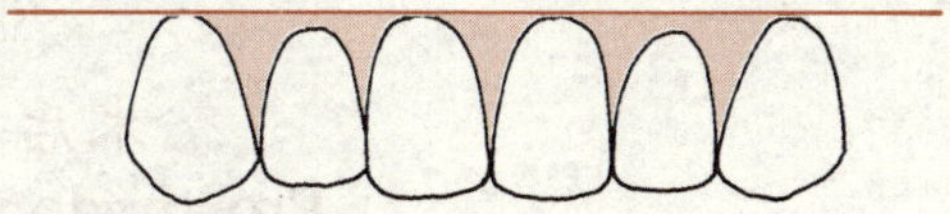

图 25-2 上前牙的龈缘位置关系

中切牙与尖牙的牙龈缘位置相同，而侧切牙的龈缘位置偏向冠方 1mm

2. 翻瓣及刮治：沿切口翻开全厚瓣，除去残留的领圈牙龈组织，并刮除肉芽组织，暴露根面或牙根断面。

3. 观察骨嵴的位置：观察骨嵴顶的位置，测量骨嵴顶与牙断缘的距离，如为前牙美容手术，则测量骨嵴顶到釉牙骨质界的距离以及中切牙、侧切牙、尖牙的协调关系。以判断是否需要进行骨切除。

4. 骨切除及骨修整：如果骨嵴顶距牙断缘的距离小于3mm，则需切除部分支持骨，一般骨嵴顶需降至牙断缘根方至少3mm处，使骨嵴顶的位置满足术后生物学宽度的需要，在骨修整时，需注意使骨嵴高度与其他部位及邻牙的骨嵴逐渐移行，不可有明显的悬殊，这样才能在术后获得良好的牙龈外形。(图25-3)

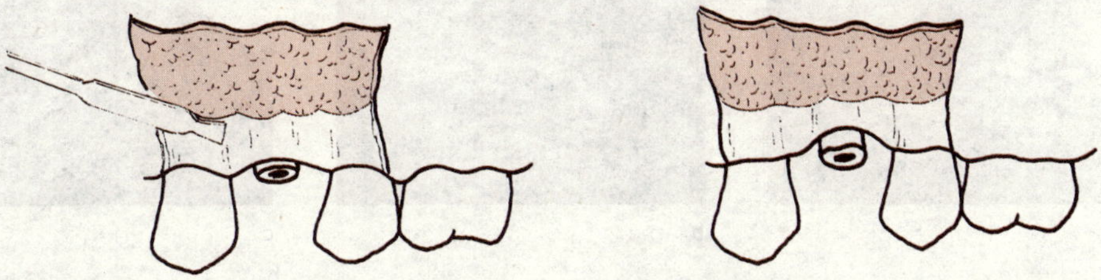

图 25-3 牙冠延长术

a. 翻瓣后露出牙断缘与骨 嵴顶的关系

b. 修整骨嵴顶，使其在牙断缘根方至少 3mm，并与其他部位和邻牙的骨嵴逐渐移行

若为改善露龈笑的美容手术，骨嵴顶应在釉牙骨质界根方2mm，使得术后牙龈缘位于釉牙骨质界的冠方lmm。若是特殊情况需暴露更多的临床牙冠，也可进一步降低骨嵴位置，但这类病例在术后必须进行全冠的修复，以达到美观目的。另外，还应注意中线两侧牙齿的龈缘位置要左右对称。

5. 根面平整：对暴露的根面进行彻底的根面平整，去除根面上残余的牙周膜纤维，防止术后形成再附着。

6. 龈瓣的修剪、复位及缝合：将龈瓣复位后观察其位置、外形和厚度，必要时做适当的修剪，龈瓣的厚度一定要适宜，过厚会影响术后牙龈缘的外形，过薄则可能会出现牙龈退缩。然后，将龈瓣复位并缝合于牙槽嵴顶处水平。一般采用牙间间断缝合，必要时可配合水平或垂直褥式缝合。

如果角化龈过窄，则可将龈瓣做根向复位，采用悬吊缝合。

7. 放置牙周保护剂：在对术区进行冲洗、压迫止血后，观察龈缘的位置及牙齿暴露情况，然后放置牙周保护剂。

8. 术后护理：与翻瓣术和骨切除术相同。

术后的修复治疗
Prosthodontics After Surgery

牙冠延长术后修复体的制作，应待组织充分愈合、重建后再开始，不宜过早。一般在术后4～6周组织愈合，龈缘位置基本稳定，在术后6周至6个月期间，仍可有<1mm的变化(继续龈退缩或冠向移动)。因此最好能够在手术后1～2周时先戴临时冠，永久修复体最好在术后6周以后再开始，涉及美容的修复应至少在术后2个月后开始。如果过早修复，往往会干扰组织的正常愈合，并在组织充分愈合后导致修复体边缘的暴露。手术效果见彩图25-4。

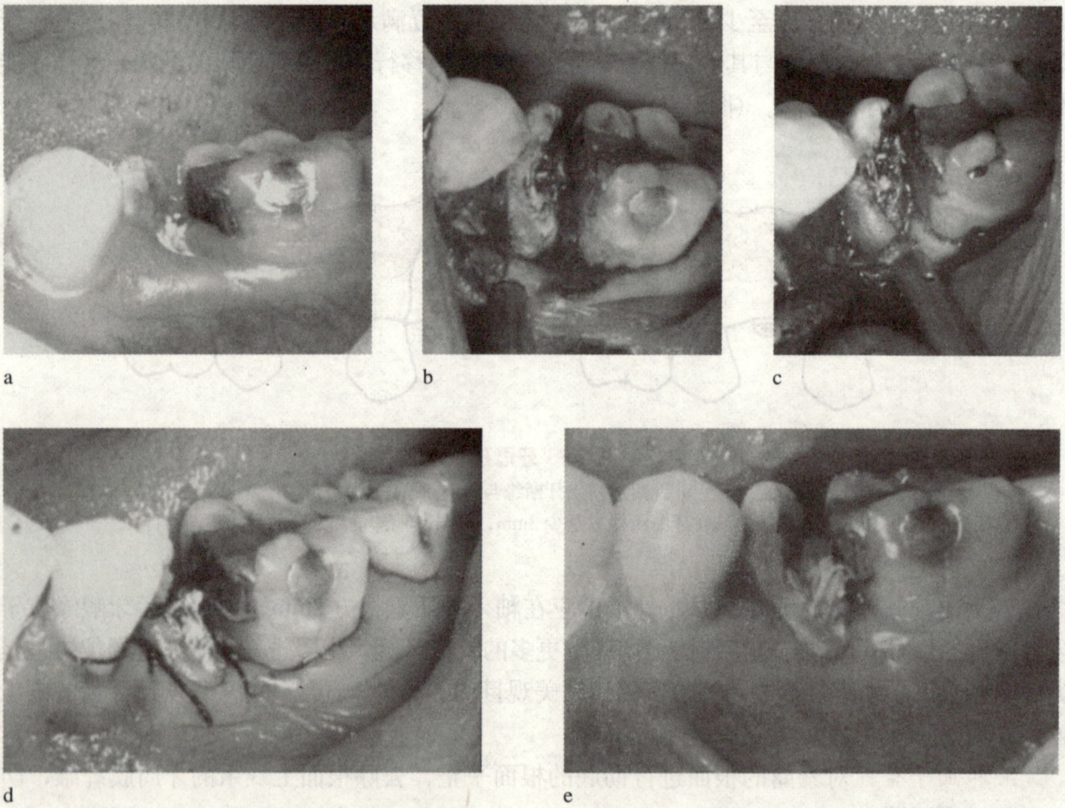

彩图 25-4　牙冠延长术

女，25岁，a. 术前牙折断至龈下；b. 术中见骨嵴顶几乎与牙断缘平齐；c. 骨切除术，使骨嵴顶降至牙断缘的根方3mm～4mm；d. 缝合后；e. 术后6周，牙断缘暴露出0.5～1mm。

（欧阳翔英医师提供）

25-2　膜龈手术 Mucogingival Surgery

膜龈手术是仅涉及软组织的牙周成形术。膜龈手术的目的是：

1. 增加附着龈的宽度，以支持龈缘。附着龈的宽度因人而异、因牙位而异，其正常范围在1～9mm之间。其表面被覆角化上皮，一般认为较宽的附着龈有保护作用，并有利于口腔卫生措施和菌斑控制。但文献报告，若能认真控制菌斑，即使附着龈很窄或无附着龈者，也能保持健康的牙周组织。然而，对于口腔卫生不够理想者，则需要一定宽度的附着龈。附着龈过窄时易受附近牙槽粘膜及肌肉的牵拉而使龈缘与牙面分离，附着龈过窄还常伴有前庭(vestibule)过浅，有碍口腔卫生的保持和可摘义齿的佩带，因此需要通过手术增宽附着龈或加深前庭沟。一般采用游离龈移植术(free gingival graft)来解决这类问题。

2. 覆盖裸露的根面，解决局限性牙龈退缩问题。用龈瓣覆盖因牙龈退缩所造成的个别牙的裸露根面，从而解决由龈退缩导致附着丧失和角化龈变窄的根面敏感和美学问题。

Miller于1995年将牙龈退缩牙根暴露病变进行了分度(见第十五章)。对于Ⅰ度和Ⅱ度龈退缩，可采用引导性组织再生术(guided tissue regeneration，GTR)治疗、侧向转位瓣术或上皮下结缔组织移植术来治疗，如达到预期的效果，可获得根面的完全覆盖；对Ⅲ度龈退缩，根面可获得部分覆盖；Ⅳ度龈退缩则不是适应证。

3. 解决系带附着异常问题。用系带成形术来矫正不良的系带或肌肉的附着异常问题。

膜龈手术治疗是否适宜进行，手术能否成功，受到许多因素的影响，在手术前要考虑到这些影响因素，以便进行适当的手术选择，在手术中和手术后也要注意这些因素，才能取得好的手术效果。要考虑的主要因素如下：

1. 术区应无菌斑、牙石和牙龈的炎症。膜龈手术需要在坚韧的牙龈上进行仔细而精确的切口和半厚瓣操作，如果术区存在牙龈炎症，则无法实现操作，因此术前应进行彻底的洁治、刮治和根面平整以及菌斑控制。

2. 牙齿位置。牙齿的排列影响牙龈缘的位置、附着龈的宽度、牙槽骨的高度和厚度。唇侧错位和扭转牙其唇侧的骨板也往往较薄，还可能有骨开裂，因而会出现牙龈退缩和根面暴露，膜龈手术后牙龈在根面附着的水平会受到牙齿排列的影响。如果患者存在牙齿错位，唇侧骨板薄，术中骨板暴露后牙槽骨会有进一步吸收的风险，影响手术效果，最好在术前或者术后能进行正畸治疗，改善牙齿的排列，以利于保持长久的疗效。

3. 充足的血供。移植的组织需要充足的血供才能成活，在原来裸露的根面处无血供，血供的来源依赖于牙龈退缩部位根方和侧方的组织，根方组织比侧方组织能提供更好的血供。侧向转位瓣在根方有血供来源。上皮下结缔组织移植使用的是结缔组织像三明治一样被夹在半厚瓣中，这种设计使移植的组织能获得最大程度的血供，因而在同类的根面覆盖手术中的效果较好。

4. 受区(recipient site)和供区(donor site)部位的解剖。受区的前庭(vestibule)深度是一个重要的解剖学因素。牙龈退缩部位的前庭沟在术前需要有足够的深度，才能提供组织移植的空间。如果前庭沟过浅，需要通过手术加深前庭沟，增宽附着龈。供区能否提供足够的组织是另一个重要的解剖学因素。在龈退缩邻近部位要有足够厚度和宽度的牙龈组织，才能提供足够的转瓣组织，侧向转位瓣术才有条件进行。若要进行结缔组织移植术，一方面需要腭侧有足够厚度的牙龈组织，才能提供上皮下结缔组织，另一方面在邻近牙龈退缩的部位也需要有一定厚度的牙龈，才能进行半厚瓣处理。

5. 移植组织在受区的稳定性。移植组织从受区组织获得血供需要稳定的环境，这就需要通过必要的缝合，以使移植组织能稳定的固位于受区部位，应尽量以最少的缝合获得最大的稳定性。

6. 术区最小的创伤。成形手术依赖于精细的组织处理，不必要的组织创伤会导致组织坏死，应尽量避免，例如，应避免不必要的切口、瓣的过度剥离、撕裂、创伤性的缝合或过度的缝合，手术中应选择锐利的器械、细针、细线等，以使组织创伤减到最小。

游离龈移植术
Free Gingival Graft

从患者自身口腔内获取健康的带有角化上皮的游离龈组织，移植到附着龈过窄的患区，从而使附着龈加宽、前庭沟加深，这种手术称为游离龈移植术 (free gingival graft，FGG)。

以前曾用游离龈移植术治疗局限性牙龈退缩，覆盖裸露的根面，但效果往往较差，因此目前已很少用游离龈移植术来治疗牙龈退缩，而只是用于附着龈的增宽。

适应证 (Indications of FGG)

1. 附着龈过窄或无附着龈，同时伴有下列情况者：

(1) 牙槽粘膜及肌肉的牵拉使龈缘与牙面分离。

(2) 个别牙唇侧龈退缩，退缩的根方无附着龈或附着龈过窄。

(3) 前庭过浅，妨碍义齿的佩带和口腔卫生的保持。

(4) 固定修复体的边缘欲放在龈下，但边缘龈组织无附着龈或附着龈过窄。

有研究显示，有 1 ~ 2mm 的附着龈宽度就能维护牙龈的健康。因此，并非所有窄的附着龈区域都需要手术。只有存在上述情况时，才需要手术治疗。

2. 牙龈过薄，预计正畸治疗（尤其是扩弓治疗）后牙齿最终的位置可能导致骨开裂 (dehiscence) 和牙龈退缩，通过手术增加覆盖牙龈的厚度，会减少牙龈退缩的危险。

手术方法 (Techniques of FGG)

1. 麻醉：用传导阻滞麻醉或术区周边浸润麻醉，注意勿将麻药注入即将接受移植组织的区域，否则会使组织结构外形变化，不利于精确的手术，另外，麻药内含有的肾上腺素会使局部血管收缩，导致局部血供缺乏，不利于移植组织的成活。

2. 受区准备：

切口：沿膜龈联合作水平切口，不要切透骨膜，以便于下一步的半厚瓣翻瓣。切口长度根据所需治疗的牙位数决定。如果包含的牙位数少，可在两端做纵向松弛切口。

半厚瓣翻瓣及受区创面的形成：用锐分离法，沿切口向根方将牙龈做半厚瓣 (partial thickness flap)，保留骨膜和部分结缔组织在骨面上。将半厚瓣推向根方，将瓣的边缘缝合固定于根方的骨膜上，形成一个受区的创面 (图 25-5)。测量受区创面的大小，或用消毒过的锡箔剪成受区的大小及形状，以便获取相应大小的游离龈组织。用浸有生理盐水的纱布将创面覆盖，以暂时保护创面。

3. 从供区取游离龈组织：一般选择上颌双尖牙至第一磨牙腭侧的区域作为供区，从供区获取角化的牙龈组织。在距龈缘约 2 ~ 3mm 处 (图 25-4)，用 15 号刀片作浅切口，切口的长短根据测量的创面大小而定，也可按锡箔的形状作切口。沿切口用锐剥离法切取游离龈组织，切取的组织厚度以 1.0 ~ 1.5mm 为宜，包括角化上皮及其下方少许结缔组织。

薄的游离组织易于与受区创面密贴，并且容易成活，因为在移植后的最初期内，游离龈组织靠受区的组织液提供营养，若组织过厚，不能获得足够的营养，不利于成活，另外，也会

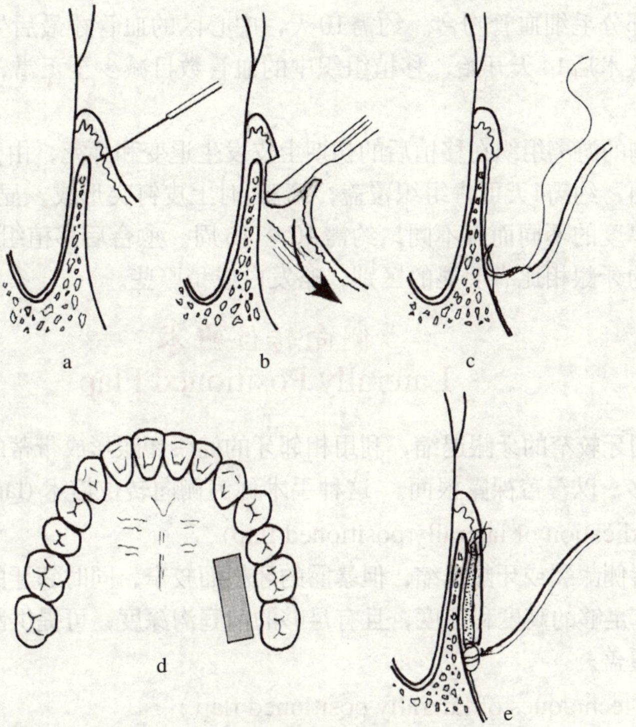

图 25-5 游离龈移植术

a. 膜龈联合处切口；b. 分离半厚瓣，将瓣向根方推移；

c. 将移位后的半厚瓣缝合固定于相应的骨膜上；d. 供瓣区取瓣；e. 移植后缝合固定。

在供区形成过深的创面。如果切取的游离龈组织较厚，在移植前也应进行修剪，除去游离龈瓣上带有的腺体和脂肪。

4. 游离龈组织的移植与缝合：先清除受区的血凝块，形成新鲜创面，将游离龈组织移植至受区的创面上，使移植组织与受区的结缔组织紧贴，避免边缘卷曲，然后将游离龈组织缝合固定。

缝合时用细针和细线 (5-0号)，以减小创伤。将游离龈组织的两角缝合于受区冠方端的骨膜上，只缝2针，使其固位即可，在游离龈组织的根方不必缝合，使呈“垂帘”状 (图 25-4)。尽量减少对移植组织的操作和损伤。用湿纱布轻压移植组织，排除组织下方的积血和空气，继续轻压1～2分钟，使组织紧贴。移植组织必须固位良好，才利于愈合。术区表面放置无菌处理过的锡箔，然后放牙周保护剂。

供区创面可放碘仿纱布或无菌锡箔，然后放置牙周保护剂。

5. 术后护理：告知患者在术后 3 天内应避免术区部位唇 (颊) 部的剧烈活动，以防移植组织的移位及影响愈合。术后用 0.12% 氯己定含漱，以控制菌斑。术后 10 天拆线，必要时可再放牙周保护剂 1 周，并指导患者保持良好的口腔卫生。

术后愈合过程 (Healing)

游离组织的成活取决于结缔组织能否在短期内与受区的组织愈合。在术后即刻，游离组织靠受区组织的血浆渗出物来维持营养和水分。第2～3天时，开始有血管长入瓣内，并与游离组织内残存的部分毛细血管吻合。约需10天，中心区的血管才最后生成，同时有结缔组织的纤维连接。约从术后14天开始，移植组织中的血管数目减少至正常，组织逐渐成熟，上皮角化层形成。

大多数病例的游离组织在移植后的初期上皮发生退变和坏死，由受区边缘处的上皮爬行至移植组织的表面，约需4天可将组织覆盖，第7天时上皮钉突形成。显微镜下组织的完全愈合，根据移植组织厚度的不同而有不同，约需 10 ~ 16 周。愈合后移植组织的颜色质地虽为正常，但与周围原有的牙龈相比有明显的区别，略发白或稍厚些。

侧向转位瓣术
Laterally Positioned Flap

为治疗个别牙较窄的牙龈退缩，利用相邻牙的健康牙龈形成带蒂的龈粘膜瓣，向牙龈退缩病变区滑行转移，以覆盖裸露根面。 这种手术称为侧向转位瓣术 (laterally positioned flap)。

适应证 (indication of laterally positioned flap)

个别牙的唇侧龈裂或牙龈退缩，但暴露的牙根面较窄，同时邻牙的牙周组织健康，附着龈较宽，牙槽骨有足够的高度和厚度，且有足够的前庭沟深度，可提供龈瓣，并能侧向转移，能将裸露的根面覆盖。

手术方法 (techniques of laterally positioned flap)

1. 麻醉：与游离龈移植相同，避免麻药直接注入受、供瓣区，用传导阻滞麻醉或术区周边浸润麻醉。

2. 受瓣区的准备：沿着局限性牙龈退缩的边缘约 0.5 ~ 1mm 处作一 V 形或 U 形切口，切口线要在健康组织上 (图 25-6)，切除所暴露根面周围的不良龈组织，并彻底刮除，使牙周膜间隙开放，以利细胞向根面爬行，附着于根面。牙根面若较凸，可略刮平，以利瓣贴合。

3. 供瓣区的处理：测量受瓣区缺损的宽度，在患牙的近中或远中形成一相当于受瓣区 1.5 ~ 2 倍宽的半厚瓣，如牙龈较薄也可为全厚瓣，高度与受瓣区相同。

一般在受瓣区创面近中或远中2个牙龈乳头处，在健康牙龈上作垂直于骨面的纵行切口，翻开半厚瓣或全厚瓣，形成带蒂的龈瓣，使龈瓣能侧向转位至受瓣区，并能将受瓣区的根面覆盖。如果龈瓣的张力较大，可将纵切口延长，使龈瓣松弛，增加活动性，以便于龈瓣的转移(图 25-6)。

4. 龈瓣侧向转位、缝合固定：清洗创口，将供区龈瓣侧向转位，覆盖受瓣区的根面，可

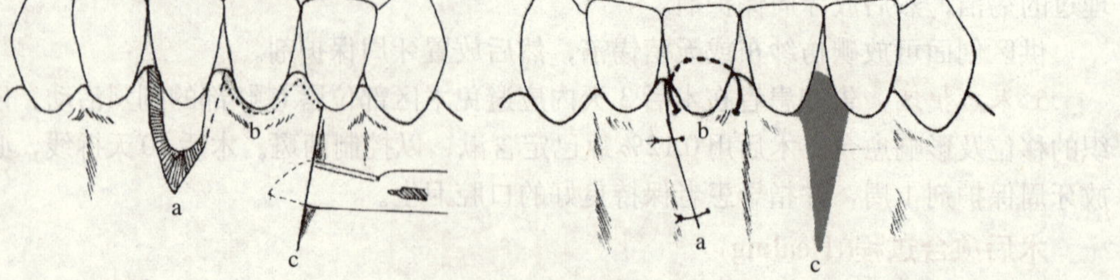

图 25-6 侧向转位瓣术

a. 受瓣区；b. 带龈乳头的转瓣；c. 供瓣区。

适当修剪龈瓣外形，使转位龈瓣的乳头与受瓣区的舌侧龈乳头相对应，缝合。为防止瓣滑向根方，可用悬吊缝合。

5. 供瓣区创面的处理：龈瓣转位后，供瓣区会遗留裸露的软组织创面，如为全厚瓣则会裸露骨面，在创面上可放置油纱布、或碘仿纱布、或锡箔。由于供瓣区邻近的牙周组织是健康的，因此，术后会向供瓣区创面生长，修复供瓣区的创面。

6. 牙周保护剂的放置：在术区表面包括受瓣区和供瓣区表面放置锡箔，然后放置牙周保护剂。

如果牙根暴露区的近远中径较宽，单侧龈瓣的宽度不能将裸露的根面完全覆盖时，可分别从近中和远中邻牙各制备一个带乳头的龈瓣，分别向受瓣区转位，两瓣在受瓣区中线处对接、缝合。有时两瓣连接的龈缘处需要用悬吊缝合，以防止龈瓣向根方滑动。然后放置牙周保护剂。这种从近、远中两侧转位的手术方法也称为双乳头转位瓣术 (double papilla flap surgery)。

术后 1 周左右拆线，术后护理同游离龈移植术。

上皮下结缔组织移植术
Subepithelial Connective Tissue Graft

20世纪80年代提出了一种旨在覆盖裸露根面的膜龈手术，特点是将带蒂的半厚瓣与自体的游离结缔组织移植相结合，以治疗单个牙或多个牙的宽而深的牙龈退缩。这种手术称为上皮下结缔组织移植术 (subepithelial connective tissue graft)，或简称为结缔组织移植术 (connective tissue graft)。

这种手术是从腭部获取上皮下的结缔组织，移植于受植区翻起的半厚瓣的下方，即夹在未翻开的骨膜及结缔组织层与翻开的半厚瓣之间，有利于移植组织的成活，提高覆盖成功率。供区的创面小，愈合快。虽然这种手术的操作难度较大，然而成功率较高，术后残留的牙龈退缩较少。这种手术与游离龈移植术相比，造成的腭侧伤口小，术后牙龈的颜色与邻牙区也更相近，美观效果更好。因此，其应用逐渐增多。

适应证 (indication)

Miller Ⅰ度和Ⅱ度牙龈退缩，单个牙或多个牙均可 (见彩图25-7)。对于MillerⅢ度龈退缩，根面只能获得部分覆盖。牙龈需有一定的厚度，能做半厚瓣，且具有充足的血供。上颌牙的牙

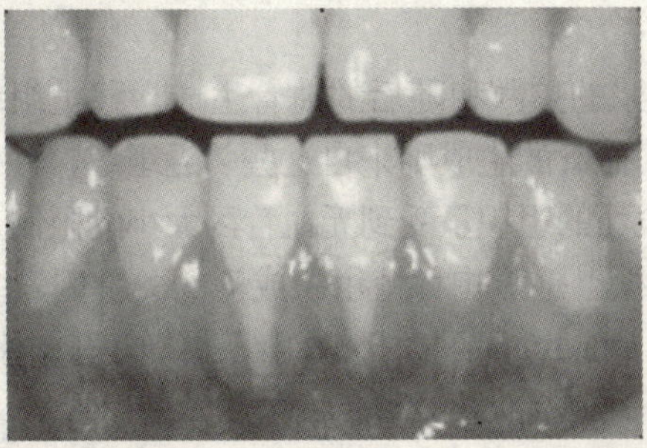

a

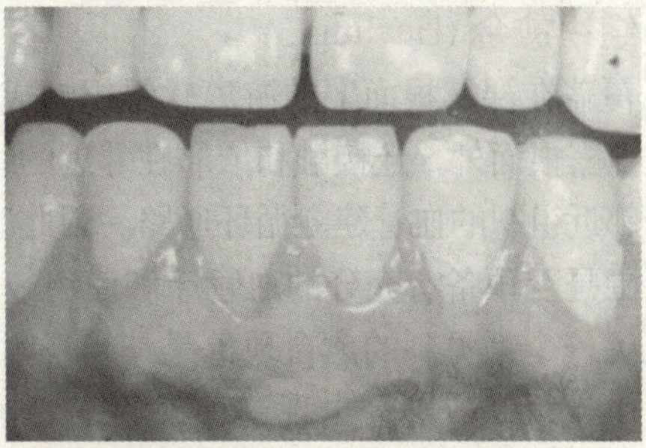

b

彩图 25-7　结缔组织移植术

女，21 岁，a. 左、右下中切牙牙龈退缩分别为 5mm 和 7mm；b.结缔组织移植术后半年，原裸露的根面被覆盖。

（欧阳翔英医师提供）

龈一般较厚，因而效果更佳。

手术方法 (techniques)

1. 裸露根面的处理：对牙龈退缩而裸露的根面进行根面平整，彻底刮净受植区根面，并可适当降低根面的凸度。一些学者建议进行根面化学处理，如用四环素等，然后用生理盐水冲洗，以提高根面的生物相容性。

2. 受植区处理：

切口：在龈退缩牙近、远中的唇侧牙龈上作一水平切口，不包括牙间乳头，切口位置在治疗牙的唇侧釉牙骨质界水平，基本上位于距龈乳头顶部约2mm处，如为多个牙，则分别作水平切口，这些切口位于相同的水平上。测量全部水平切口的长度，以便于采取相应大小的移植组织。在水平切口的近、远中末端做两个斜向纵切口，切口超过膜龈联合，以达到使龈瓣松弛的目的。

半厚瓣翻瓣：用锐分离法翻开半厚瓣，即保留骨膜和薄层结缔组织于骨面上，只翻开部分厚度的牙龈组织。半厚瓣要超过膜龈联合，直至半厚瓣能无阻力地复位至釉牙骨质界处 (图25-8-a)。半厚瓣翻开后，下方的创面即为受植区，为结缔组织创面。

3. 供区获取游离结缔组织：从上颌双尖牙及磨牙的腭侧牙龈切取上皮下结缔组织。在距龈缘2～3mm处作一水平切口，长度根据受植区的长度确定。在水平切口的两端作垂直切口，三个切口形成矩形。先翻开薄层的半厚瓣，再从瓣下方切取一块大小合适的结缔组织。也可在其表面带一窄条上皮，随结缔组织移植至受植区 (图 25-8-b)。

在获取结缔组织时，也可只作一个切口，不翻瓣，直接从该切口处切取深部的结缔组织。

4. 游离结缔组织的移植：将游离的结缔组织适当修剪，清除其上的脂肪组织后，立即放在受植区，覆盖根面及邻近的结缔组织创面上。如为带有窄条上皮的结缔组织，则使上皮位于患牙的釉牙骨质界处或其冠方。用细针和细的可吸收缝线，将移植的组织缝合固定在骨膜和被保留的龈乳头处 (图 25-8-c)。

5. 半厚瓣的复位：在将移植的组织缝合固定后，随即将受植区的半厚瓣作冠向复位，将结缔组织覆盖住，至少也要覆盖 1/2 ～ 2/3。缝合固定 (图 25-8-d)。

6. 供区的处理：将供区翻起的半厚瓣复位、缝合。创口小，可达一期愈合。

7. 保护剂的放置：术区先覆以锡箔，再放置牙周保护剂，以保护术区伤口。

8. 术后护理：同游离龈移植术。术后一周拆线。

组织愈合 (Healing)

覆盖在裸露根面上的游离软组织的成活依赖于血浆的扩散和随后的血管生成，移植组织除覆盖裸露根面外，还接触和依靠在邻近的结缔组织上，血管的生成则来自这些邻近组织，移植组织与邻近组织的血管建立循环通路。因此，术后覆盖根面的组织量受到无血管区大小的限制，缺损周围是否预备有充分的血管床和使用较厚的移植组织也是影响移植组织成活的关键因素。

另一个常见到的愈合现象是“爬行附着 (creeping attachment)”，即软组织边缘向冠方移位。术后 1 年组织成熟会出现这种现象。

游离结缔组织移植术后，组织在根面上形成的组织学附着的性质目前尚不清除，这方面的组织学研究报道很少，结果也不一致，有报道主要为长结合上皮愈合，有报道为结缔组织附着，也有报道有较多的新附着形成。因此仍需进一步研究确定。

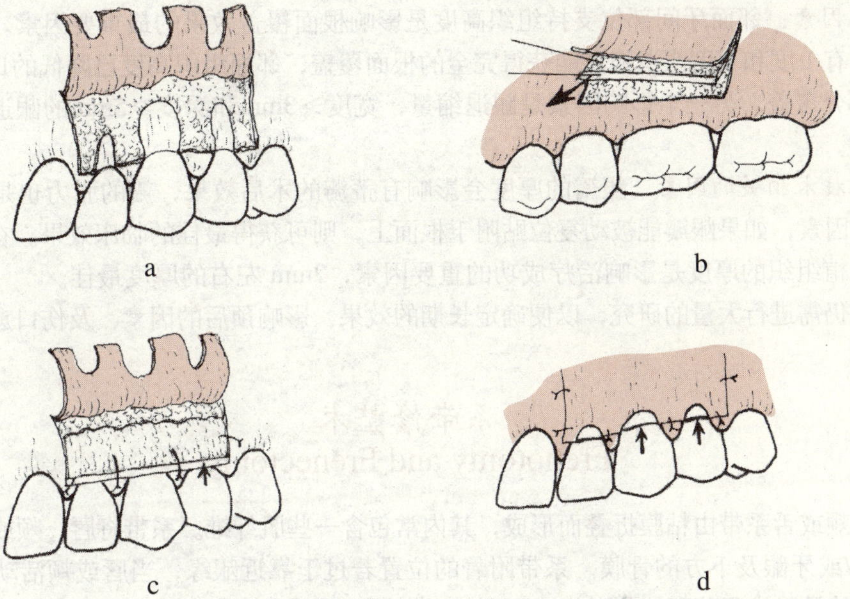

图 25-8　上皮下结缔组织移植术

a. 切口位于治疗牙的唇侧中央釉牙骨质界水平，不包括牙间乳头，翻起半厚瓣，暴露退缩区并形成受植区；

b. 在供区做两个平行的水平切口，在两端做纵切口，翻起 半厚瓣后，再切取一 块足以覆盖受区根面及结缔组织床的结缔组织，其表面带有窄条上皮；

c. 将上皮下结缔组织移植至受区，缝合固定，窄条上皮位于釉牙骨质界的冠方；

d. 将受区的半厚瓣尽量向冠方复位，覆盖移植物，缝合固定，使瓣与移植组织密贴。

根面覆盖治疗的效果 (clinical outcomes of root coverage)

用于根面覆盖治疗的方法主要有上皮下结缔组织移植术、侧向转位瓣术、引导性组织再生术、及冠向复位瓣术。这些方法都可获得不同程度的临床改善，牙龈退缩减轻，牙龈高度增加，附着水平增加，探诊深度很浅，部分病例能达到完全的根面覆盖。然而不同的方法，术后效果可能有所差异。游离龈移植和侧向转位瓣术治疗牙龈退缩的临床研究资料很少，方法尚不可靠，在减少牙龈退缩方面，结缔组织移植术的效果在统计学上显著优于 GTR，冠向复位瓣术的效果则与 GTR 无差别。但所有这些治疗方法目前都只能使部分病例达到完全的根面覆盖。

术后被覆盖的根面占术前裸露根面的百分比是常被用来评价治疗效果的指标。用此指标来评价，不同的手术方法结果不同，以结缔组织移植术的平均覆盖率最高，为86%，游离龈移植术的覆盖率是 63%，侧向转位瓣的覆盖率是 68%，冠向复位瓣术的覆盖率为 80%，GTR 的根面覆盖率为 75%。

术后根面被完全覆盖的部位占全部治疗部位的百分比，也是用来评价结果的指标。结缔组织移植术的百分比可达 61%，高于其他方法 (36% ~ 50%)。比较而言，结缔组织移植术在治疗牙龈退缩方面有一定的优势。

影响根面覆盖程度的因素仍有待进一步研究确定，已知的因素主要如下：

患者因素：口腔卫生会影响术后效果。造成龈退缩的因素如刷牙创伤等也会影响术后效果。患者吸烟是否会影响效果，尚有争议。

部位因素：邻面牙间部位支持组织高度是影响根面覆盖效果的最重要因素。从生物学观点看，只有Ⅰ度和Ⅱ度龈退缩才能获得完全的根面覆盖，邻面组织高度已降低的Ⅲ度龈退缩只能获得部分覆盖。另一个影响因素是龈退缩量，宽度＞3mm和深度≥5mm的龈退缩难以获得完全覆盖。

手术技术相关的因素：龈瓣的厚度会影响有蒂瓣的术后效果，瓣的张力也是影响术后效果的重要因素，如果龈瓣能被动复位贴附于根面上，则可获得最佳的临床效果。在游离组织移植中，移植组织的厚度是影响治疗成功的重要因素，2mm 左右的厚度最佳。

目前仍需进行大量的研究，以便确定长期的效果、影响预后的因素、及伤口愈合的生物学机制等。

系带修整术
Frenotomy and Frenectomy

唇、颊或舌系带由粘膜折叠而形成，其内常包含一些肌纤维。系带将唇、颊或舌连接于牙槽粘膜和/或牙龈及下方的骨膜。系带附着的位置若过于靠近龈缘，当唇或颊活动时会牵拉龈缘，使该处易于堆积菌斑等刺激物，不利于牙周组织的健康；如果翻瓣术区域有系带附着过于靠近龈缘，则会妨碍术后的愈合。因此，应有必要进行系带修整术 (frenotomy) 或系带切除术 (frenectomy)。系带修整术是将系带切断，改变其附着位置，使其不致妨碍龈缘；而系带切除术则是将系带连同它与骨面的联系一起切除，例如，上中切牙之间因粗大的唇系带相隔而出现较大间隙，此时可用系带切除术。

适应证 (indication)

1. 系带附着位置过于靠近龈缘，唇、颊活动时牵拉龈缘与牙齿分离，或影响翻瓣术后愈合者。

2. 系带粗大并附着至龈缘处，致使上中切牙出现间隙者。

手术步骤 (techniques)

在局部浸润麻醉下进行手术。用止血钳夹住系带，钳喙直指移行沟，在止血钳喙的上、下两侧各作一切口直达移行沟。两切口之间呈V形，止血钳所夹部分即被切除。钝剥离创口下的纤维组织，使系带完全松弛，创口呈菱形 (图 25-9)。沿系带纵行方向作间断缝合，如果在中间部位张力大，可作褥式缝合。压迫止血。一周后拆线。

系带切除术常可与翻瓣术或游离龈移植术同时进行。

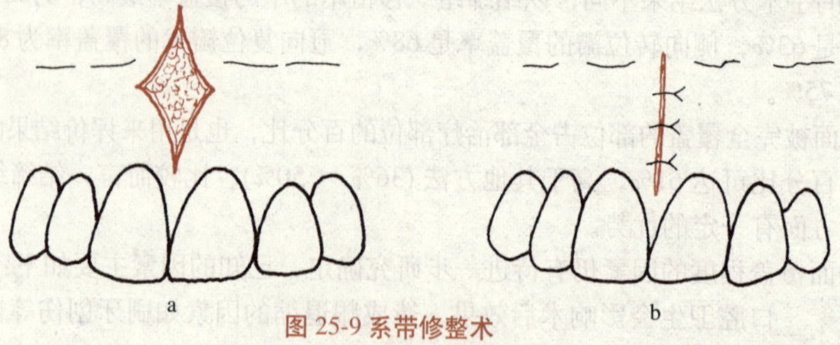

图 25-9 系带修整术

a. 系带切除后形成菱形的创面；b. 缝合

思考题

1. 前牙冠根折达龈下 4mm，修复前的牙周治疗内容、方法、及要注意的问题？
2. Miller Ⅱ度牙龈退缩的治疗方法有哪些？选择治疗方法时应考虑哪些问题？

参考文献

1. Herero F, Scott JB, Maropis PS. Clinical comparison of desired versus actual amount of surgical crown lengthening. Journal of Periodontology, 1995, 66 : 568
2. 韩蔚, 欧阳翔英, 王新知. 牙冠延长术的疗效研究及影响因素分析. 中华口腔医学杂志, 2004, 39 (4) : 280
3. Brackett RC, Gargiulo AW. Freegingival grafts in humans. Journal of Periodontology, 1970, 41 : 581
4. Grupe J, Warren R. Repair of gingival defects by a sliding flap operation. Journal of Periodontology, 1956, 27 : 290
5. Pfeifer J & Heller R. Histologic evaluation of full and partial thickness lateral repositioned flaps. A pilot study. Journal of Periodontology, 1971, 42 : 331
6. Langer V & Langer L. Subepithelial connective tissue graft technique for root coverage. Journal of Periodontology, 1985, 56 : 715
7. Roccuzzo M, Bunino M, Needleman I, Sanz M. Perodontal plastic surgery for treatment of localized gingival recessions: a systematic review. J Clin Periodontol, 2002, 29 (Suppl 3) : 178
8. Wennström JL & Pini Prato GP. Mucogingival therapy-periodontal plastic surgery. In: Lindhe J, Karring T, Lang NP, et al. Clinical Periodontology and Implant Dentistry. 4th edition, Copenhagen: Blackwell Munksgaard, 2003 : 576
9. Takei H, Azzi RA. Periodontal plastic and esthetic surgery. In: Newman MG, Takei HH, and Carranza FA, et al. Carranza's clinical periodontology. 9th edition, Philadelphia: WB Saunders Co, 2002 : 851

(欧阳翔英)

26 牙周病的维护治疗
Periodontal Maintenance Therapy

应知应会的内容：

1. 牙周维护治疗的概念。
2. 牙周病预防和维护治疗的生物学基础。
3. 牙周病危险因素及风险评估在维护治疗中的特殊意义。
4. 牙龈炎和牙周炎患者的维护治疗。
5. 牙周病的长期疗效及评估。

26-1 牙周维护治疗的生物学基础 Biological Basis for Periodontal Maintenance

牙周维护治疗(periodontal maintenance, PM)，又称牙周支持治疗(supportive periodontal therapy, SPT)。菌斑是引起牙周病的始动因子，牙周破坏程度和进展与宿主反应息息相关，而各种牙周病危险因素又在宿主与微生物的互动中起着重要的作用。大量研究已清楚表明，牙周治疗后的定期专业维护治疗是牙周整体治疗计划必不可少的重要一环，它对于有效控制菌斑和各种牙周病危险因素，预防牙周病的复发具有极其重要的作用，也是维持牙周长期疗效的唯一有效手段。

目前认为，菌斑以生物膜(biofilm)形态不断附着在牙面。正常情况下，它与牙周组织保持一种良性互动的关系，通过各种复杂的调控机制，两者处于一种平衡的状态。而在牙周病变过程中，正常的菌斑生物膜成分及结构发生根本变化，演变为具致病性的菌斑生物膜(pathogenic plaque biofilm)，致使各种牙周致病菌(periodontopathogens)在相对易感的个体引起牙周炎，造成牙周组织不同程度的破坏。常规的牙周治疗旨在改变致病性的菌斑生物膜，促进牙周组织的愈合。牙周治疗后短期内，牙周致病菌即可重新集聚并引起再度感染和病变的进展。研究已清楚表明，定期维护治疗有助于保持正常的口腔微生态，以及正常的菌斑生物膜与宿主的相对平衡的状态，从而维护牙周组织的健康。在这个意义上讲，阶段性牙周病的良好治疗效果，一般称之为控制(control)，而绝不应认为是治愈(cure)。牙周治疗疗效的长期维护及牙周健康是与定期牙周支持治疗密不可分的。

有研究显示，牙周炎患者的缺失牙数与维护治疗的间隔期成一种正相关关系，牙周治疗后10年内有定期维护治疗的患者，其牙周整体状况明显优于没有定期维护治疗的患者。对于有种植体(dental implant)的牙周病患者，牙周支持治疗为保持种植体长期的健康及稳定，以及防止种植体周围炎(periimplantitis)等不良后果具有同样重要的作用。研究表明，对于牙周炎患者来讲，单纯的自我口腔保健并不足以维持牙周附着的稳定及牙周健康。此外，一般认为，并非所有牙龈炎都会发展成为牙周炎，但目前并没有可靠的指标和诊断方法可以将那些能发展成牙周炎的牙龈炎加以预先识别。因此，定期维护治疗对于预防牙周炎也是非常必要的。牙周维护治疗主要目的包括：1) 通过定期的维护治疗旨在预防或减少牙周病复发的可能，同时使牙龈炎，如药物性牙龈增生，得到更好的控制。2) 预防或减少牙齿和种植体的缺失，以维持其长期的稳定。3) 及时发现及处理口腔中其它疾病和不良状况。

26-2 牙周维护治疗的原则及主要内容 The Principle and Treatment Considerations of Periodontal Maintenance

牙周维护治疗应基于对该患者以往的病情、各种牙周病危险因素、临床状况的评估、口腔卫生以及菌斑控制的水平，因人而异地作出相应的决定(tailor-made decision)，以反映每个患者的不同需要。一般来说，牙周维护治疗的主要内容及正确步骤如下：

1. 评估及更新全身病史及口腔病史。
2. 临床评估：包括口腔外部及口腔内部软组织，将结果与前一次的结果相比。

1) 牙殆检查包括：牙齿动度、咬合关系及相关因素、冠及根面龋、固定修复体及义齿的密合状况，以及其它内容，如开殆及锁殆等；

2) 牙周检查包括全口菌斑及牙石情况、探诊深度 (probing depth，PD)、探诊出血 (bleeding on probing，BOP)、附着丧失 (loss of attachment)、根分叉病变 (furcation involvement)、牙龈退缩 (gingival recession)、溢脓 (exudates/suppuration)、以及微生物学测试 (如有需要) 等；

3) 种植体及其周围组织的检查包括菌斑、探诊深度、探诊出血、检查修复体和基台的情况、种植体的稳定性、咬合关系及其它与疾病进展相关的状况，如疼痛和溢脓等。

3. X 线片检查应按照不同患者的病情及诊断需要，更新 X 线片的记录，以便评估牙齿、牙周组织以及种植体的状况，及时发现并记录任何异常状况和病变。

4. 根据临床及 X 线片检查结果与初诊或上次记录进行对照，评估牙周状况及其改变。

5. 患者菌斑控制 (plaque control) 的实施和强化 (reinforcement)，以及纠正个人的口腔卫生行为，如牙膏的选择、刷牙方法和牙线使用以及使用其他菌斑控制工具的情况，如牙间隙刷 (interdental brush)、单头牙刷 (single-tufted brush) 及牙签 (toothpick) 等。

6. 与患者的沟通 (communication) 十分重要，应告知患者目前的口腔状况及相应的治疗计划，并激励 (motivate) 患者保持长期维护牙周健康的信心。如有需要，还应进行多学科咨询和会诊 (如正畸科、修复科等)，以配合必要的治疗。

7. 必要的治疗，包括：

1) 清除龈上和龈下菌斑及牙石；对于口腔卫生良好的患者，也可进行预防性洁治 (prophylaxis)；

2) 指导患者改变不良的口腔卫生行为，包括强化口腔卫生及菌斑控制、提高患者维护治疗的依从性 (compliance)、控制有关的牙周危险因素 (如吸烟、全身相关的疾病、消除紧张及均衡营养等)；

3) 如有需要，进行适宜的调殆；

4) 如有需要，辅助使用全身或局部抗生素；

5) 如有需要，治疗牙本质敏感 (dentine hypersensitivity)；

6) 对牙周炎复发 (recurrence) 的患者应及时中断维护治疗，进行必要的进一步治疗，包括牙周手术 (surgical therapy) 以控制病情；

8. 计划下次维护治疗的间隔期 (intervals)，对大多数患者来讲，在维护治疗的初期，每三个月一次已经足够，而往后维护治疗的间隔期可按照各人的临床状况及评估结果作出相应的调整，或重新进行非手术或手术治疗以控制病情，然后再决定下一次维护治疗的间隔期。

26-3 牙周维护治疗间隔期的确定及时间分配 Intervals and Time Allotted for Periodontal Maintenance

对于多数牙龈炎病人来讲，每 6 ~ 12 个月一次的维护治疗应可达到良好的结果。科学证据显示，对大多数牙周炎患者，复诊间隔期应不超过6个月为宜，一般为3个月，以有效地维护牙周状况的稳定，降低进一步破坏的几率。此外，很重要的一点是维护治疗间隔期的决定应因人而异 (individualized)，以反映各人的不同需要。对每个患者来讲，每次维护治疗的时间，一般可根据如下因素来确定：

1. 口腔中牙齿及种植体的数目；
2. 患者的依从性；
3. 菌斑控制状况；
4. 全身健康状况及其它牙周危险因素；
5. 以前维护治疗的间隔期；
6. 机械性治疗的难易程度；
7. 牙周并发症的发生情况；
8. 牙周袋的深度及分布情况。

一般来讲，每次维护治疗需持续45～60分钟，但具体因个人情况来定。尽管如此，在临床实践中，完全依从定期维护治疗的病人的百分比并不高。国外有报道，28%的患者并不依从首次维护治疗。10年保持定期维护治疗的患者百分比为45.8%，然而30岁以下的年轻患者的依从性只有41%。在国内，相应的百分比估计远远偏低，情况令人忧虑。很显然，定期维护治疗应引起口腔科医师的高度重视。

26-4 牙周病危险因素及风险评估在维护治疗中的特殊意义 Implications of Risk Assessment in Periodontal Maintenance

过去30年来，牙周病学重大进展之一是承认人群中对牙周病的易感性 (susceptibility) 存在巨大差异，主要表现在牙周病学的发生 (initiation)、发展 (progression)、治疗反应 (treatment response) 和牙周状况的长期稳定方面。各国学者已进行了大量的研究，目前人们也已普遍接受牙周病高危人群 (high risk group) 及易感个体 (susceptible individual) 的理念。这对于牙周病学研究及临床都具有极其重要的意义。为此，人们发现了各种与牙周病有关的危险因素 (详见第7章和11章)。近年来，临床上多风险因素评估 (multi-level risk assessment) 和控制已引起人们的高度重视，并被认为是牙周诊断和治疗的重要组成部分。在维护治疗中，关注的重点是高危患者经阶段性牙周治疗控制病情后，重新评定牙周炎复发的风险、维护治疗的需要及频率，旨在长期维护牙周组织的稳定与健康。为此，近年来欧美学者提出了所谓的牙周风险评估系统 (periodontal risk assessment，PRA) 或指数 (periodontal risk calculator，PRC)。其基本理念是将各种主要的牙周危险因素结合在一起，进行多因素的综合评定，从而有助医师较客观地对每位患者进行牙周炎进一步发展或复发的风险加以判断，以确定维护治疗的间隔期及必要的相应治疗，这也体现了牙周治疗由旧的仅针对病变的治疗模式到基于预防和保健为主的模式 (wellness model) 的转变，将对今后的牙周临床实践产生重要影响。

26-5 维护治疗期通科医师和牙周专科医生之间的互动与合作 Cooperation and Coordination Among General Dentists and Specialists

在临床实践中，有效的牙周维护治疗取决于患者、转诊的通科医师和牙周专科医师之间的互相配合与沟通，以达成共识，并根据不同患者的临床情况，决定医生之间适当的分工与合作，进行最有效的定期牙周维护治疗。一般来讲，对于牙龈炎及轻度牙周炎患者，可由通科医师进行维护治疗；而中度牙周炎患者，其维护治疗可由通科医师和牙周专科医生互相配合交替进行；对于重度牙周炎或侵袭性牙周炎患者，其维护治疗应由牙周专科医生来进行。而非牙周方面的口腔维护，则可由通科医师来进行。此外，对于那些接受种植体治疗或涉及较复杂的跨牙弓修复体，及目前正接受正畸治疗的患者，应接受由各专科医生与通科医师互相配合和协调的定期维护治疗，以保持牙周、种植体周围组织及修复体的健康和稳定。

26-6 牙周病长期疗效的评估 Assessment of Long-term Effectiveness of Periodontal Treatment

在 20 世纪 70 ~ 80 年代，人们就有关牙周病长期维护治疗疗效评定的报告 (表 26-1) 已清楚表明，按部就班地进行定期牙周维护治疗，对多数患者来讲，牙周炎长期疗效是好的，牙周组织保持相对稳定，维护期间因牙周炎复发或进展而导致缺牙的总百分点只在 10% 左右。而大约 60% 的根分叉病变牙，可保持相对稳定，发挥功能。值得一提的是，牙周长期维护期间，牙周炎复发或明显进展 (extreme downhill) 而导致缺牙的情况，主要发生在少数患者身上，按目前的牙周风险概念，这些患者应属于牙周炎高危人群。由此可见，牙周病危险因素的控制及风险评估在牙周维护治疗中有着特别重要的作用及临床意义。鉴于近 20 多年来牙周病学的发展及治疗手段的不断改善，在定期牙周维护治疗的基础上，牙周炎长期疗效应得以进一步的提高。

表 26-1 有关牙周炎长期维护治疗疗效评定的经典文献主要内容

	Hirschfeld 和 Wasserman (1978)	McFall (1982)	Goldman 等 (1986)
病例数	600	100	211
患者年龄	42 岁 (12 ~ 73 岁)	44 岁 (8 ~ 71 岁)	42 岁 (12 ~ 67 岁)
全口平均牙数	26.1 (维护期开始时)	26.3 (维护期开始时)	27.3 (初诊时)
维护间隔期	4 ~ 6 个月	3 ~ 6 个月	3 ~ 6 个月
平均观察期限	22 年 (15 ~ 53 年)	19 年 (15 ~ 29 年)	22 年 (15 ~ 34 年)
维护期失牙总百分率	8%	11%	13%
牙周病原因	7%	10%	未报道
其它原因	1%	1%	未报道
根分叉病变牙失牙百分率			
上磨牙	33%	56%	43%
下磨牙	29%	58%	45%

26-7 展望 Prospect

随着研究的深入，尤其是临床评估手段和多风险因素评估系统的完善，牙周微生物或宿主反应的检测手段的进展，以及牙周治疗技术的更新，今后人们应能更有效地预测牙周病的进程及活动期，牙周维护治疗必将更科学化，确切反映每个患者的需要，从而做到真正的因人而异地开展有效的牙周维护治疗，保持牙周炎患者长期的稳定疗效及健康。

思考题

1. 从牙周病的病因及病变机制角度，谈谈你对牙周维护治疗必要性的认识。
2. 选读几篇经典的有关牙周维护治疗的文献，进一步阐述牙周维护治疗的重要性。
3. 如何建立多因素风险评估系统并讨论其临床意义和应用价值。
4. 结合临床病例，讨论如何因人而异地开展有效的牙周维护治疗。

参考文献

1. American Academy of Periodontology. Supportive treatment. In: Proceedings of the World Workshop in Clinical Periodontics. Chicago: American Academy of Periodontology, 1989:IX-24 American Academy of Periodontology. Periodontal maintenance (Position paper). J Periodontol, 2003, 74 : 1395
2. Axelsson P, Lindhe J. The significance of maintenance care in the treatment of periodontal disease. J Clin Periodontol , 1981, 8 : 281
3. Corbet EF, Jin LJ. Periodontal risk assessment and prognosis: Current status and future development-A perspective from Hong Kong. In: Current trends in periodontal diagnosis, disease recognition and management. Bartold PM, Ishikawa I, Vergel de Dios N. et al. Adelaide: Asian Pacific Society of Periodontology, 2004 : 67
4. Goldman MJ, Ross IF, Goteiner D. Effect of periodontal therapy on patients maintained for 15 years or longer. A retrospective study. J Periodontol, 1986, 57 : 347
5. Hirschfeld L, Wasserman B. A long-term survey of tooth loss in 600 treated periodontal patients. J Periodontol, 1978, 49 : 225
6. Lang NP, Brägger U, Salvi G, et al. Supportive periodontal therapy (SPT). In: Lindhe J, Karring T, Lang NP, et al. Clinical Periodontology and Implant Dentistry. 4th edition, Oxford, Blackwell Munksgaard, 2003 : 781
7. Lang NP, Tonetti MS. Periodontal risk assessment (PRA) for patients in supportive periodontal therapy (SPT). Oral Health Prev Dent, 2003, 1 : 7
8. Löe H, Anerud A, Boysen H, et al. Natural history of periodontal disease in man. Rapid, moderate and no loss of attachment in Sri Lankan laborers 14～46 years of age. J Clin Periodontol, 1986,

13:431
9. McFall Jr WT. Tooth loss in 100 treated patients with periodontal disease. A long-term study. J Periodontol, 1982, 53:539
10. Novaes Jr AB, Novaes AB. Compliance with supportive periodontal therapy. Part II: Risk of non-compliance in a 10-year period. Braz Dent J, 2001, 12:47
11. Ojima M, Hanioka T, Shizukuishi S. Survival analysis for degree of compliance with supportive periodontal therapy. J Clin Periodontol, 2001, 28:1091
12. Page RC, Krall EA, Martin J, et al. Validity and accuracy of a risk calculator in predicting periodontal disease. J Am Dent Assoc, 2002, 133:569
13. Page RC, Martin J, Krall EA,et al. Longitudinal validation of a risk calculator for periodontal disease. J Clin Periodontol, 2003, 30:819
14. Page RC, Offenbacher S, Schroeder HE, et al. Advances in the pathogenesis of periodontitis: Summary of developments, clinical implications and future directions. Periodontol 2000, 1997, 14:216

(金力坚)

27 牙周健康与修复治疗和正畸治疗的关系 Periodontal-restorative and Periodontal-Orthodontic Relationships

27-1 修复体的设计应有利于牙周健康Biological Considerations for Restoration Designing

修复体边缘的位置与生物学宽度 Margin Placement and Biological Width

冠部的外形 Crown Contour

根分叉区 Furcation Area

冠缘的密合 Marginal Fit

接触区的位置及形态 Position and Contour of the Contact Area

表面的光洁度 Surface Smoothness

27-2 修复治疗的时机 Timing of Restoration Placement

27-3 牙周炎患者正畸治疗的适应证 Indications of Orthodontic Treatment for Periodontitis Patients

27-4 正畸治疗对牙周组织的影响 Impact of Orthodontics on the Periodontium

牙龈的炎症和肥大 Inflammation and Enlargement of the Gingiva

牙龈退缩 Gingival Recession

牙根吸收 Root Resorption

牙槽骨吸收和附着丧失 Bone Resorption and Attachment Loss

应知应会的内容：

1. 与牙周健康有关的修复体设计要求
2. 生物学宽度与修复体龈缘位置的关系
3. 牙周炎患者的永久性修复和正畸治疗的适宜时机
4. 正畸治疗对牙周组织的影响
5. 正畸治疗过程如何保护牙周健康
6. 牙周健康与口腔其他专科之间的关系

牙周组织的一个重要部分是龈牙结合部 (dento-gingival junction)，它终生暴露于口腔环境中，长期接触各种刺激因素，首要的当然是菌斑微生物在局部的堆积，使龈牙结合部成为牙周病的始发部位。然而牙周组织还接受其他物理、化学等刺激因素；牙周组织也是机体对局部和全身因素的一个积极反应者，对于上述各种刺激都容易发生一系列免疫和炎症反应。从这个角度来看，牙周组织是口腔内相对敏感的组织，要保持牙周组织的终身健康，需要多方面的保护，避免各种可能的不良刺激因素。

口腔内很多疾病以及它们的治疗与牙周组织的健康有着密切的关系。例如：龋齿波及牙髓和根尖周围组织时，可以通过不同途径将感染扩散至牙周组织，而牙周的感染也可影响牙髓组织（详见第十四章）；各种牙体和牙列的修复治疗需要有牙周健康的基牙；不合理的修复体可以损伤牙周组织，甚至导致牙周组织的快速破坏；正畸治疗已在儿童和成人中普遍开展，它同样是既可"造福于"牙周组织，又可能损害牙周组织；当前日益受到重视的口腔美容治疗，不仅重视牙体的外观，也应包括健康的牙龈，试想单有洁白的牙齿，而牙龈却红肿流脓，或牙龈软组织缺损，那就不是完善的美；种植义齿的成功和长久疗效也有赖于种植体周围软硬组织的健康；儿童的牙龈炎非常普遍，甚至有一些儿童会发生严重而快速进展的牙周炎；更重要的是，必须从儿童时期就建立良好的口腔卫生习惯，才能保证其终身的健康牙周组织。因此可以这样说：健康的牙周组织是口腔临床各种治疗的基础，口腔医师应在各种治疗中竭尽全力保护牙周组织，避免造成不必要的牙周损伤。上述内容可详见各有关章节，本章着重讨论牙周健康与修复治疗以及正畸治疗的关系。

牙周炎发展到晚期时，常造成病理性牙移位 (pathological migration) 或牙松动 (mobility)，甚至拔牙，以致影响咀嚼功能、语言功能和美观。牙周炎患者虽经成功的牙周基础治疗和/或手术治疗后，仍可能存在下列问题，如牙列缺损、牙周支持组织减少、对咬合力的承受能力下降；有的牙可能残存中等深度的牙周袋，炎症易复发；存在菌斑滞留 (plaque retention) 的不利形态（如暴露的根分叉区、增大的牙间隙等）。因此，牙周炎的成功治疗有赖于制定一套完善的、多学科配合的系统性治疗计划。在重症牙周炎的综合治疗计划中，修复治疗和正畸治疗常常占有重要的位置，这些治疗必须按照牙周病的特点来设计和实施，从基牙的选择、修复体（和正畸装置）的设计和制作、治疗过程及维护期的牙周监测等方面，均应遵循保护牙周健康、防止牙周病情加重或复发的原则。对于没有牙周病的健康者，也应当防止由于修复体的不当而造成牙周组织的损害。另一方面，成功的牙周治疗和良好的牙周支持治疗 (supportive periodontal therapy，SPT) 也是保证修复体和正畸治疗取得良好效果所不可缺少的。

27-1 修复体的设计应有利于牙周健康 Biological Considerations for Restoration Designing

修复体边缘的位置与生物学宽度 (margin placement and biologic width)

现代的观点主张将修复体的龈侧边缘 (margin of restoration) 尽量放在牙龈缘的冠方，以免刺激牙龈，并有利于患者保持该处的清洁，而且制作方便，容易保证密合。只有在前牙因美观需要或龋坏已达龈下，或者牙冠较短，需增加固位等情况下，才考虑将冠缘放到龈下。但应遵循"不侵犯生物学宽度"的原则。

Gargiulo等的测量结果表明，从牙槽嵴顶到结合上皮最根方的结缔组织宽度约为1.07mm，结合上皮的宽度约为 0.97mm，二者构成恒定的生物学宽度 (biological width) 约为 2.04 mm。如果将修复体放到龈缘以下过多，使其边缘距牙槽嵴顶不足 2mm，则会侵犯生物学宽度 (biological width violation)。可能出现两种不良反应：(1) 组织为避让冠缘的激惹而发生牙槽嵴顶吸收和牙龈退缩，此种情况多发生于牙槽骨较薄处。(2) 牙槽骨不吸收，但牙龈发生炎症和肿胀，此种不良反应较多见。已有大量的临床研究表明冠缘伸至龈下的牙齿，其牙龈指数 (gingival index) GI=2 (即探诊后出血) 的比例明显高于冠缘在龈上者。因此，在必须将冠缘放在龈下时，不应超过龈沟深度的1/2 (健康的龈沟深度一般为2 mm)，冠缘距龈沟底至少1mm，不得延伸至沟底，且必须与牙面非常密合。

有些牙的龋坏广泛达牙根部，或牙折断达到龈下数毫米，断端附近甚至有牙龈增生或息肉长入。为了对这些牙体缺损进行修复，过去常只做单纯的牙龈切除术，暴露一部分牙根，随即以冠修复。但不久常有牙龈再度增生，覆盖修复体，并有炎症和肿胀，这就是 biologic width violation。为了避免侵犯生物学宽度，须用手术方法翻开龈瓣并去除部分牙槽骨，使断端暴露在龈缘以上，延长了临床牙冠，为制作合理的修复体创造了条件，此为牙冠延长术 (crown lengthening surgery，详见第 23 章)。在某些病例也可用正畸方法将患牙牵引出牙槽窝 (forced eruption)，暴露断端，以使冠缘可放在龈下而不致侵犯生物学宽度。

冠部的外形 (crown contour)

有证据表明外形 (contour) 过突的修复体中有64.3%存在牙龈炎症，因为过突的外形高点与龈缘之间所形成的三角形地带，正是菌斑最易堆积之处 (图 27-1)。在颊、舌面靠近牙颈部处的突起，一般比釉牙骨质界突出约 0.5mm为宜，在烤瓷全冠的牙体预备时，该处应给全冠留出 1.5mm 的厚度，以免造成过突的外形。在前牙使用树脂或烤瓷贴面时，也不要为了加强牢固性而将靠近牙颈部处做得太厚，否则容易造成牙龈的炎症。

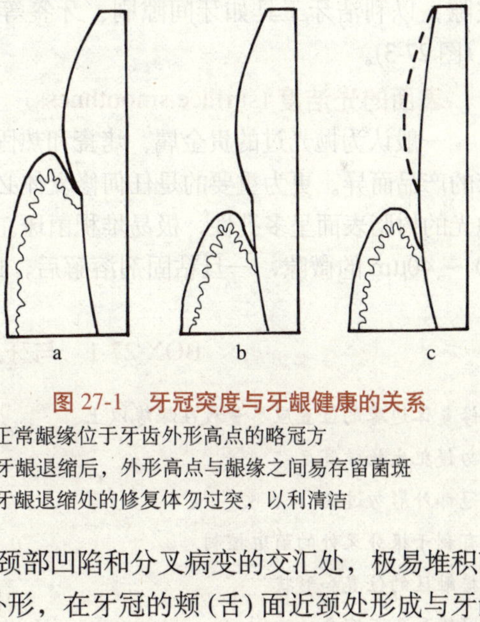

图 27-1 牙冠突度与牙龈健康的关系

a. 正常龈缘位于牙齿外形高点的略冠方
b. 牙龈退缩后，外形高点与龈缘之间易存留菌斑
c. 牙龈退缩处的修复体勿过突，以利清洁

根分叉区 (furcation area)

经过牙周治疗后，磨牙根分叉病变大多暴露在口腔中，牙龈已退缩，该处正是牙龈缘、牙颈部凹陷和分叉病变的交汇处，极易堆积菌斑。此处的充填体或冠桥外形应适应牙体的自然外形，在牙冠的颊 (舌) 面近颈处形成与牙龈外形相应的凹陷，以利清除菌斑 (图 27-2)。

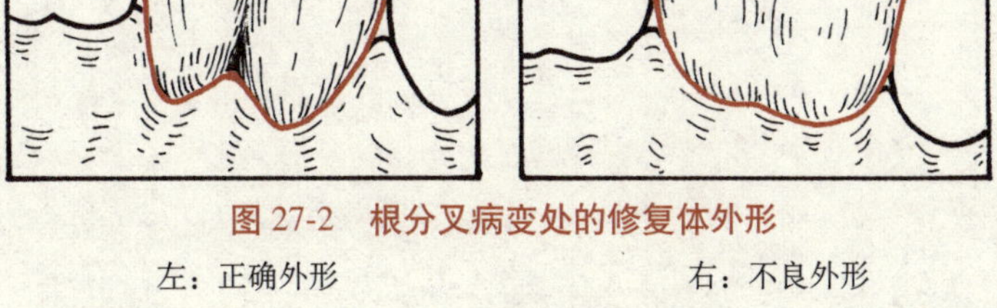

图 27-2 根分叉病变处的修复体外形

左：正确外形　　右：不良外形

冠缘的密合 (marginal fit)

修复体不可有悬突 (overhang)，也不可与牙面之间有过大的空隙。应尽量减少粘固剂 (如磷酸锌粘固粉) 在冠缘处的外露，因为粘着剂的表面较粗糙，易附着菌斑；且日久后粘着剂溶解，会形成冠与牙面之间的微隙。有人报告冠缘不密合超过 0.2mm 者，局部均发生牙槽骨吸收。Lang 等报告在有悬突的牙面，产黑色素拟杆菌群的比例明显增高；消除悬突后，该菌群的比例明显减少。

接触区的位置及形态 (position and contour of contact area)

后牙邻面的接触区 (contact area) 应位于中央沟的颊侧，以使腭侧有较大的外展隙 (楔状隙，embrasure)，使食物得以外溢而不致嵌塞。接触区的颊舌径不宜过大，以免形成相应过宽的龈谷。接触区以下的牙面应平坦或微凹，不可凸出，以免挤压牙间乳头。牙周炎患者常有牙龈退缩，造成较大的牙间隙，此处的修复体不应制作太突，应留出足够的空隙，以利洁牙工具如牙间隙刷、牙签等进入(图 27-3)。

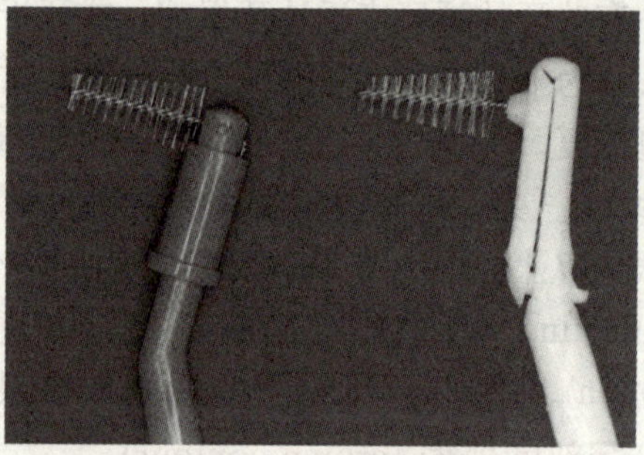

图 27-3 牙间隙刷

表面的光洁度 (surface smoothness)

一般认为抛光过的贵金属、烤瓷和热固化树脂对牙周组织几乎无刺激。粘固剂则因不同厂家的产品而异。更为重要的是任何修复体必须抛光，使其表面光滑，不易堆积菌斑。未经仔细抛光的树脂表面呈多孔性，极易堆积菌斑。当修复体的边缘位于龈下时，一般与牙面之间会有 20 ~ 40μm 的微隙，一旦粘固剂溶解后，此处极易存留菌斑。

BOX 27-1 与牙周健康有关的修复体设计

修复体边缘的位置应尽量放在龈缘以上
勿侵犯生物学宽度
冠部外形勿过突
有利于根分叉处的菌斑控制
接触区的位置和形状
冠缘和牙面密合
表面光洁度
平衡的咬合关系

27-2 修复治疗的时机 Timing of Restoration Placement

牙周炎的综合治疗计划应是有序地进行。只有在牙周炎病情稳定的情况下，才能开始对缺失牙进行修复。修复治疗一般在基础治疗结束后6～8周，经复查牙周病情稳定，深袋消除后再开始，牙周手术后则宜更长些。需要强调的是，修复治疗的计划应在患者就诊的早期即开始考虑，根据牙周破坏程度、预后的判断(如深牙周袋能否消除，根分叉病变能否控制等)、患者的配合程度、对初步治疗的反应等来全面设计，如考虑某些牙的去留以及基牙的选择等。当然，在第一、第二阶段治疗过程中，还可根据具体情况对原来的计划进行调整，但应把修复治疗与牙周炎的治疗过程紧密结合，以求取得理想的治疗效果。

27-3 牙周炎患者正畸治疗的适应证 Indications of Orthodontic Treatment for Periodontitis Patients

长期以来，人们认为牙周炎患牙的支持组织减少，不能承受正畸压力，故不主张对牙周炎患者施行正畸治疗。然而，Case 在1921年就曾对一位四十多岁的牙周炎患者，在拔除两个下中切牙后，用正畸治疗成功地关闭缺牙间隙。后来的学者也证明在没有炎症的情况下，对患牙施加生物限度以内的正畸力不会引起和加重牙周组织的破坏，有时还能改善病情。

年龄也不是决定能否正畸的主要因素。虽然一般来说成年人颌骨的发育已停止，骨质的改建较慢，加上多有牙周病、缺牙、骨缺损、颞下颌关节病以及全身病等，加大了正畸治疗的难度，但只要正确选择病例和方法得当，对成人牙周炎患者的正畸治疗也有不错的效果。

牙周炎患者的下列问题可通过牙齿简易矫治术 (minor tooth movement，MTM) 予以解决。

1. 排齐拥挤错位的牙齿，形成良好的外展隙。
2. 前牙深覆殆。
3. 前牙病理性扇形移位、过长和出现间隙。
4. 基牙位置的调整，使前、后牙处于平行位置，利于义齿的戴入，也减少对牙体组织的切割。
5. 后牙缺失未及时修复，邻牙向缺牙间隙 (一般为近中) 倾斜，形成深的骨下袋，可通过正畸治疗使其直立 (up-righting)，同时近中的深袋也可消除，免除了骨成形手术的必要性。
6. 建立良好的咬合关系和重要的咬合标志。
7. 前牙折断达龈下，可用正畸方法将牙根牵引萌出，以延长临床牙冠，利于修复。在牵引的同时，牙槽骨和牙龈也会随之向冠方伸延。
8. 改善软组织外形，如有些前牙龈缘不齐的病例，可通过正畸将牙排齐，从而改正龈缘位置。
9. Ⅱ～Ⅲ度根分叉病变做分根术后，可用正畸手段将两个过于靠近的牙根推开 (可达7～8mm)，以利修复。

最主要的正畸禁忌证是未经治疗的牙周炎，或虽经治疗但炎症仍存在，菌斑未控制，病情仍处于活动阶段的患者。此时若加上正畸力，将使牙周病情恶化，加速牙周组织的破坏，甚至发生牙周脓肿。此外，正畸装置应尽量简单，便于菌斑控制，加力大小恰当等也很重要。对牙槽骨吸收已超过根长 1/2 的患牙，一般应慎做正畸治疗。

正畸治疗必须在牙周炎症已控制，致病因素及深牙周袋已消除，牙龈保持健康状态；患者已掌握菌斑控制的方法，并能在正畸治疗期间认真执行菌斑控制和定期复查牙周情况之时方能开始。一般正畸治疗宜在牙周手术之前进行，以便确定牙周手术的必要性及方法。但有些患者先做牙周手术 (如切除过长的牙龈或异常的系带、消除邻面的垂直型或凹坑状骨缺损等) 会有利于正畸治疗，故需视具体情况而定。正畸治疗应在牙周骨手术后3～6个月再开始，正畸治疗结束后应固定保持至少6个月，有的患者可能需终身固定。对正畸后的牙齿进行定期复查和牙周维护也十分重要。

27-4 正畸治疗对牙周组织的影响 Impact of Orthodontics on the Periodontium

正畸过程中，加力的大小、方向、持续时间以及正畸装置的设计和安放都会对牙周组织的各部位发生影响。牙槽骨、牙周膜和牙根面对各种正畸压力总的反应是基本相同的，电镜下可见到牙周组织在受力后数小时内即有明显的细胞和血管的改变。总的分为三个阶段，即组织变性、清除变性的组织、最终建立新的牙齿附着装置。正畸的作用包括使牙整体移动 (bodily movement)、牵引出牙槽窝 (extrusion)、压入牙槽窝 (intrusion)、直立 (up-righting) 和扭转 (rotation) 等。同样的力加于不同牙齿，对支持组织的影响大小也不尽相同，影响的因素包括牙根长度和形态、支持骨的量、着力点、转动中心等。本节仅简介正畸治疗过程中较常见的牙周组织临床反应。

牙龈炎症和肥大 (inflammation and enlargement of gingiva)

正畸装置往往不利于菌斑的清除，尤其是多余的粘合剂未去净、托槽的位置太靠近龈缘、带环位于龈缘以下且不密合等都会刺激牙龈，它们还会改变牙龈的生态环境，有人报告正畸装置附近局部的普氏菌属、放线菌属和伴放线放线杆菌等的检出率增高，兼性厌氧菌比例减少。加之正畸患者多为青少年，对口腔卫生重视不够，又是青春期龈炎的好发年龄，因此大部分正畸患者在矫治过程中均会发生程度不等的牙龈炎，以牙间乳头处较重，甚至可发生牙龈肥大或增生。文献报告在口腔卫生较好的牙周健康者，除去矫正器后一个月内牙龈的炎症可消退，但增生的牙龈则需手术切除。若对未经治疗的牙周炎，或虽经治疗但维护不良的牙周炎患者进行正畸治疗，可导致牙周袋加深、炎症复发、牙槽骨加快吸收、甚至发生牙周脓肿，造成严重后果。

牙龈退缩 (gingival recession)

上下颌牙齿的颊侧，尤其是前牙唇侧的牙槽骨板较薄，有的部位甚至有“骨开窗 (fenestration)”或“骨裂开 (dehiscence)”。当需要扩弓或使牙齿向唇颊侧移动、或由于牙轴改变而使牙根向唇侧倾斜，使原来很薄的骨板迅速吸收，容易造成牙龈退缩，使根面暴露。Vanarsdall 等对扩弓矫治后十年的患者进行复查，约有20%的患者有一个或数个牙的颊侧有牙龈退缩，而用 edgewise 矫治者则仅有 6% 发生牙龈退缩。

受压力侧的牙龈厚度和骨板厚度对防止正畸过程中的牙龈退缩很重要，在治疗前应充分检查角化牙龈的厚度和宽度，以及牙齿在牙弓中的位置。文献报告只要牙齿的移动是在牙槽窝的生理范围内，一般不会引起牙龈退缩。若在正畸治疗开始前预见到附着龈太窄或太薄，必要时可先做附着龈增宽和增厚手术。

另一方面，对某些因牙位不正所致的轻度牙龈退缩，也可通过正畸治疗将该牙排入牙列内的正常位置，从而改善牙龈退缩。因此，关键在于牙在牙槽窝中的位置，以及局部牙龈和牙槽骨的厚度。

儿童时期结合上皮尚附着在牙冠部的釉质上，正畸带环不可放置太深，以免刺激结合上皮向根方增生，易导致牙龈退缩，牙龈有炎症时也易加速退缩。

牙根吸收 (root resorption)

正畸加力时，牙根也可发生吸收，通常吸收的量很少，临床或 X 线片上不能发现，以后可由继发的含细胞牙骨质来修复被吸收处。当正畸加力过快或过大时，可引起明显的、甚至严重的牙根吸收，通常发生在根尖处。文献报告在青少年中发生牙根吸收达根长1/3者约有3%，成年人中更高，主要发生在上、下颌切牙。也有少数患者发生牙颈部的牙根外吸收。

牙槽骨吸收和附着丧失 (bone resorption and attachment loss)

年轻人在受正畸加力30～40小时后，牙槽骨表面即可有破骨细胞分化。儿童正畸时受力牙的牙槽嵴有少量的吸收，一般在 1mm 以内 (0.1 ~ 0.5 mm)，无重要的临床意义。但成人正畸时骨吸收可能略多，尤其是如果原有的牙周炎未经治疗或炎症复发，则正畸过程中将发生明显而快速的牙槽骨吸收。过大的正畸力还可使牙周膜和牙槽骨发生坏死。较一致的观点是，牵引牙齿 (extrusion) 可使牙槽骨随牵引方向增高，适用于改善个别牙的垂直形骨吸收；至于将牙压入牙槽窝 (intrusion)，则学者的观点有争议，一般认为压入易导致牙根吸收、牙髓改变，更可使骨下袋加深或形成角形牙槽嵴，该处只有上皮附着于根面。对于牙周炎患者施行压低治疗须慎重。

正畸的目的是使患者获得健康、有良好功能和美观的牙列，其中必定包括牙周组织的健康。有学者认为约10%接受正畸治疗的患者存在牙周问题需要考虑，约有8%的正畸患者需要与牙周专科医师进行完善的合作。在正畸治疗开始前和过程中，医生应通过问病史和细致全面的检查来发现患者的“牙周危险因素”，如口腔卫生习惯、菌斑量、牙周情况、牙龈和牙槽骨的厚度、冠根比、咬合负担、有无修复体、有无夜磨牙史、家族史、全身情况等，并根据存在的问题制订相应的、problem-oriented 的个性化正畸治疗计划，这是成人正畸取得成功的必要前提 (BOX 27-2)。

BOX 27-2 正畸前应考虑的牙周“危险因素”

口腔卫生情况和习惯
有无未经治疗的牙周炎或牙龈炎
牙周炎是否定期进行维护治疗
牙龈和牙槽骨的厚度
冠根比
治疗牙和全口的咬合负担
有无夜磨牙或紧咬牙
有无不良修复体
牙周病的家族史
全身健康情况

思考题

1. 修复体的龈沿需要放在龈下时，应注意的问题。
2. 当患牙有根分叉病变且已暴露在口腔中时，全冠的外形应注意什么？
3. 如何纠正对生物学宽度的侵犯？
4. 哪些牙周问题可用正畸方法来治疗。
5. 正畸治疗中牙龈退缩的原因及防止。

参考文献

1. Boyd RL, Leggott PJ, Quinn RS, et al. Periodontal implications of orthodontic treatment in adults with reduced or normal periodontal tissues versus those of adolescents. Amer J Orthodontics and Dentofacial Orthopedics, 1989, 96 : 191
2. Bragger U, Lacchenauer D, Lang NP. Surgical lengthening of the clinical crown. J Clin Periodontol, 1992, 19 : 58
3. Ericsson I, Lindhe J. Effect of long-standing jiggling on experimental periodontitis in the beagle dog. J Clin Periodontol, 1982, 9 : 497
4. Vanarsdall Jr RL. Periodontal/orthodontics interrelationship. In: Graber TM, Vanarsdall Jr RL Jr. Orthodontics: Current Principles and Techniques. 3rd ed, Mosby, 2000
5. Ingber JS. Forced eruption II. A method of treating non-restorable teeth — periodontal and restorative considerations. J Periodontol, 1995, 47 : 203
6. Listgarten MA. Periodontal probing: What does it mean? J Clin Periodontol, 1980, 7 : 165
7. Nelson PA, Årtum J. Alveolar bone loss of maxillary anterior teeth in adult orthodontic patients. Amer J Orthodontics & Dentofacial Orthopedics, 1997, 111 : 328
8. Spear FM, Cooney JP. Periodontal-restorative interrelationships. In: Newman MG, Takei H, Carranza FA. Carranza's Clinical Periodontology, 9th ed. Philadelphia:WB Saunders Co, 2002
9. Kokich VG. The role of orthodontics as an adjunct to periodontal therapy. In: Newman MG, Takei H, Carranza FA. Carranza's Clinical Periodontology, 9th ed. Philadelphia: WB Saunders Co. 2002

（曹采方）

28 种植体周围病 Peri-implant Diseases

28-5 种植体周围病的治疗 Treatment of Peri-implant Disease

治疗步骤 Treatment sequence

种植体周围粘膜炎的治疗 Treatment of Peri-implant Mucositis

种植体周围炎的治疗 Treatment of Peri-implantitis

应知应会的内容：

1. 粘膜及骨与种植体间的界面结构特点
2. 种植体周围病的致病因素
3. 种植体维护期的检查及维护方法
4. 种植体周围病的治疗原则

种植牙又叫种植义齿 (implant denture)，是由种植体和种植体支持的上部义齿组成的修复体。种植体周围的软组织与自然牙的龈组织相似，也有口腔上皮、沟内上皮和结合上皮，但无牙周膜。种植体与牙槽骨之间是骨整合 (osseointegration)。种植体周围病与牙周病的致病因素及临床表现极为相似，但与自然牙相比，种植体周围组织的防御能力要弱得多。因此，牙周炎患者需进行种植修复时要严格掌握适应证。国际上已将种植学列入牙周专科毕业后教育的内容，这也是未来的发展趋势。

种植体周围病 (peri-implant diseases) 为种植体周围组织的病理改变的统称。它包括种植体周围粘膜炎 (peri-implant mucositis)：炎症仅累及种植体周围软组织；和种植体周围炎 (peri-implantitis)：除软组织炎症外尚有深袋形成及牙槽骨丧失。如不及时治疗，就会导致种植失败。

28-1 种植体与周围组织的界面结构特点 Characteristics of Host-implant Interface

种植体周围的生物学宽度 (biological width of the peri-implant mucosa)

临床健康的种植体周围粘膜颜色粉红，致密。显微镜下可见沟内上皮与约2mm长的结合上皮相延续，结合上皮底与骨之间有一层高约1mm的结缔组织相隔，不论是一阶段式还是二阶段式种植体，与真牙一样有一恒定的生物学宽度，即包括2mm长的结合上皮和1mm高的结缔组织，这种附着保护了骨结合种植体免受菌斑及其它刺激因素的损害作用。

Berglundh 和 Lindhe (1996) 为了进一步证实粘膜、种植体附着宽度，在狗的模型上进行研究，拔除所有下颌前磨牙，并植入Brånemark种植体。一侧保持原有粘膜高度，另一侧降低其高度约1/2，经6个月的菌斑控制后，双侧临床健康的种植体周围均有2mm长的结合上皮和1mm高的结缔组织。这样，尽管在基台两侧粘膜高度不一致，但最终形成的粘膜、种植体附着是相同的，即生物学宽度是恒定的（图 28-1)。

粘膜 - 种植体界面 (the mucosa-implant interface)

粘膜的成功愈合是种植成功的关键因素之一。与身体其它部位的种植体不同，牙种植体需

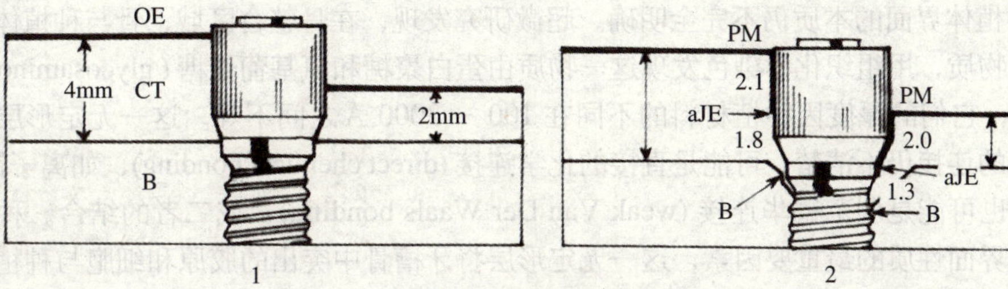

图 28-1　种植体周围粘膜生物学宽度

(1) 实验侧 (右侧) 粘膜降低 2mm。(2) 半年后双侧均有 2mm 长的结合上皮和 1.3 ～ 1.8mm 高的结缔组织带。OE：口腔上皮。CT：结缔组织。B：牙槽骨。aJE：结合上皮的底部。PM：种植体周围粘膜。

要穿透上皮组织，建立一个良好的结缔组织封闭，为种植体提供防止口腔细菌及其毒素进入内环境的一道屏障。

种植体周围的上皮组织类似于自然牙周围的龈组织，也有口腔上皮，沟内上皮和结合上皮，无角化的沟内上皮与角化的口腔上皮相连续，与种植体之间形成种植体龈沟，在健康的位点龈沟深一般不应超过 4mm，种植体的沟内上皮和结合上皮的细胞层次较真牙少，沟内上皮没有角化，由基底细胞和 5 ～ 15 层基底上细胞组成，结合上皮有 2 ～ 5 层细胞。结合上皮细胞与种植体表面的附着类似自然牙，亦是通过基底板和半桥粒。基底板－半桥粒复合体与种植体之间有 10 ～ 20nm 无定形糖蛋白层。

种植牙周围结缔组织的排列方向与自然牙不同。在自然牙，牙龈胶原纤维从根面放射状垂直于牙骨质，连接到骨和牙龈组织，这些纤维是包埋在牙骨质中。由于种植体表面无牙骨质，因此胶原纤维平行于种植体表面。对牙和种植体结缔组织成分的分析表明，种植体周围结缔组织较自然牙周围牙龈组织的胶原纤维多 (85% 比 60%)，成纤维细胞少 (1% 比 5%)。换言之，种植体牙槽嵴上部分的钛表面的结缔组织类似一种瘢痕组织，胶原丰富，血管很少。沟内上皮与牙槽嵴顶之间是由基本无血管的致密的环形纤维包绕种植体，宽约50～100μm，约高1mm，超微结构研究发现约有 20nm 厚的无定形糖蛋白层将种植体表面与胶原纤维和细胞突起分隔开。结缔组织似乎是粘在种植体表面，这种粘附可能阻挡结合上皮向根向增殖。但是与牙齿相比，这层相对无血管的软组织防御机制很弱。

长期维护种植体周围粘膜的健康对种植体成功至关重要。种植义齿的菌斑堆积可导致软组织边缘的炎症变化，这与牙周病的变化很相似。炎症是否会进展累及种植体支持组织，决定于细菌的毒力和宿主的防御水平。系统性免疫缺陷会削弱宿主对入侵微生物的防御，最终导致种植体失败。建立种植体周围的软组织封闭是局部防御之一，以减少细菌和毒素对内环境的入侵。手术中植入种植体时，尽量多地保留角化咀嚼粘膜，能增强种植体周围的封闭，减轻种植体周围炎症。

骨 - 种植体界面 (the bone-implant interface)

骨与种植体界面的本质仍不完全明确。超微研究发现，在骨整合区域，骨与种植体之间有一层无定形物质，用组织化学染色发现这一物质由蛋白聚糖和氨基葡聚糖 (glycosaminoglycan，GAG) 组成，它们的厚度因种植材料的不同在 100 ~ 3000 A 之间不等。这一无定形层与金属种植体表面的连接仍不清楚，可能是直接的化学连接 (direct chemical bonding)，如离子键 (ionic covalent)；也可能是弱范德华连接 (weak Van Der Waals bonding)；或二者的结合。种植材料是决定这一界面性质的最重要因素，这一无定形层将牙槽骨中突出的胶原和细胞与种植体表面分隔。

种植体周围粘膜的血液供给 (vascular system of the peri-implant mucosa)

自然牙龈的血供有两个不同来源：首先来源于大的牙槽嵴骨膜上血管。它的分支形成口腔上皮下结缔组织乳头的毛细血管及结合上皮旁的血管丛。第二个来源是牙周膜血管丛，由此分支向冠方，经过牙槽骨嵴，终止于牙槽嵴上方的游离龈。种植体周围无牙周膜，也因而没有牙周膜血管丛。其血供主要来源于牙槽嵴外侧的大的骨膜上血管，它发出分支形成口腔上皮下结缔组织乳头的毛细血管和结合上皮下方的毛细血管丛和小静脉。由于没有牙周膜血管丛，结合上皮的根方至牙槽嵴上方的结缔组织几乎没有血液供应。

表 28-1 种植体周围组织与牙周组织的比较

项目	种植体周围组织	牙周组织
生物学宽度	恒定	恒定
结合上皮长度	2mm	1mm
结缔组织高度	1mm	1mm
健康龈沟深度	≤ 4mm	≤ 3mm
结合上皮附着	基底板－半桥粒复合体	基底板－半桥粒复合体
牙龈胶原纤维排列	胶原纤维平行于种植体表面	从根面放射状，垂直于牙骨质并包埋在牙骨质中
结缔组织成分	胶原纤维多，成纤维细胞少，少血管	胶原纤维少，成纤维细胞多，多血管
牙周膜	无	有
与牙槽骨之间界面	100 ~ 300nm 的蛋白聚糖和糖氨多糖	牙周膜
血液供给来源	牙槽嵴外侧的骨膜上血管	①牙槽嵴骨膜上血管②牙周膜血管丛
防御能力	较弱	较强
炎症的始动因素	细菌及其代谢产物	细菌及其代谢产物
龈下微生物	同自然牙	同种植体
探诊检查	需用塑料、尼龙或钛质探针	普通不锈钢探针
洁治治疗	碳纤维头洁治器	不锈钢洁治头
口腔卫生护理	基本同自然牙	基本同种植体周围病

28-2 种植体周围病的致病因素
Contributing Factors of Peri-implant Diseases

成功的种植体标准是 (Branemark，1986)：临床检查单个的种植体无动度；X线片上种植体周围无透影区；负载1年后，垂直方向的骨吸收<0.2毫米/年；无临床症状，如软组织炎症、溢脓、疼痛；5年成功率应为85%，10年成功率应为80%。与牙周病一样，种植体周围病的主要原因仍是细菌感染、吸烟、过早或过大负重、牙周健康状况、牙槽骨质量亦是不可忽视的因素。

种植体表面的菌斑
Plaque on Surface of Implant

虽然菌斑附着于钛表面的速率小于自然牙，但一旦开始堆积，其菌群的致病性是一样的，牙种植体和自然牙一样需要良好的粘膜封闭以保护种植体根面。如果这一封闭被破坏，致病菌便得以到达种植体根面、造成牙槽骨吸收，种植体松动以至失败。通过对一系列种植体的口腔微生物的研究得出以下结论 (Box 28-1)。

Box 28-1 口腔微生物导致种植体周围病的证据

健康种植体周围的菌群与健康天然牙相似

因感染而患种植体周围病的菌群与牙周炎的菌群相似

部分缺牙患者的种植体周围菌群与余留牙相似

全口无牙与部分缺牙患者的种植体周围菌群大不相同

牙列缺损患者种植体周围的牙周致病菌比例明显高于无牙秴者的种植体

细菌的粘附

在自然的生态系统中，细菌通过短链弱键，主要是疏水作用粘附到物体表面。种植体及其修复体与自然牙一样，表面都覆盖着一层源于唾液糖蛋白的获得性膜。获得性膜上的受体就是细菌细胞粘附的特异结合位点。首先移居在获得性膜上的是血链球菌 (Streptococcus sanguis)，并与获得性膜形成复合体。

粗糙面有利于细菌的粘附，是光滑面的2～4倍。因此，应避免对种植体进行刮、擦、磨。

种植体基台的菌斑堆积

动物模型研究及对种植体周围病的观察都表明，种植体基台的菌斑堆积，会使结合上皮的半桥粒和细胞间桥减少，粘膜封闭遭到破坏，上皮下方的结缔组织内有炎性细胞浸润，上皮细胞层附着松散出现溃疡，与自然牙相比，菌斑导致的病损在种植体周围更为明显，累及的组织更广泛。如果菌斑向根方迁移，炎症浸润层可扩散至骨膜上的结缔组织层，并可达骨髓腔。炎症细胞的产物可以导致破骨作用，形成临床及X线片上可见的支持骨丧失。如果仔细地、经常地去除基台表面菌斑，能显著减少袋内细菌总数，增加革兰阳性菌的比例，减少螺旋体、牙龈卟啉单胞菌和中间普氏菌的比例，因此，种植体基台是种植体周围细菌的贮库 (彩图 28-2)，应强调菌斑控制和口腔卫生对种植患者的重要性。

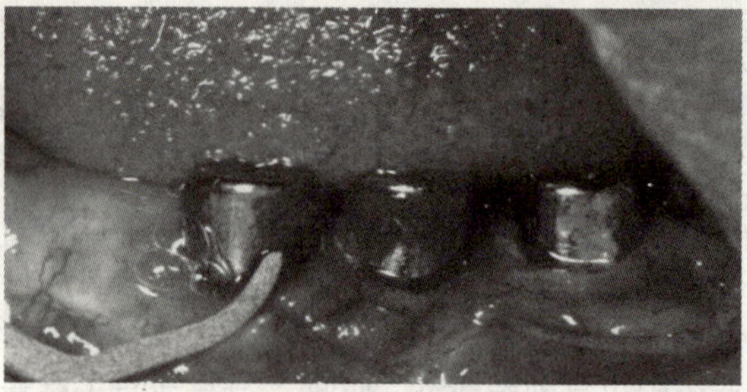

彩图 28-2 基台表面菌斑堆积，菌斑显示剂染色后

牙种植体的龈下微生物

与自然牙一样，健康位点主要为革兰阳性球菌和杆菌，优势菌多为链球菌和放线菌；炎症位点以革兰阴性厌氧菌为主，如牙龈卟啉单胞菌 (Porphyromonas gingivalis，Pg)、中间普氏菌 (Prevotella intermedia，Pi)、直弯曲菌 (Campylobacter rectus)、微小消化链球菌 (Peptostreptococcus micros)、具核梭杆菌 (Fusobacterium nucleatum)、螺旋体 (spirochetes) 等，也能发现少量的伴放线放线杆菌 (Actinobacillus actinomycetemcomitans，Aa)。失败的种植体龈下有大量螺旋体、丝状菌、能动菌和弯曲菌、梭杆菌属和产黑色素类杆菌属 (Black-pigmented Bacteroides) ,螺旋体在活动病损中占较高的比例 (可达 50% 以上)。总之，感染失败种植体的龈下细菌与慢性牙周炎相似。

无牙颌种植体与部分缺牙者的种植体

通过相差显微镜、暗视野显微镜及厌氧培养，对无牙颌和部分缺牙患者的种植体龈下菌斑的研究已确认：部分缺牙者的种植牙和自然牙的龈下细菌种类几乎无差异，但与无牙颌患者种植体的龈下细菌有明显不同，前者的产黑色素类杆菌和嗜二氧化碳噬胞菌 (Capnocytophaga) 占较高比例，球菌较少，能动菌较多，余留牙上的菌落可能为种植体上定植细菌的来源。所以要反复强调严格的口腔卫生的重要性，尤其是余留自然牙有牙周病的患者。

吸 烟
Smoking

长期的纵向研究已证明，吸烟是种植体周围骨丧失有关因素中最为重要的因素之一。其主要依据是：吸烟者每年种植体边缘骨丧失为非吸烟者的2倍；如果吸烟者同时伴有口腔卫生不良，其骨丧失量是不吸烟者的3倍；吸烟量与骨吸收的程度呈正相关关系；种植术前后戒烟者可减少牙槽骨的吸收。对早期种植体周围炎进行治疗并配合戒烟能明显改善预后，戒烟者比继续吸烟者的种植体周围组织破坏减轻，继续吸烟者尽管接受治疗，仍可能会有进一步的种植体周围组织破坏。

𬌗力因素
Occlusal Forces

过早负载 (early overload)

负载过早是造成种植体松动的早期因素。手术创伤所造成的骨坏死区必须被吸收和被新骨取代之，才能形成骨结合。如果负载过早，种植体松动就会导致纤维包裹种植体，抑制新骨形成和血管长入坏死区，种植体的松动还会刺激巨噬细胞释放细胞因子和基质金属蛋白酶。松动又促使种植材料被磨损，产生颗粒状的碎屑和金属离子，又进一步刺激炎症细胞释放其它细胞因子和酶，导致骨吸收和纤维包裹。Pilliar在一系列动物实验中证实，在28μm 的微小动度下，骨能长入多孔的种植体表面，大于 150μm 的动度则造成成熟的结缔组织长入。愈合期的骨改建速度决定于骨局部坏死的量、骨局部的生理状态及病人的全身状况。因此，主张种植体维持无负载状态 2 ～ 8 个月，具体时间应根据种植材料，种植部位及是否植骨等而定。

过大的殆力 excessive occlusal forces

种植体骨结合后，过大的殆力是失败的原因之一。过大殆力常见于以下情况：种植体的位置或数量不利于殆力通过种植体表面合理地分布到牙槽骨；上部修复体未与种植体精确就位；修复体的外形设计不良增加了负荷；种植体植入区骨量不足；由于患者功能异常而有严重的咬殆问题等。

不伴感染的殆力因素引起的种植体周围病，其临床症状主要是咬合疼、骨丧失及松动，龈下菌斑为球菌和非能动杆菌，以链球菌和放线菌为主。但是随着骨丧失的进展，所形成的深袋易堆积菌斑，出现菌斑和殆力共同导致的骨吸收，所以殆力过大同时伴感染者，会加重骨丧失，此时除了有咬合痛及松动外，还有探诊出血、溢脓等临床症状，龈下菌斑与种植体周围炎的龈下菌群基本相同。

余牙的牙周状况
Periodontal Status of Remaining Teeth

牙列缺损患者的余留自然牙的龈下菌斑中细菌可移居到种植体，引起种植体周围炎。未经治疗的牙周炎患者种植体的失败率高，因此，种植前须先行牙周状况检查及牙周炎治疗，待病情稳定后再决定可否施行种植牙修复。

手术技术
Surgical Technical Ability

所有的手术操作都会损伤宿主组织，损伤的程度决定是骨结合或是纤维结合。

手术操作产热，使骨的局部温度升高，造成骨坏死，影响骨的活力，逐渐引起纤维包裹种植体，手术操作也可使种植体边缘血管壁的再生能力差，骨化延迟或无。骨组织温度的升高 (骨再生的阈值温度是44 ～ 47 ℃) 会引起毛细血管破裂、脱水、渗透压改变，前体细胞分化降低，造成纤维包裹。手术时应动作轻柔用锋利的钻逐级扩大，配合用大量水冲洗冷却，使局部温度低于阈值以下，钻针的形态、钻速都对局部温度有影响。手术中还应保护骨膜的完整性，以保持成骨细胞的功能和局部骨组织的血供。

种植体与骨的密合程度也是影响成功的因素之一，种植时尽量减少二者之间的间隙。研究表明，小于1mm 的间隙有利于新骨形成。尤其对拔牙后即刻植入手术，如果种植体与拔牙窝之间骨缺损较多，会使植入的种植体不能保持稳定，易引起种植体微小动度，妨碍骨结合。在骨缺损处，骨的再生与结缔组织的长入进行竞争，为了阻挡上皮细胞和结缔组织细胞的长入以利于骨再生，应考虑加生物膜或不加生物膜的骨移植。推荐用人工骨与自体骨混合植入缺损处。

骨的质量
Bone Quality

骨的质和量是影响种植体骨结合的因素之一。上、下颌骨的骨质量有明显差异：下颌骨有致密的骨皮质和粗厚的骨小梁。颌骨越往后骨皮质越薄，骨小梁越纤细。如果种植体植入骨小梁致密而且骨皮质厚的部位，初期稳定性和骨整合就好。在负重前种植体的愈合期需2～8个月，依骨的质量、种植体材料以及是否植骨而不同。

全身健康状况 Medical History

种植体的愈合是一个动态的过程，患者的全身状况有可能影响种植体的愈合。

营养状况

某些维生素、微量元素和氨基酸是愈合过程所必需的。判断病人的营养状况，需通过详细的病史询问、体格检查和某些实验室指标的评价。术前建立平衡饮食，纠正饮食结构缺陷，是提高种植成功率的有益因素之一。

年龄

尽管骨内种植体并不禁忌用于老年人，但仍必须认识到：随着年龄的增长，种植体的成功率有可能低于理想状态，因为随着年龄的增长，骨骼系统的矿物质构成，基质和细胞成分将发生变化，骨折愈合迟延，老年骨比年轻骨不易形成外层骨痂，骨基质引导异位骨形成的能力也降低，骨再生的速率和数量逐渐降低。因此，对年龄较大者应特别考虑初始加载应力的时间。

糖尿病

糖尿病能改变宿主对创伤的愈合能力。由于患者中性粒细胞的趋化性能降低，吞噬活动减弱，故而易感性增加。电镜观察发现毛细血管基膜明显增厚。这些微血管和大血管的异常，可改变局部微循环并导致愈合不良。

28-3 种植体周围病的临床表现和评估 Clinical Symptoms and Assessment of Peri-implant Disease

种植体周围粘膜炎 Peri-implant Mucositis

种植体周围粘膜炎的炎症仅局限于种植体周围的软组织，牙龈充血发红，水肿光亮，质地松软，龈乳头圆钝或肥大。刷牙、咬物或碰触牙龈时出血，探诊有出血。种植体与基台接缝处堆积菌斑或牙石，由于牙龈的炎症肿胀，龈沟深度超过3mm，可达4～5mm。X线片检查种植体与牙槽骨结合良好，无任何透影区及牙槽骨的吸收。种植体不松动，炎症的晚期可有溢脓，并会出现疼痛。龈沟液(GCF)量增加，应着重强调控制菌斑。

种植体周围炎 (Peri-implantitis)

除了种植体周围粘膜炎的症状外，临床检查附着丧失，探诊深度增加，X线检查出现透影区，牙槽骨吸收，种植体松动(彩图28-3)，早期骨吸收仅累及牙槽嵴顶，根方仍保持骨结合状态，种植体可以不松动。龈粘膜可能出现瘘管。单纯因创伤引起的种植体周围炎，如外科创伤，义齿设计不良，负荷过重等，可以只有咬合疼痛，没有感染的相关症状，而且龈下微生物与牙周健康者相似，主要为球菌和非能动杆菌。相反，由于感染而失败者，菌斑涂片在显微镜下可见螺旋体，能动菌比例增高。感染和失败的种植体的龈下细菌与成人牙周炎的龈下菌斑相似。

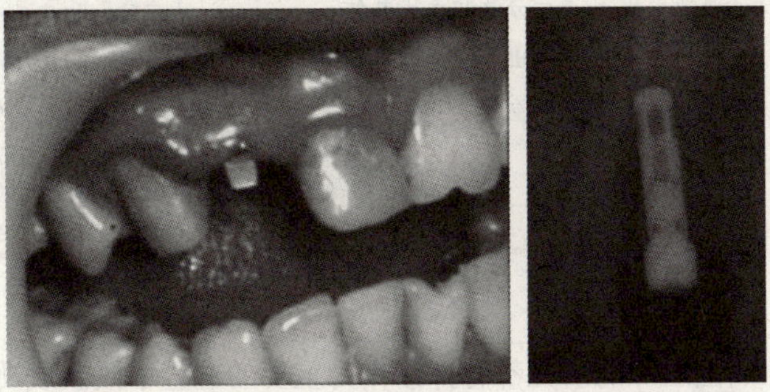

彩图 28 -3　种植体周围炎的临床及根尖 X 线表现

牙龈红肿、出血及牙槽骨垂直吸收

检查指标
Examination Index

改良菌斑指数 (modified plaque index，mPLI)

菌斑是种植体周围组织炎症的主要致病因素，所以几乎对所有的种植体都需进行菌斑指数评价。

Mombelli 等将常用的菌斑指数 (Plaque Index，PLI；Silness 和 Löe，1964) 略作改动，提出了改良菌斑指数 (Modified Plaque Index，mPLI)：0 ＝无菌斑；1 ＝探针尖轻划种植体表面可发现菌斑；2 ＝肉眼可见菌斑；3 ＝大量软垢。

Lindquist将菌斑量分为3度：0＝无菌斑；1＝局部菌斑堆积 (小于基台暴露面积的25%)；2 ＝普遍菌斑堆积 (大于基台暴露面积的 25%)。

改良龈沟出血指数 (modified sulcus bleeding index，mSBI)

多数种植体可获得良好的周围组织状况，很少有牙龈炎症及探诊出血。种植体周围组织炎症与牙周炎一样，也有牙龈充血、水肿、探诊出血等典型的临床表现。种植体周围的软组织多为未角化粘膜，要比角化龈明显的红，而且种植体周围软组织的外形和色泽受术前植入区的软组织状况及种植体表面性质的影响，有些学者将充血和水肿单独记录。Mombelli等提出改良龈沟出血指数 (modified Sulcus Bleeding Index，mSBI)：0 ＝沿种植体龈缘探诊无出血；1 ＝分散的点状出血；2 ＝出血在龈沟内呈线状；3 ＝重度或自发出血。

牙龈乳头指数 (gingival Papilla Index，GPI)

本指数可用来评价单个种植体周围的龈乳头位置，由Jemt (1997) 提出。牙龈乳头指数 (gingival papilla index) 分5级表示龈乳头的大小，以通过冠修复体和相邻恒牙唇侧牙龈缘曲度最高点的连线为参考线进行测量，测定从该参考线到自然牙、冠的接触点之间的距离：0 ＝无龈乳头；1 ＝龈乳头高度不足一半；2 ＝龈乳头高度超过二分之一，但未达两牙的接触点；3 ＝龈乳头完全充满邻间隙并与相邻牙的乳头一致，软组织外形恰当；4 ＝龈乳头增生，覆盖单个种植修复体和/或相邻牙面过多。

Box 28-2 种植义齿常用的临床检查指标

改良菌斑指数 (mPLI)	改良出血指数 (mSBI)	牙龈乳头指数 (GPI)
0 = 无菌斑	0 = 沿种植体龈缘探诊无出血	0 = 无龈乳头
1 = 探针尖轻划种植体表面可见菌斑	1 = 分散的点状出血	1 = 龈乳头高度不足 1/2
2 = 肉眼可见菌斑	2 = 出血在龈沟内呈线状	2 = 龈乳头高度超过 1/2，但未达接触点
3 = 大量软垢	3 = 重度或自发出血	3 = 龈乳头充满邻间隙并与相邻牙乳头一致，外形恰当
		4 = 龈乳头增生，覆盖相邻牙面过多

探诊 (probing)

多数有关种植体周围组织的研究都将探诊作为重要的检查手段。成功种植体的平均探诊深度 (probing depth，PD) 小于 3 ~ 4mm，故有学者将 PD = 5mm 作为种植体周围组织健康与炎症的阈值。失败种植体的PD值增大，但PD大的并不一定都是失败种植体，因为植入时粘膜骨膜厚度对植入后的袋深有影响。

附着水平 (attachment Level，AL) 能准确地反映组织破坏情况。种植钉 − 基台连接处可用作参考点。探诊力量的大小，组织的炎症状况对探诊结果有影响，在健康或仅有粘膜炎的种植体，探针尖止于结合上皮的基底，即反映了结缔组织附着水平。种植体周围炎时，探针尖止于炎症细胞浸润的基底，接近骨面。动物实验表明，当使用51.0g力进行探诊时，探针尖接近或达到骨面，而使用与牙周探诊相似的 20.4g 力时，可获得与牙周探诊意义相似的结果。

探诊检查时应注意：(1) 为减少对钛种植体基台表面的摩擦，推荐用带刻度的塑料或尼龙探针，而不用金属探针；(2) 由于钛种植体周围的界面结构较薄弱，探诊的力量应控制在20g，探针尖的直径 < 0.5mm；(3) 必要时方行探诊检查，切忌反复多次探查。

溢脓 (suppuration)

与牙周炎一样，种植体周围组织炎症时，龈沟中白细胞数目增多，约为健康种植体的5倍，当种植体周围有溢脓时，表明已有大量中性粒细胞浸润，炎症已到晚期。溢脓不能作为种植体周围炎症的早期诊断指标。

松动度 (mobility)

与自然牙不同，即使种植体周围组织的炎症很重，只要有部分骨结合存在，种植体也可无松动，因而种植体的临床动度不能用于检测早期病变。

牙周动度仪 (periotest) 近年来被用于种植体动度的检测，以读数 (periotest value，PTV) 表示，动度越大读数越高，成功种植体的 PTV 多在 − 8 ~ + 5 之间，失败种植体的 PTV 可达 + 50。

X 线检查 (radiographic examination)

成功的种植体周围无 X 线透影区，承受粭力后第一年的骨丧失不大于 2mm，以后每年的骨丧失不大于0.2mm。由于种植体有明显的肩台、螺纹等外形特征，为骨高度的测量提供了一定的参考依据。用平行定位投照根尖片及计算机数字减影技术对骨高度进行测量，提高了检测的灵敏度。

种植体周围骨质情况可分3度：1＝皮质骨包绕整个种植体；2＝边缘有致密的皮质骨包绕；3＝松质骨包绕整个种植体，此指标不能定量。用平行定位投照根尖片及计算机图像密度分析仪可进行精确的定量分析。

龈沟液检测 (gingival crevicular fluid tests)

与自然牙一样，种植体周围龈沟中也有龈沟液，其生物学特性与真牙极相似。因而，对龈沟液 (GCF) 量及其成分进行监测亦是有价值的生化指标。对GCF量的检测结论不尽相同：(1) 临床健康的种植体与自然牙的GCF量无明显差异；但另外的学者研究结论是真牙的GCF量为上部结构修复后种植体的2倍，因为种植体无牙周膜；(2) 种植体的愈合期和功能改建期 (大约种植体植入后1～1.5年) GCF量增加；(3) 种植体周围炎的GCF量高于健康种植体；(4) 在有Aa、Pg、Pi聚集位点的GCF量明显增高。

GCF中多种酶活性和浓度与临床指标和骨吸收程度呈正相关关系。这些GCF酶水平可作为种植体失败的检测指标。

28-4 种植体周围病的预防 Prevention of Peri-implant Disease

种植前后对口腔卫生状况的要求 (requirement of oral health status)

已决定牙种植的患者必须建立良好的口腔卫生习惯，种植前菌斑指数应控制到0。患边缘性龈炎者已治愈；早期牙周炎者经过系统治疗后病情稳定，牙周组织健康状况已得到恢复；吸烟者同意戒烟；患者有良好的依从性。种植后仍保持良好的口腔卫生习惯，终生定期地请专科医生专业护理。

定期复查 (periodical recall)

目前普遍认为种植体的长期成功很大程度上决定于种植体周围软硬组织的健康和适当的咬合力分布。术后至少应每3～6个月复查一次，并参照种植体成功的标准：

Box 28-3 种植体成功的标准 (Brånemark，1986)

种植体无临床动度

X线片未见种植体周围透射区

植入后第一年骨吸收不超过2mm

行使功能1年后，每年的垂直骨丧失≤0.2mm

无疼痛及不适

软组织无炎症

种植体周围无溢脓

5年成功率为85%，10年成功率为80%

每次复查的内容应包括：菌斑控制状况；塑料或尼龙探针细致地检查探诊深度 (PD) 和附着水平 (AL) 的变化；拍摄标准根尖X线片，以了解种植体行使功能期的骨变化；牙龈的颜色变化，外形及肿胀情况；探诊出血及溢脓等；监测种植体周围细菌成分的变化，对于评价种植体周围组织的健康情况及评价致病的病因和选择抗生素等均有利。

牙周炎患者的种植问题 (implant of periodontitis patient)

有牙周炎史的种植患者，由于他们对牙周炎易感及牙周致病菌的相互传递，发生种植体周围炎的危险性就高，应强调种植前、种植后都有良好的菌斑控制。患牙周炎者应更加严格控制种植的适应证。

Box 28-4 牙周炎患者种植修复的注意事项

轻度慢性牙周炎已得到控制，可选择种植义齿

中度慢性牙周炎已得到控制，但需观察一段时间病情稳定后再行种植手术

重度慢性牙周炎或侵袭性牙周炎不宜选择种植义齿

牙面易堆积牙石，对牙周炎易感的患者不宜作种植义齿

种植前已掌握维护口腔卫生的方法，多次复查 PLI=0

吸烟者已戒烟

定期复诊，义齿装戴后 1、3、6 个月复诊，以后每半年至一年复诊一次

每半年做一次专业洁治，取下上部结构，彻底清除种植体表面的菌斑和牙石

有稳定的正中殆，前伸殆及侧方运动时无殆干扰

定期治疗和复查余留牙的牙周状况，发现问题早期治疗

种植体周围菌斑的清除 (cleaning of peri-implant plaque)

自身维护

患者自我维护的方法有局部用0.12% ~ 0.2% 洗必泰等含漱剂含漱或擦洗，含漱可以每天二次，每次 30 秒 ~ 1 分钟。清洁种植体的工具有间隙刷，单束牙刷，牙线，橡皮头等。

定期地专业去除牙石及菌斑

应定期地到医院请专业医生去除种植体的菌斑及牙石，一般间隔3个月 ~ 半年需取下种植体上部结构，使用碳纤维工作头的超声洁治既省时，又对钛种植体表面无损伤。塑料洁治器对钛种植体表面亦无损伤，但效率低。橡皮杯和磨光糊剂可用来去除菌斑和抛光。

28-5 种植体周围病的治疗 Treatment of Peri-implant Disease

治疗步骤 (treatment sequence)

种植体周围病的治疗应包括以下步骤：首先要找出原因，如果是菌斑所致，应取下上部结构，清除基台及种植体表面菌斑。如因上部结构的不恰当修复所致，应重新制作上部结构，进行咬合调整。在此同时进行口腔卫生指导。如果已有附着丧失，应进入第二步，拍定位平行投照X线片了解牙槽骨吸收的情况。经过治疗后，若骨丧失仍持续增加，则应进入第三步，即手术治疗，包括翻瓣术、引导组织再生术、骨移植术等（见表 28-2)。

因治疗失败而去除种植体的参考指征：(1) 快速进展的骨破坏；(2) 一壁骨缺损；(3) 非手术或手术治疗无效；(4) 种植体周围骨丧失超过种植体长度二分之一以上，且种植体松动。

表 28-2　治疗步骤列表

	找病因	附着丧失	牙槽骨吸收	处理方法	口腔卫生指导
第一步	菌斑	(−)	(−)	取上部结构，清除菌斑	需要
	上部结构不恰当	(−)	(−)	重新修改或制作上部结构	需要
第二步	附着丧失	(+)	(+)	拍定位平行投照X线片 去除病因（清除菌斑，减少负重）	需要
第三步	骨丧失加重	(+)	(+)	手术治疗（翻瓣术、引导组织再生术、附着龈增宽术）	需要

种植体周围粘膜炎的治疗 (treatment of peri-implant mucositis)

种植体周围粘膜炎主要表现为软组织的炎症和水肿，种植体基台周围有菌斑的堆积，探诊有出血，X线片显示种植体有稳固的骨支持。主要病因可能是菌斑，治疗也应着重清除菌斑．一般采取非手术治疗。

和牙龈炎的治疗一样，对种植体周围粘膜炎的患者应进行口腔卫生指导，教育患者如果不清除菌斑会导致种植体周围组织病的进展，甚至种植失败。可用碳纤维器械或塑料器械进行清洁，并用橡皮杯加磨光糊剂进行磨光，但不能用不锈钢器械，以防损伤种植体表面。

检查软组织情况，看是否有足够的角化龈维持种植体周围封闭，如果需增加附着龈的宽度，可行膜龈手术。

种植体周围炎的治疗 (treatment of peri-implantitis)

种植体周围炎常因骨丧失和粘膜炎症而有进行性的深袋形成，除了有种植体周围粘膜炎的表现外，X线片上有明显的骨丧失，探诊深度大于5mm，常有探诊出血和溢脓．如果此时伴有种植体周围软组织的增生肿胀，应先取下基台和修复体，可全身用抗生素一周。当软组织的炎症得到控制再拍根尖X线片，检查骨丧失情况。

在纠正咬合关系以及软组织炎症得到控制后1～2个月，应对患者进行复查，检查软硬组织对治疗的反应和口腔卫生维护情况．如果粘膜表现已属正常范围，出血和渗出已消退，骨水平稳定，可以让患者每3个月复查一次，每6个月拍一次X线片检查骨水平。如果探诊深度和X线片上的骨丧失进一步增加，应当采取手术疗法来阻止或修复丧失的牙槽骨。如果骨丧失很严重且种植体松动，就表明种植失败，应当去除种植体。

小结

探诊深度、探诊后出血、有无溢脓以及X线片检查牙槽骨高度或密度的改变，是诊断种植体周围病的基本手段。菌斑中细菌仍是种植体周围病的罪魁祸首。种植前口腔内的菌群决定了种植体早期菌群的成分。全口无牙患者种植体上的细菌主要来自邻近软组织表面，部分缺牙患者自然牙上牙菌斑是重要的细菌来源。有牙周炎史的种植患者，由于他们对牙周炎敏感及牙周致病菌的相互传递，发生种植体周围炎的危险性就高，应强调种植前、种植后都有良好的菌斑控制。患牙周炎者应更加严格控制种植的适应证。种植体周围组织发生炎症的早期是可以治疗的，不等于濒危种植体 (failing implant，FI) 的同义词。

思考题

1. 牙周炎患者种植条件和时机的选择?
2. 种植体周围病的病因?
3. 种植体周围病的预防?

参考文献

1. Newman MG, Takei HH, Carranza FA. Carranza's Clinical Periodontology. 9th ed. Philadelphia, London, New York: Saunders Company, 2002 : 882
2. Berglundh T, Lindhe J. Dimension of the periimplant mucosa. Biological width revisited. J Clin Periodontol, 1996, 23 (10) : 971
3. Berglundh T, Lindhe J, Jonsson K, et al. The topography of the vascular system in the periodontal and periimplant tissues in the dog. J Clin Periodontol, 1994, 21 (3) : 189
4. Berglundh T, Lindhe J, Ericsson I, et al. The soft tissue barrier at implants and teeth. Clin Oral Implant Res, 1991, 2 (2) : 81
5. Lindhe J, Berglundh T, Ericsson I, et al. Experimental breakdown of periimplant and periodontal tissues. A study in the beagle dog. Clin Oral Implant Res, 1992, 3 (1) : 9
6. Donley TG, Gillette WB. Titanium endosseous implant-soft tissue interface: A literature review. J Periodontol, 1991, 62 (2) : 153
7. Pontoriero R, Tonelli MP, Carnevale G, et al. Experimentally induced peri-implant mucositis. A clinical study in humans. Clin Oral Implant Res, 1994, 5 (4) : 254
8. Eichel B, Shahrik HA. Tobacco smoke toxicity: Loss of human oral leukocyte function and fluid-cell metabolism. Science, 1969, 12 : 1424
9. Block MS, Kent JN. Factors associated with soft- and hard-tissue compromise of endosseous implants. J Oral Maxillofac Surg, 1990, 48 (11) : 1153
10. Ericsson I, Lindhe J. Probing depths at implants and teeth. J Clin Periodontol, 1993, 20 (3) : 263
11. Jemt T.Regeneration of gingival papillae after single-implant treatment. Int J Periodontics Restorative Dent, 1997, 17 (4) : 326
12. Lang NP, Wilson TG, Corbet EF. Biological complication with dental implants: their

prevention, diagnosis and treatment. Clin Oral Implants Res, 2000, 11 Suppl 1 : 146

13. Bauman GR, Mills M, Rapley JW, et al. Plaque-induced inflammation around implants. Int J Oral Maxillofac Implants, 1992, 7 (3) : 330
14. Mombelli A, Marxer M, Gaberthuel T, et al. The microbiota of osseointegrated implants in patients with a history of periodontal disease. J Clin Periodontol, 1995, 22 (2) : 124
15. Dahlin C, Sennerby L, Lekholm U, et al. Generation of new bone around titanium implants using a membrane technique: An experimental study in rabbits. Int J Oral Maxillofac Implants, 1989, 4 (1) : 19
16. Persson LG, Ericsson I, Berglundh T. Guided bone regeneration in the treatment of periimplantitis. Clin Oral Implants Res, 1996, 7 (4) : 366

(沙月琴)

索引

W

X

Y

Z

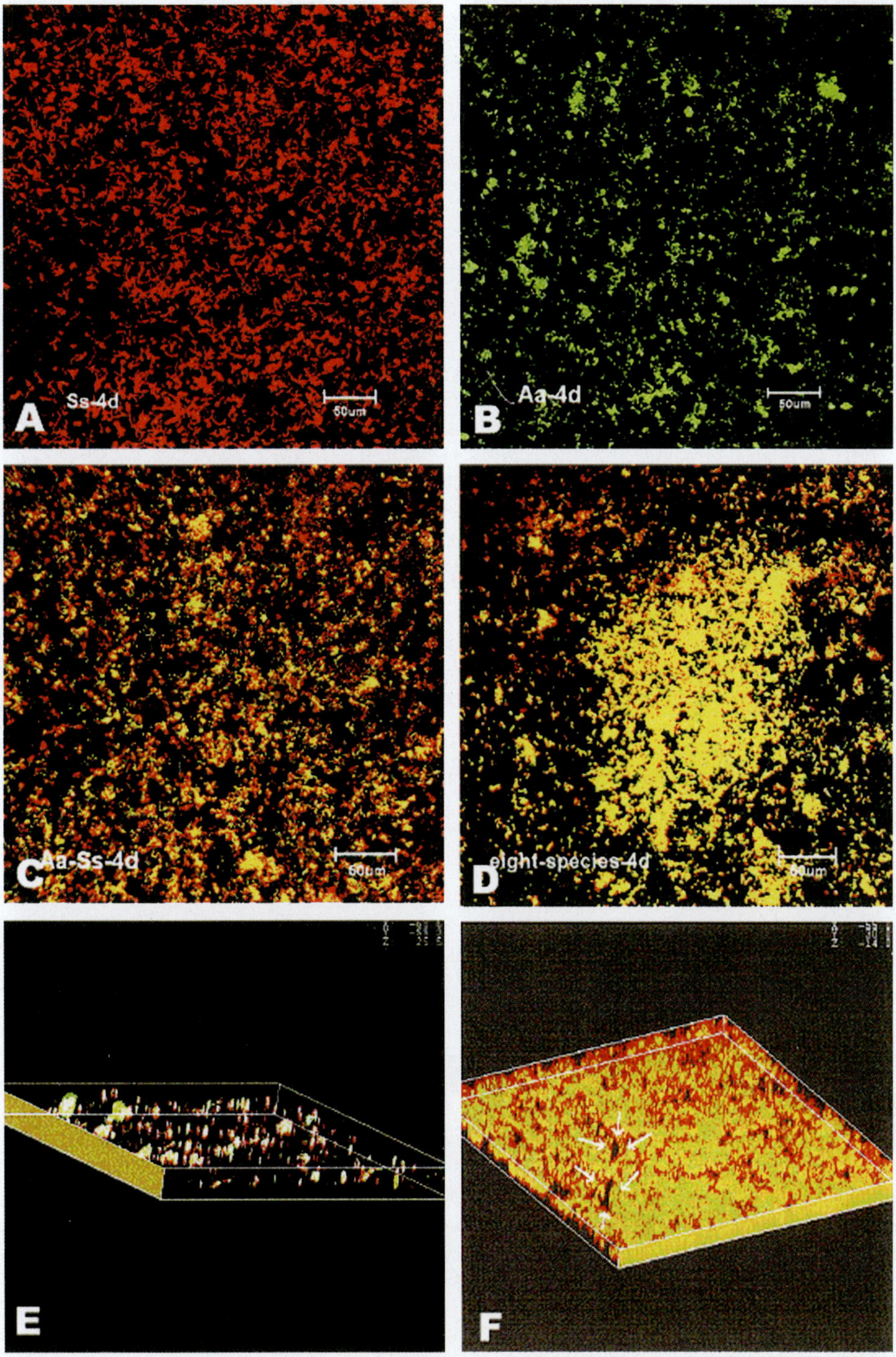

彩图 5-3 模拟口腔环境恒化器中不同组合细菌形成菌斑生物膜的激光共聚焦显微镜观察

A. 96h 血链球菌生物膜 B. 96h 伴放线放线杆菌生物膜 C. 96h 血链球菌和伴放线放线杆菌生物膜 D. 96h 8 种菌形成的生物膜 E. 24h 8 种菌形成生物膜的三维立体图像 F. 96h 8 种菌形成生物膜的三维立体图像，白色箭头所指处为管道结构 (李德懿研究员提供)

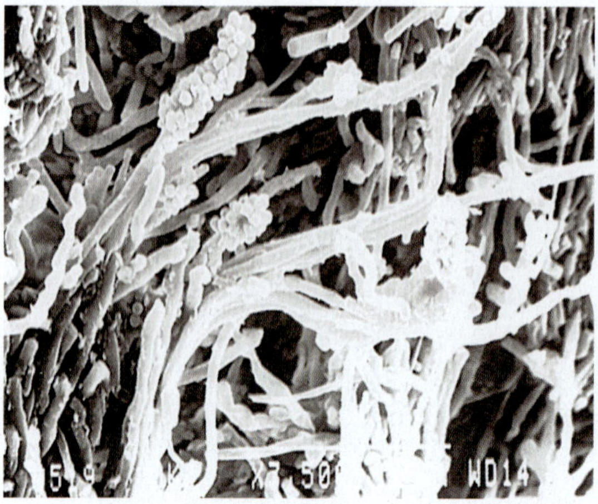

彩图 5-4　龈缘处“玉米棒”状或“谷穗”状菌斑 (SEM × 7500)

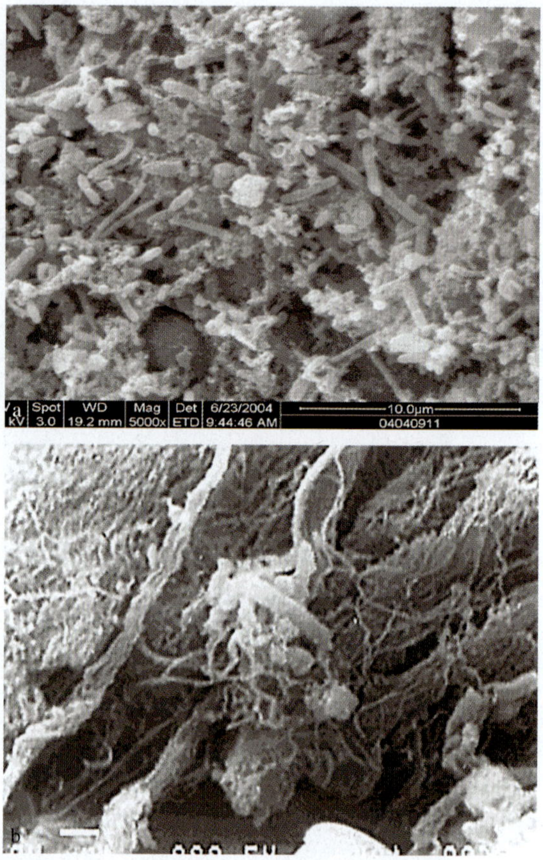

彩图 5-6　龈下菌斑　a.附着性龈下菌斑 (SEM × 5000) b.非附着性龈下菌斑 (SEM × 7000)

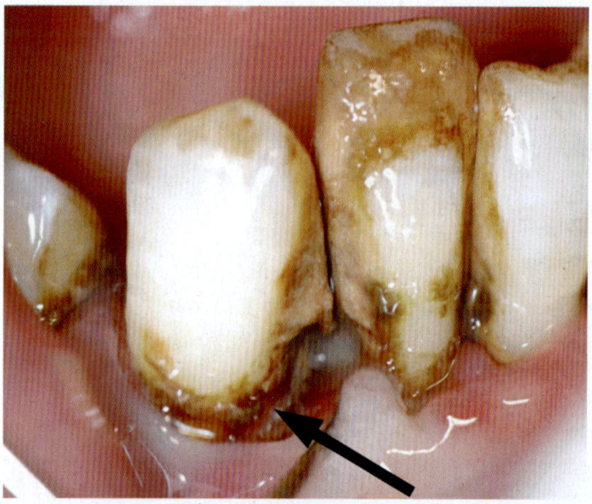

彩图 7-3　龈下牙石

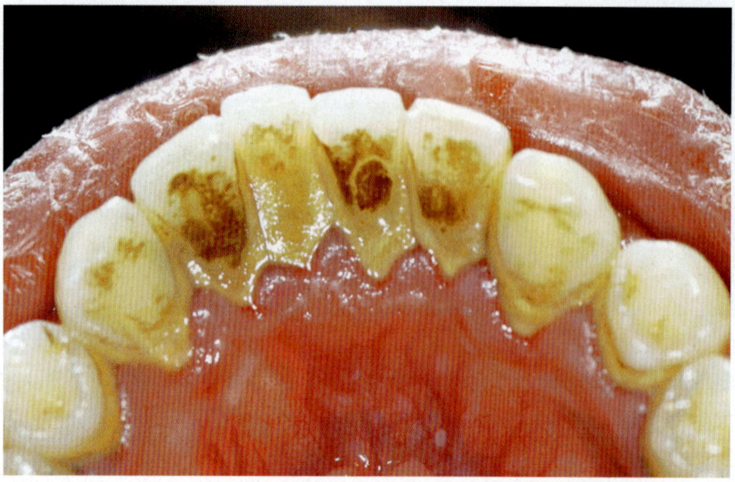

彩图 7-2　龈上牙石及烟斑

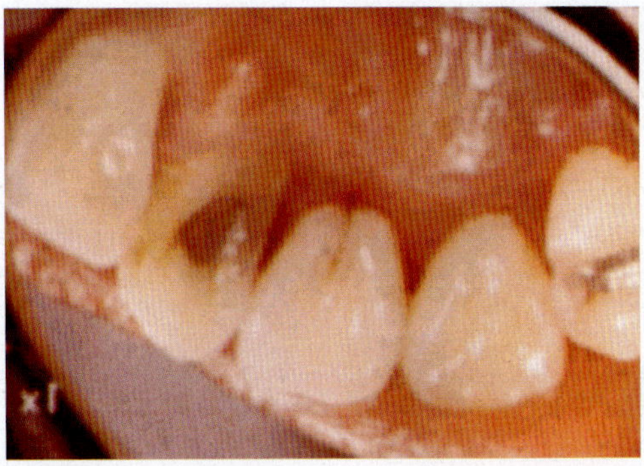

a. 上侧切牙腭侧沟

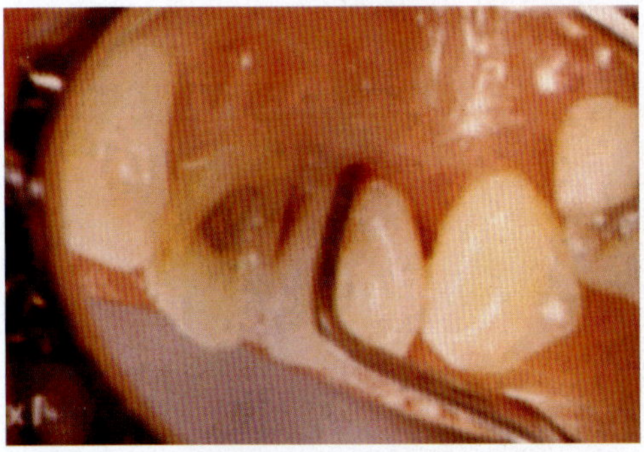

b. 探诊示深牙周袋

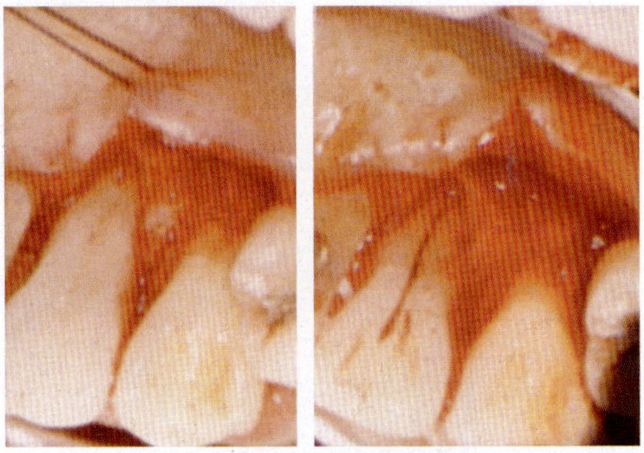

c. 翻瓣见腭侧沟深达根尖

彩图 7-6　前牙腭侧沟

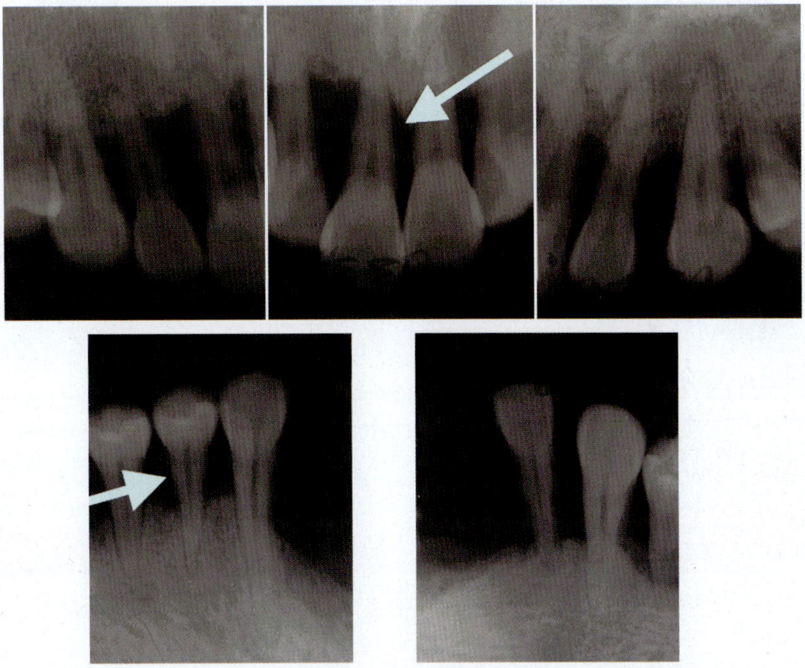

彩图 7-7　锥形根

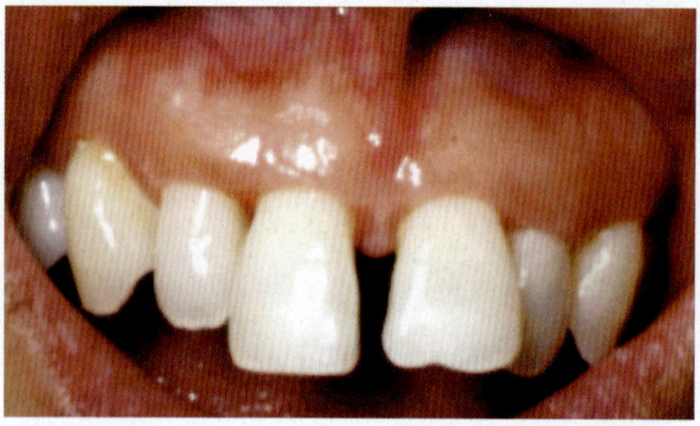

彩图 7-8 唇系带附着位置过于接近龈缘

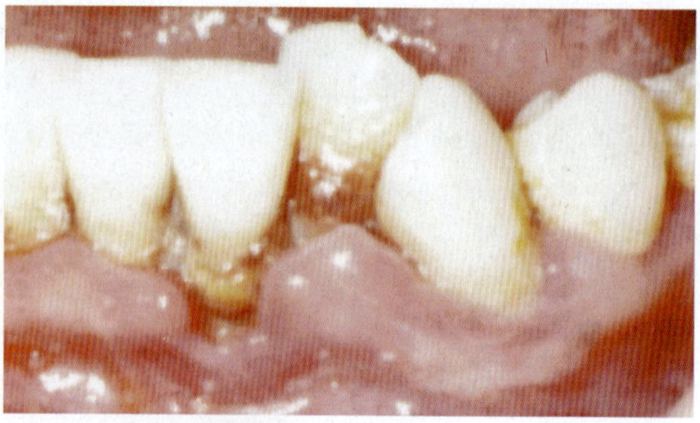

彩图 7-9 前牙排列拥挤

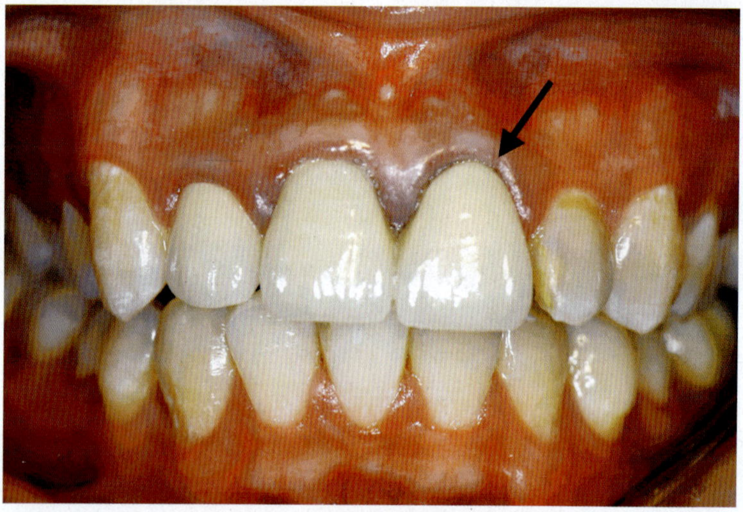

彩图 7-11 全冠修复体边缘位于龈下

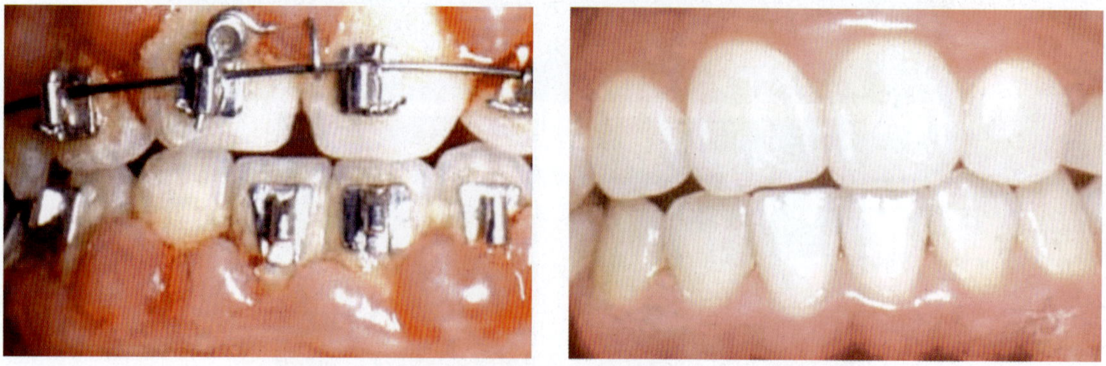

彩图 7-12 固定矫治器促进菌斑堆积引起牙龈炎(左图正畸中，右图刮治治疗后 3 个月)
(患者女，14 岁)
(和璐医师提供)

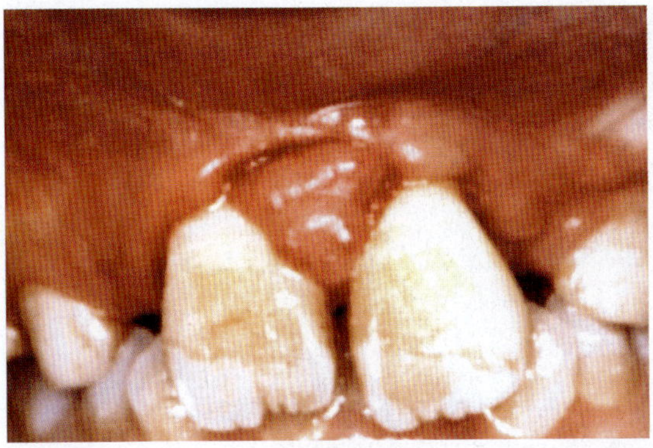

彩图7-13　正畸橡皮圈滑入龈沟形成深牙周袋和重度骨吸收

（曹采方医师提供）

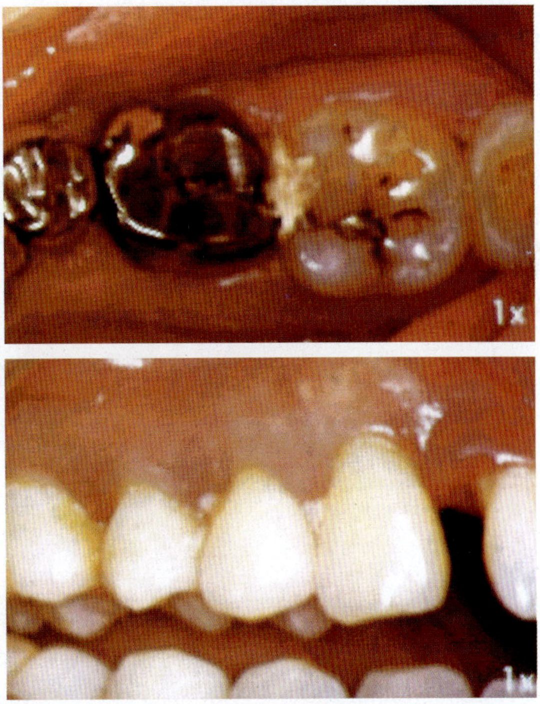

彩图 7-14　食物嵌塞：上图垂直性食物嵌塞，下图水平性食物嵌塞

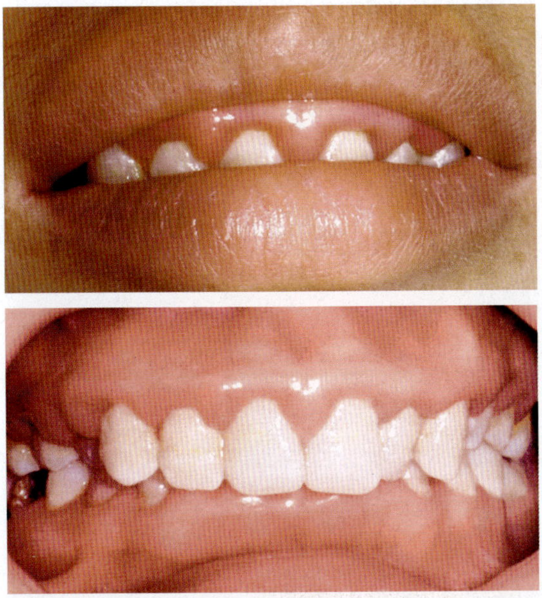

彩图 7-18　与口呼吸有关的牙龈炎症及增生

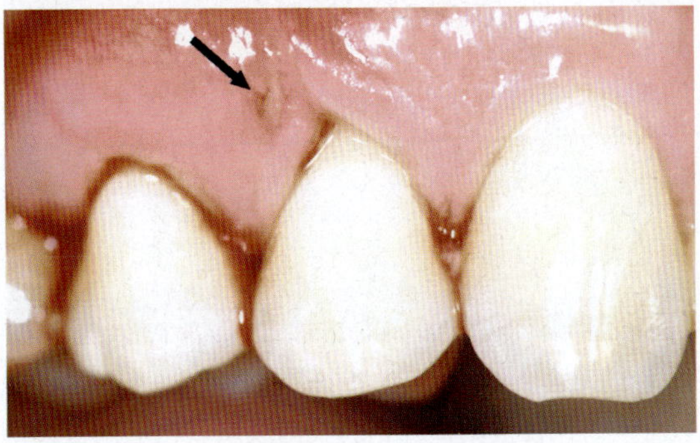

彩图 7-19　刷牙不当引起的龈损伤

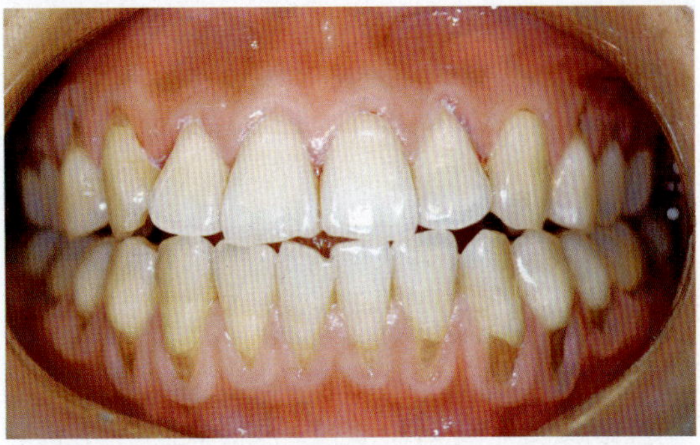

彩图 7-20　刷牙过度引起牙面磨损及牙龈退缩

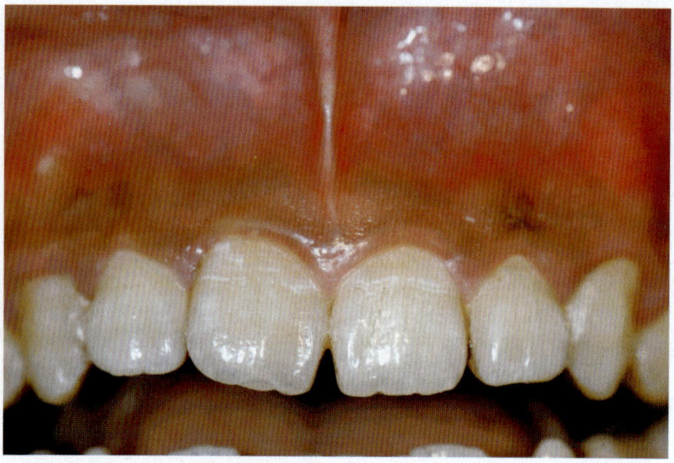

彩图 8-4　牙龈的正常色素

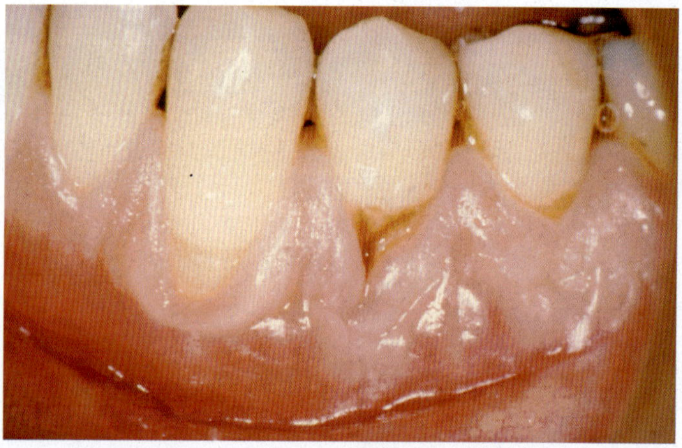

彩图 8-5　麦氏缘突兼有牙龈退缩、龈裂

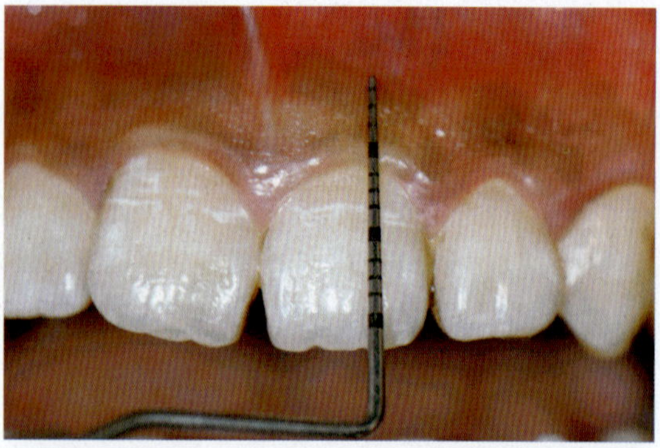

彩图 8-14　附着龈宽度检查方法

牵拉唇颊观察牙槽粘膜的动度，找出膜龈联合，再用刻度探针量出龈缘至膜龈联合的距离。

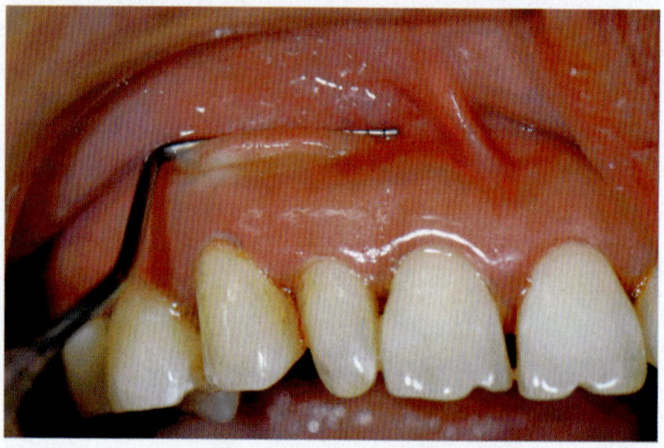

彩图 8-15　附着龈宽度检查方法

用牙周探针推动口腔粘膜找出膜龈联合的位置。

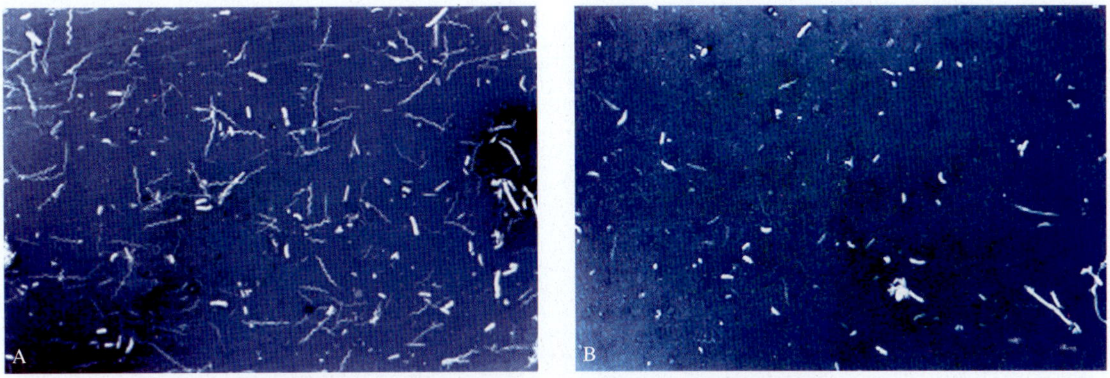

彩图 8-21 刚果红负染色法观察菌斑中微生物的形态

A. 牙周炎。大量螺旋体。B. 健康部位。球菌和短杆菌为主。

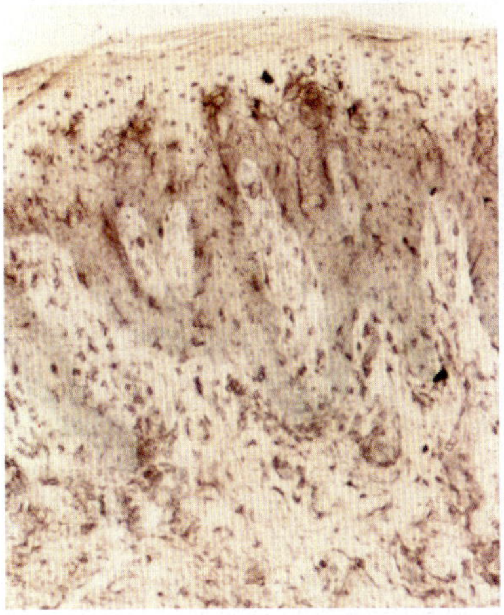

彩图 9-1 龈炎，上皮内 LC

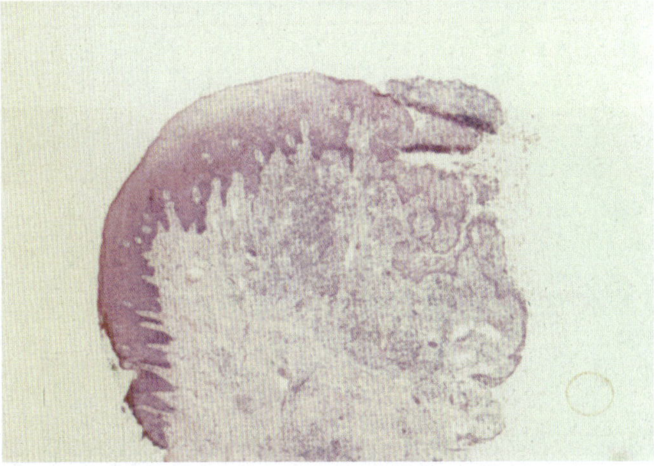

彩图 9-3 龈炎组织中炎症细胞浸润和胶原破坏

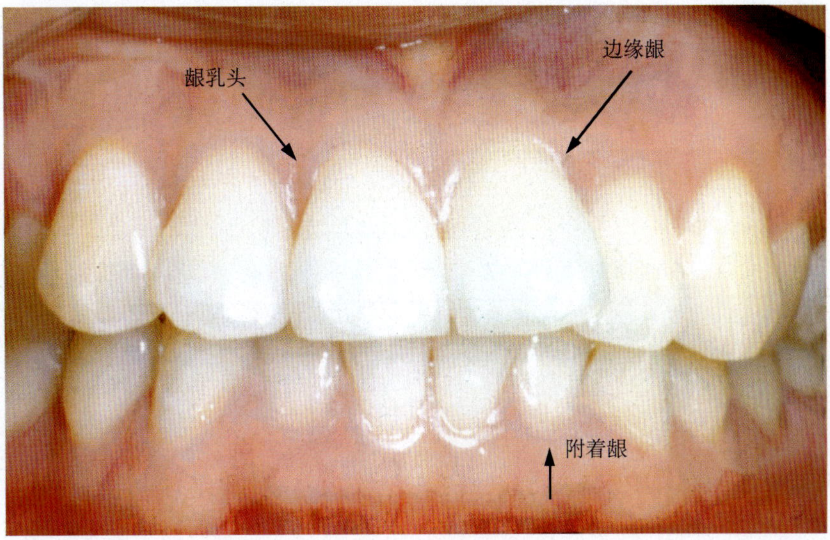

彩图 9-4 牙龈分区

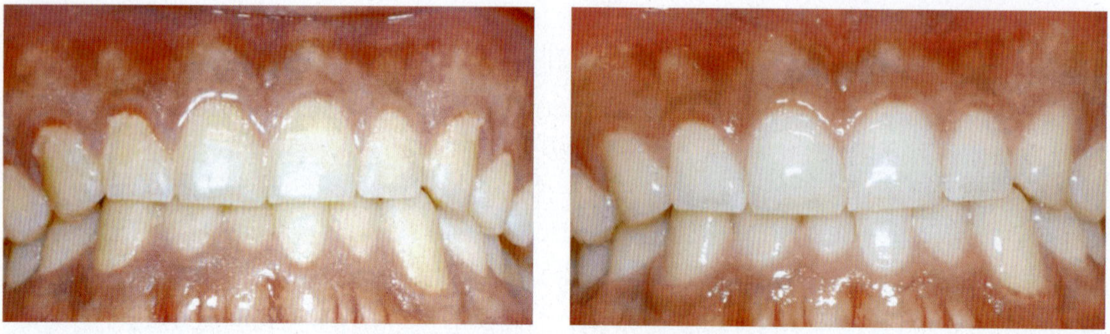

彩图 9-5　菌斑性龈炎（实验性龈炎）

左：停止刷牙 21 天后，形成龈炎　右：恢复刷牙后一周，恢复正常

(赵亦兵医师提供)

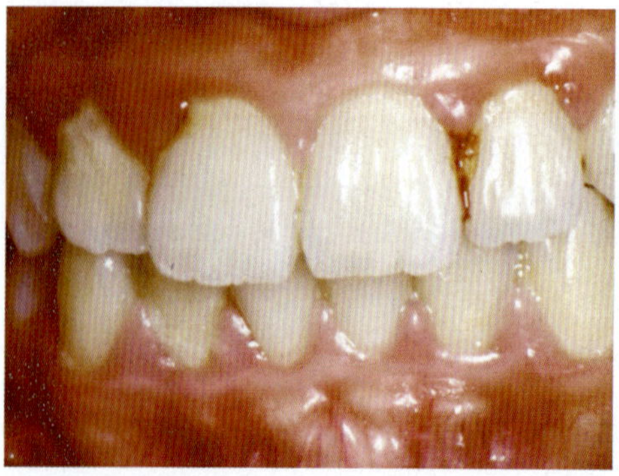

彩图 9-6　青春期龈炎

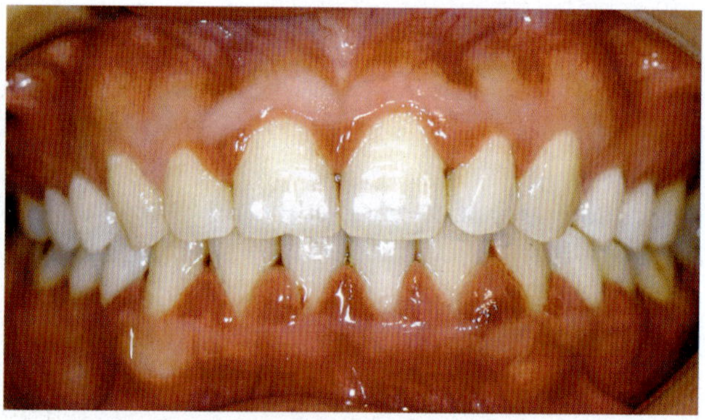

彩图 9-7　妊娠期龈炎 (28 岁，妊娠 6 个月)

(胡文杰医师提供)

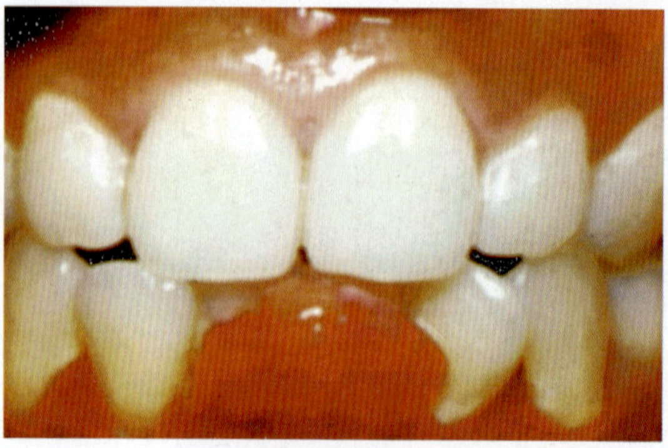

彩图 9-8　孕瘤

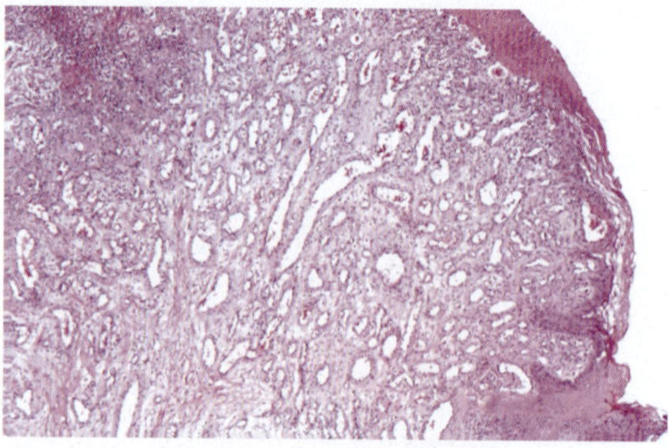

彩图 9-9　孕瘤病理

(北大口腔病理科提供)

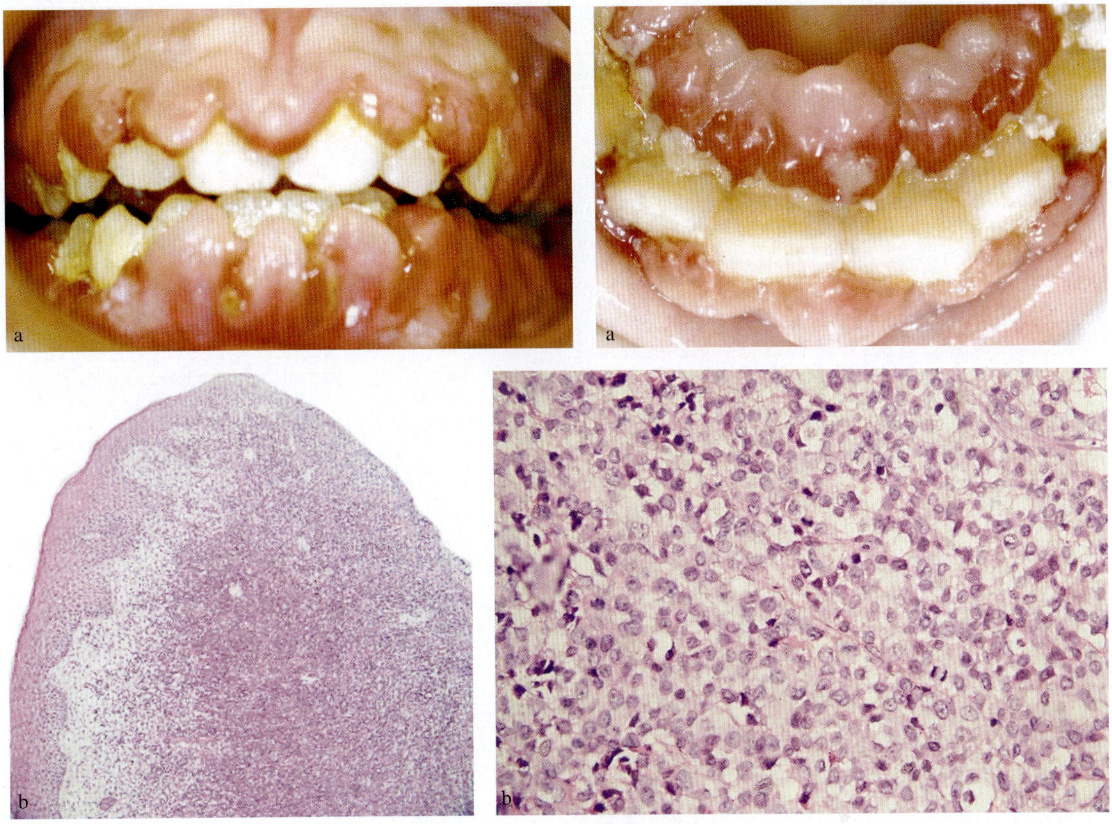

彩图 9-10　白血病龈病损

a. 临床表现　b. 病理表现

（张立医师提供）

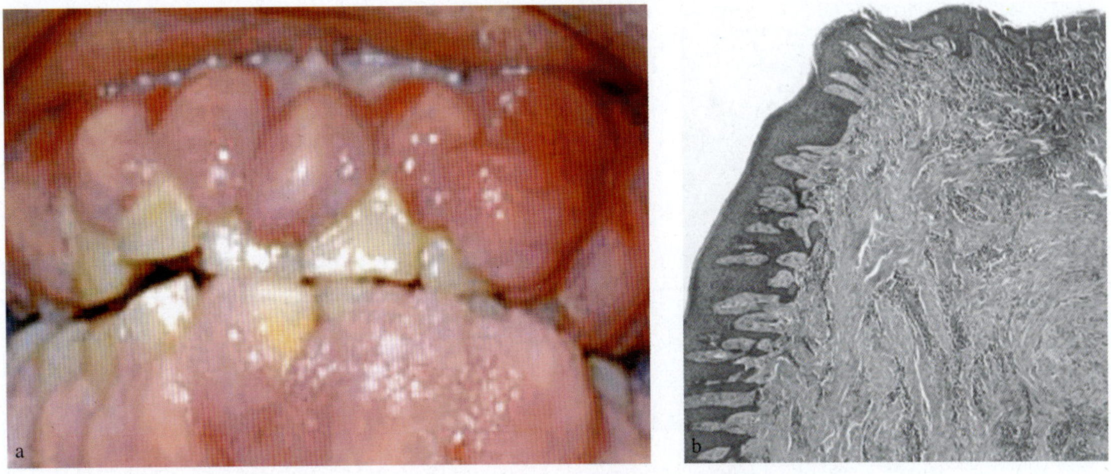

彩图 9-11　药物性（环孢菌素）龈增生

a. 临床表现　b. 病理表现

（段清宇医师提供）

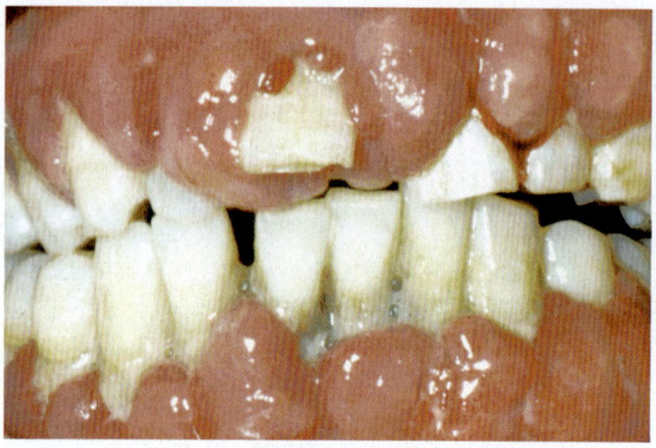

彩图 9-12　药物性(硝苯地平)龈增生
(徐莉医师提供)

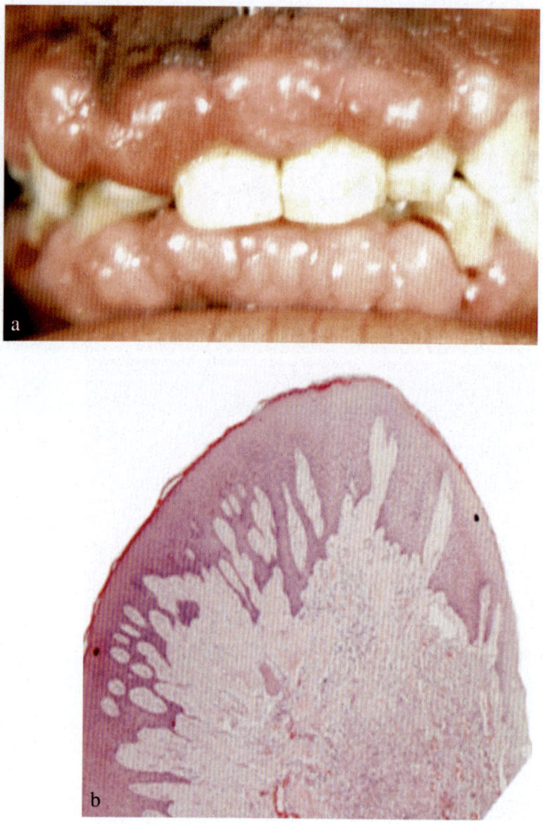

彩图 9-13　药物性(苯妥英钠)龈增生
a. 临床表现　b. 病理表现

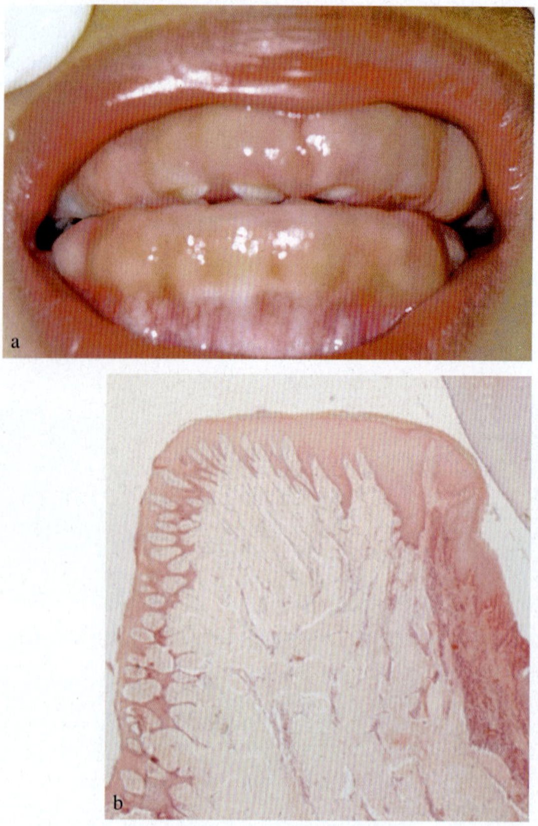

彩图 9-14　牙龈纤维瘤病
a. 临床表现　b. 病理表现

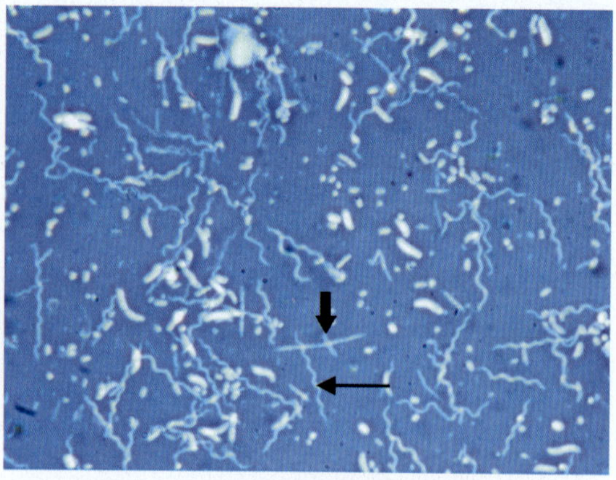

彩图 9-16　坏死性溃疡性龈炎细菌涂片
细箭头指向螺旋体，粗箭头指向梭形杆菌

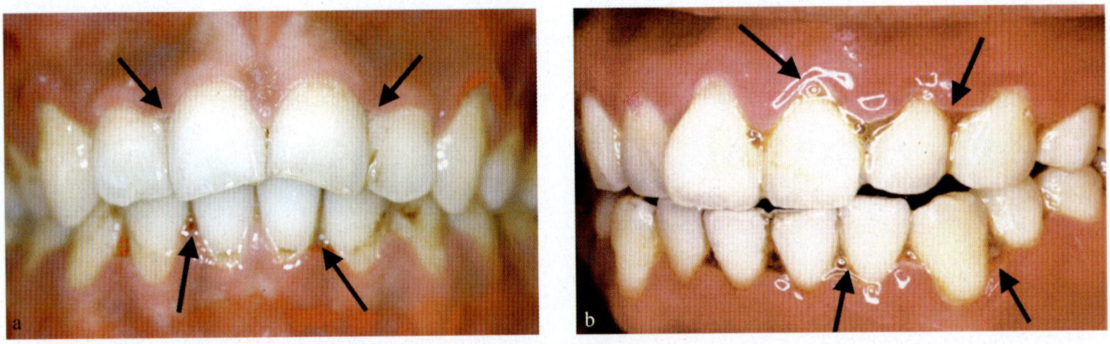

彩图 9-15　坏死性溃疡性龈炎

a. 病变初期：牙间龈乳头的顶端发生坏死
(和璐医师提供)

b. 病变后期：病变扩展累及龈乳头和边缘龈，牙龈坏死呈虫蚀状

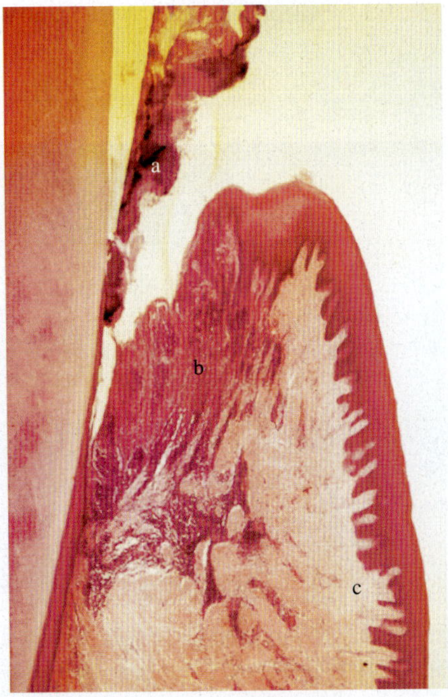

彩图 10-2　牙周袋的病理
(北医口腔病理研究室资料)

a. 牙石和菌斑。
b. 牙周袋内壁上皮增生、溃疡，上皮下结缔组织中炎症细胞浸润、血管扩张，探诊后易出血。
c. 袋表面上皮下方无明显炎症，牙龈表现粉红坚韧。

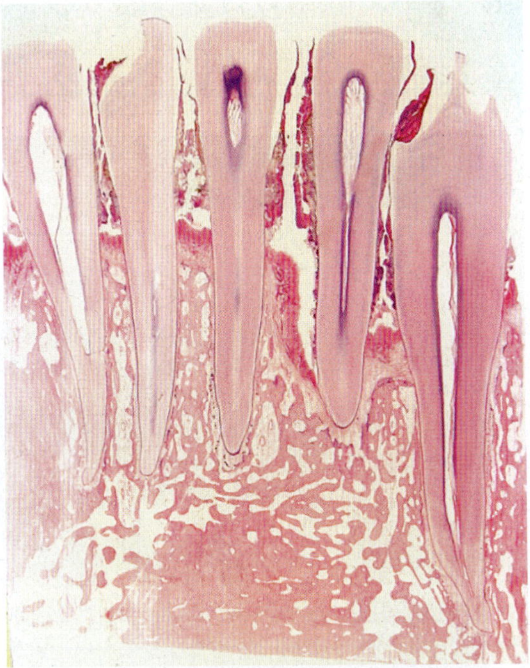

彩图 10-3　牙周炎的病理
(北医口腔病理研究室资料)

左下侧切牙的深牙周袋接近根尖，近中为骨下袋，远中为水平骨吸收，余牙均有不同程度的骨吸收，大量牙石和菌斑。

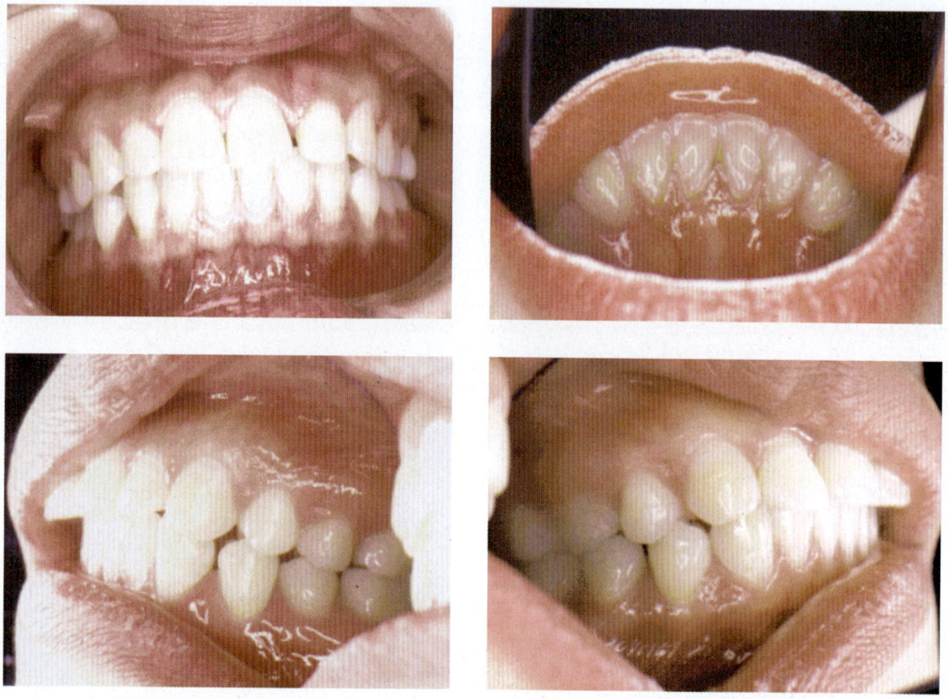

彩图 11-1　局限型侵袭性牙周炎（原名青少年牙周炎，女，29，初诊时）

（曹采方医师提供）

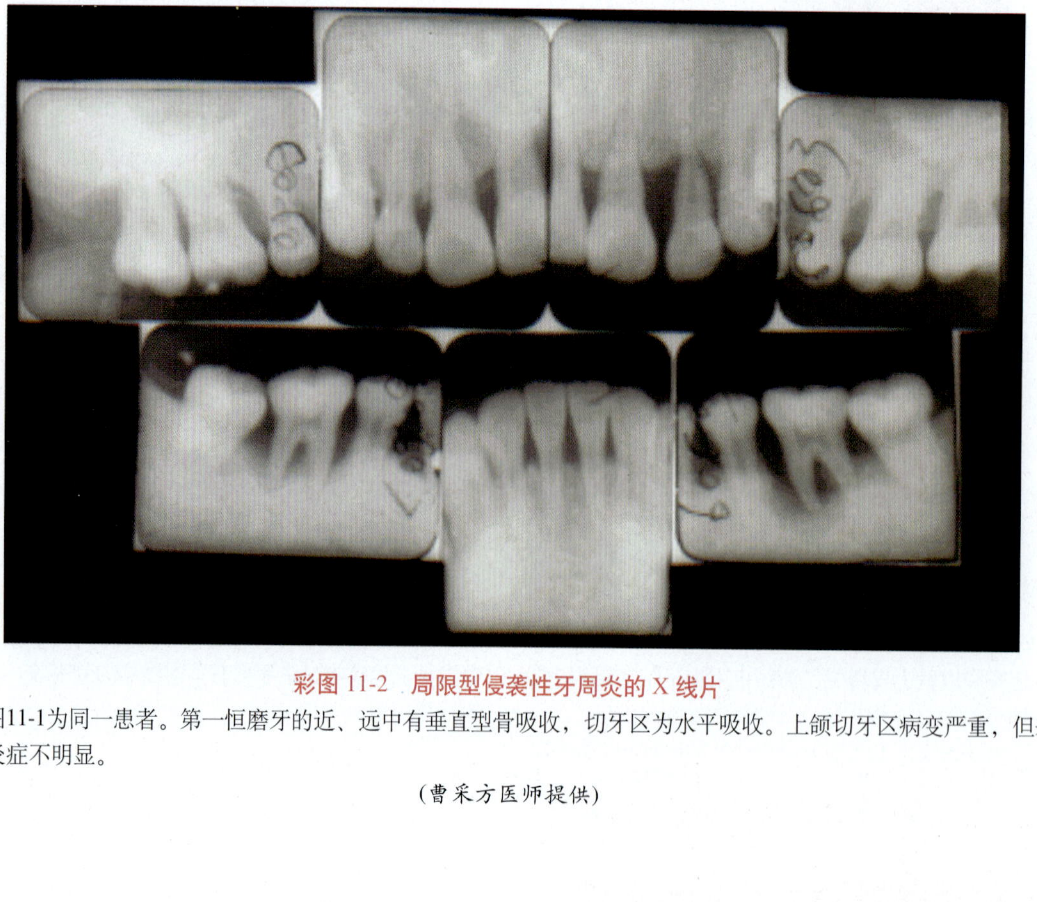

彩图 11-2　局限型侵袭性牙周炎的 X 线片

与图11-1为同一患者。第一恒磨牙的近、远中有垂直型骨吸收，切牙区为水平吸收。上颌切牙区病变严重，但表面炎症不明显。

（曹采方医师提供）

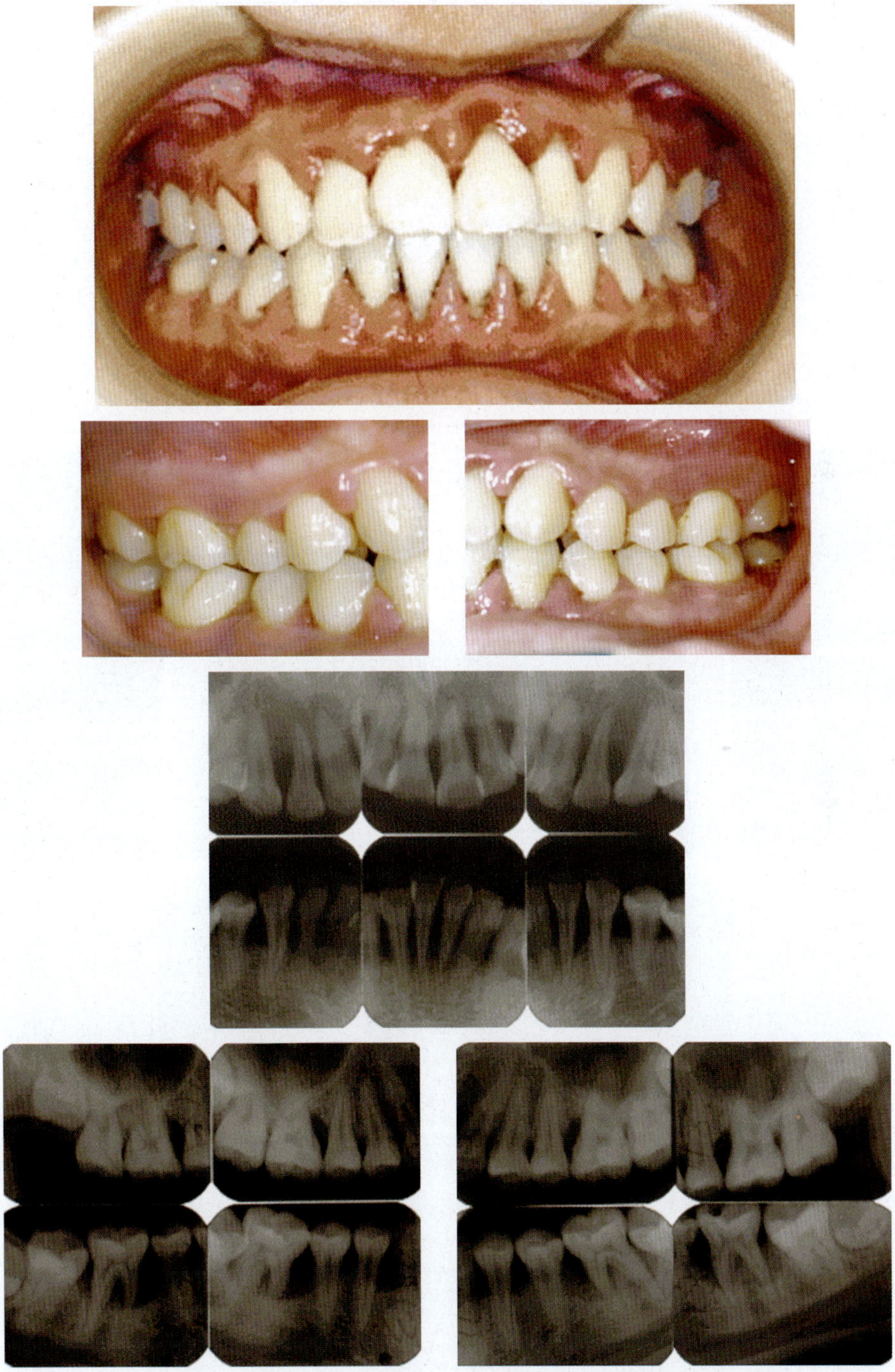

彩图 11-3 广泛型侵袭性牙周炎（女，16 岁）

X 线片见四个第一恒磨牙均有弧形骨吸收，提示可能由局限型发展而来

（徐莉医师提供）

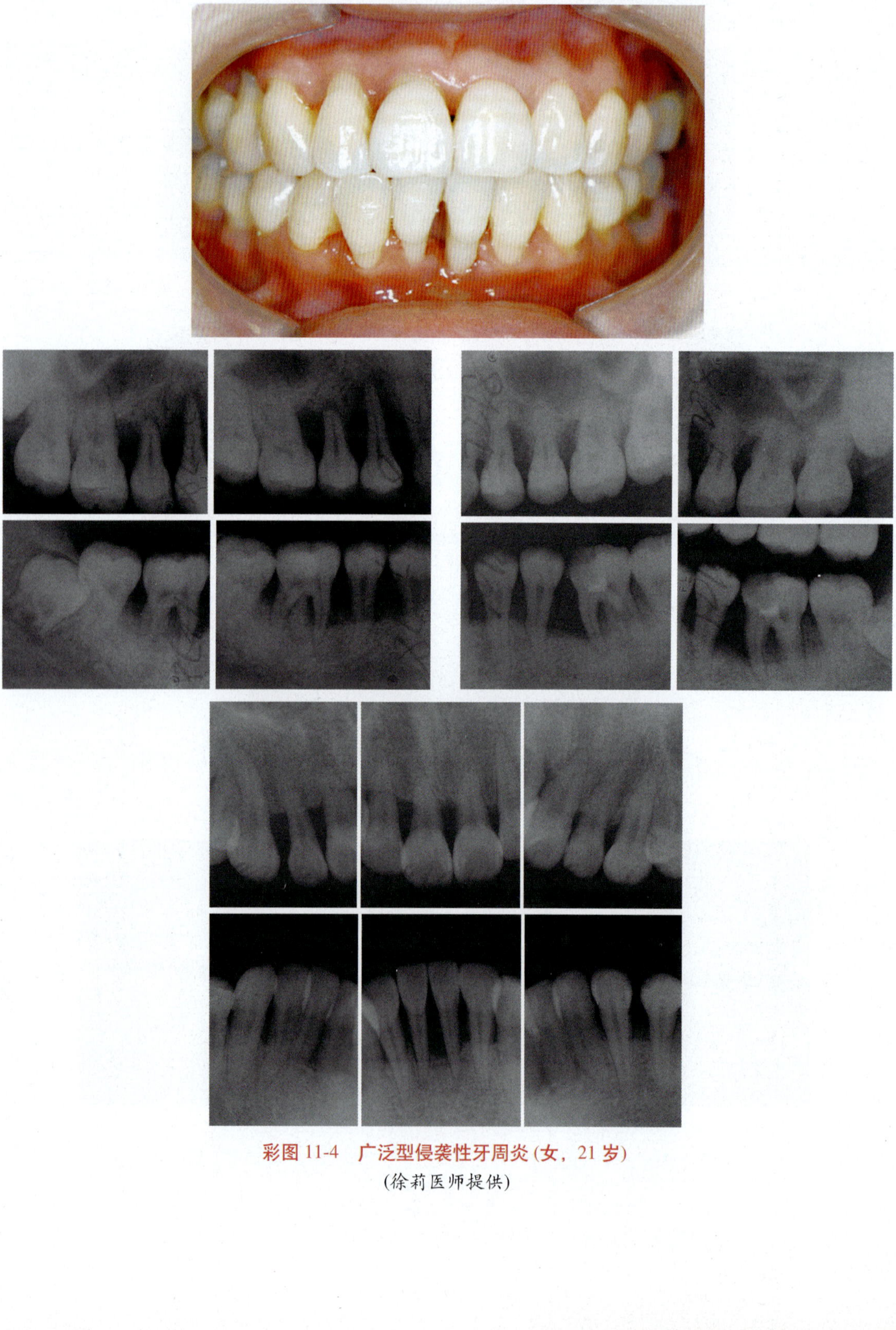

彩图 11-4　广泛型侵袭性牙周炎 (女，21 岁)

(徐莉医师提供)

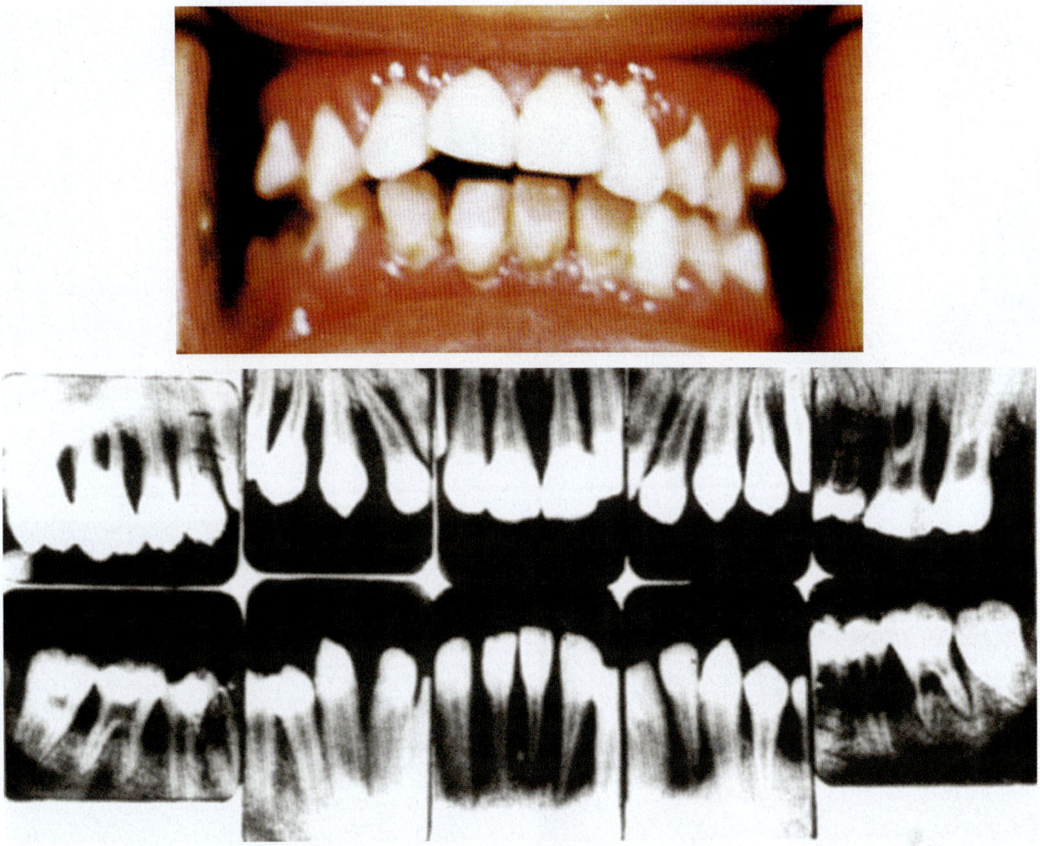

彩图 12-1 掌跖角化－牙周破坏综合征 (PLS)

11 岁男孩初诊时牙周情况及 X 线片

(曹采方医师提供)

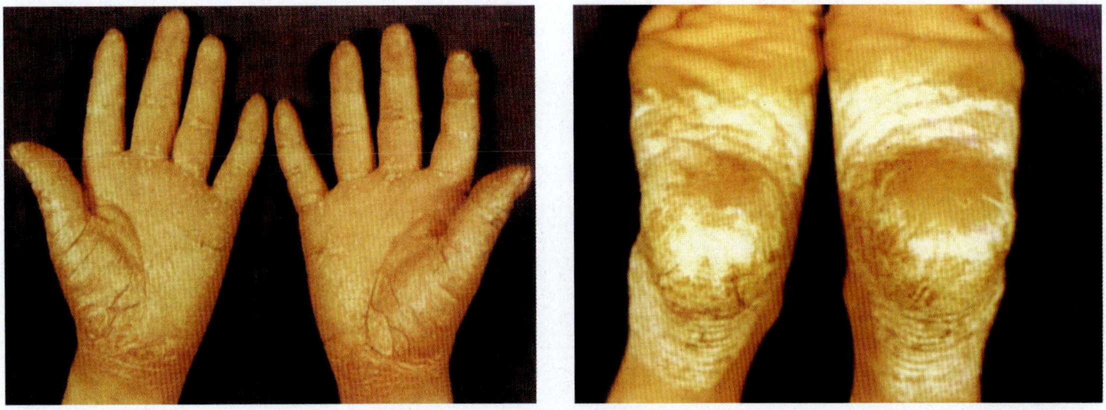

彩图 12-2 掌跖角化－牙周破坏综合征 (PLS) 的皮肤损害

(曹采方医师提供)

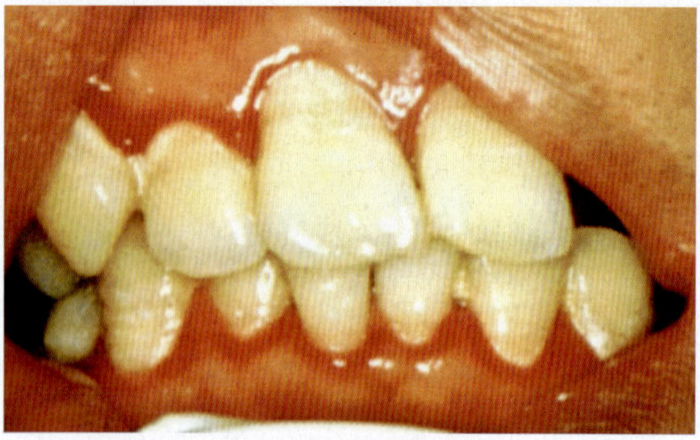

彩图 12-3 艾滋病患者的龈缘红线 (LGE)
(栾文民医师提供)

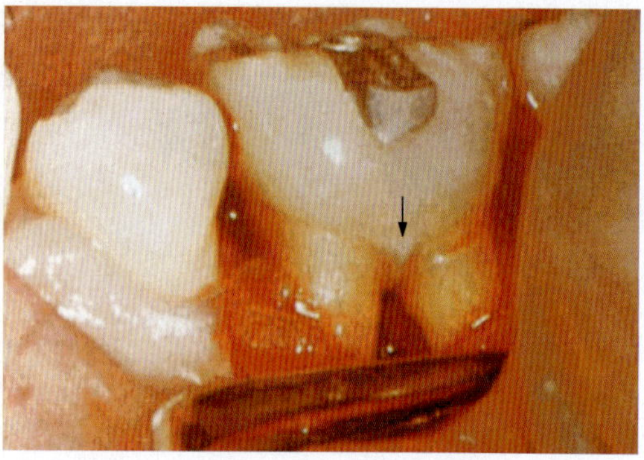

彩图 13-4 釉质突起深入到根分叉内

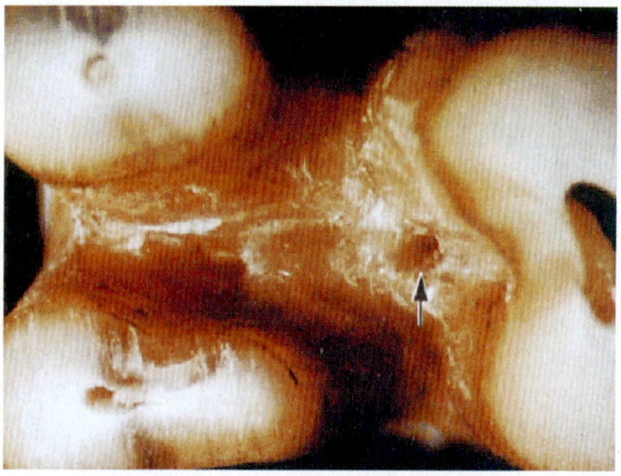

彩图 14-2 根分叉区的副根管开口

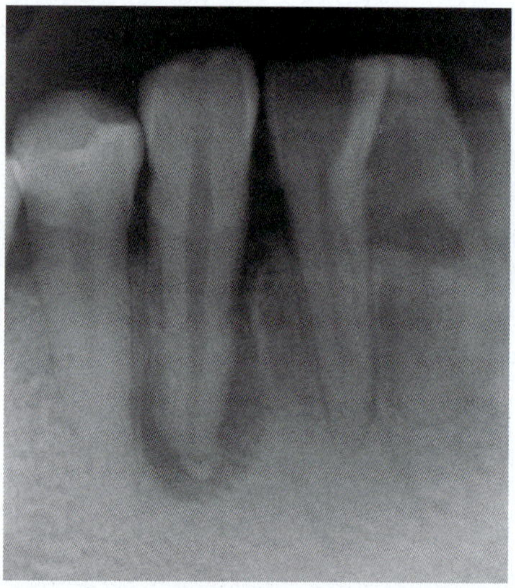

彩图 14-4 牙周牙髓联合病变 X 线片上的烧瓶形病变
(段清宇医师提供)

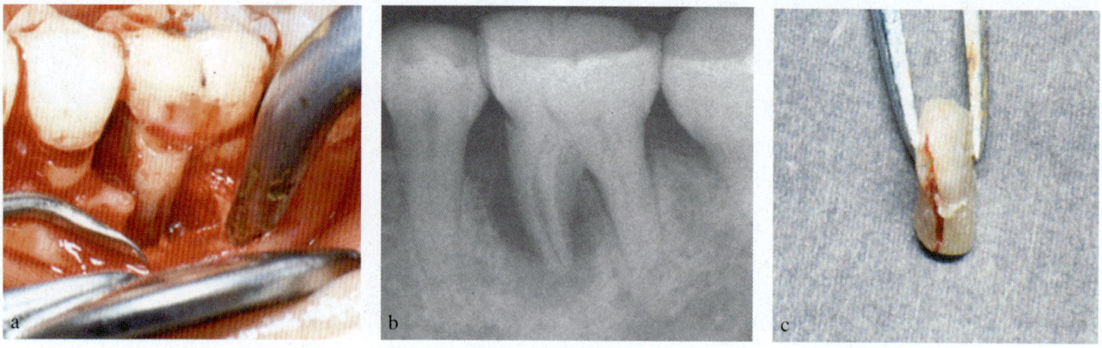

彩图 14-5 牙根裂
a. 裂根周围的牙槽骨吸收，形成深牙周袋；b. X 线片；c. 截下的近中根有纵裂。

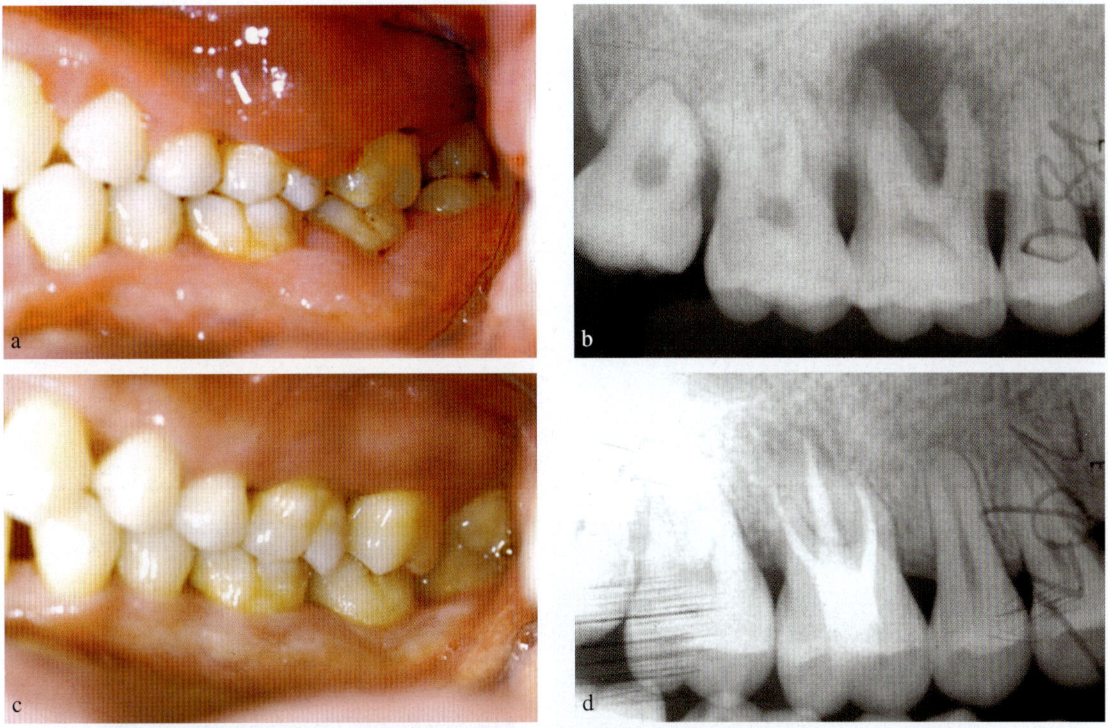

彩图 14-6　牙髓 - 牙周联合病变的疗效

a. 右上第一磨牙（#16 的镜子影像）急性脓肿，PD15mm，2°松动，牙髓冷测一过性敏感。
b. X 线片示 #16 腭根尖和根分叉区弥漫阴影。
c. 牙周洁治、刮治，同时行根管治疗，牙髓有痛觉，但血暗而少。治愈后 10 个月时临床表现。
d. 根管治疗后 10 个月的 X 线片示病变愈合。

（韩劼医师提供）

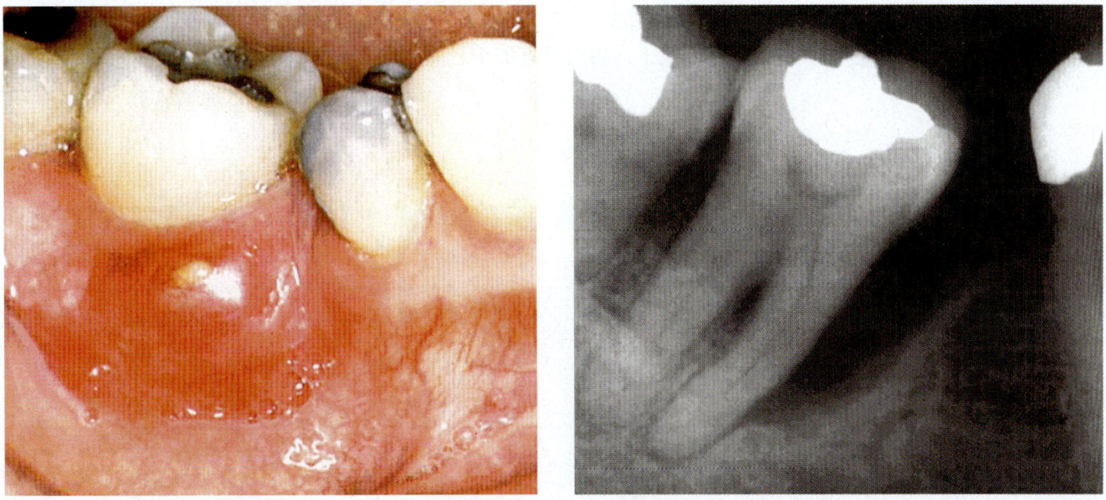

彩图 15-1　急性牙周脓肿

左：急性脓肿开始破溃流脓；右：该患牙近中有深牙周袋

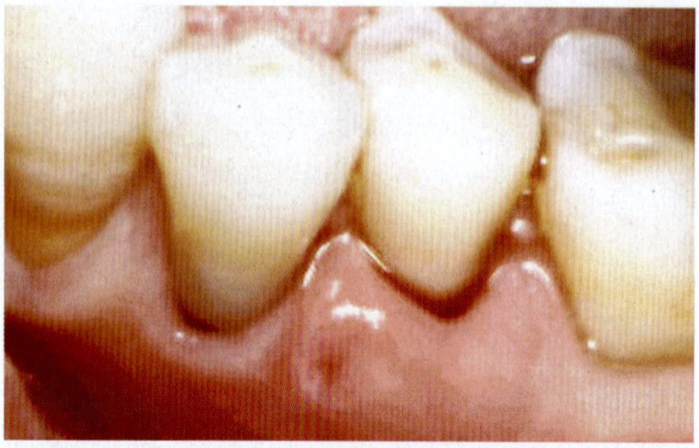

彩图 15-2　慢性牙周脓肿

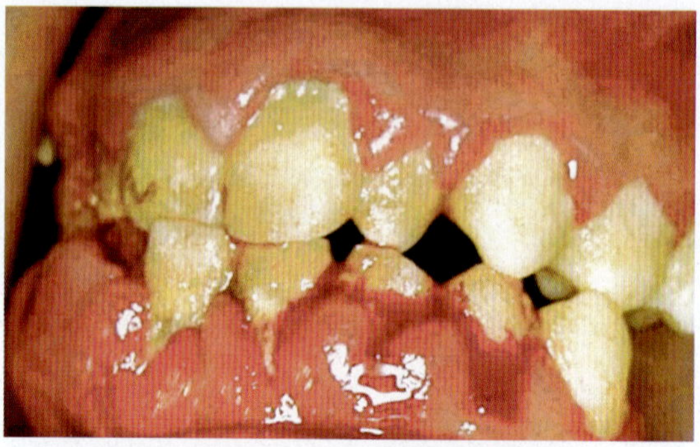

彩图 16-1　重症牙周炎

（金力坚医师提供）

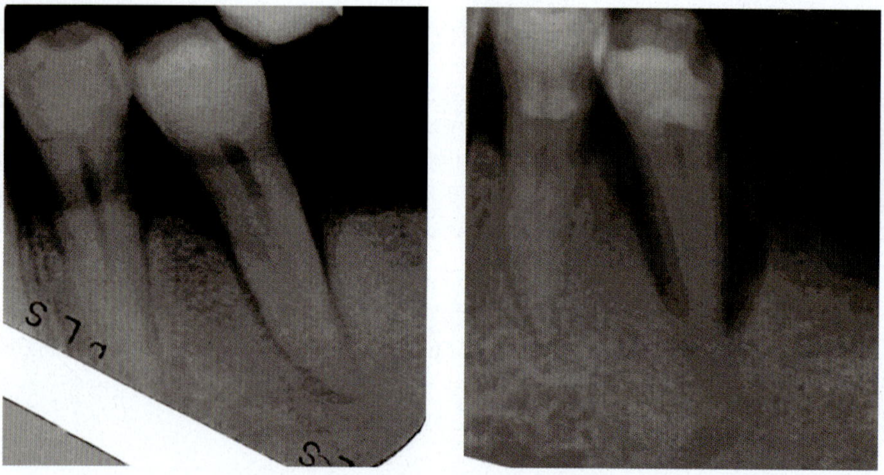

彩图 20-1　咬合创伤的 X 线片表现

左图：侧方咬合时有工作侧接触，牙周膜楔形增宽，硬骨板模糊。

右图：在伴有牙周炎的情况下，破坏显著加重。

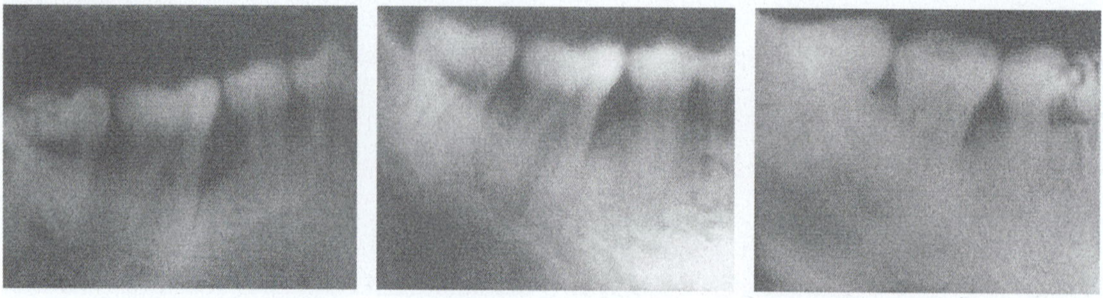

彩图 23-16　翻瓣术前、术后 1 年和术后 9 年的 x 线片显示垂直骨内袋修复(Bone fill)

（曹采方教授提供）

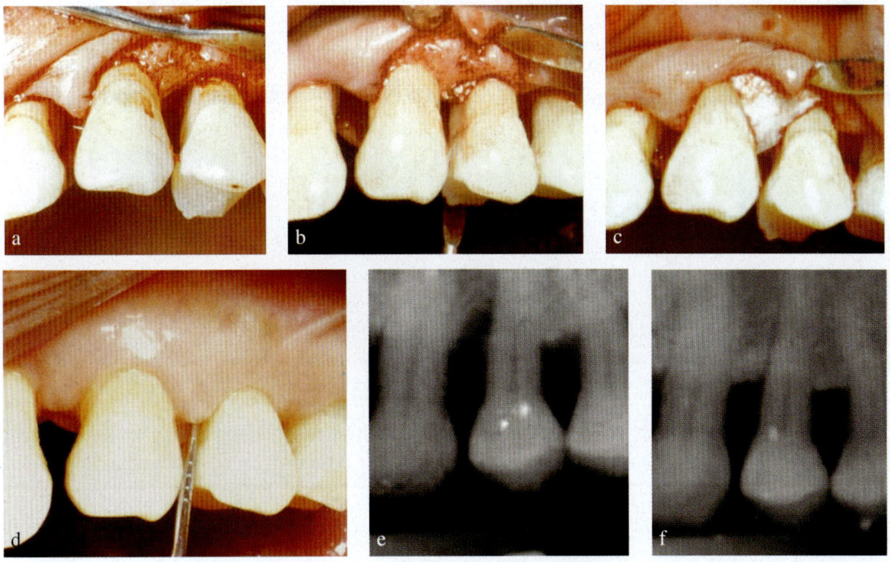

图 24-3 GTR 与植骨术联合治疗

a. 治疗前袋深7mm，术中可见垂直骨吸收；b. 采用植骨术与GTR联合治疗，植入骨粉；c. 放置屏障膜（胶原膜），然后龈瓣复位缝合；d. 术后1年探诊深度3mm；e. 术前X线片显示垂直骨吸收；f. 术后X线片显示骨袋修复，牙周膜连续。（欧阳翔英医师提供）

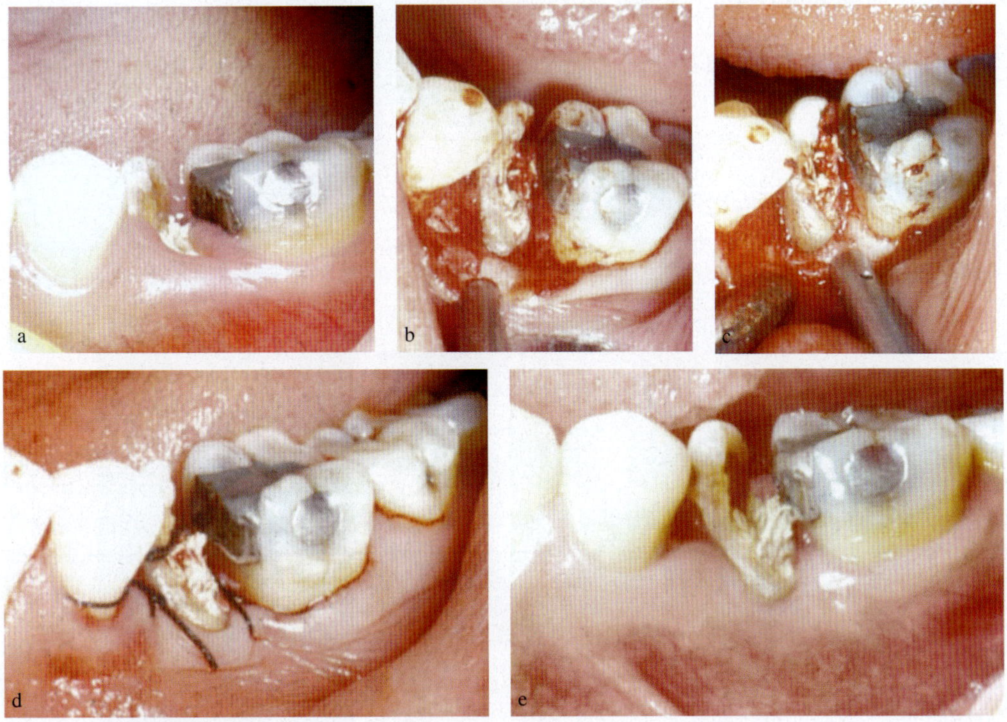

彩图 25-4 牙冠延长术

女，25岁，a. 术前牙折断至龈下；b. 术中见骨嵴顶几乎与牙断缘平齐；c. 骨切除术，使骨嵴顶降至牙断缘的根方3mm ~ 4mm；d. 缝合后；e. 术后6周，牙断缘暴露出0.5 ~ 1mm。

（欧阳翔英医师提供）

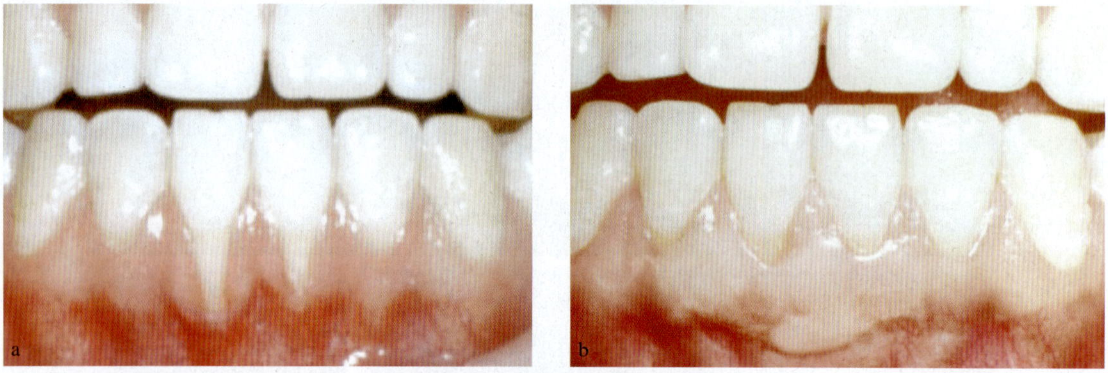

彩图 25-7　结缔组织移植术

女，21 岁，a. 左、右下中切牙牙龈退缩分别为 5mm 和 7mm；b.结缔组织移植术后半年，原裸露的根面被覆盖。（欧阳翔英医师提供）

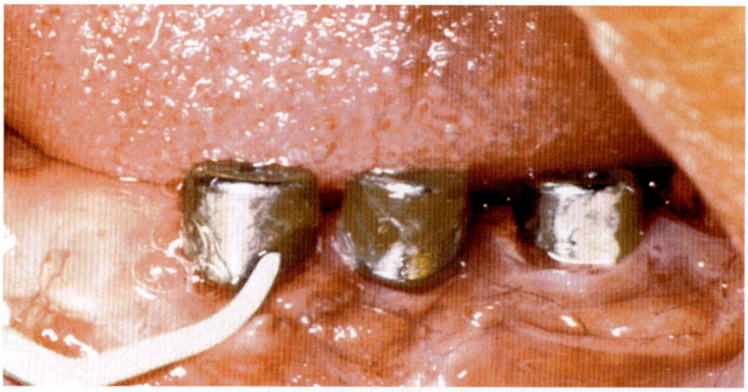

彩图 28-2 基台表面菌斑堆积，菌斑显示剂染色后

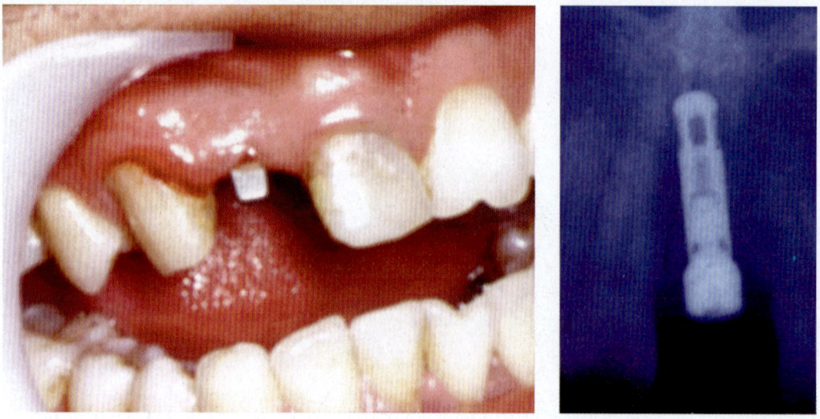

彩图 28 -3　种植体周围炎的临床及根尖 X 线表现

牙龈红肿、出血及牙槽骨垂直吸收